D1699431

Koch/Modéer/Poulsen/Rasmussen (Herausgeber)
Kinderzahnheilkunde – ein klinisches Konzept

Kinderzahnheilkunde – ein klinisches Konzept

Herausgegeben von:
Göran Koch/Thomas Modéer/Sven Poulsen/
Per Rasmussen

Ins Deutsche übertragen,
bearbeitet und ergänzt von
Dr. Christian Finke und
Dr. Siegward D. Heintze
Abteilung für Kieferorthopädie
und Kinderzahnheilkunde
Freie Universität Berlin

Quintessenz Verlags-GmbH
Berlin, Chicago, London, São Paulo und Tokio

Titel der englischsprachigen Originalausgabe: Pedodontics – A Clinical Approach
Copyright © 1991 Munksgaard, Kopenhagen, Dänemark

Die Deutsche Bibliothek – CIP-Einheitsaufnahme

Kinderzahnheilkunde: ein klinisches Konzept / hrsg. von:
Göran Koch ... Ins Dt. übertr., bearb. und erg. von Christian
Finke und Siegward D. Heintze. - Berlin ; Chicago ; London ;
São Paulo ; Tokio : Quintessenz-Verl.-GmbH, 1994
    Einheitssacht.: Pedodontics <dt.>

  ISBN 3-87652-054-1
NE: Koch, Göran [Hrsg.]; Finke, Christian [Bearb.]; EST

Medizin als Wissenschaft ist ständig im Fluß. Experimentelle und klinische Forschung erweitern ständig unsere Kenntnisse, speziell hinsichtlich der operativen und medikamentösen Therapie. Autoren, Übersetzer, Bearbeiter und Verlag haben größte Mühe darauf verwandt, daß alle Angaben genau dem Wissensstand bei Fertigung des Buches entsprechen. Dennoch ist jeder Benutzer aufgefordert, die Beipackzettel der verschiedenen Präparate zu prüfen, um in eigener Verantwortung festzustellen, ob die gegebenen Empfehlungen der Firmen hinsichtlich der Dosierung oder Beachtung von Kontraindikationen sowie Arzneimittel-Neben- und Wechselwirkungen von den Angaben und Vorschriften dieses Buches abweichen. Jegliche Anwendung von Arzneien, Materialien, Präparaten und Behandlungsmethoden erfolgt in eigenverantwortlicher Tätigkeit des jeweiligen Arztes oder Zahnarztes.
In diesem Buch sind die geschützten Warennamen (Warenzeichen) nicht grundsätzlich besonders kenntlich gemacht worden. Aus dem Fehlen eines Hinweises kann jedoch nicht geschlossen werden, daß es sich um freie Warennamen handelt.

Dieses Werk ist urheberrechtlich geschützt. Jede Verwertung außerhalb der engen Grenzen des Urheberrechtsgesetzes ist ohne Zustimmung des Verlages unzulässig und strafbar. Dies gilt insbesondere für Vervielfältigungen, Übersetzungen, Mikroverfilmungen und die Einspeicherung und Verarbeitung in elektronischen Systemen.

Copyright © 1994 by Quintessenz Verlags-GmbH, Berlin

Satz: Computersatz Wirth, Regensburg
Druck und Bindearbeiten: Toppan, Singapore

ISBN 3-87652-054-1

Alphabetisches Verzeichnis der Autoren

ALMER NIELSEN, LIS, DDS
Oberärztin
Abteilung für Kinderzahnheilkunde,
Königliche zahnmedizinische Fakultät,
Kopenhagen, Dänemark

ATTRAMADAL, AUDUN, DDS, Dr. odont.
Professorin
Abteilung für Kinderzahnheilkunde,
Zahnmedizinische Fakultät,
Universität Bergen, Norwegen

DAHLLÖF, GÖRAN, DDS, Dr. odont.
Oberarzt
Abteilung für Kinderzahnheilkunde,
Zahnmedizinische Fakultät,
Karolinska-Institut, Stockholm,
Schweden

EGERMARK-ERIKSSON, INGER, DDS,
Dr. odont.
Abteilungsleiter
Zahnklinik, Kungsbacka, Schweden

ESPELID, IVAR, DDS, Dr. odont.
Oberarzt
Abteilung für Kinderzahnheilkunde,
Zahnmedizinische Fakultät,
Universität Bergen, Norwegen

FRIIS-HASCHÉ, ERIK, DDS, Dr. odont.
Oberarzt
Abteilung für Kinderzahnheilkunde,
Psychologische Klinik, Königliche zahn-
medizinische Fakultät,
Kopenhagen, Dänemark

GRANATH, LARS, DDS, Dr. odont.
Professor und Abteilungsleiter
Abteilung für Kinderzahnheilkunde,
Zahnmedizinische Fakultät,
Universität Lund, Schweden

HÄGG, URBAN, DDS, Dr. odont.
Oberarzt
Abteilung für Kieferorthopädie, Zahn-
medizinische Fakultät,
Universität Lund, Schweden

HALLONSTEN, ANNA-LENA, DDS,
Dr. med. sci.
Chefärztin
Abteilung für Kinderzahnheilkunde, Insti-
tut für zahnmedizinische Weiterbildung,
Jönköping, Schweden

HEIDE, SYNØVE, DDS
Chefärztin
Abteilung für Kinderzahnheilkunde und
Kariesprophylaxe, Zahnmedizinische
Fakultät,
Universität Oslo, Norwegen

HOLM, ANNA-KARIN, DDS, Dr. odont.
Professorin und Abteilungsleiterin
Abteilung für Kinderzahnheilkunde,
Zahnmedizinische Fakultät,
Universität Umeå, Schweden

HOLST, ANNA-LENA, DDS, Dr. odont.
Abteilungsleiterin
Abteilung für Kinderzahnheilkunde,
Karlskrona, Schweden

Alphabetisches Verzeichnis der Autoren

HØLUND, ULLA, DDS, Dr. odont.
Oberärztin
Abteilung für Kinderzahnheilkunde und allgemeines zahnärztliches Gesundheitswesen
Königliche zahnmedizinische Fakultät,
Aarhus, Dänemark

HÖSKULDSSON, ÓLAFUR, DDS
Oberarzt und Vorsteher der
Abteilung für Kinderzahnheilkunde,
Zahnmedizinische Fakultät,
Universität Island, Island

JAKOBSEN, INGEBORG, DDS, Dr. odont.
Professorin
Abteilung für Kinderzahnheilkunde und Kariesprophylaxe, Zahnmedizinische Fakultät,
Universität Oslo, Norwegen

JENSEN, BIRGIT LETH, DDS, Lic. odont.
Oberärztin
Abteilung für Kinderzahnheilkunde,
Königliche zahnmedizinische Fakultät,
Kopenhagen, Dänemark

KOCH, GÖRAN, DDS, Dr. odont.
Professor und Abteilungsleiter
Abteilung für Kinderzahnheilkunde,
Institut für zahnmedizinische Weiterbildung,
Jönköping, Schweden

KØLSEN PETERSEN, JENS, DDS, M.S.
Oberarzt
Abteilung für Mund-, Kiefer- und Gesichtschirurgie, Königliche zahnmedizinische Fakultät,
Aarhus, Dänemark

KREIBORG, SVEN, DDS, Dr. odont., Ph. D.
Professor und Abteilungsleiter
Abteilung für Kinderzahnheilkunde,
Königliche zahnmedizinische Fakultät,
Kopenhagen, Dänemark

MATSSON, LARS, DDS, Dr. odont.
Oberarzt
Abteilung für Kinderzahnheilkunde,
Zahnmedizinische Fakultät,
Universität Umeå, Schweden

MEJÀRE, INGEGERD, DDS, Dr. odont.
Oberärztin
Abteilung für Kinderzahnheilkunde,
Zahnärztliches Institut Eastman,
Stockholm, Schweden

MODÉER, THOMAS, DDS, Dr. odont.
Professor und Abteilungsleiter
Abteilung für Kinderzahnheilkunde,
Zahnmedizinische Fakultät,
Karolinska-Institut, Stockholm,
Schweden

NORÉN, JÖRGEN G., DDS, B. Sc., Dr. odont.
Oberarzt und Abteilungsleiter
Abteilung für Kinderzahnheilkunde,
Zahnmedizinische Fakultät,
Universität Göteborg, Schweden

NYSTRÖM, MARJATTA, DDS, Dr. odont.
Instruktor
Abteilung für Kinderzahnheilkunde und Kieferorthopädie, Zahnmedizinisches Institut,
Universität Helsinki, Finnland

POULSEN, SVEN, DDS, Dr. odont., Ph. D.
Professor und Abteilungsleiter
Abteilung für Kinderzahnheilkunde und allgemeines zahnärztliches Gesundheitswesen
Königliche zahnmedizinische Fakultät,
Aarhus, Dänemark

RAADAL, MAGNE, DDS, Dr. odont.
Oberarzt
Abteilung für Kinderzahnheilkunde,
Zahnmedizinische Fakultät,
Universität Bergen, Norwegen

RASMUSSEN, PER, DDS, Lic. odont,
Dr. odont.
Professor und Abteilungsleiter
Abteilung für Kinderzahnheilkunde,
Zahnmedizinische Fakultät,
Universität Bergen, Norwegen

RÖLLA, GUNNAR, DDS, Dr. odont.
Professor und Abteilungsleiter
Abteilung für Kinderzahnheilkunde und
Kariesprophylaxe, Zahnmedizinische
Fakultät,
Universität Oslo, Norwegen

RØLLING, INGE, DDS, Dr. odont., Ph. D.
Oberärztin
Abteilung für Kinderzahnheilkunde und
allgemeines zahnärztliches
Gesundheitswesen
Königliche zahnmedizinische Fakultät,
Aarhus, Dänemark

SCHRÖDER, ULLA, DDS, Dr. odont.
Oberärztin
Abteilung für Kinderzahnheilkunde,
Zahnmedizinische Fakultät,
Universität Lund, Schweden

STORHAUG, KARI, DDS, Dr. odont.
Oberärztin
Institut für allgemeines zahnärztliches
Gesundheitswesen, Zahnmedizinische
Fakultät,
Universität Oslo, Norwegen

SVATUN, BJARNE, DDS, Dr. odont.
Oberarzt
Abteilung für Kinderzahnheilkunde und
Kariesprophylaxe, Zahnmedizinische
Fakultät,
Universität Oslo, Norwegen

SVEDIN, CARL-GÖRAN, M.D.
Abteilung für Kinder- und Jugend-
zahnheilkunde, Psychiatrie,
Medizinische Fakultät,
Universität Linköping, Schweden

THESLEFF, IRMA, DDS, Dr. odont.
Professorin und Abteilungsleiterin
Abteilung für Kinderzahnheilkunde und
Kieferorthopädie, Zahnmedizinisches
Institut,
Universität Helsinki, Finnland

Inhalt

Zum Geleit 17
Vorwort zur deutschen Ausgabe 19

Kapitel 1
Körperliches Wachstum und Entwicklung
Per Rasmussen, Birgit Leth Jensen und Urban Hägg

Pränatales Wachstum 23
Störungen der pränatalen Entwicklung 25
Normales postnatales Wachstum und Einschätzung der Reife 25
Abnormales postnatales Wachstum . . 31
    Primäre Wachstumsstörungen . . . 32
    Sekundäre Wachstumsstörungen . . 32
Gesundheitsfürsorge für Kinder 35

Kapitel 2
Geistige Entwicklung
Carl-Göran Svedin und Erik Friis-Hasché

Theorien der Entwicklungspsychologie 41
Orale Phase, Säuglingsalter:
0 bis 1,5 Jahre 43
    Urvertrauen versus Urmißtrauen . . . 43
    Das Saugbedürfnis 45
Anale Phase, frühe Kindheit:
1,5 bis 3 Jahre 45
    Selbständigkeit versus Schamgefühl und Zweifel 45

Das Erreichen der Behandlungsreife 46
Ödipale Phase, späte Kindheit:
3 bis 5 Jahre 46
    Initiative versus Schuldgefühl 46
Latenzphase, frühes Schulalter:
5 bis 12 Jahre 47
    Leistung versus Minderwertigkeitsgefühl 47
Genitale Phase, Pubertät:
13 bis 19 Jahre 48
    Identität versus Rollenkonfusion . . 48

Kapitel 3
Normale dentale und okklusale Entwicklung
Sven Kreiborg, Per Rasmussen und Irma Thesleff

Zahnentwicklung 51
    Morphogenese 51
    Anlage und Struktur von Dentin und Schmelz 53
    Wurzelbildung 53
    Posteruptive Zahnreifung 55
    Anatomie der Milchzähne 55
Zahndurchbruch 55
    Der Mechanismus des Zahndurchbruchs 56
    Exfoliation (Verlust) der Milchzähne 57
Die Chronologie der Zahnentwicklung und des Durchbruchs 57
    Die präeruptiven Phasen im Milch- und bleibenden Gebiß 57
    Die eruptive Phase im Milchgebiß . . 59

Die funktionelle Phase im Milchgebiß 59
Die eruptive Phase im bleibenden Gebiß 60
Einschätzung des Zahnalters . . . 62
Gebißentwicklung 62
   Milchgebiß 64
   Wechselgebiß 67
   Bleibendes Gebiß 68
Anhang 3–1 70
   Anatomie des Milchgebisses 70
   Einschätzung des Zahnalters 72
   Phasen der Zahnbildung 72

Kapitel 4
Das Kind als zahnärztlicher Patient
Ingegerd Mejàre, Erik Friis-Hasché und Anna-Lena Holst

Die Herausforderung, Kinder zu behandeln 75
Das Verhalten von Kindern 75
   Allgemeine Erfahrungen 75
   Frühe Erfahrung bei medizinischer und zahnärztlicher Behandlung 76
   Reife des Kindes 76
   Einige altersbezogene Charakteristika, die für die Zahnbehandlung relevant sind 77
   Persönlichkeit 78
Die Eltern 80
Die Kind-Eltern-Beziehung und die Kindererziehung 80
Der Umgang mit den Eltern 81
Das zahnärztliche Team 82
   Psychologische Wechselbeziehungen 83
Furcht und Angst 83
   Faktoren, die darüber entscheiden, wie das Kind auf Furcht und Angst reagieren wird 84
   Ausdrucksformen von Furcht und Angst 84
   Wie man Furcht und Angst mindert 85
Unkooperative Kinder 85
   Hauptgründe 85
   Wie weit verbreitet ist die Angst? 85
   Strategien 86
Umgang mit dem Kind 86
   Richtlinien für die Beeinflussung des Verhaltens 87

Kapitel 5
Klinische und röntgenologische Untersuchung
Sven Poulsen, Ivar Espelid und Sven Kreiborg

Anamnese 92
   Die Familienanamnese 92
   Allgemeine medizinische Anamnese 93
   Zahnmedizinische Anamnese 93
Klinische Untersuchung 94
   Allgemeines Erscheinungsbild . . . 94
   Untersuchungen des Kopfes und des Halses 94
   Intraorale Untersuchung 95
   Untersuchung der Mundschleimhaut 96
   Untersuchung der parodontalen Gewebe 96
   Untersuchung der Zähne 96
   Untersuchung der Kieferposition und -entwicklung 97
Röntgenologische Untersuchung . . . 97
   Indikationen für Röntgenaufnahmen bei Kindern 97
   Filmgröße 97
   Periapikale Röntgenaufnahmen . . . 99
   Zahntraumen 100
   Bißflügelaufnahmen 100
   Extraorale Panoramaaufnahmen . . 100
   Interpretation und diagnostische Überlegungen 101
   Strahlenschutz in der zahnärztlichen Radiologie 104
   Zahnärztliche Röntgenaufnahmen bei asymptomatischen Kindern 104
   Screening auf Störungen beim Zahndurchbruch 106
Befundaufnahme 106
Epikrise 107

Kapitel 6
Sedierung und Anästhesie
Anna-Lena Hallonsten und Jens Kølsen Petersen

Die Notwendigkeit, mit Schmerz und Angst umzugehen 109
Definitionen 110
Methoden der Angst- und Schmerzkontrolle 112
Lokalanalgesie/Lokalanästhesie 112
    Indikationen und Kontraindikationen 113
    Vorbereitung des Patienten 114
    Darreichungsformen 115
    Örtliche Anwendung 115
    Infiltration 115
    Leitungsanalgesie 116
    Intraligamentäre Analgesie 117
    Jet-Injektion 118
    Nebenwirkungen und Komplikationen 118
Allgemeine Analgesie 119
Sedierung 120
    Orale und rektale Gabe von Benzodiazepinen 121
    Inhalationssedierung: Lachgas-Sauerstoff-Sedierung 122
Allgemeinanästhesie (Vollnarkose) . . . 124

Kapitel 7
Karies: Ätiologie, klinische Charakteristika und Epidemiologie
Sven Poulsen, Anna-Karin Holm und Gunnar Rölla

Ätiologie der Karies 127
    Die Rolle der Saccharose 127
    Die Rolle der Bakterien 128
    Die Rolle wirtsspezifischer Schutzmechanismen 129
    Karies-Aktivitäts-Tests 129
Klinische Charakteristika 129
    Prädilektionsstellen 131
    Die akute und die chronische Läsion 133
Epidemiologie 133
    Kariesindizes 134
    Karies im Milchgebiß 134
    Karies im bleibenden Gebiß 135
    Veränderungen der Kariesprävalenz 135

Kapitel 8
Karies: Prävention
Gunnar Rölla, Ulla Hølund und Göran Koch

Fluoride 140
    Systemische Fluoridanwendung 140
    Praktische Aspekte der systemischen Fluoridanwendung 142
    Lokale Fluoridanwendung 143
    Praktische Aspekte der lokalen Fluoridanwendung 147
Mundhygiene 149
    Mechanische Plaquekontrolle . . . 149
    Chemische Plaquekontrolle 153
Ernährung 154
    Säuglinge (0 bis 1 Jahr) 155
    Kleinkinder (1 bis 3 Jahre) 156
    Vorschulkinder (3 bis 6 Jahre) . . . 157
    Schulkinder (6 bis 12 Jahre) 158
    Jugendliche (12 bis 19 Jahre) . . . 159
    Ernährungsberatung 160
    Schlußfolgerung 164
Präventive Zahnfürsorge 164
    Voraussetzungen für die Durchführung 165
    Zahnärztliche Gesundheitsfürsorgeprogramme 166

Kapitel 9
Karies: Analyse der Krankheitsfaktoren
Lars Granath, Ulla Schröder, Sven Poulsen und Anna-Karin Holm

Karies: eine multifaktorielle Krankheit 171
    Biologische Aspekte 171
    Statistische Methoden 171
    Interpretation kariespräventiver Daten . 172
    Wechselwirkung von Krankheitsfaktoren 172

Inhalt

Grundsätze 172
Confounder 173
Beispiele von Ernährungs-, Mund-
hygiene- und Fluoridstudien 174
Schätzung der Wirkungen von Prä-
ventivmaßnahmen 176
Einzelmaßnahmen 176
Kombinierte Maßnahmen 177
Prognose 178
Grundsätze 178
Epidemiologische Variablen 179
Kariesätiologische Variablen 180
Kosten-Nutzen-Analyse präventiver
Maßnahmen 181

Kapitel 10
Karies: Behandlung
*Lars Granath, Ingegerd Mejàre und
Magne Raadal*

Die Beziehung zwischen präventiver und konservierender Zahnheil-
kunde 185
Behandlungsplanung 187
Allgemeine Richtlinien für kon-
servierende Maßnahmen im Milch-
gebiß 187
Behandlungsprioritäten im Milch-
gebiß 188
Wahl der Behandlungsalterna-
tiven 189
Reihenfolge der Behandlungs-
schritte 192
Diagnose und Behandlung initialer
Schmelzläsionen 193
Glattflächenkaries 193
Grübchen- und Fissurenkaries . . . 197
Behandlung tiefer Läsionen 197
Amalgam, Komposit und Glasiono-
merzement 198
Traditionelle restaurative Methoden . . 199
Klasse I Füllungen 199
Klasse II Füllungen 199
Klasse III-, IV- und V Füllungen . . . 203
Spezielle Behandlungen bei Milch-
zähnen 204
Stahlkronen 204
Modifizierte Füllungen 207
Ausschleifen 207

Behandlung fortgeschrittener
Läsionen in einem frühen Alter . . . 209
Prothetik 210
Spezielle Behandlung von Grüb-
chen und Fissuren 212
Aspekte der Okklusalfläche
bleibender Molaren 212
Die Anwendung von Fluoridlack . . 212
Fissurenversiegelung 213
Therapeutische Versiegelungen . . . 216

Kapitel 11
Endodontie
*Ulla Schröder, Synøve Heide,
Ólafur Höskludsson und Inge Rølling*

Diagnose des Zustandes der
Pulpa 221
Heilung 224
Gewebereaktionen 224
Amputationstechnik 224
Wundbehandlung – vitale Pulpa . . 225
Wundverband – vitale Pulpa 225
Behandlung bei Eröffnung der
Pulpa bei Milchzähnen und bleiben-
den Zähnen mit nicht abgeschlos-
senem Wurzelwachstum 229
Definitionen 229
Milchgebiß 229
Bleibendes Gebiß 231
Komplikationen 235
Interne Dentinresorption bei Milch-
zähnen 235
Komplikationen nach Traumen
unter besonderer Berücksichti-
gung der endodontischen Be-
handlung 236
Zähne mit verfärbten Kronen –
Bleichen 238
Anhang 11–1 Partielle Pulpotomie . . 240
Anhang 11-2 Pulpotomie 241
Anhang 11–3 Wurzelkanalbehand-
lung von bleibenden Schneidezäh-
nen mit nicht abgeschlossenem
Wurzelwachstum 244
Anhang 11–4 Bleichen von devita-
len verfärbten Zähnen 247

Kapitel 12
Parodontale Erkrankungen
Thomas Modéer, Lars Matsson und Bjarne Svatun

Epidemiologie	249
Das gesunde Parodontium	249
Milchgebiß	249
Bleibendes Gebiß	250
Pathogenese	251
Klinisches Bild	251
Altersabhängige Unterschiede	252
Gingivarezession	252
Langsam fortschreitende Parodontitis	253
Präpubertäre Parodontitis	253
Lokalisierte juvenile Parodontitis	253
Ätiologie	254
Faktoren, die die Plaquebildung beeinflussen	254
Faktoren, die das Abwehrsystem verändern	256
Lokalisierte juvenile Parodontitis	257
Syndrome mit juveniler Parodontitis	258
Diagnose	259
Behandlung	259
Gingivitis	259
Gingivarezession	259
Langsam fortschreitende Parodontitis	260
Präpubertäre Parodontitis	260
Lokalisierte juvenile Parodontitis	260
Prävention	261
Mechanische Plaquekontrolle	261
Chemische Plaquekontrolle	262
Gingivale Wucherungen	262
Medikamentös induzierte Gingivawucherung	263
Fibröse Hyperplasie der Gingiva (fibromatosis gingivae)	264
Akute nekrotisierende, ulzerierende Gingivitis (ANUG)	264
Traumatische ulzerierende Gingivaläsionen	265

Kapitel 13
Traumen
Ingeborg Jacobsen und Thomas Modéer

Epidemiologie	267
Ätiologie	267
Anamnese	268
Klinische Untersuchung	268
Extraorale Untersuchung	269
Intraorale Untersuchung	269
Sensibilitätstests	269
Röntgenuntersuchung	270
Klassifikation	270
Verletzungen der Zahnhartgewebe und der Pulpa	270
Verletzungen der Parodontalgewebe	271
Bleibende Zähne: Behandlung und Prognose	271
Infraktur der Krone	272
Unkomplizierte Kronenfraktur	272
Komplizierte Kronenfraktur	274
Kronen-Wurzel-Fraktur (unkompliziert und kompliziert)	275
Wurzelfraktur	275
Konkussion	278
Subluxation	278
Extrusive Luxation	279
Laterale Luxation	279
Intrusive Luxation	279
Prognose nach Konkussion, Subluxation und Luxation	280
Exartikulation	284
Replantationsverfahren	285
Alternative Behandlungsmethoden nach Verlust von bleibenden Schneidezähnen	287
Milchzähne: Behandlung und Prognose	288
Unkomplizierte Kronenfraktur	288
Komplizierte Kronenfrakturen	289
Kronen-Wurzel-Frakturen	289
Wurzelfraktur	289
Konkussion, Subluxation und Luxation	289
Exartikulation	291
Komplikationen der Pulpa und des Parodontiums nach Milchzahntrauma	292

Verletzungen der Zahnkeime bleibender Zähne 293
Verletzungen der knöchernen Strukturen 294
Verletzungen der Gingiva und der Mundschleimhaut 295
Vorbeugung gegen Zahnverletzungen 295

Kapitel 14
Entwicklungs- und Durchbruchsstörungen der Zähne
Jörgen Norén, Göran Koch und Per Rasmussen

Zahnanomalien 297
    Abweichungen der Zahngröße . . . 297
    Abweichungen der Zahnmorphologie 298
    Abweichungen der Zahnzahl 303
    Störungen der Hartgewebsbildung 307
Störungen des Zahndurchbruchs . . . 317
    Störungen des Durchbruchs der Milchzähne 317
    Störungen des Durchbruchs der bleibenden Zähne 319
    Symptome, die das „Zahnen" begleiten 323
    Therapie bei „schwierigem Zahnen" 325

Kapitel 15
Störungen der Gebißentwicklung und Funktion
Sven Kreiborg, Inger Egermark-Eriksson, Birgit Leth Jensen und Marjatta Nyström

Zahn- und Kieferfehlstellungen 327
    Klassifikation 327
    Prävalenz 329
    Ätiologie 330
    Prävention 335
    Indikationen für eine Behandlung . . 337
    Behandlung 338
    Kieferorthopädische Frühbehandlung 338

Korrektive Behandlung 340
Funktionelle Störungen 343
    Klassifikation 343
    Prävalenz 343
    Diagnose 343
    Indikationen für die Behandlung . . 343
    Behandlung 344
Kraniomandibuläre Störungen 344
    Muskuläre Störungen 344
    Kiefergelenksstörungen 344
    Ätiologie der mandibulären Dysfunktion 345
    Prävalenz der kraniomandibulären Störungen 345
    Funktionelle Untersuchung 346
    Behandlung der kraniomandibulären Störungen 347

Kapitel 16
Orale Pathologie und Chirurgie
Göran Koch, Audun Attramadal und Jens Kølsen Petersen

Mundschleimhauterkrankungen 351
Knochenerkrankungen 359
Zysten 362
    Epitheliale Zysten des Kiefers . . . 362
    Nicht-epitheliale Zysten des Kiefers 362
    Weichteilzysten 362
Tumoren und tumorähnliche Läsionen 367
    Odontogene Tumoren 368
    Osteogene Tumoren 369
    Weichgewebstumoren 371
Schmerzkontrolle bei chirurgischen Eingriffen 374
    Prämedikation 375
    Die postoperative Analgesie 375
    Physikalische Methoden 375
Extraktionen 376
    Vorgehen bei einer Extraktion . . . 378
Chirurgische Entfernung impaktierter Zähne 379
Chirurgisch-orthodontische Behandlung impaktierter Zähne 381
    Freilegung 382
    Forciertes Aufrichten 383
Autotransplantation von Zähnen . . . 383

Autotransplantation von Zähnen
mit abgeschlossenem Wurzel-
Wachstum 384
Behandlung von Weichgewebs-
läsionen und -anomalien 384
    Frenuloplastik 384
    Schleimhautkapuze über einem
    durchbrechenden Zahn 387
    Epulis 388
Postoperative Versorgung 388

Kapitel 17
Allgemeinerkrankungen bei Kindern
Anna-Karin Holm, Göran Dahllöf, Thomas Modéer und Per Rasmussen

Herzkrankheiten 390
    Angeborene Herzkrankheiten 390
    Bakterielle Endokarditis 391
Nierenfunktionsstörungen 392
    Chronische Niereninsuffizienz . . . 392
Endokrine Störungen 393
    Störungen der Schilddrüse 393
    Störungen der Nebenschilddrüse . . 394
    Diabetes mellitus 395
    Vitamin D-resistente Rachitis 397
    Hypophosphatasie 397
Chronisch entzündliche Darmerkran-
kungen 397
    Malabsorption 398
    Zöliakie 398
    Laktoseintoleranz 399
Zystische Fibrose (Mukoviszidose) . . 399
Erkrankungen des Immunsystems . . 400
    AIDS (erworbenes Immunschwä-
    chesyndrom) 400
    Autoimmunerkrankungen 401
Allergien 402
Neurodermitis 403
Virushepatitis 405
Blutungskrankheiten 406
    Hämophilie A und B, von Wille-
    brand-Syndrom 406
    Thrombozytenstörungen 407
Bösartige Tumoren 408
Leukämie 408
Krampfleiden 411
    Epilepsie 411

Skeletterkrankungen 412
    Fehlbildungen der Knochen 412
    Anomalien und Erkrankungen der
    Knochengewebe 412
    Osteopetrose (Marmorknochen-
    krankheit) 413
    Osteogenesis imperfecta 413
    Dysostosis cleidocranialis 413
Chromosomale Aberrationen 414
    Down-Syndrom 415

Kapitel 18
Zahnärztliche Behandlung behinderter Kinder
Kari Storhaug, Anna-Lena Hallonsten und Lis Almer Nielsen

Epidemiologie 417
Behinderte Kinder in der Gesell-
schaft 418
    Multiprofessionelle Kooperation . . 418
Risikofaktoren 419
Neuropsychologische Behinderun-
gen 420
    Kindlicher Autismus 420
    Geistige Retardierung (Oligo-
    phrenie) 421
    Schweregrade der geistigen Retar-
    dierung 422
    Zerebralparese 423
    Frühkindliche Hirnschädigung . . . 426
Sensorische Behinderungen 428
    Blindheit 428
    Taubheit 428
    Taubblinde Kinder 429
Körperliche Behinderungen 429
    Progressive spinale Muskelatro-
    phie 429
    Muskuläre Dystrophie, Typ
    Duchenne 430
    Osteogenesis imperfecta 430
    Spina bifida 431
    Unfallopfer 432
Prävention 433
    Intervalle 434
    Ernährung 434
    Fluoride 434
    Chemische Plaquekontrolle 435

Sachregister 437

Zum Geleit

Ein hoher Standard in der Kinderzahnheilkunde ist der Schlüssel für eine zeitlebens gute Mundgesundheit und sollte für den zahnärztlichen Berufsstand und die Gesellschaft gleichermaßen höchste Wertigkeit besitzen.
Dieses Anliegen veranlaßte eine große Zahl erfahrener und fachlich anerkannter Wissenschaftler und Kliniker aller zahnärztlicher Institute in Skandinavien, ein Lehrbuch der klinischen Kinderzahnheilkunde zu schreiben, das 1991 vom Munksgaard-Verlag in Dänemark in englischer Sprache herausgebracht wurde („Pedodontics – A Clinical Approach"). Wir fühlten uns alle ob der Anfrage, dieses Buch ins Deutsche zu übersetzen, sehr geehrt. Wir sind den Doktoren Siegward D. Heintze und Christian Finke von der Zahnklinik Nord der Freien Universität Berlin zu Dank verpflichtet. Sie haben in äußerst gewissenhafter Weise versucht, bei ihrer Übersetzung unsere Botschaft zu begreifen und für unsere deutschen Kollegen in die richtigen Worte zu fassen.
Schon seit vielen Jahren ist es in Skandinavien ein Hauptanliegen, allen Kindern und Jugendlichen eine kontinuierliche Zahngesundheitsfürsorge zuteil werden zu lassen. Diese führte in der jungen Bevölkerung zu einer starken Verbesserung der Mundgesundheit und ist nun auch bei den jungen Erwachsenen deutlich. Diese Zahngesundheitsfürsorge für Kinder umfaßt nicht nur die Prävention und Behandlung von Karies und Gingivitis, sondern alle Aspekte der Zahnentwicklung: okklusale Störungen, Traumen, die orale Pathologie, Prothetik und Schmerzkontrolle, die zahnärztliche Behandlung von behinderten Kindern sowie Kindern mit einer Grunderkrankung etc. All diese Themen sind den besonderen Gegebenheiten der beiden Dentitionen beim heranwachsenden Kind angepaßt.
Somit verlangt eine gute Zahngesundheitsfürsorge bei Kindern ein großes Spektrum an Wissen und Fertigkeiten. Darüber hinaus liefert eine intensive Forschungs- und Entwicklungsarbeit sowohl im präventiven als auch klinisch-therapeutischen Bereich die Grundlage für eine kontinuierliche Verbesserung von Erziehung und Behandlung.
Ziel dieses Lehrbuches ist es, den wissenschaftlichen Hintergrund, die Behandlungsphilosophien sowie die in der modernen Kinderzahnheilkunde vorherrschenden klinischen Vorgehensweisen so umfassend wie möglich darzustellen.
Es ist der aufrichtige Glaube aller Autoren, daß dieses Buch nicht nur für Studenten geeignet ist, sondern für alle zahnheilkundlich Tätigen, die ihr Wissen und ihre Fähigkeiten auf dem Gebiet der Kinderzahnheilkunde auf den neuesten Stand bringen wollen, um somit die Mundgesundheit der Kinder zu fördern.

August 1993   Göran Koch

Vorwort zur deutschen Ausgabe

In einer Zeit, in der computergestützte Restaurationsverfahren entwickelt werden, in der die ästhetische Zahnheilkunde zunehmend an Bedeutung gewinnt und als Marketingmittel eingesetzt wird, ist es an der Zeit, sich wieder auf die Grundwerte der Zahnheilkunde zu besinnen. Die Prävention von Zahnerkrankungen muß im Vordergrund jeglichen zahnärztlichen Tuns stehen. Sind Schäden eingetreten, so sollten diese nach den Erfordernissen und Bedürfnissen der Patienten beseitigt werden.

Gerade die kleinen Patienten werden durch den Zahnarzt nachhaltig in ihrer weiteren „zahnärztlichen Karriere" geprägt, sowohl im positiven wie auch im negativen Sinne. In diesem Alter wird der Grundstein für Prävention sowie Art und Umfang der Restaurationen gelegt. Ohne eine prophylaktische Betreuung sind kariöse Läsionen zwangsläufig; auch Gingivitiden und später Parodontopathien quälen oftmals bereits unsere kleinen Patienten. Ohne eine angemessene Versorgung der Läsionen schon im Milchgebiß sind weitergehende Schäden für das bleibende Gebiß unabwendbar. Und an jedem Zahn hängt ein Mensch, ein Kind, das in seiner Gefühlswelt, in seinem Erleben und Ausprobieren, in seinen Bezugspersonen erst die Umwelt erfahren muß. Der Zahnarzt hat in diesem Lebensabschnitt die große Chance, sich dankbare Patienten zu „erziehen" und bei den Eltern auf nachhaltig positive Resonanz zu stoßen. Doch die Behandlung von Kindern ist anstrengend und erfordert Geduld, weshalb sie auch – gerade unter ökonomischen Aspekten – von vielen Zahnärzten nur ungern durchgeführt wird. Eine kinderfreundliche Einstellung in der Behandlung ist jedoch nicht nur von einem angemessenen Vergütungssystem abhängig, sondern auch und vor allem von der Einstellung der Behandler, die bereits im Studium geformt wird. Wie sollen Zahnärzte Spaß an der Kinderbehandlung haben, wenn ihnen dies nicht an den Hochschulen vermittelt wird?

Die Kinderzahnheilkunde in Deutschland erfährt in letzter Zeit eine Aufwertung, die aber längst nicht ausreicht. Noch immer wird ihr der Charakter eines eigenständigen Lehrfaches verweigert, noch immer werden Kinder als kleine Erwachsene angesehen und die Behandlung auf einzelne Zähne beschränkt. Doch Kinderzahnheilkunde bedeutet mehr als nur konservierende Zahnheilkunde bei Kindern.

Kinderzahnheilkunde bedeutet auch angewandte Psychologie; der Zahnarzt muß sich in seinem Umgang mit dem Kind auf das jeweilige geistige und körperliche Niveau unter Berücksichtigung des sozial-psychologischen Umfeldes

einstellen – sich auf das eigene Talent zu verlassen, reicht hier oftmals nicht aus.
Kinderzahnheilkunde bedeutet ebenfalls Entwicklungsphysiologie und Kieferorthopädie; der Zahnarzt muß die Entwicklung der Kiefer und Zähne kennen und verstehen, um frühzeitig angemessene Behandlungsmaßnahmen einleiten und Schäden für das bleibende Gebiß verhindern zu können.
Kinderzahnheilkunde bedeutet weiterhin Oralchirurgie und Traumatologie; der Zahnarzt muß über besondere orale Erkrankungen und deren Therapie Bescheid wissen. Auch Traumen im Milch- und Wechselgebiß stellen den Zahnarzt immer wieder auf den Prüfstand.
Nicht zuletzt bedeutet Kinderzahnheilkunde gleichzeitig Kinderheilkunde; der Zahnarzt muß in der Pädiatrie bewandert und erfahren sein, da er manchmal als erster bestimmte Erkrankungen diagnostizieren kann und so zum Bindeglied zwischen Eltern und Kinderarzt wird.
So gesehen muß der Kinderzahnarzt fast ein „Allroundkünstler" sein – Psychologe, Konservist, Prothetiker, Pathologe, Chirurg, Kieferorthopäde und Pädiater in einem. Doch die Ausbildungssituation in Deutschland trägt diesen Erfordernissen vor allem im therapeutischen Bereich kaum Rechnung.
Die skandinavischen Länder sind demgegenüber fast als „Musterländer" anzusehen. Kinderzahnheilkunde ist hier ein eigenständiges Fach mit mehrsemestriger Ausbildung für die Studenten. Die Weiterbildung zum Kinderzahnarzt ist staatlich anerkannt und Behandlungen werden adäquat vergütet. So nimmt es denn nicht Wunder, daß auch ein großer Teil der weltweit veröffentlichten wissenschaftlichen Fachliteratur aus den skandinavischen Ländern stammt.

Das Buch „Pedodontics – A Clinical Approach" (Erstausgabe 1991) ist ein kinderzahnheilkundliches Standardwerk, das bereits in fünf andere Sprachen übersetzt wurde. Es vereinigt das Wissen und die Erfahrung von 34 Autoren aller fünf skandinavischen Länder – und zwar auf allen Ebenen kinderzahnheilkundlicher Betreuung und Behandlung. Warum stets neue Bücher schreiben, wenn ein gutes aktuelles bereits vorliegt? So dachten wir, dieses Buch in einer deutschen Ausgabe herauszubringen, gerade auch vor dem Hintergrund, daß Kinderzahnheilkunde in Deutschland zum Prüfungsfach erklärt wurde. Von den Skandinaviern kann man eine Menge lernen – speziell auf diesem Gebiet, und so übersetzten wir.
Dennoch ist die vorliegende Übersetzung keine wortwörtliche Übernahme. Wo es uns und anderen Experten nötig erschien, haben wir in Absprache mit den Herausgebern und besonders engem persönlichen Kontakt mit Professor Göran Koch Veränderungen und Ergänzungen vorgenommen. Dies schon deswegen, um Besonderheiten im deutschsprachigen Raum zu berücksichtigen – so z. B. bei der Aufnahme des Krankheitsbildes Neurodermitis, welches in Deutschland viel verbreiteter ist als in Skandinavien. Charakter und Tenor des Buches wurden jedoch durchweg beibehalten.
Die Originalversion ist ausnahmslos mit Schwarzweißbildern bestückt. Um das Buch anschaulicher zu machen und um den informativen Wert bestimmter Abbildungen zu erhöhen, drängten wir auf farbige Abbildungen. Ein besonderer Dank gebührt an dieser Stelle dem Autor Professor Göran Koch vom kinderzahnärztlichen Weiterbildungsinstitut in Jönköping, der in monatelangen Recherchen bei etwa 20 Mitautoren ver-

Vorwort zur deutschen Ausgabe

suchte, die entsprechenden farbigen Abbildungen zu beschaffen. Leider war es nicht immer möglich, unseren Wünschen nachzukommen. Zum Teil wurden durch Herrn Koch auch ältere Bilder durch neue ersetzt. Andererseits wollten wir nicht durch einfaches Austauschen mit Abbildungen aus unserem Bestand den Charakter des Buches verfälschen. Zu danken ist an dieser Stelle dem Quintessenz-Verlag, Herrn Haase und Herrn Kirsten, die durch ihre unterstützende Zusammenarbeit mit uns dieses Buch erst möglich gemacht haben. Hervorzuheben ist ihr Einverständnis, bestimmte klinische Abbildungen farbig wiederzugeben.

Die nun vorliegende Übersetzung und Überarbeitung konnte natürlich nicht allein aus dem Wissen zweier Kinderzahnärzte heraus entstehen; dies schließt schon die Fülle der einzelnen Themengebiete aus. Folgenden Kollegen gebührt daher besonderer Dank für die sorgfältigen Korrekturen und Ergänzungen der deutschen Vorlage:

PD Dr. J. Becker – Oralchirurg, Zahnklinik Nord, Berlin

Prof. H. Busse – Medizinstatistiker, Bundesgesundheitsamt Berlin

Dr. N. Haas – Dermatologe – Klinikum Rudolf-Virchow, Berlin

Dr. B. Jost-Brinkmann – Kinderärztin, Berlin

Dr. P.-G. Jost-Brinkmann, Kieferorthopäde, Zahnklinik Nord, Berlin

Dr. T. Leisebach – Kinderzahnärztin, zahnärztliches Institut Bern, Schweiz

Prof. Dr. R.-R. Miethke – Kieferorthopäde, Zahnklinik Nord, Berlin

Prof. Dr. H. Newesely – Chemiker, Zahnklinik Süd, Berlin †

Dr. P. Purucker – Parodontologe, Zahnklinik Nord, Berlin

Dr. K. Urban – Anästhesist, Wenckebach-Krankenhaus, Berlin

PD Dr. H. Wachtel – Parodontologe, München (ehemals Berlin)

Wir wünschen uns, daß dieses Buch den Lesern viele Informationen, Anregungen und Tips für den Umgang, das Verständnis sowie die zahnmedizinische Betreuung von Kindern gibt.

Christian Finke & Siegward D. Heintze

Kapitel 1

Körperliches Wachstum und Entwicklung

Pränatales Wachstum
Störungen der pränatalen Entwicklung
Normales postnatales Wachstum und Einschätzung der Reife
Abweichungen des postnatalen Wachstums
Gesundheitsfürsorge für Kinder

Wachstum ist als Zunahme an Größe und/oder Gewicht eines Gewebes, Organs oder eines Individuums definiert. *Entwicklung* ist als ein Prozeß kontinuierlicher Veränderungen definiert, die nach einer vorherbestimmten Ordnung ablaufen. Menschen benötigen das erste Drittel ihres Lebens für Wachstum und Entwicklung, zur Vorbereitung auf das Erwachsenendasein und zur Fortpflanzung. Die Wachstumsperiode beginnt mit der Empfängnis und endet einige Jahre nach der Pubertät und wird normalerweise in zwei Hauptperioden eingeteilt: *prä- und postnatal*. Ein fundiertes Wissen über das Wachstum und die Entwicklung des Kindes ist unabdingbar für die Kinderheilkunde, aber auch bedeutend für andere Berufsgruppen, die sich mit Kindern befassen, einschließlich der Kinderzahnheilkunde.

Pränatales Wachstum

Pränatales Wachstum von der Empfängnis bis zur Geburt ist normalerweise in Trimester aufgeteilt, ohne daß jedoch dazwischen klare Grenzlinien verlaufen.

Das erste Trimester (embryonale Periode 0.–12. Woche) ist durch die Differenzierung von Geweben und die Ausbildung von Organen charakterisiert. Die Körpergröße und das Gewicht sind am Ende dieser Periode noch gering (7,5 cm / 14 g), der Wassergehalt ist hoch und die Mineralisation der Knochen und Zähne hat noch nicht begonnen. Während des ersten Trimesters ist der Embryo besonders empfindlich gegenüber teratogenen Einflüssen. In dieser Zeit können chromosomale Abweichungen und vererbte Störungen auftreten, die oftmals zu unbemerkten Aborten führen.

Das zweite Trimester (12.–27. Woche) ist durch schnelles Wachstum und Reifung gekennzeichnet. Von besonderer Bedeutung ist die Entwicklung der inneren Organe, die dabei auf ihre postnatale Funktion vorbereitet werden.

Das dritte Trimester (28.–40. Woche) nennt man zusammen mit dem zweiten die *fetale Periode*. Bis vor kurzem lag

1 Körperliches Wachstum und Entwicklung

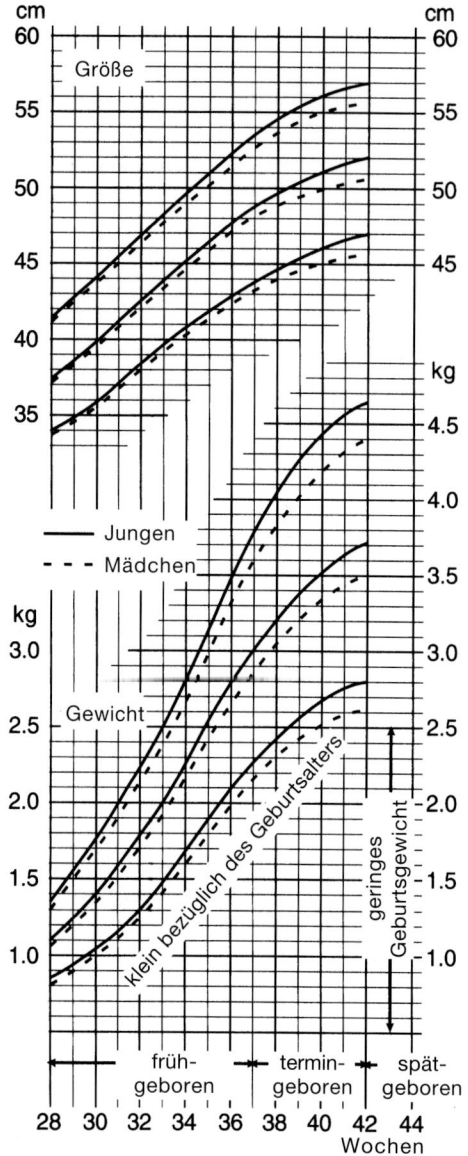

Abb. 1-1 Pränatale Wachstumskurven für Größe und Gewicht (Mittelwert ±2 Standardabweichungen). Übernommen aus dem nordischen Lehrbuch für Kinderheilkunde, 1985.

die Überlebensgrenze in der 28. Woche (35 cm, 1.000 g). Jedoch haben moderne Entwicklungen in der Neonatologie diese Schwelle signifikant erniedrigt. Während des dritten Trimesters ist die Gewichtszunahme des Fetus der entscheidende Faktor (Abb. 1-1).

Charakteristische Erscheinungen sind die Anreicherung von subkutanem Fettgewebe, die Zunahme der Muskelmasse und der reduzierte Wassergehalt. Weiterhin sehr wichtig ist die Zunahme der Kalziummenge, entsprechend der Mineralisation von Knochen und Zähnen. Deshalb steigt innerhalb des dritten Trimesters der Kalziumgehalt im Fetus von 5 auf ca. 30 g (Abb. 1-2). Daher kann bei Frühgeburten der Kalziumspiegel sehr gering sein, wodurch die Gefahr von Störungen im Kalziumstoffwechsel während der neonatalen Periode erhöht ist.

Die Geburt (von termingeborenen Kindern) findet von der 37.–42. Woche nach der letzten Menstruation (35–40 Wochen nach der Empfängnis) statt. Kinder, die vor der 37. Woche geboren werden, nennt man Frühgeborene und solche, die nach der 42. Woche geboren werden, Spätgeborene (Übertragene). Wird ein Kind mit niedrigem Geburtsgewicht geboren, so kann es frühreif sein oder aber „klein bezüglich seines Geburtsalters" (Abb. 1-1). In der Neonatologie ist es wichtig, zwischen diesen zwei Möglichkeiten zu unterscheiden, weil frühgeborene Kinder besonderer Fürsorge hinsichtlich ihrer unreifen Organe bedürfen. Spezielle neurologische Tests wurden entwickelt, um den Reifegrad des Neugeborenen zu bestimmen.

Die Mechanismen pränatalen Wachstums und deren Regulation sind nur teilweise bekannt. Die meisten der Hormone, die bekanntermaßen das postnatale Wachstum beeinflussen, scheinen einen zu vernachlässigenden Einfluß auf das pränatale Wachstum auszuüben. Insulin jedoch beeinflußt das pränatale Wachstum ebenso wie die Körpergröße der Mutter und deren Gesundheit, den Plazentarkreislauf, die intrauterine Ernährung usw..

Störungen der pränatalen Entwicklung

Abweichungen in der Entwicklung können sowohl in der embryonalen als auch in der fetalen Periode auftreten, wobei sie ihren Ursprung sowohl in genetischen als auch in umweltbedingten Faktoren haben können. Die genetischen Faktoren können chromosomale Aberrationen sein (Down-Syndrom), polygenische Entwicklungsstörungen (Lippen-, Kiefer-, Gaumenspalte) oder monogenische (Enzymdefekte, Amelogenesis imperfecta, verschiedene kraniofaziale Syndrome). Viele Umweltfaktoren (teratogene Substanzen) sind dafür bekannt, die pränatale Entwicklung stark zu beeinflussen: Medikamente, die von der Mutter eingenommen werden (Thalidomid), Infektionserkrankungen der Mutter (Röteln, Toxoplasmose) und einige andere (Röntgenstrahlen, Anoxämie, Unterernährung der Mutter und Alkoholismus). Trotzdem können in 65 bis 70% aller pränatalen Schädigungen keine ätiologischen Faktoren gefunden werden.

Die teratogenen Effekte hängen hauptsächlich von der Art des Wirkstoffes ab, seiner Intensität und dem Zeitraum, in dem der Embryo diesem ausgesetzt war. Organe, die sich gerade in einer wesentlichen Entwicklungsphase befinden, leiden am meisten. Die kritische Zeit ist die embryonale Periode.

Der Fetus ist in der fetalen Periode we-

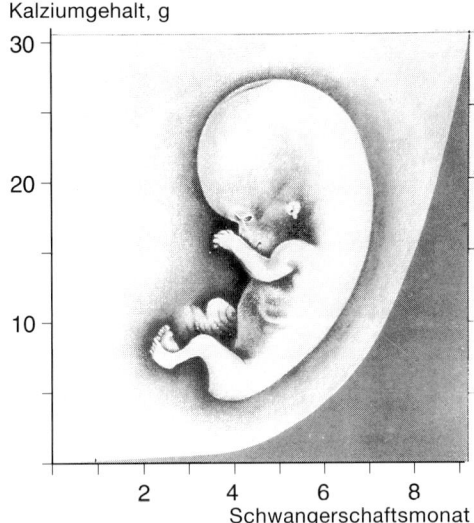

Abb. 1-2   Kalziumaufnahme im fetalen Lebensabschnitt. Das meiste Kalzium wird während des 3. Trimesters aufgenommen.

niger empfindlich. Störungen manifestieren sich meist in Wachstumsverzögerungen und geringen Organtraumen; größere Fehlbildungen bleiben aus. Fetale Wachstumsbeeinträchtigungen können auch durch die Insuffizienz der Plazenta verursacht sein. Dies ist oft bei Mehrlingsgeburten der Fall, aber diese können auch durch Unterernährung der Mutter oder durch Rauchen ausgelöst werden. Diese Kinder können zum errechneten Zeitpunkt geboren werden, sind dann aber zu klein.

Normales postnatales Wachstum und Einschätzung der Reife

Postnatales Wachstum und Entwicklung beginnen zum Zeitpunkt der Geburt und enden, wenn die Erwachsenenreife er-

1 Körperliches Wachstum und Entwicklung

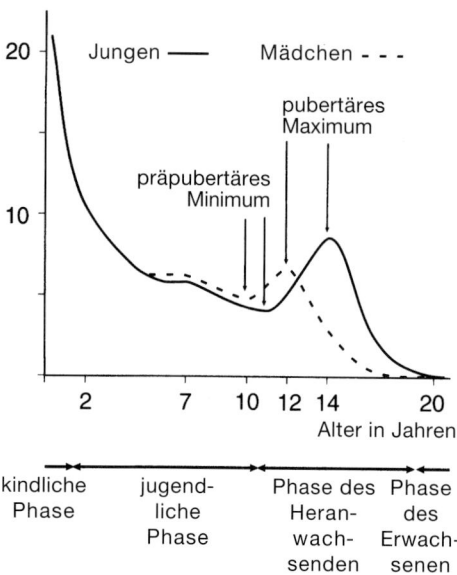

Abb. 1-3 Wachstumsgeschwindigkeitskurven dänischer Mädchen und Jungen. Modifiziert von Björk[1].

reicht ist und/oder das Wachstum aufhört. Mit der Reife hat der Körper das Ende des Wachstums erreicht und ist in der Lage, altersgemäße Handlungen zu vollziehen, Aufgaben zu über- und gesellschaftliche Stellungen einzunehmen. Reife wird gewöhnlich als das Erreichen spezifischer Entwicklungsphasen beschrieben (z. B. Knochenmorphologie der Hand / des Handgelenks, sexuelle Reife, Zahnbildung / -durchbruch) und drückt sich im Entwicklungsalter (z. B. Skelett- und Zahnalter) aus.

Da die körperliche Reife in Beziehung zum chronologischen Alter einer großen individuellen Variabilität unterworfen ist, wird das Entwicklungsalter oft als ein geeigneteres Maß für die Entwicklung angesehen als das chronologische, besonders bei der Diagnose eines gestörten Wachstumsmusters, aber auch bei der Behandlungsplanung bezüglich kieferorthopädischer oder dentofazialer Korrekturen.

Wenn man den Verlauf der Reifung eines Kind einzuschätzen versucht, vergleicht man diesen gewöhnlich mit Normen, die man aus repräsentativen Stichproben oder einer vergleichbaren Bevölkerungsgruppe desselben Alters erhalten hat. In diesem Zusammenhang werden gewöhnlich Normen wie Größe, Gewicht, Skelettentwicklung, sekundäre Geschlechtsmerkmale und Zahnentwicklung benutzt. So kann man abschätzen, ob das Kind, verglichen mit seinen Altersgenossen, früh-, durchschnittlich oder spätreif ist. Es müssen regelmäßig neue Normen gemäß dem säkularen Trend (in diesem Fall Akzeleration) aufgestellt werden, da während der letzten Jahrhunderte eine verbesserte Ernährung und Gesundheit den Reifegrad sowie die Größe und das Gewicht der Menschen deutlich beeinflußt haben (Abb. 1-7).

Die Größe in aufrechter Position ist selbst kein Ausdruck der Reife, weil die letztendlich erreichte Größe sich oft stark davon unterscheidet. Jedoch hat sowohl die individuelle Größenzunahme als auch die Größenzunahme pro Jahr bei allen Kindern einen charakteristischen Kurvenverlauf. Die Kurve, die die Größenzunahme pro Jahr charakterisiert (Abb. 1-3), kann in drei Phasen eingeteilt werden:

1. die kindliche Phase mit einer starken Wachstumsrate, die schnell abfällt,
2. die jugendliche Phase mit einem relativ langsamen Wachstum, das noch abnimmt, bis
3. die Phase des Heranwachsens beginnt.

Letztere ist durch einen merklichen Anstieg der Wachstumsrate gekennzeichnet, bis ein Maximum in der Pubertät erreicht ist. Danach kommt das Wachstum allmählich zum Stillstand – das Erwachsenenalter ist erreicht. Ein Mädchen tritt mit 10 Jahren in die jugendliche Phase ein; sie erreicht ihr pubertäres Maximum mit 12 Jahren und beendet das Wachstum mit 17 Jahren. Ein Junge erlebt im Durchschnitt die jugendliche Phase zwei Jahre später. Jedoch sind die individuellen Unterschiede bei beiden Geschlechtern groß. Deswegen kann ein Frühentwickler beiderlei Geschlechts die jugendliche Phase 6 Jahre früher erreichen als ein Spätentwickler desselben Geschlechts. Die Wachstumsrate zum Zeitpunkt des pubertären Maximums beträgt bei Mädchen 8,5 cm/Jahr (SD=1 cm; SD = Standardabweichung) und bei Jungen 10 cm/Jahr (SD=1 cm). Männer werden somit größer als Frauen, da sie eine längere juvenile Phase durchmachen und ihre Wachstumsrate während des pubertären Maximums größer ist.

In der Kinderheilkunde (Pädiatrie) werden oft Longitudinalaufzeichnungen der Größe in aufrechter Position (Abb. 1-4 und 1-5) benutzt. Die Daten werden in Kurven mit Mittelwerten (± Standardabweichung oder Perzentilen) graphisch dargestellt, wodurch verschiedene „Größenklassen" sichtbar werden. Normalerweise wird ein Kind in einer bestimmten Klasse bleiben. Wenn es diese Klasse verläßt, kann das eine Wachstumsstörung anzeigen. Jedoch ist während des pubertären Wachstumsschubes ein zeitweiliger Wechsel zu einer anderen Größenklasse ganz normal, sofern bei dem Individuum die Pubertät früh oder spät einsetzt.

Die Körperproportionen unterliegen während des postnatalen Wachstums ebenfalls signifikanten Veränderungen. Zum Zeitpunkt der Geburt sind Kopf und Rumpf überproportioniert, verglichen mit den unteren Gliedmaßen. So nimmt der Kopf beim Neugeborenen ca. 1/4, beim Erwachsenen dagegen ca. 1/8 der gesamten Körpergröße ein.

Das Gewicht ist eine oft benutzte Maßeinheit; es ist aber eher ein unbefriedigender Indikator für die körperliche Reife. Eine Gewichtszunahme kann auf die Größe zurückgeführt werden, aber auch auf eine Zunahme an Fett oder Wasser im Körper. Dagegen muß eine adäquate Körpergröße nicht mit einer Gewichtszunahme einhergehen, falls zur selben Zeit Fett verlorengeht. Die Gewichtsnormen sind in den Abb. 1-4 und 1-5 dargestellt.

Die Skelettreife und das Knochenalter sind ein Maß dafür, wie rasch die Verknöcherung der Knochen zur Reife hin fortgeschritten ist; das Knochenalter wird anhand der Morphologie und Mineralisation der Knochen der Hand und des Handgelenks beurteilt (Abb. 1-6). Die Skelettreife kann eingeschätzt werden durch Vergleich mit Durchschnittswerten[3], mittels einer Skalierungsmethode[5] oder der Untersuchung spezifischer individueller Knochen[1]. In der Kinderheilkunde werden meistens die ersten beiden Methoden benutzt, während die letzte oft bei der Planung kieferorthopädischer Behandlungen Anwendung findet, um z. B. einzuschätzen, ob sich ein Patient seinem pubertären Maximum nähert, es erreicht oder überschritten hat.

Die sekundären Geschlechtsmerkmale bei Jungen sind: Genitalentwicklung, Zunahme des Hodenvolumens,

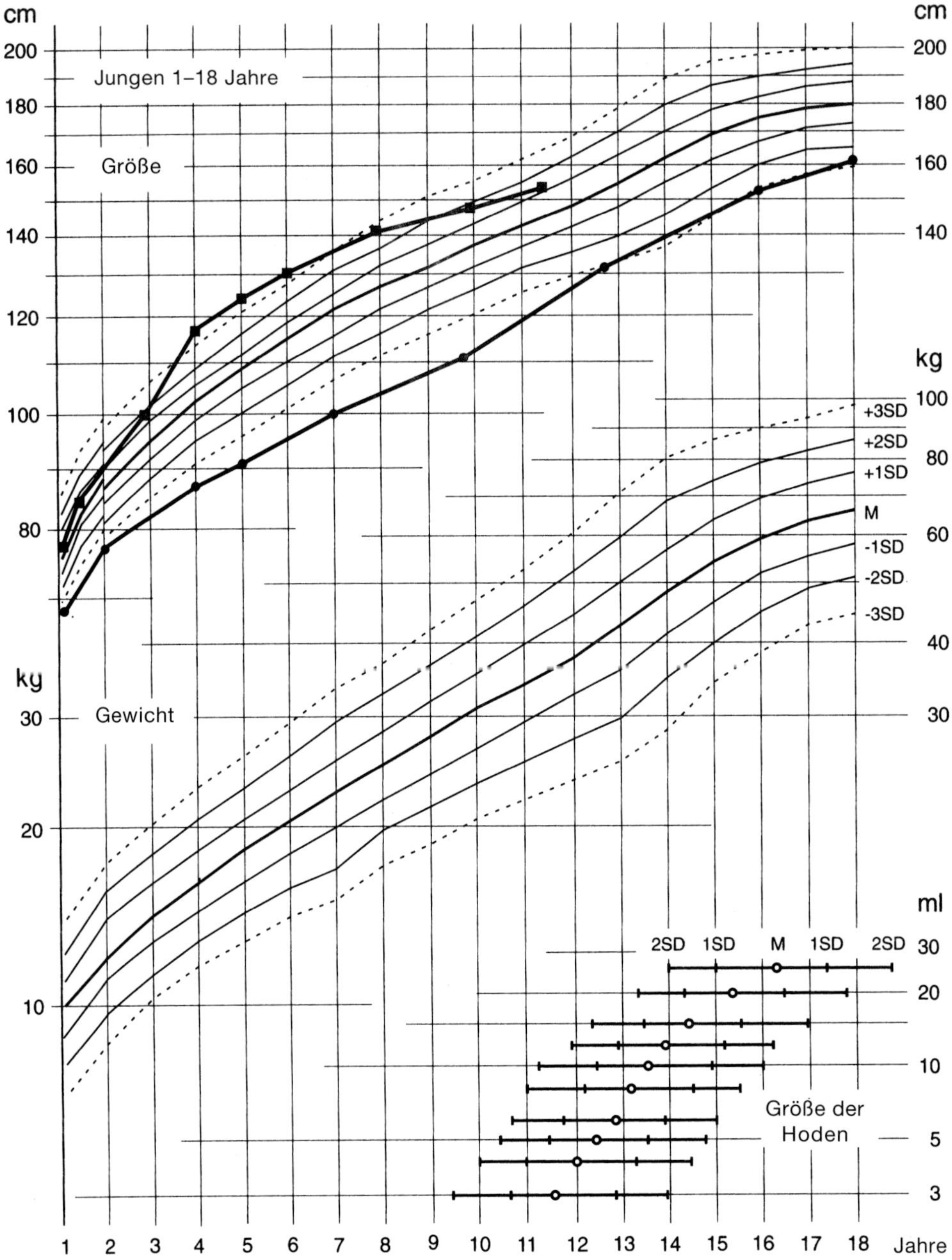

1 Körperliches Wachstum und Entwicklung

Abb. 1-4 Wachstumskurven schwedischer Jungen im Alter von 1 bis 18 Jahren (Mittelwert ±1,2,3 Standardabweichungen).
■—■ stellt die Wachstumskurve für einen Jungen mit beschleunigtem Wachstum (pubertas praecox) dar.
●—● stellt die Wachstumskurve für einen Jungen mit verzögertem Wachstum (Hypopituitarismus) dar.

Normales postnatales Wachstum und Einschätzung der Reife

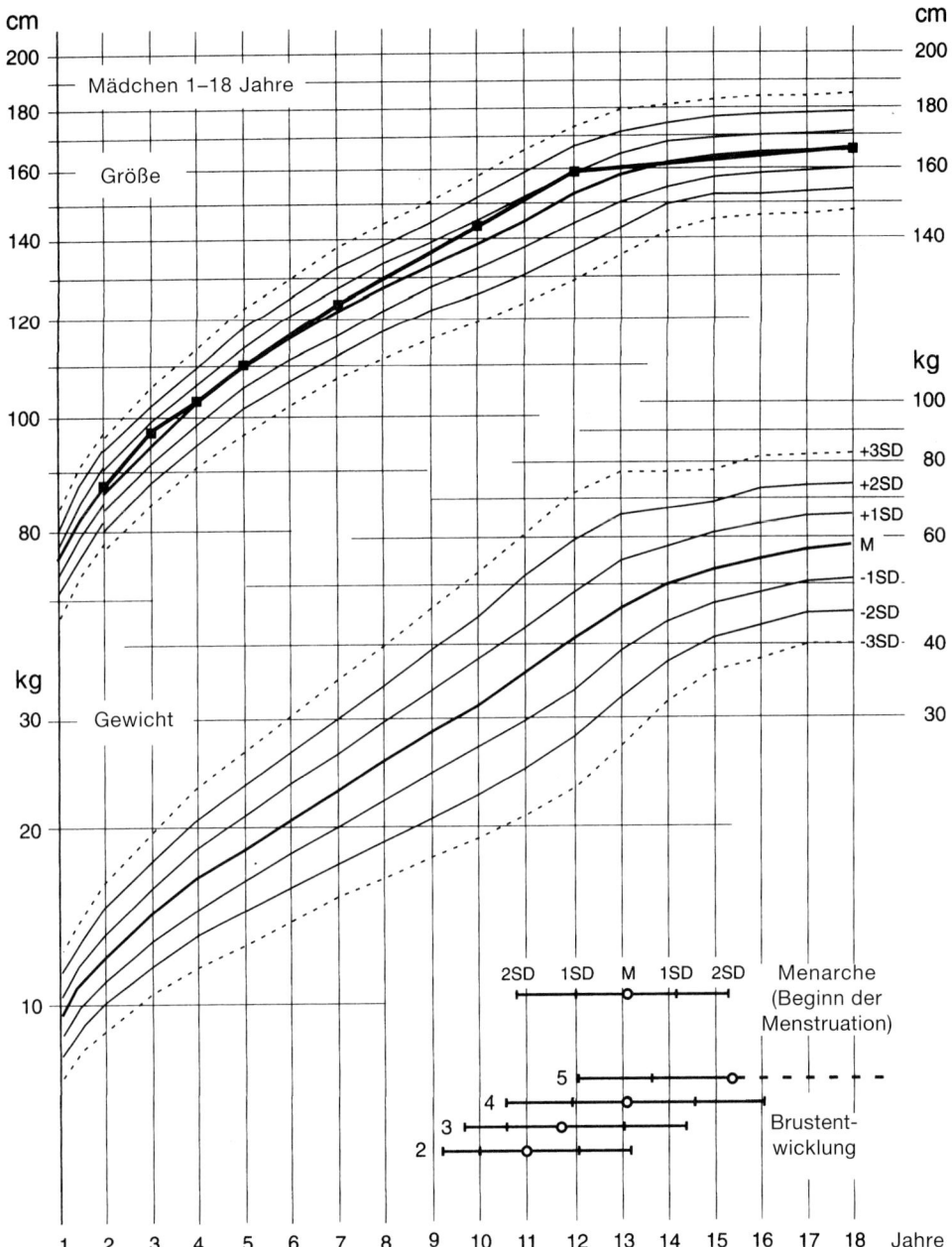

Abb. 1-5 Wachstumskurve schwedischer Mädchen im Alter von 1 bis 18 Jahren (Mittelwert ±1,2,3 Standardabweichungen).
■—■ stellt die Wachstumskurve für ein Mädchen mit früher Reifung dar.

1 Körperliches Wachstum und Entwicklung

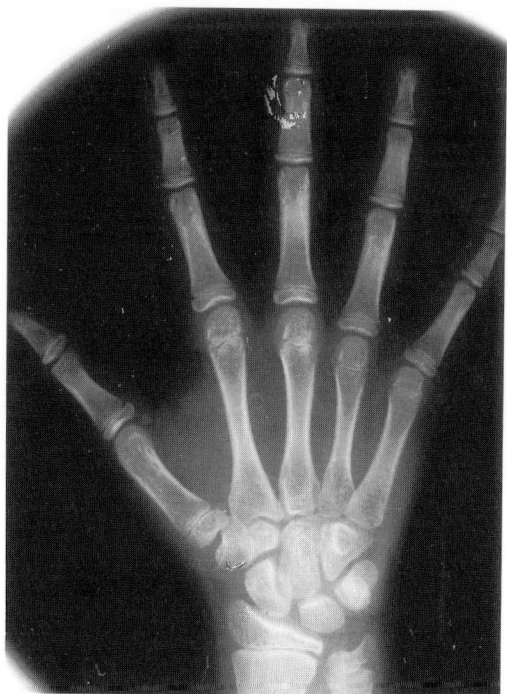
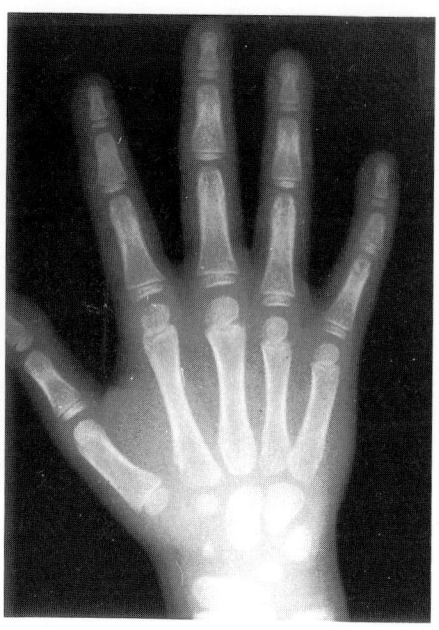

Abb. 1-6 Röntgenaufnahmen der Wurzelhandknochen bei monozygoten sechsjährigen Zwillingen. Der Zwilling links hat eine pubertas praecox und ein skelettales Alter von 13 Jahren. Der Zwilling rechts hat ein skelettales Alter, welches mit dem chronologischen korrespondiert.

Scham-, Achsel- und Gesichtsbehaarung sowie Stimmbruch; bei Mädchen: Brustentwicklung, Scham- und Achselbehaarung und Menarche (erste Monatsblutung). Die Entwicklung sekundärer Geschlechtsmerkmale ist in eine Reihe von Phasen eingeteilt worden, die alle Individuen des jeweiligen Geschlechts durchlaufen. Die Beziehung zwischen pubertärem Wachstumsmaximum und einigen dieser Phasen ist eng. Die Beurteilung derselben kann deshalb dazu benutzt werden, um auf indirektem Weg die individuelle Position auf der Wachstumskurve einzuschätzen. Referenzwerte für Hodengröße, Menarche und Brustentwicklung sind in Abb. 1-4 und 1-5 dargestellt.

Zahnreife und Zahnalter sind ein Maß dafür, inwieweit die Zähne sich während der Reifung entwickelt haben; dies wird mittels Röntgenaufnahmen beurteilt. Meist wird das Demirjian-System[2] benutzt (Kapitel 3). Für skandinavische Zahnentwicklungsmuster sind aber auch andere Systeme entwickelt worden. Zahnreife kann auch dadurch eingeschätzt werden, daß man die sichtbaren Zähne im Mund zählt, vorausgesetzt, daß das Kind sich in einer der Phasen des aktiven Zahndurchbruchs befindet.

Die Beziehung zwischen Zahnreife und allgemeiner Wachstums-/Skelettreife ist gering. Jedoch ist die Korrelation zwischen Zahnentwicklung und chronologi-

Tabelle 1-1 Faktoren, die mit Störungen des postnatalen Wachstums im Zusammenhang stehen.

primäre Störungen des Wachstums	sekundäre Störungen des Wachstums
Skelettale Dysplasie	Unterernährung
Chromosomale Veränderungen	systemische und metabolische Störungen
Angeborene Stoffwechselstörungen	Entbehrungsminderwuchs
Intrauterine Wachstumsverzögerungen	Endokrine Störungen
Gemischte Syndrome	Konstitutionelle Wachstumsverzögerung
Genetischer Minderwuchs	

schem Alter etwas besser als jene zwischen Skelettentwicklung und chronologischem Alter. Die Zahnentwicklung wird im allgemeinen benutzt, um das chronologische Alter adoptierter und eingewanderter Kinder mit ungewissem Geburtszeitpunkt einzuschätzen (Kapitel 3). Nach dem siebten Lebensjahr nützt sie jedoch wenig.

Abnormales postnatales Wachstum

In den nordischen Ländern werden die meisten Kinder öfter von ihrem Zahnarzt als von ihrem Hausarzt gesehen. Dieses Betreuungsverhältnis ist leider in der Bundesrepublik Deutschland nicht so ideal. Trotzdem sollte der Kinderzahnarzt genaue Kenntnisse über die körperliche Reife und Entwicklung haben und somit fähig sein, einen Beitrag zur Diagnose bei Kleinkindern und Kindern mit abweichendem Wachstumsmuster zu leisten. Ein normales Wachstum kann nur dann erfolgen, wenn das Kind gesund ist und zum Gewebsaufbau fähig; dies bedeutet, es kann aus der Nahrung all jene Stoffe aufnehmen, die es benötigt, um optimal zu wachsen und sich zu entwickeln.

Die Bewertung von Körpergröße und Gewicht sollte aus verschiedenen aufeinanderfolgenden Messungen erfolgen, die in einem Referenzdiagramm aufgezeichnet werden. Die Kenntnis des Skelettalters ist ebenfalls bei der Diagnose und Behandlung von Kindern mit abnormem Wachstum von großer Bedeutung, um herauszufinden, ob eine Wachstumsverzögerung mit einer gleichzeitigen Veränderung der Skelettreife verbunden ist.

Wachstumsstörungen kann man in zwei Hauptgruppen einteilen (Tabelle 1-1): Eine Unterteilung in primäre und sekundäre Störungen ist notwendig, da deren Gründe, diagnostische Methode, Behandlung und Prognose wesentlich differieren. Die meisten Fälle primärer Wachstumsstörungen führen zu einer verminderten Körpergröße im Erwachsenenalter, da die Möglichkeiten für eine angemessene Behandlung gering sind. Sekundäre Wachstumsstörungen können oft mit einem gutem Resultat behandelt werden; wenn eine adäquate Behandlung bereits in frühem Alter erfolgt, wird oft eine normale Körpergröße im Erwachsenenalter erreicht.

Primäre Wachstumsstörungen

Unter Skelettdysplasien werden mehr als 100 Störungen zusammengefaßt, welche entweder das Ergebnis eines genetischen Defektes oder eines pränatalen Schadens des Skelettsystems sind. Dies soll am Beispiel der *Chondrodysplasie* veranschaulicht werden, einer monogenen (autosomal dominanten) Erbkrankheit, die durch eine abnorme Verkürzung der Glieder charakterisiert wird und mit einer Größe im Erwachsenenalter von ca. 130 cm einhergeht. Der Oberkiefer ist zurückverlagert, was zu einem relativen Hervortreten der Stirn und des Unterkiefers führt.

Bei chromosomalen Anomalien wie z. B. dem Down-Syndrom oder dem Turner-Syndrom treten oft Wachstumsverzögerungen auf.

Angeborene Stoffwechselstörungen können beispielhaft an den Mukopolysaccharidosen dargestellt werden. Hierbei treten genetisch bedingte (autosomal rezessive) Mängel der Interzellularsubstanz des Bindegewebes auf, wobei sich viele verschiedene Typen unterscheiden lassen (Hunter-, Hurler-, Morquio-Syndrom, usw.). Beim Morquio-Syndrom besteht ein ausgeprägter Minderwuchs.

Eine intrauterine Wachstumsverzögerung kann durch verschiedene Faktoren, wie z. B. Plazentaschwäche, verursacht werden.

Die gemischten Syndrome beziehen sich auf mehrere weitere Syndrome unbekannter Ätiologie, die aber aufgrund typischer Fehlbildungen und zurückgebliebenen Wachstums identifiziert werden können. Die Wachstumsverzöge-

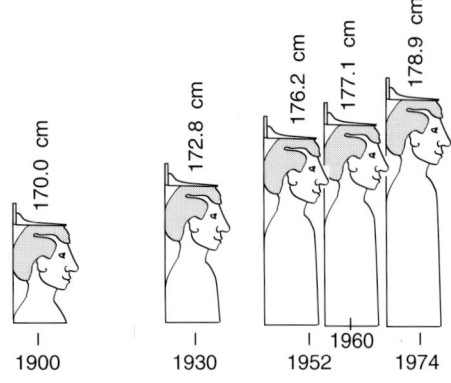

Abb. 1-7 Die säkulare Akzeleration des Wachstums. Norwegische Militärrekruten verzeichneten im Verlauf der letzten 75 Jahre einen mittleren Anstieg der Körpergröße von 170 auf 179 cm.

rung wird oft schon bei der Geburt erkannt.

Genetischer Minderwuchs. Die Körpergröße wird von verschiedenen Genen bestimmt (Polygenie), die von beiden Eltern stammen. Im allgemeinen zeugen große Eltern große Kinder und kleine Eltern kleine Kinder.

Sekundäre Wachstumsstörungen

Unterernährung ist in vielen Entwicklungsländern eine bekannte Ursache der Wachstumsverzögerung; dies mag in den nordischen Ländern in der Vergangenheit auch eine Ursache für die geringere Größe gewesen sein. So ist die Größe von norwegischen Armeerekruten in den letzten 75 Jahren um 9 cm angestiegen (Abb. 1-7). Nach Phasen von Unterernährung kann ein Kind im Wachstum „aufholen" und zu seiner eigentlichen Wachstumsklasse zurückkehren. Nur in Fällen schwerer

Abnormales postnatales Wachstum

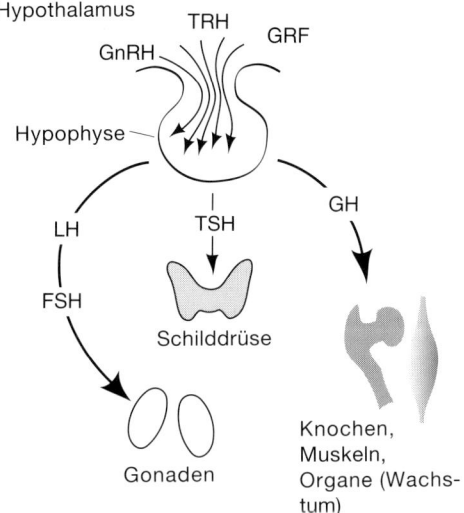

Abb. 1-8 Die Verbindung zwischen Hypothalamus, der Hypophyse und den Erfolgsorganen durch die wichtigsten wachstumsregulierenden Hormone.

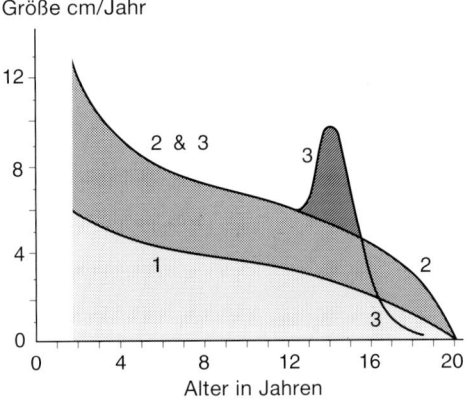

Abb. 1-9 Einfluß der Wachstums- und Sexualhormone auf die Körpergröße. Wenn beide Hormone fehlen, resultiert Kurve 1. Wenn nur das Sexualhormon fehlt, resultiert Kurve 2. Kurve 3 repräsentiert die normale Wachstumskurve mit pubertärem Wachstumsschub und frühem Schluß der Epiphysenfugen.

Mangelernährung wird eine dauerhafte Wachstumshemmung auftreten.

Systemische und metabolische Störungen. Wachstumsbeeinträchtigung (sowohl der Größe als auch des Gewichts) ist typisch für Kinder mit chronischen Krankheiten des Gastrointestinaltraktes, der Nieren, des Gefäßsystems, u. a.. Die Ernährung mag adäquat sein, doch eine schlechte Absorption (wie bei der Zöliakie) kann die interne Versorgung mit Nährstoffen herabsetzen.

Entbehrungsminderwuchs (psychosoziale Wachstumsverzögerung) kann durch Störungen der emotionalen Beziehungen zwischen Kind, Eltern und Umwelt verursacht sein (zu wenig Stimulation).

Endokrine Störungen. Für ein optimales Wachstum ist eine ausgeglichene Hormonproduktion vonnöten. Am wichtigsten sind das *Wachstumshormon* der Hypophyse, die *Sexualhormone* der Hoden und Ovarien sowie die *Schilddrüsenhormone*. Die Produktion der Sexual- und Schilddrüsenhormone wird durch die Hypophyse gesteuert, die ihrerseits von Faktoren reguliert wird, die im Hypothalamus produziert werden (Abb. 1-8). In Abbildung 1-9 ist der Effekt des Wachstums- und der Sexualhormone auf das Wachstum dargestellt. Wenn es an beiden Hormongruppen mangelt, wird das Kind der Kurve 1 folgen („Mindestwachstum"). Wenn es nur an den Sexualhormonen mangelt, wird das Kind der Kurve 2 folgen, wobei der pubertäre Wachstumsschub fehlt, aber die Wachstumsphase verlängert ist. Bei normalem Wachstum (Kurve 3) ist der pubertäre Wachstumsschub vorhanden, aber die Wachstumsperiode ist verkürzt. Das Fehlen des Wachstums-

1 Körperliches Wachstum und Entwicklung

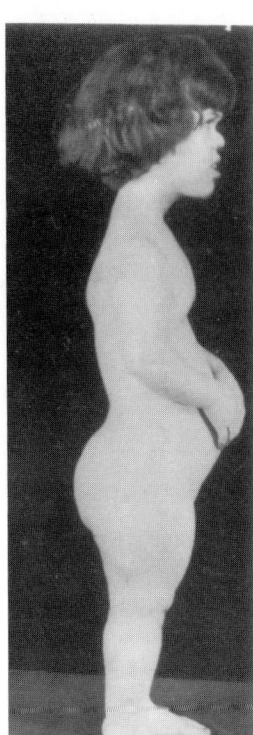

Abb. 1-10 Ein Fall von Achondroplasie. Charakteristische Erscheinungen sind kurze Extremitäten und ein retrudierter Oberkiefer.

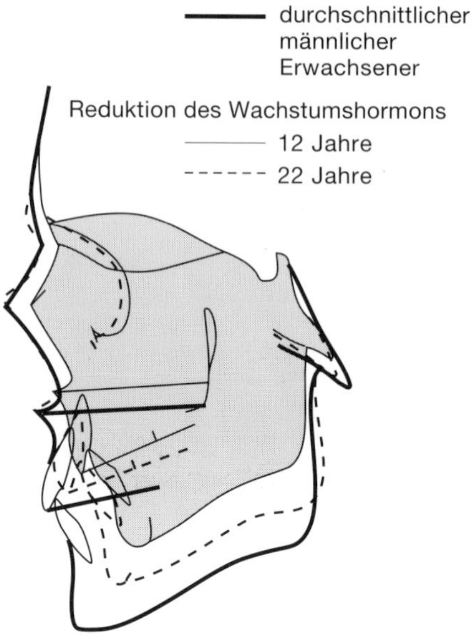

Abb. 1-11 Gesichtswachstum eines Patienten mit Reduktion des Wachstumshormons. Überlagerung der Durchzeichnungen im Alter von 12 und 22 Jahren im Vergleich zu einem normalwüchsigen Menschen.

hormons führt zu hypophysärem Kleinwuchs (Nanosomie). Die mittlere Wachstumsgeschwindigkeit kann auf ca. 3 cm pro Jahr fallen, was zu einem schweren, aber ausgeglichenen Minderwuchs führt.

Eine Wachstumsverminderung liegt auch beim kraniofazialen Syndrom vor; Zahnentwicklung und -durchbruch sind verzögert (Abb. 1-11). Dieser Zustand kann durch Injektion von Wachstumshormonen behandelt werden. Gigantismus ist die Folge der Überproduktion von Wachstumshormonen und kann durch Hypophysentumoren verursacht werden.

Ein Mangel an Sexualhormonen führt zu einem Ausbleiben des pubertären Wachstumsschubes; da aber die Wachstumsperiode verlängert ist, kann die schließlich erreichte Größe über der Norm liegen. Wenn die Produktion von Sexualhormonen zu früh beginnt (pubertas praecox), wird die Größe während der Kindheit oberhalb der Norm (Abb. 1-4 und 1-12), die schließlich erreichte Größe jedoch darunter liegen. Dasselbe Wachstumsmuster kann auch bei normalen Kindern beobachtet werden, besonders bei Mädchen. Ein früher Pubertätsbeginn kann zu einer übermäßigen Größe führen (und damit

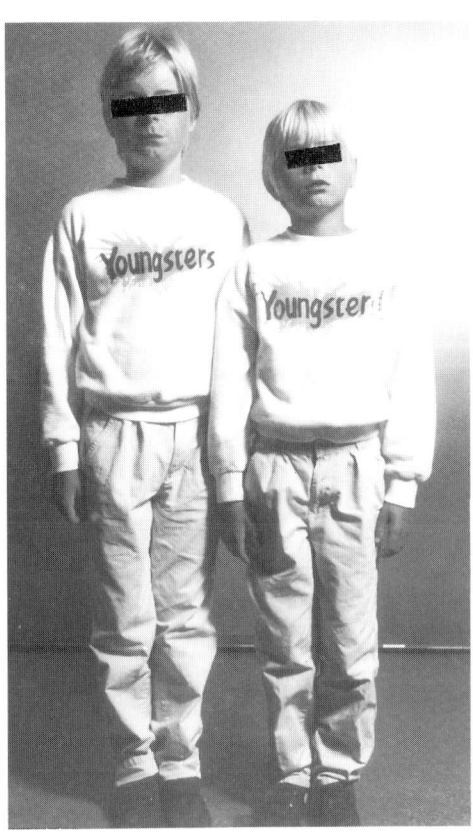

Abb. 1-12 Monozygote Zwillinge im Alter von acht Jahren. Der Junge links hat eine pubertas praecox. Seine Körpergröße entspricht der eines 10,5-, seine skelettale Reifung der eines 15,5jährigen. Sein Bruder zeigt ein normales Wachstumsmuster.

zu psychischen Problemen), aber da das Wachstum während einer kürzeren Zeitspanne stattfindet, wird die letztendliche Größe der Konstitution entsprechen oder leicht darunter liegen (Abb. 1-5).

Die Schilddrüsenhormone regulieren den allgemeinen Stoffwechsel. Bei Unterfunktion der Schilddrüse (Hypothyreoidismus) kommt es zu einer signifikanten Reduzierung des skelettalen Wachstums (Kretinismus). Wenn die Diagnose früh erfolgt, kann eine Substitutionsbehandlung die anomalen Stoffwechselbedingungen korrigieren.

Konstitutionelle Wachstumsverzögerung. Die meisten Kinder mit einer Wachstumsbeeinträchtigung gehören in diese Kategorie. Hier ist die Skelettreife verzögert, während alle anderen körperlichen Parameter normal sind. Diese Kinder werden verzögertes Wachstum und sexuelle Reife zeigen, aber ihre Endgröße ist normal.

Gesundheitsfürsorge für Kinder

Das Ziel der Mütter- und Kinder-Fürsorgestellen ist es, für Kinder Gesundheitsfürsorge anzubieten und damit einen Beitrag dafür zu leisten, daß alle Kinder die bestmögliche körperliche, geistige und soziale Gesundheit erhalten. Von besonderer Bedeutung sind allgemeine und individuelle Vorsorgeprogramme, ebenso die Diagnose von beginnenden und manifesten Krankheiten sowie Behinderungen. Aber auch bestimmte therapeutische Dienste werden angeboten. Die Hauptarbeitsmethoden sind die *Information der Eltern* durch Ärzte, Krankenschwestern, Psychologen, zahnmedizinisches Personal usw., und auch *regelmäßige Gesundheitsuntersuchungen* sowohl prä- als auch postnatal. Das Ziel pränataler Untersuchungen ist das frühe Entdecken von Faktoren, die das Kind während der fetalen Phase oder der Geburt gefährden könnten, z. B. Störungen bei der Mutter, Mangelernährung, Drogenmißbrauch, Blutgruppenunverträglichkeit zwischen Mutter und Fetus, aber auch angeborene Stoffwechselstörungen, Syndrome usw. beim Fetus selbst. Für eine frühe intra-

1 Körperliches Wachstum und Entwicklung

Tabelle 1-2   Impfprogramme für Kinder

Dänemark	Keuchhusten in der 5. und 9. Woche und mit 10 Monaten Diphtherie/Tetanus/Polio (Salk) im 5., 6. und 10. Monat Polio (Sabin) im 2., 3. und 4. Lebensjahr Masern, Mumps und Röteln mit 15 Monaten und 12 Jahren Tuberkulose spätestens mit 14-15 Jahren
Finnland	Polio (Salk) mit 4, 5, 6, 18 und 24 Monaten und mit 6, 11, 16 und 18 Jahren Diphtherie/Tetanus/Keuchhusten mit 3, 4, 5 Monaten und 2 Jahren, Tetanus mit 12, 22 Jahren usw. Masern, Mumps und Röteln mit 15 Monaten und 6 Jahren Tuberkulose bei Neugeborenen und mit 11 bis 13 Jahren, wenn der Tbc-Test negativ ist
Island	Diphtherie/Keuchhusten/Tetanus mit 3, 4, 6 und 14 Monaten Polio (Salk) mit 6, 7 und 14 Monaten und mit 4, 9 und 14 J. Masern, Keuchhusten mit 18 Monaten Diphtherie, Tetanus mit 6 Jahren Röteln, wird Mädchen mit 12 Jahren angeboten, wenn ein Risiko besteht.
Norwegen	Diphtherie/Tetanus/Keuchhusten mit 3, 5 und 10 Monaten Diphtherie/Tetanus mit 11 Jahren Polio (Salk) mit 6, 7 und 16 Monaten und mit 7 und 14 J. Masern, Mumps, Röteln mit 15 Monaten und mit 12 Jahren Tuberkulose spätestens mit 14-15 Jahren
Schweden	Diphtherie/Tetanus mit 3, 4 1/2 und 6 Monaten und mit 10 Jahren. Polio (Salk) mit 9, 10 und 18 Monaten und mit 6 Jahren Masern, Mumps, Röteln mit 18 Monaten und mit 12 Jahren Keuchhusten bei Risikogruppen Tuberkulose bei Neugeborenen und bei Risiko und für alle mit 13-14 Jahren

Aus dem nordischen Lehrbuch für Kinderheilkunde, 1985.

uterine Diagnostik stehen moderne Methoden wie die Ultraschalluntersuchung und die transabdominale Amniozentese zur Verfügung.
Während des postnatalen Lebens sind Kontrollen der Gesundheit besonders wichtig, um Entwicklungsstörungen während der ersten Jahre aufzudecken. Impfprogramme (Tabelle 1-2) sind ebenfalls von großer Bedeutung, weil sie die Inzidenz der meisten Krankheiten, durch die früher viele Kinder schwer behindert wurden oder an denen sie starben, gesenkt haben. Die Eltern und

später auch die Kinder zu informieren, ist eine wichtige Aufgabe.

Die Wirkungen intensiver Gesundheitsfürsorge für Mutter und Kind werden durch die schwedische Sterblichkeitsstatistik von 1915 bis 1990 (Abb. 1-13) hervorragend demonstriert. Todesfälle durch Infektionskrankheiten sind nahezu beseitigt. Heutzutage werden die meisten neonatalen Todesfälle durch Fehlbildungen verursacht.

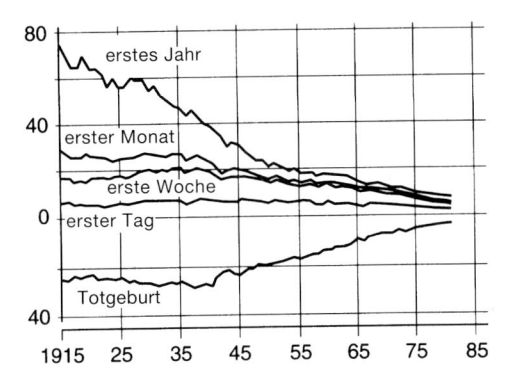

Abb. 1-13 Totgeburten oder Tod von schwedischen Kindern während des ersten Lebensjahres von 1915 bis 1981, bezogen auf 1000 Geburten. Übernommen aus dem nordischen Lehrbuch für Kinderheilkunde, 1985.

Hintergrundliteratur

Björk A. Kæbernes relation til det øvrige kranium. In: Lundström A, Nordisk lärobok i ortodonti. Stockholm: Sveriges Tandläkarförbunds Förlagsförening, 1975.

Friis-Hansen B, Hrsg. Nordisk lærebog i pædiatri, Kapitel 1, 2, 4, 7, 9. København: Munksgaard, 1985.

Kaplan SA. Clinical pediatric and adolescent endocrinology. Philadelphia: Saunders, 1982.

Karlberg P, Taranger J, Engström I, et al. Physical growth from birth to 16 years and longitudinal outcome of the study during the same age period. Acta Paediatr Scand, Suppl. 258, 1976: 7 – 76.

Tanner JM. Foetus into man. Physical growth from conception to maturity. London: Open Books, 1975.

Zachmann M, Aynsley-Green A, Prader A. Interrelations of the effects of growth hormone and testosterone in hypopituitarism. In: Pecile A, Muller EE, Hrsg. Growth hormone and related peptides. New York: American Elsevier, 1976.

Zitierte Literatur

1. Björk A. Timing of interceptive orthodontic measures based on stages of maturation. Trans Eur Orthod Soc 1972; **45**: 61 – 74.

2. Demirjian A. Dentition. In: Falkner F, Tanner JM, Hrsg. Human growth. London: Bailliere Tindall, 1982.

3. Greulich WW, Pyle SI. Radiographic atlas of skeletal development of the hand and wrist. California: Stanford University Press, 1959.

4. Tachdjian, MO. Pediatric orthopedics, Bd. 1. Philadelphia: Saunders, 1972.

5. Tanner JM, Whitehouse RH, Marshall WA, Healy MJR, Goldstein H. Assessment of skeletal maturity and prediction of adult height (TW2 method). London: Academic Press, 1975.

Kapitel 2

Geistige Entwicklung

Theorien der Entwicklungspsychologie
Orale Phase, Säuglingsalter
Anale Phase, frühe Kindheit
Ödipale Phase, späte Kindheit
Latenzphase, frühes Schulalter
Genitalphase, Pubertät

Wenn Kindern und Jugendlichen zahnärztliche oder eine andere Fürsorge zuteil wird, ist es für den Praktiker wichtig zu versuchen, die Welt aus der Sicht des Kindes zu sehen. Die Kenntnis der Entwicklungspsychologie kann helfen, einerseits die Reaktion von Kindern bei der Behandlung zu verstehen und andererseits den besten Weg im Umgang mit Kindern und Eltern zu finden. Kindliche Reaktionen sind teils Antworten auf die Art, wie sie vom Behandler angesprochen werden, teils Antworten auf ihre Erfahrung aus anderen Behandlungen. Häufig sind diese Reaktionen im Zusammenhang mit dem Alter ganz normal. Die Entwicklungspsychologie umfaßt nicht nur die kindliche Entwicklung, sondern den gesamten Prozeß der menschlicher Entwicklung über eine ganze Lebensspanne.[1,2]
Bei der Zahnbehandlung sind die wichtigen und interessanten Bereiche der Entwicklung die Motorik, die Anpassungsfähigkeit, die verbalen und sozialen Ausdrucksweisen und die Persönlichkeit. In einem bestimmten Alter kann sich ein Kind auf verschiedenen Stufen der oben angesprochenen Entwicklungsbereiche befinden; motorische Verhaltensweisen sind z. B. vollständig entwickelt, während die Persönlichkeit und das soziale Verhalten noch ziemlich unterentwickelt sind (Abb. 2-1).

Motorisches Verhalten beinhaltet sowohl die Entwicklung der Grobmotorik, wie z. B. das Laufen, als auch die der Feinmotorik, wie Fingerbewegungen und Koordination. Kenntnisse der motorischen Entwicklung sind wichtig, wenn Fähigkeiten von einem Kind erwartet werden, wie still zu sitzen während einer Behandlung oder sich die Zähne zu putzen.

Unter adaptivem Verhalten versteht man die Anpassungsfähigkeit an verschiedene Situationen, die Denken, Vorstellungsvermögen und Lernen verlangen. Anpassung an eine Situation ist die wichtigste Anforderung bei einer Zahnbehandlung.

Verbales Verhalten beinhaltet alle mündlichen Botschaften vom „Brabbeln" bis zur Satzkonstruktion, das Vokabular und das Verständnis unterschiedlicher Worte. Die Kenntnis der kindlichen Kommunikationsmöglichkeiten ist für jede Behandlung wichtig.

Persönlichkeit und soziales Verhalten erwachsen aus dem Wechselspiel mit der

2 Geistige Entwicklung

Entwicklungsebene

- motorisches Verhalten
- adaptives Verhalten
- verbales Verhalten
- Persönlichkeit/ soziales Verhalten

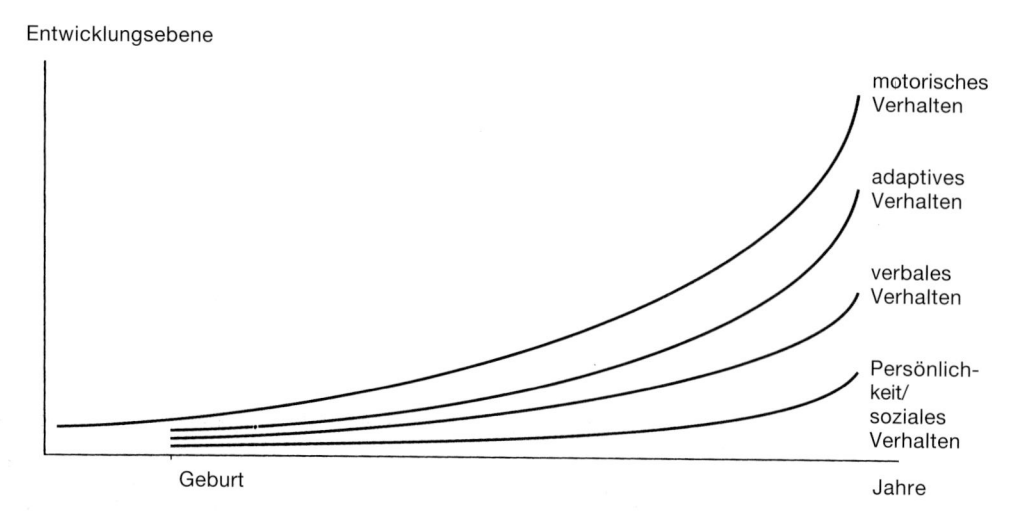

Geburt — Jahre

Abb. 2-1 Verhaltensentwicklung bei Kindern

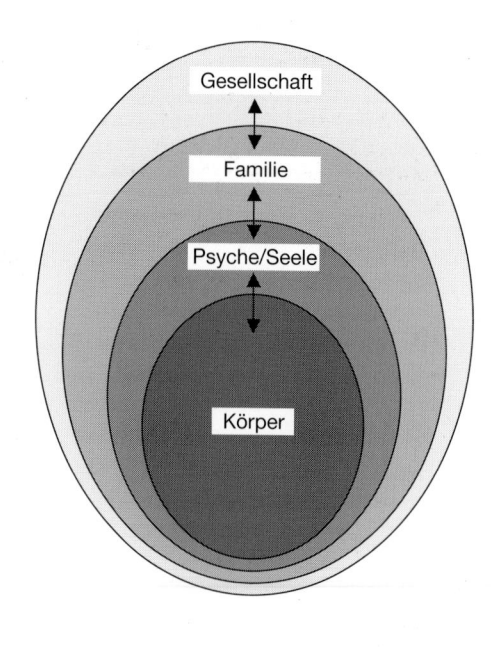

Abb. 2-2

gesamten Umgebung, besonders mit den Eltern, anderen Heranwachsenden, Kindern und manchmal dem Zahnarzt. Wie diese Entwicklung voranschreitet, ist von einer Anzahl von Faktoren abhängig, die das Zusammenspiel zwischen Vererbung und Umwelt einschließen (Abb. 2-2). Die Umweltfaktoren, welche die größte Rolle in der frühkindlichen emotionalen Entwicklung spielen, sind natürlicherweise die, die in der unmittelbaren Umgebung während der ersten Lebensjahre vorkommen. Die Eltern und die Beziehung zu ihnen spielen eine überaus dominante Rolle in der frühkindlichen emotionalen Entwicklung. Gleichaltrige, Verwandte und andere Erwachsene und Lehrer werden nach und nach wichtiger. Die wirtschaftliche Lage, das Zuhause und z. B. Arbeitslosigkeit sind Faktoren, die die Entwicklung eines Kindes indirekt beeinflussen können.

Theorien der Entwicklungspsychologie

Man kann sagen, daß die Entwicklung zwei Begriffe umfaßt: Reife und Lernen. Als Reife bezeichnen wir diejenigen Veränderungen beim Menschen, welche in größerem Maße von angeborenen vererbten Fähigkeiten abhängen. Demgegenüber beinhaltet Lernen die Fähigkeit, aus der Umwelt aufzunehmen und mit ihr zu interagieren. Durch das Wechselspiel mit der Umwelt lernt das Kind, auf verschiedenen Wegen mit seiner Umgebung eine Beziehung aufzubauen und mit ihr zurecht zu kommen; die dabei eingeschlagenen Wege können als Charakterzüge und Merkmale der Persönlichkeit bezeichnet werden. Im alltäglichen Leben befinden sich sowohl Reife als auch Lernen in einem voneinander kaum unterscheidbaren konstanten Wechselspiel. Jedoch setzen die verschiedenen Schulen der Entwicklungspsychologie unterschiedliche Akzente. Die Theorie der Reife hatte ihren nachdrücklichsten Verfechter in Gesell[5], nach dem die Entwicklung des Menschen vorherbestimmt ist und von Gesetzen reguliert wird, auf welche die Umgebung wenig Einfluß hat. Die Erkenntnistheorien beschreiben dagegen die Prozesse des Denkens, der Sprachentwicklung, der Begriffsbildung und des Gedächtnisses, wobei hervorgehoben wird, daß die treibende Kraft der Entwicklung in positiven Gefühlen zu finden ist, die entstehen, wenn ein Kind, Schritt für Schritt, neue Kenntnisse und Erfahrungen erlangt. Piaget[7], ein Befürworter dieser Theorie, sah im Menschen zwei angeborene Neigungen, die für ein erfolgreiches Meistern des Lebens wichtig sind: Die Neigung zur Anpassung an die Umwelt und die Neigung, Erfahrung und Kenntnis zu verarbeiten. Die psychoanalytischen Theorien von S. Freud, A. Freud, Mahler und Winnecott[4,3,6,10] heben den wechselseitigen Einfluß von Umwelt und Gesellschaft auf die emotionale Entwicklung des Individuums hervor. Erikson[1,2] schreibt der Gesellschaft, in der ein Kind aufwächst, eine viel größere Beachtung zu, als es normalerweise bei psychoanalytischen Theorien der Fall ist. Skinner[9], der ein führender Vertreter der Psychologie des Lernens ist, meint, daß es von entscheidender Wichtigkeit für die menschliche Entwicklung ist, wie gut ein Individuum von seiner Umwelt sowohl geleitet als auch beeinflußt wird. Hier wird Entwicklung nur als eine Reihe von Verhaltensänderungen angesehen. Die Entwicklung des Kindes muß im Ganzen gesehen werden, ungeachtet wie stark Vererbung oder Umwelt gewichtet werden. Das bedeutet, daß man die angeborenen Eigenarten des Kindes in Betracht ziehen muß, seine nächste Verwandtschaft (die Familie), zusammen mit allen damit verbundenen sozioökonomischen und kulturellen Gegebenheiten. Im folgenden wird die Entwicklung hauptsächlich auf der Basis des Erikson-Modells beschrieben.[1,2]

Erikson meint wie Freud, daß die instinktiven Triebe des Menschen sowie deren Sozialisation im Wechselspiel mit seiner Umwelt, Familie und Gesellschaft die treibenden Kräfte bei der Entwicklung sind. Eriksons Theorie ist epigenetisch bestimmt, da sie besagt, daß die Entwicklung eines Kindes einem vorbestimmten Plan folgt und daß während des Entwicklungsprozesses verschiedene Teile der Persönlichkeit zu unterschiedlichen Zeiten in den Mittelpunkt rücken. Die emotionale Entwicklung der Persönlichkeit verläuft durch eine Reihe von acht aufeinanderfolgenden Phasen,

2 Geistige Entwicklung

Tabelle 2-1   Psychosoziale Entwicklung nach dem Erikson-Modell[1,2]

Psychosexuelle Phasen	Psychosoziale Krisen	Entwicklungscharakteristika **Wichtige Bezugspunkte**
I Orale Phase, Säuglingsalter	Urvertrauen *versus* Urmißtrauen	Anhänglichkeit Sensomotorische Intelligenz Primitive Ursache-Wirkung-Beziehung Motorische Funktionen Fortbestand der Existenz **Eltern**
II Anale Phase frühe Kindheit	Selbständigkeit *versus* Schamgefühl und Zweifel	Sprachentwicklung Selbstkontrolle Motorische Funktionen Spieltrieb und Phantasie **Eltern**
III Ödipale Phase späte Kindheit	Initiative *versus* Schuldgefühle	Kreativität Selbstbewußtsein Entwicklung von Moral Problemlösung / Aktivität Geschlechtsidentifikation Spielen in Gruppen **Eltern / Gleichaltrige**
IV Latenzphase frühes Schulalter	Leistung *versus* Minderwertigkeitsgefühl	Sachlichkeit/Problemlösung Fähigkeiten erwerben Wissen erlangen Zusammenarbeit Selbstbeurteilung **Familie / Schule, Gleichaltrige, andere**

wobei jede die Entwicklung fundamentaler Persönlichkeitszüge beinhaltet. Diese wurden dann als die acht Altersphasen bezeichnet, da sie die ganze Spanne der menschlichen Entwicklung von der Geburt bis zum Tod umfassen. Erikson wie Freud verbinden die menschliche Persönlichkeitsentwicklung mit der körperlichen Entwicklung, wobei sie annehmen, daß in verschiedenen Altersstufen bestimmte Körperorgane unterschiedlich mit instinktiver psychischer Energie „beladen" sind. In jeder Phase ist es die Aufgabe sowohl des Kindes als auch seiner Umgebung, spezifische Verhaltensmuster zu entwickeln, die für diese Phase erforderlich sind. Wie gut dies gelingt, spiegelt sich in der weiteren Entwicklung wider. Das Problem, das für jede Phase spezifische Verhaltensmuster zu finden, kann Grundstein einer Krise sein. Die Lösung dieser Krise stellt – positiv gesehen – eine unschätzbare Basis für die weitere Entwicklung bereit, während eine negative Lösung Probleme für die Fortentwicklung schaffen kann. Die spezifische Krise sollte in jeder Phase zu einer grundlegenden, mehr oder weniger ausgeglichenen und günstigen Anpassung des Lebewesens an

Fortsetzung Tabelle 2-1

Psychosexuelle Phasen	Psychosoziale Krisen	Entwicklungscharakteristika **Wichtige Bezugspunkte**
V Genitale Phase jugendliches Alter	Identität *versus* Rollenkonfusion	Selbstbild / Selbstidentität Fähigkeiten / Möglichkeiten Formale einsatzfähige Gedanken Gruppenaktivität / -identität Geschlechteraktivität / -identität Geschlechterrolle / Beziehungen zum anderen Geschlecht körperliche Reife **Familie / Gruppe von Gleichaltrigen**
VI Frühes Erwachsenenalter	Intimität *versus* Isolation	Heirat Beziehung zu Kindern Beziehung zur Arbeit Bezug zu Werten des Lebens **Eigene Familie / Kollegen / Freunde**
VII Erwachsenenalter	Zeugungskraft *versus* Selbstaufgabe Stagnation	Familienstruktur / -funktion Kindererziehung Arbeitssituation Einbeziehung in die Gesellschaft **Eigene Familie / Kollegen / Interessensgruppen**
VIII Reifealter	Ich-Integrität *versus* Verzweiflung	Reflexion Schlußfolgerung **Eigene Familie**

sich selbst und seine Umwelt führen. So entwickelt das Individuum allmählich sowohl ein Sozialgefühl als auch eine Identität. Es herrscht die generelle Meinung vor, daß keine Phase ausgelassen werden kann, ohne daß dies zu einer unbefriedigenden Lösung der Krise führt, wobei das Kind stehenbleibt, zu einer früheren Phase zurückkehrt oder eventuell die nächste Phase zu schnell erreicht, was von ungelösten Problemen begleitet wird. Im Folgenden werden die ersten fünf Phasen von der Geburt bis zum Erwachsenenalter beschrieben (Tabelle 2-1).

Orale Phase, Säuglingsalter: 0 bis 1,5 Jahre

Urvertrauen *versus* Urmißtrauen

Für den Säugling ist der Mund das wichtigste Körperorgan, und dieser wird zum Kontaktorgan, durch welches ein Kind lebensspendende Luft und Nahrung erhält, während er zur selben Zeit das Organ ist, mit welchem das Kind in Kontakt mit seiner Umwelt tritt. Der Mund, die Augen, die Ohren und die Nase und alle Sinne sind wichtig für die Auseinandersetzung des Kindes mit seiner Umgebung. Während dieser frühen Phase ist die Umwelt (die Mutter) die Gebende, während das Kind das Empfangende ist.

Das Kind erkundet den Körper und seine Umgebung durch seinen Mund und seine Haut, während die Eltern eine Vorstellung vom Körper und der Umgebung vermitteln, sowie das Gefühl einer grundlegenden Sicherheit und des Vertrauens.

Zunächst erlebt ein Kind keine Grenze zwischen sich selbst und seiner Mutter. Im Gegenteil: es fühlt sich mit ihr verschmolzen, wir nennen das eine Symbiose. Erst im Alter von sechs bis sieben Monaten beginnt ein Kind, eine Grenze zwischen sich und der Umgebung zu entdecken, und die erste Person, die diese Art von Grenze entwickelt, ist gewöhnlich die Mutter. Eine positive Entwicklung während der ersten sechs Lebensmonate läßt das Kind erlernen, all das, was ihm gegeben wird, auch zu empfangen und zu behalten, während seine Mutter sich selbst als eine Person fühlt, die geben kann. Gefühle des Selbstvertrauens und des Vertrauens der Umwelt und der Existenz gegenüber sind der Beginn der Fähigkeit, Kontakte aufzunehmen. Eine negative Entwicklung kann bedeuten, daß ein Kind Resignation zeigt, träge und gleichgültig wird; es schläft zu wenig und lutscht. Andere Beispiele negativer Entwicklung können Kinder sein, die sich verweigern, die nicht saugen/essen, die sich erbrechen, die Kontakte abwehren, die schreien und nicht zu trösten sind. Als Folge davon können grundlegende Unsicherheit und Mißtrauen entstehen, was auch zu Problemen in der Entwicklung der Kontaktfähigkeit führt.

Im späteren Säuglingsalter (6. bis 18. Monat) lernt ein Kind zu kauen und zu beißen, auch wenn es noch immer lieber saugen würde. Nun entwickelt sich die Fähigkeit zu greifen, nebst anderen motorischen Funktionen und wachsender geistiger Aktivität; dadurch wird das Kind mehr und mehr dazu befähigt, sich mit der Umgebung auseinanderzusetzen und angemessene Aktivitäten zu entfalten. Das Kind ist nun in der Lage, zwischen sich und seiner Umwelt zu unterscheiden und kann das festhalten, was es in Form von Gefühlen, Kontakten und Eindrücken erhält.

Eltern beobachten, daß das Kind erfolgreich längere Perioden ohne intensiven Kontakt bewältigen kann, und die Mutter kann sich kurzfristig von ihm entfernen, was stufenweise zeitlich ausgedehnt werden kann. Das Kind beginnt, Unzufriedenheit und Trennung zu tolerieren, während es, wie Mahler[6] es nennt, in der Phase der individualisierten Trennung trainiert wird. Eine positive Wechselbeziehung verleiht dem Kind ein tiefes Gefühl von Sicherheit und Vertrauen, zusammen mit der Erfahrung des Kindes, zu empfangen, zu behalten und sich mit dem sich entwickelnden Verstand selbst zu helfen. Später im Leben zeigt sich dies als eine Fähigkeit, emotional tiefe und dauerhafte Bindungen zu knüpfen. Negative Interaktionen zwischen dem Kind und seiner Umgebung können grundsätzlich zu zwei Arten von Verhaltensstörungen führen: Ein Kind, welches sich anklammert und quengelt, sich weigert zu akzeptieren, was ihm angeboten wird, oder eines, was übertrieben fordernd wird, weil es dringend Gefühl und Aufmerksamkeit benötigt, während es beständig Dinge in Beschlag nimmt und an sich reißt. Das innere Gefühl sagt ihm, daß es nicht genug bekommt, was später im Leben dazu führen kann, daß es ihm schwer fällt, dauerhafte Beziehungen einzugehen.

Kinder, die mit Störungen aus dieser Phase behaftet sind, die Gefühle des Mißtrauens erfahren haben, müssen sehr sorgfältig in die zahnärztliche Behandlung eingeführt werden; es ist in diesen Fällen besser, daß das Kind stets denselben vertrauenswürdigen, erfahrenen Behandler hat. Es ist nicht ratsam, ohne zwingende Not den Widerstand des Kindes gegen die Behandlung zu brechen.

Das Saugbedürfnis

Das Saugen ist für das physische Überleben eines Kleinkindes und seine psychische Entwicklung wichtig. Während des Wachstums vermindert sich das Saugbedürfnis sowohl in physischer als auch psychischer Hinsicht, da das Kind mehr und mehr feste Nahrung essen, beißen und kauen kann. Wenn es von der mütterlichen Brust entwöhnt wird, lernt es, die frühere Phase zu verlassen, und es setzt seinen Reifungsprozeß fort, ohne das Gefühl zu haben, verlassen zu sein oder irgend etwas vorenthalten zu bekommen. Das physiologische Saugbedürfnis endet mit 9 bis 12 Monaten. Das psychologische Bedürfnis bleibt noch eine Zeitlang, z. B. wenn das Kind unglücklich oder müde ist oder kurz vor dem Einschlafen steht; es kehrt dann zu einem früheren Entwicklungsstand zurück. Das Saugbedürfnis kann sich manchmal sogar bis jenseits des 3. Lebensjahres fortsetzen, wodurch Probleme in der Beiß- und Sprachentwicklung hervorgerufen werden. Ein Schnuller mag dabei oft als „sozialer Stöpsel" fungieren, der die Suche nach Kontakt mit Gleichaltrigen oder Erwachsenen verhindert. Dafür mag es viele Gründe geben. Das Verhalten kann erlernt sein, aber man glaubt vor allem, daß es von einem frühen aber noch unbefriedigten Saugbedürfnis herrührt, einem Bedürfnis nach Trost aufgrund ungenügender Sicherheit. Der Schnuller und die Sauggewohnheiten sollten stufenweise durch andere Kontaktformen, altersgemäße Aktivitäten und Stimulation ersetzt werden.

Anale Phase, frühe Kindheit: 1,5 bis 3 Jahre

Selbständigkeit *versus* Schamgefühl und Zweifel

Der Name dieser Phase stammt von dem lateinischen Wort Anus (Rektalöffnung). In dieser Zeit hat ein Kind normalerweise die Kontrolle über Blase und Darm erlangt. Die Phase könnte auch die „Autonomiephase" genannt werden, da es die Zeit ist, in der ein Kind seine körperlichen Funktionen erforscht, ausprobiert und entwickelt, Kontrolle über den eigenen Körper erlangt und seine Umgebung zu beeinflussen lernt. Eltern vermitteln, ob ein Kind seinen eigenen Körper als gut oder schlecht empfinden sollte, ob es gut oder ungezogen ist, ob Aggression und Unsauberkeit erlaubt sind oder nicht und ob der Wille des Kindes wichtig ist oder nicht.
Das Kind hat nun ein klares Selbstbild entwickelt, ein „Ich", das begonnen hat, seinen eigenen Willen zu erfahren, und darum wird diese Phase oft als „Trotzalter" bezeichnet. Eigensinn, starke und sich widersprechende Gefühle sind für dieses Alter typisch. Das Wechselspiel zwischen Kind und Umwelt bestimmt, wieviel es fähig ist zu tun und wieviel es für sich selbst entscheiden kann. Die Verhaltensmuster verschieben sich oft zwischen „Festhalten", was durch häu-

fig wiederholte Aktivitäten, Lieblingsspielzeuge und -geschirr, Rituale und Gewohnheiten gezeigt wird, sowie „Gehenlassen", was durch den ständigen Wechsel von Aktivitäten, Ungeduld und eine Tendenz des Wegwerfens demonstriert wird. Oft will das Kind verschiedene Dinge zum selben Zeitpunkt haben: eine Ambivalenz, die die Schwierigkeit in der Entscheidungsfindung widerspiegelt. Eine positive Interaktion zwischen Kind und Umwelt macht es möglich, eventuell eine Balance in diesen Verhaltensmustern, Aktivitäten, Interessen und Gefühlen zu finden. Das Kind gewinnt Vertrauen durch die Kenntnis seines Willens und die Fähigkeit, unabhängig zu sein, jemand zu werden, der etwas kann/will und dafür respektiert wird. Eine negative Interaktion kann zu einer zwanghaften Wiederholung von Verhaltensmustern führen und zu einem ständigen Wechsel von einer Aktivität zur anderen, wobei oft das Gefühl der Ambivalenz erlitten wird. Diese Grundhaltung mag durch Scham und Zweifel an den eigenen Fähigkeiten charakterisiert sein, die äußeren Ansprüchen und Wünschen unterworfen werden oder, im Gegenteil, sich in ständiger Selbstverteidigung und Eigensinn ausdrücken.

Das Erreichen der Behandlungsreife

Das Ende der Analphase bedeutet normalerweise, daß ein Kind jene Phase erreicht hat, die man Behandlungsreife nennt: Das Kind kann nun für ungefähr 10 bis 20 Minuten geduldig stillsitzen. Es kann nun einfache Anweisungen und Erklärungen verstehen, gemäß dem Prinzip: erzähle, zeige und mache. Und es kann zwei Dinge gleichzeitig tun, nämlich Stillsitzen und den Mund öffnen. Es kann auch eine Zahnbürste in seinem Mund halten und so tun, als würde es sich die Zähne putzen; korrekte Zahnputzbewegungen kann es jedoch noch nicht ausführen. Es ist wichtig, jetzt die Fähigkeiten des Kindes zu loben und gleichzeitig nicht zu vergessen, daß der körperliche Kontakt und die nonverbale Kommunikation noch sehr wichtig sind.

Ödipale Phase, späte Kindheit: 3 bis 5 Jahre

Initiative *versus* Schuldgefühl

Diese Entwicklungsphase trägt ihren Namen nach dem König Ödipus aus der griechischen Mythologie. Sie wird gewöhnlich auch als frühe genitale Phase bezeichnet. In dieser Zeit rückt das Interesse an den Genitalien, der Sexualität und dem Geschlecht in den Mittelpunkt. Kinder beginnen zu fragen, wie sie geboren wurden und warum Mädchen und Jungen unterschiedlich aussehen. Sie erkunden die Bedeutung des Männlichen und Weiblichen und machen die Erfahrung, daß es in ihren Familien akzeptiert ist, Junge bzw. Mädchen zu sein. Eltern vermitteln Vorstellungen von Männlichkeit und Weiblichkeit, von Schätzung und Anerkennung des Kindes als Person. Es beginnt zu verstehen, daß es nicht für immer Kind sein kann, was sowohl schmerzlich als auch aufregend erscheinen mag. Um seine Identität als Junge oder Mädchen herauszufinden, wird das Kind nach geeigneten Personen suchen, um diese zu imitieren und sich mit ihnen zu identifizieren. Normalerweise wird der Elternteil desselben Geschlechts das Objekt der Identifikation; gleichzeitig verliebt sich das Kind in Erwachsene des anderen Geschlechts.

Der Junge möchte sich meist eng an seine Mutter anschließen, um sie von seiner Stärke und seinen Fähigkeiten zu überzeugen, während das Mädchen die Kokette spielt, dadurch daß sie dem Vater ihre Qualitäten zeigt. Das Elternteil desselben Geschlechts wird als Rivale empfunden. Dies bringt einen Konflikt mit sich, da das Kind den Rivalen auch als Objekt der Identifikation benötigt; dies wird im allgemeinen als Ödipuskonflikt bezeichnet. Die positive Lösung für das Kind liegt darin, es aufzugeben, den anderen Elternteil zu erobern und sich stattdessen mit dem gleichgeschlechtlichen Elternteil zu identifizieren. Die Entwicklung des Über-Ichs oder Gewissens nimmt an Geschwindigkeit zu, und man glaubt, daß dies vom Ödipuskonflikt herrührt. Im Wettstreit um die Gunst bzw. die Identifikation mit beiden Elternteilen erfährt das Kind seine Werte und Moralvorstellungen. Das Gewissen kann ein strenger Herrscher sein und eine Abweichung davon kann Schuldgefühle auslösen. Wissensdurst, Erfindungsgabe, Forscherdrang und Rollenspiel sind typisch für dieses Alter. Trotzdem müssen einem Kind Grenzen gesetzt werden; es braucht Führung. Zu viele Verbote oder Ermahnungen und vor allem die Belastung mit Schuldgefühlen kann Neugier und Aktivität in Passivität verwandeln. Eine positive Interaktion in dieser Phase ist der Grundstein für Gefühle über Initiative und Identifizierung mit dem Geschlecht. Eine negative Interaktion kann Schuldgefühle hervorrufen, als Person nicht gut genug zu sein, als Mann oder Frau. Schuldgefühle führen zu einem Mangel an Initiative und Kreativität; die kindliche Identifizierung mit dem Geschlecht wird unsicher.

Ein Kind sollte nun fähig sein, eigenständig zu sitzen und sich bis zu einer halben Stunde zu konzentrieren. Es ist wichtig, seine Erscheinung und sein Geschlecht zu loben. Tadel sollte eine positive Bedeutung haben. Obwohl es noch wichtig ist, die oben genannten Prinzipien zu befolgen, ist das Kind nun fähig, seine Phantasie zu nutzen und bildhafte Ausdrücke zu verstehen.

Latenzphase, frühes Schulalter: 5 bis 12 Jahre

Leistung *versus* **Minderwertigkeitsgefühl**

Während der Latenzphase hat kein Körperorgan die Oberhand und das Innenleben des Kindes unterliegt keinen revolutionären Schwankungen mehr, im Gegenteil: Der Brennpunkt dieser Phase ist das Kind in seinem sozialen Kontext. Es ist weniger ichbezogen und ist mehr und mehr an seiner Rolle und einem Platz innerhalb seines sozialen Umfeldes interessiert. Schule, Gleichaltrige, Freizeitaktivitäten und Erwachsene außerhalb des eigenen Zuhauses werden immer wichtiger, das Kind erforscht die außerfamiliäre Welt und findet heraus, was gelernt werden soll, wie man sich mit Gleichaltrigen zurechtfindet und mit anderen vergleicht. Eltern und Schule vermitteln Kenntnisse und kontrollieren diese dadurch, daß sie dem Kind zeigen, wie es sich mit anderen vergleichen kann und dadurch, daß sie das Kind trainieren, mit Widrigkeiten umzugehen. Gleichzeitig soll dem Kind Gelegenheit gegeben werden, in dem, was es versucht zu tun, erfolgreich zu sein. Häufig ist das Kind wißbegierig, unterhält sich gern, beginnt abstrakte Diskussionen zu führen, liebt das Sammeln und Kategorisieren, spielt Spiele und mißt sich mit anderen und beginnt, sich seine eigenen Vorschriften und Regeln aus der Erwachsenenwelt zu borgen. Während dies für manche Kinder die Selbstachtung, das Bewußtsein und den Drang nach Aktivitäten stärkt, kann diese Phase bei anderen, denen es an Wissen und sozialem Geschick mangelt, Minderwertigkeitgefühle erzeugen.

Die motorische Fähigkeiten reifen schrittweise, und das Kind entwickelt ein realistischeres Bild der Gesellschaft wie auch der Zahnbehandlung. Dies ist das Alter, in dem man Partnerschaften beginnen und therapeutische Verträge mit dem Kind abschließen kann. Es möchte Erklärungen haben und kann verstärkt abstrakt denken; es möchte oft die Rückversicherung erhalten, daß es eins von vielen Kindern desselben Alters ist, das die Klinik besucht, und es ist fähig, Verallgemeinerungen zu verstehen.

Genitale Phase, Pubertät: 13 bis 19 Jahre

Identität *versus* Rollenkonfusion

In der genitalen Phase und Pubertät setzt die sexuelle Reife ein. Im Leben der jungen Menschen gehen sowohl begrenzte physische als auch psychische Veränderungen vor sich. Die Kindheit wird hinter sich gelassen, und die Erwachsenenwelt nähert sich. In der Jugendzeit sind sowohl die Teenager als auch die Eltern häufig schweren Belastungsproben ausgesetzt, die ihre Ursache in den teilweise ungelösten Krisen früherer Phasen und der Identitätssuche der Kinder haben, gekoppelt mit der Loslösung von den Eltern und dem Zuhause.

Man sagt, daß die Hauptfunktion dieser Phase darin liegt, eine innere Identität (Selbstbewußtsein/Selbstachtung) im Wechselspiel mit der Umwelt zu finden. Erworbene Eigenschaften früherer Phasen wie z. B. Vertrauen, Eigenständigkeit, Initiative und Identifizierung mit dem Geschlecht werden „aufgelockert" und in neue Erfahrungen als Teil der Identitätssuche, der Frage nach dem Sinn des Lebens und der Zukunft einbezogen. Da sich die Teenager ganz dieser Suche widmen, sind sie häufig selbstversunken und an ihrer Umgebung desinteressiert, hören nicht zu, wenn sie angesprochen werden, sind verträumt und vergeßlich. Das Interesse an der persönlichen Erscheinung und der Kleidung wird für beide Geschlechter wichtig. Dies Interesse ist nicht nur auf sich selbst bezogen, sondern umfaßt Gleichaltrige, Eltern, Lehrer, Idole, Ideologien, Politik und Religion. Gerade weil Teenager zwischen ihrer inneren und äußeren Welt schwanken, ist es typisch für sie, zwischen dem Wunsch, erwachsen und unabhängig zu sein mit allen Privilegien, und dem Wunsch, klein, abhängig zu sein und beschützt zu werden, hin- und herzupendeln.

Angesichts ihrer körperlichen Entwicklung und ihres Heranwachsens erleben junge Leute Furcht, Einsamkeit und Leere. Gleichzeitig gibt es die Sehnsucht nach Freiheit, ernstgenommen zu werden und neue Werte zu erproben. Eltern sollten Vertrauen in die Fähigkeit ihrer Kinder beim Erwachsenwerden zeigen. Auch wenn sie noch Grenzen aufzeigen, so müssen sie doch gegenüber der Suche und Aggression ihrer Kinder tolerant sein. Junge Leute bilden oft Gruppen mit gemeinsamen Interessen und Lebensstilen. Dadurch können sie die Ideale und Interessen der Gruppe mit den eigenen messen. Mit der Gruppe als Basis können sie die Werte ihrer Eltern und der Erwachsenenwelt prüfen.

Für Eltern und Lehrer kann dieser Durchsetzungsdrang sehr anstrengend sein.

Im Teenageralter entwickeln sich emotionale Beziehungen aus platonisch-distanzierten Träumen über kürzere, häufig wechselnde Affären hin zu erwachsenen und gefestigteren Partnerbeziehungen. Eine positive Interaktion wird die Möglichkeit schaffen, den Beitrag früherer Phasen mit den sich entwickelnden Talenten der Teenager, der Entwicklung der Erkenntnisfähigkeit und der Ideale zu integrieren und modifizieren, um eine stabile innere Identität zu bilden. Eine negative Interaktion kann von negativen Reaktionen in dieser Phase herrühren, aber kann auch von unangemessenen Lösungen früherer Phasen stammen oder von beidem. Eine teilweise oder totale Identitätsverwirrung kann eine Folge davon sein; dem Jugendlichen gelingt es nicht, mit sich selbst und/oder der Existenz als ganzem eine beständige Beziehung aufzubauen. Asoziales Verhalten und Drogenmißbrauch als „Abreagieren" der Probleme kann eine Manifestation dessen sein; der Jugendliche nimmt eine von der Norm abweichende Rolle ein, um die fehlende Identität zu ersetzen. Andere junge Leute verlieren sich selbst in Grübeleien und durch introvertierte Unnahbarkeit in Selbstisolation, wodurch in Extremfällen Psychosen oder tiefe Depressionen ausgelöst werden können.

Zitierte Literatur

1. Erikson EH. *Childhood and society*. New York: WW Norton, 1950.
2. Erikson EH. *Identity, youth & crisis*. London: Faber & Faber, 1959.
3. Freud A. *Normality and pathology in childhood*. London: Hogarth Press, 1966.
4. Freud S. *The ego and the id*. Standard Edition 19, London: Hogarth Press, 1966.
5. Gesell A, Amatruda CS. *Developmental diagnosis*. New York: Harper & Row, 1964.
6. Mahler MS. On the first three subphases of the separation-individuation process. *Int J Psychol Anal* 1972; **53**: 33.
7. Piaget J. *The psychology of intelligence*. London: Routledge & Kegan, 1950.
8. Segal H. *Introduction to the work of Melanie Klein*. London: Hogarth Press, 1966.
9. Skinner BF. *Science and human behavior*. New York: Macmillan, 1953.
10. Winnicott DW. *The child and the family*. London: Tavistock Publications, 1957.

Kapitel 3

Normale dentale und okklusale Entwicklung

Zahnentwicklung
Zahndurchbruch
Die Chronologie der Zahnentwicklung und des Durchbruchs
Gebißentwicklung

Zahnentwicklung

Morphogenese

Die Zahnentwicklung erfolgt von der Zahnleiste aus, einer epithelialen Verdickung, die sich im Bereich der künftigen Zahnbögen bildet. Die Anlagen der Milchzähne werden zwischen der sechsten und achten Woche der embryonalen Entwicklung dadurch gebildet, daß die Zahnleiste an bestimmten Stellen proliferiert und in das darunterliegende mesenchymale Gewebe einwächst. Das Epithel induziert eine Verdichtung der von der Neuralleiste stammenden mesenchymalen Zellen, welche dadurch das odontogene Epithelband bilden (Abb. 3-1A). Durch die darauffolgende Morphogenese entwickelt sich das Epithel zum kappenförmigen Schmelzorgan (Abb. 3-1B) und das odontogene Mesenchym teilt sich in zwei epitheliale Leisten. Die Zellen der Zahnpapille, welche vom Epithel umgeben werden, sind die Vorläufer der Odontoblasten und des Pulpagewebes, während die Zellen des Zahnsäckchens (Zahnfollikel), die den Zahnkeim umgeben, die parodontalen Gewebe entstehen lassen. Während des Glockenstadiums (Abb. 3-1C und D) wird die Form der Zahnkrone festgelegt und die Schmelzdentingrenze gebildet, während sich die *Odontoblasten* und *Ameloblasten* differenzieren und mit der Sekretion der Dentin- und Schmelzmatrix beginnen.

Die bleibenden Zähne werden zwischen der 20. Woche der prä- und dem 10. Monat der postnatalen Entwicklung angelegt, und sie entstehen aus der Zahnleiste, lingual vom Milchzahnkeim (Abb. 3-1C und D). Das Wachstum der Kiefer erlaubt die rückwärtige Ausdehnung der Zahnleiste distal der Milchmolaren, mit nachfolgender Anlage des bleibenden ersten, zweiten und dritten Molaren.

Die Zahl und Form der Zähne folgt einer strengen genetischen Regulation. Die epitheliale Zahnleiste verfügt über alle Informationen, die für die Zahnbildung nötig sind. Diese Information wird über Gewebeinteraktion zu den mesenchymalen Zellen gebracht, welche sich um die epitheliale Knospe herum verdichten. Das Schmelzepithel induziert die Differenzierung der Odontoblasten, die Prädentin-Matrix, die von den Odontoblasten synthetisiert wird, und kontrolliert

3 Normale dentale und okklusale Entwicklung

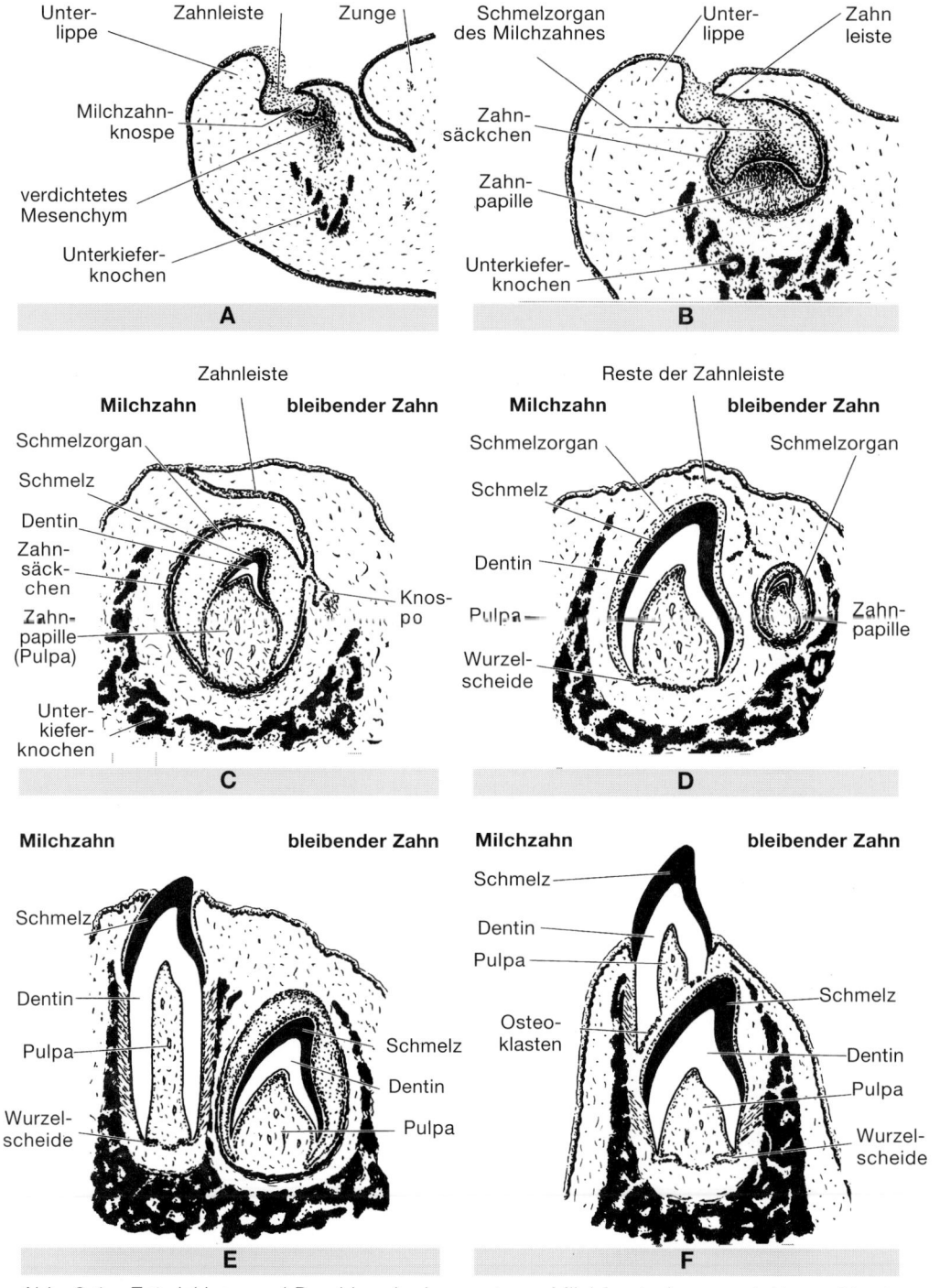

Abb. 3-1 Entwicklung und Durchbruch eines unteren Milchfrontzahnes und dessen Ersatz durch den bleibenden Nachfolger; nach Ham & Cormack[4].

die Differenzierung der Ameloblasten. Störungen bei den induktiven Interaktionen während der sehr frühen Morphogenese können zu zahlenmäßigen oder morphologischen Abweichungen führen.

Anlage und Struktur von Dentin und Schmelz

Die organische Matrix des Dentins wird von den Odontoblasten angelegt und beginnt an den Stellen der künftigen Zahnhöcker; danach breitet sie sich über die Höckerabhänge aus. Mit zunehmender Dentinproduktion bewegen sich die Odontoblasten auf das Zentrum der Zahnpapille zu und umgeben schließlich die Zahnpulpa. Der tubuläre Charakter des Dentins entsteht dadurch, daß die Odontoblasten zytoplasmatische Ausläufer hinter sich lassen.

Die Ameloblasten differenzieren sich aus dem Schmelzepithel erst, nachdem die erste Schicht Prädentin angelegt worden ist. Die Schmelzdentingrenze wird gebildet, wenn die Ameloblasten mit der Sekretion der organischen Matrix des Schmelzes beginnen, dem einzigen Hartgewebe im Körper, das von Epithelzellen geformt wird; deshalb unterscheidet es sich in vielen Aspekten von anderen Hartgeweben. Schmelz ist aus zylindrischen Prismen zusammengesetzt, und jeder Ameloblast ist für die Produktion eines Schmelzprismas verantwortlich. Aber auch prismenfreier Schmelz wird an bestimmten Stellen gefunden, z. B. an der Oberfläche der Milchzähne. Die organische Matrix des Schmelzes besteht hauptsächlich aus zwei Arten von Proteinen: die *Amelogenine* und die *Enameline*. Vererbte Defekte der Schmelzstruktur können aus Mutationen der Gene herrühren, die die Schmelzproteine kodieren (Kapitel 14).

Die Bildung des Schmelzes kann in drei Stufen eingeteilt werden: Während der Bildungsphase sezernieren die Ameloblasten die organische Matrix des Schmelzes, wovon 30 % fast sofort mineralisieren. Während der Reifungsphase, nachdem die ganze Dicke des Schmelzes erreicht ist, wachsen die mineralischen Kristalle, während gleichzeitig Wasser und Proteine eliminiert werden. Die Ameloblasten erfüllen eine wichtige Funktion durch ihr selektives Entfernen dieser Komponenten aus der Matrix. Der Schmelz bleibt auch nach seiner Reifung noch porös, und die Ameloblasten überziehen die Schmelzoberfläche mit einer Schutzschicht. Die dritte Phase der Schmelzbildung wird nach dem Durchbruch vollendet, wenn durch Hinzufügen von weiteren Mineralien die Porösität vermindert wird.

Wachstumslinien sind bei histologischen Schnitten sowohl im Dentin als auch im Schmelz sichtbar (Abb. 3-2). Im Schmelz werden die Linien Retziusstreifen genannt; sie sind bei den meisten bleibenden Zähnen zu finden. Im pränatalen Schmelz sind sie selten. An der Oberfläche des Schmelzes tauchen die Retziusstreifens als *Oberflächenperkymatien* auf, die in horizontalen Linien über die Krone verlaufen (Abb. 3-2). Die Neonatallinie ist ein breiter Retziusstreifen. Da Ameloblasten besonders sensibel auf Umweltveränderungen reagieren, kann eine gestörte Schmelzproduktion von systemischen Störungen herrühren; sie wird oft als auffällige Streifung und Perikymatienbildung beobachtet (Kapitel 14).

Wurzelbildung

Die Wurzelbildung beginnt, wenn Dentin- und Schmelzablagerung die Verbin-

3 Normale dentale und okklusale Entwicklung

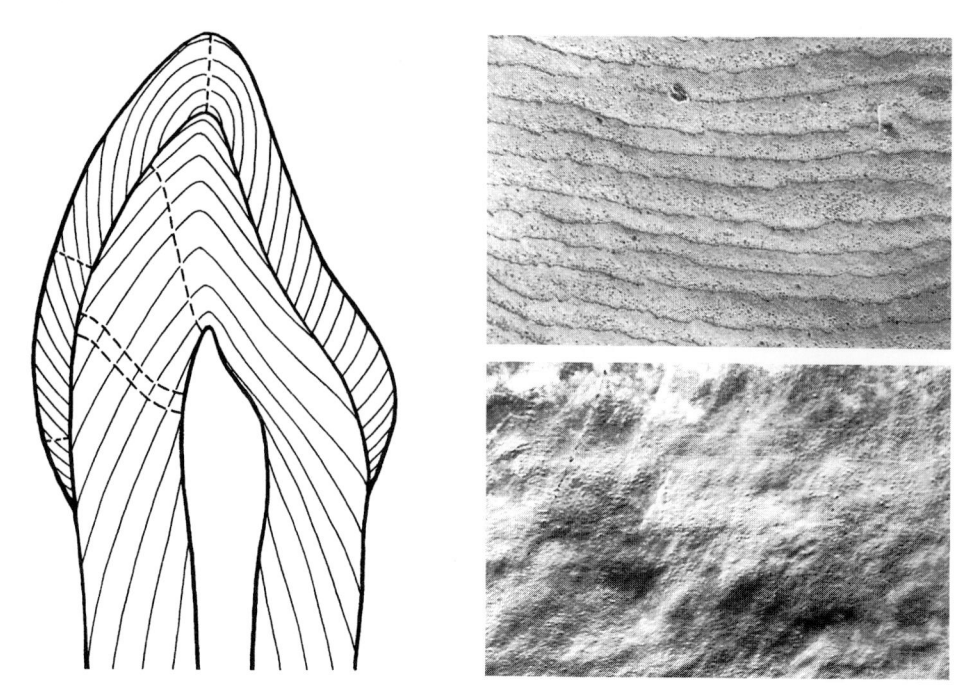

Abb. 3-2 *Links.* Schematische Darstellung der Wachstumslinien im Dentin und Schmelz. Die gestrichelten Linien stellen die Richtung der Dentintubuli und der Schmelzprismen dar. *Oben rechts:* REM-Aufnahme des Schmelzes eines Prämolaren, die die Perikymatien verdeutlicht. *Unten rechts:* Ähnliche REM-Aufnahme von der Schmelzoberfläche eines Milcheckzahnes. Auffällig das Fehlen von perikymatischen Linien; aus Risnes[8].

dung von innerem und äußerem Schmelzepithel erreicht haben. Diese Epithelien bilden durch Proliferation die Hertwig'sche Epithelscheide, welche zwischen der Zahnpapille und dem Zahnfollikel lokalisiert ist. Das Wurzelscheidenepithel initiiert die Differenzierung der Odontoblasten, welche nachfolgend das Wurzeldentin produzieren. Das apikale Ende der Wurzelscheide vermehrt sich weiter und bestimmt die Form und Länge der Wurzel.

Aus dem Zahnfollikel gehen die Zellen und Faserbündel des Parodontiums und wahrscheinlich auch des Alveolarknochens hervor. Zusätzlich differenzieren sich diese Zellen des Zahnfollikels, die mit der Wurzeloberfläche in Kontakt treten, zu Zementoblasten, welche die organische Matrix des Zementes abscheiden. Einige neuere Anhaltspunkte lassen darauf schließen, daß die erste Zementschicht, das „Zwischenzement" (intermediate cementum), ein schmelzähnliches Material ist, welches von den epithelialen Zellen der Wurzelscheiden abgelagert wird. Dieses Material kann eine wichtige Funktion sowohl bei der Differenzierung der Zementoblasten aus Zahnfollikelzellen haben als auch bei der Verankerung des Zementes im Wurzeldentin. Der Zement bedeckt die Wurzel als eine 50 bis 200 µm dicke Schicht, und seine Hauptfunktion ist die Anheftung der Parodontalfasern an die Zahnwurzel.

Posteruptive Zahnreifung

Unmittelbar nach dem Durchbruch wird der Zahn in verschiedener Hinsicht noch in einem „unreifen Zustand" sein; Reifungsprozesse werden sich für einige Jahre fortsetzen:

- Der Schmelz ist beim Durchbruch voll ausgeformt, doch seine Oberfläche ist noch porös und unvollständig mineralisiert. Eine „zweite" Mineralisation mit Ionen aus dem Mundmilieu wird in das Hydroxylapatitgitterwerk penetrieren und den Schmelz „perfekter" und gegen Karies widerstandsfähiger machen.

- Die Bildung des Dentins wird sich für den Rest des Lebens fortsetzen. Beim Zahndurchbruch ist das Dentin dünnschichtig, und die Dentintubuli sind weit geöffnet. Dentin wird nachfolgend an den Pulpa-, ebenso wie an den Tubuliwänden gebildet, was diese dicker und weniger permeabel und damit gegen kariöse Prozesse widerstandsfähiger macht.

- Beim Zahndurchbruch ist das Zement noch dünn, und das Parodontium besteht aus relativ wenigen und unorganisierten Fasern. Nach dem Durchbruch setzt sich die Produktion von Zement fort, und die Fasern nehmen zahlenmäßig zu, reorganisieren sich und verbinden den Zahn mit dem Alveolarknochen.

- Beim Zahndurchbruch ist der apikale Teil der Wurzeln unvollständig. Es dauert einige Jahre, bis die gesamte Wurzellänge erreicht ist und das apikale Foramen geschlossen bzw. verengt wird. Letztgenannter Prozeß wird teilweise durch die Dentinbildung verursacht, teilweise durch die Zementbildung.

Alle diese posteruptiven Reifungsprozesse sind für die Kariologie, Parodontologie und Traumatologie höchst bedeutsam.

Anatomie der Milchzähne

Milchzähne sind im allgemeinen kleiner als die bleibenden Zähne. Die Höhe der Kronen ist geringer, die Form gerundeter. Der zervikale Teil der Krone ist wuchtig, mit einer ausgeprägten Schmelzdentingrenze. Die Farbe der Milchzähne ist bläulich-weiß. Die Pulpenkammern und -kanäle füllen einen vergleichsweise großen Anteil der Milchzähne aus. Das Milchgebiß ist durch anatomische Stabilität sowohl in der Anzahl als auch der Morphologie charakterisiert. Einzelheiten der anatomischen Merkmale sind im Anhang zu finden.

Zahndurchbruch

Zahndurchbruch ist die axiale Bewegung der sich entwickelnden Zähne von ihrem ursprünglichen Ort im Kieferknochen in ihre funktionelle Position in der Mundhöhle. Bevor der Zahn durch die orale Schleimhaut in die Mundhöhle durchbricht, muß er den Knochen okklusal der Krone resorbieren und Knochen apikal der sich entwickelnden Wurzel ablagern, um aus seiner Knochenkrypte herauszukommen. Danach geht das Bindegewebe zwischen dem reduzierten Schmelzepithel, das die Krone bedeckt, und dem darüberliegenden Mundhöhlenepithel verloren; anschließend vereinigen sich die zwei Epithelien. Der Durchbruch des Zahns durch den geformten Epithelkanal geht ohne jegliche Blutung vonstatten. Die

3 Normale dentale und okklusale Entwicklung

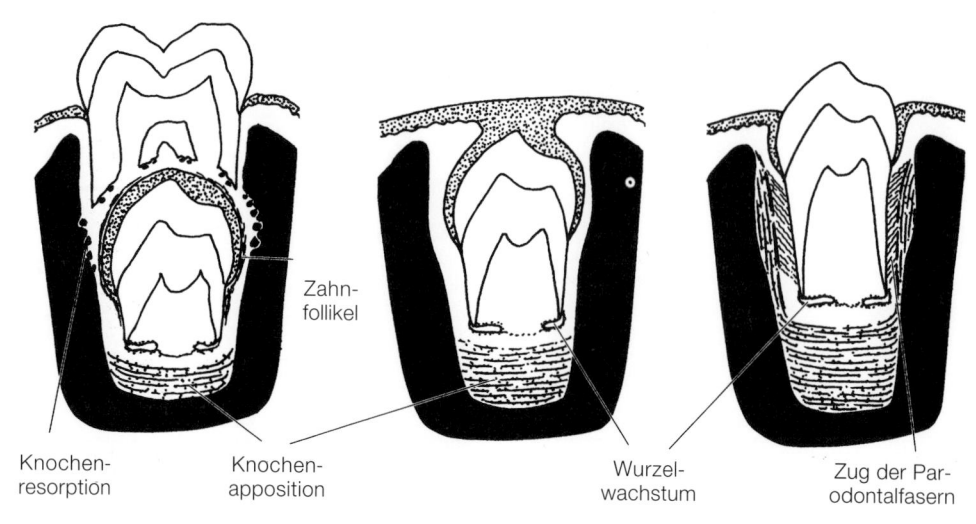

Abb. 3-3 Schematische Darstellung der histologischen Veränderung, die mit dem Zahndurchbruch verbunden ist. Die „Eruptionskraft", so hat man gemutmaßt, wird einmal durch die lokalisierte Knochenneubildung (reguliert durch den Zahnfollikel), durch das Wurzelwachstum, durch Zug der parodontalen Fasern oder durch Gefäß- und Gewebedruck erzeugt.

dentogingivale Verbindung wird von dem untereinander verschmolzenen oralen und dentalen Epithel gebildet (Abb. 3-3). Der Zahndurchbruch setzt sich so lange fort, bis ein Zahn auf die Zähne des antagonistischen Kiefers trifft. Es muß beachtet werden, daß das Wachstum des Alveolarknochens im Ober- und Unterkiefer eine vertikale und mesiale Drift der Zähne mit einschließt, auch nachdem sie ihre funktionelle Position im jeweiligen Kiefer erreicht haben.

Der Mechanismus des Zahndurchbruchs

Der exakte Mechanismus des Zahndurchbruchs ist noch unbekannt. Der Zahndurchbruch wird von vielen Gewebeveränderungen begleitet, wie etwa der Entwicklung der Wurzel und des Parodonts sowie der Resorption und Apposition des Alveolarknochens.
Die folgenden vier Gründe wurden am häufigsten mit dem Zahndurchbruch in Verbindung gebracht:

– Wurzelwachstum
– Gefäß- oder Gewebedruck
– Knochenumbau
– Zug des Parodontiums

Jüngst erfuhren die dritte und vierte Möglichkeit die größte Aufmerksamkeit. Obwohl die Verlängerung der Wurzeln den Durchbruch begleitet, scheint das Wurzelwachstum kein Hauptgrund des Durchbruchs zu sein. Zähne ohne Wurzeln und solche mit vollständigen Wurzeln können gleichermaßen durchbrechen. Der Blutdruck und der Druck der interstitiellen Gewebeflüssigkeiten mag zur Durchbruchsbewegung beitragen, doch ihre Bedeutung für den Zahndurchbruch ist fragwürdig.

Der selektive Umbau der Alveolarknochen scheint eine wichtige Rolle zu spielen, zumindest während der frühen Phasen des Durchbruchs. Dieser von den Zahnfollikeln koordinierte Knochenumbau, scheint die Zähne in axialer Richtung voranzutreiben. Nach eben beschriebener Theorie wird keine eigentliche „Durchbruchskraft" benötigt, da der Zahndurchbruch vom Wurzelwachstum ausgeht und ein Beispiel dafür ist, wie Knochenumbau das kraniofaziale Wachstum lenkt.

Es gibt jedoch auch einen Beweis dafür, daß die Zellen und Fasern des Parodontiums auf durchbrechende Zähne wirklich Zugkräfte ausüben. Sowohl die Fibroblasten als auch die Fasern innerhalb des Parodontiums scheinen sich kontrahieren zu können und die Richtung, in der sie angeordnet sind, unterstützen den Durchbruch während der Zahnentwicklung.

Zusammenfassend kann gesagt werden, daß der Zahndurchbruch eine Kombination verschiedener Faktoren ist. Es ist denkbar, daß die vom Zahnfollikel induzierte, selektive Knochenresorption und -apposition wichtige Regulatoren der frühen Phasen des Zahndurchbruchs sind. Der Zug der Zellen und Fasern des Parodontiums und eventuell auch der vaskuläre Druck mögen an der axialen Bewegung des Zahnes nach seiner Eruption in die Mundhöhle und vielleicht auch beim reaktivierten Durchbruch im späteren Leben beteiligt sein.

Exfoliation (Verlust) der Milchzähne

Vor dem Durchbruch der bleibenden Zähne werden die Wurzeln der Milchzähne resorbiert und ihre Kronen abgestoßen. Im allgemeinen wird bei der Resorption der Milchzähne dem Druck, der von den durchbrechenden bleibenden Zähnen ausgeübt wird, eine wichtige Rolle zugeschrieben. Dentinoklasten erscheinen an der apikalen Oberfläche der Milchzahnwurzeln, was wahrscheinlich durch einen ähnlichen Mechanismus induziert wird, wie z. B. bei orthodontischen Zahnbewegungen, bei denen Druck die Bildung und Aktivität der Osteoklasten stimuliert. Aber auch wenn ein bleibender Zahn fehlt, tritt bei einem Milchzahn normalerweise eine Wurzelresorption auf.

Die Chronologie der Zahnentwicklung und des Durchbruchs

Daten über die Chronologie der Zahnentwicklung und des Zahndurchbruchs werden normalerweise als Durchschnittswerte aus einer Reihe von Beobachtungen angegeben, oft von Bevölkerungsgruppen, die sich in vielerlei Hinsicht von uns unterscheiden. Deshalb sollte man sich merken: Beurteilt man Abweichungen von der „Norm", so können diese Abweichungen oft aufgrund solcher Unterschiede entstanden sein. Des weiteren kann die Spanne *innerhalb* einer bestimmten Bevölkerungsgruppe groß sein.

Die präeruptiven Phasen im Milch- und bleibenden Gebiß

In Tabelle 3-1 ist das Durchschnittsalter der ersten Mineralisation der Milchzähne angegeben. Die Mineralisation beginnt an der Schneidekante/Okklusalfläche und setzt sich zum Apex hin fort. Die Bildung des Milchgebisses dauert ca. vier

3 Normale dentale und okklusale Entwicklung

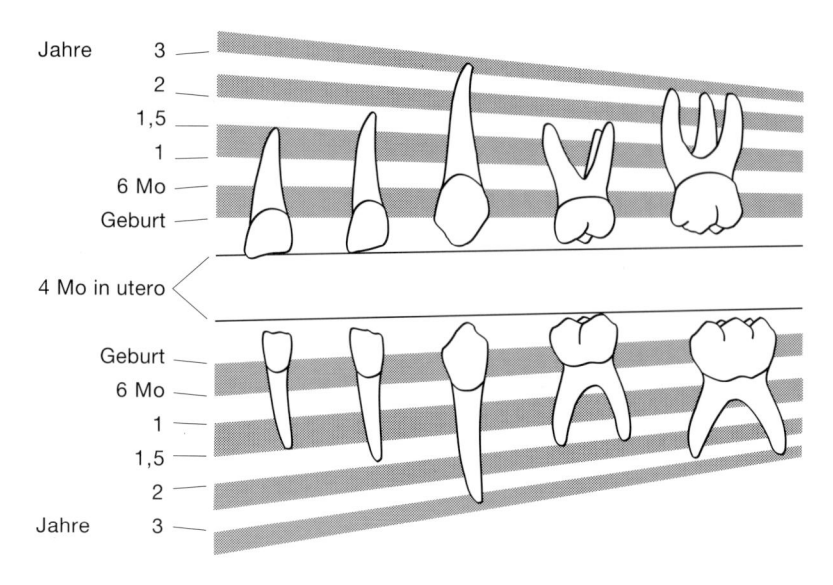

Abb. 3-4 Die Chronologie der Mineralisation der Milchzähne.

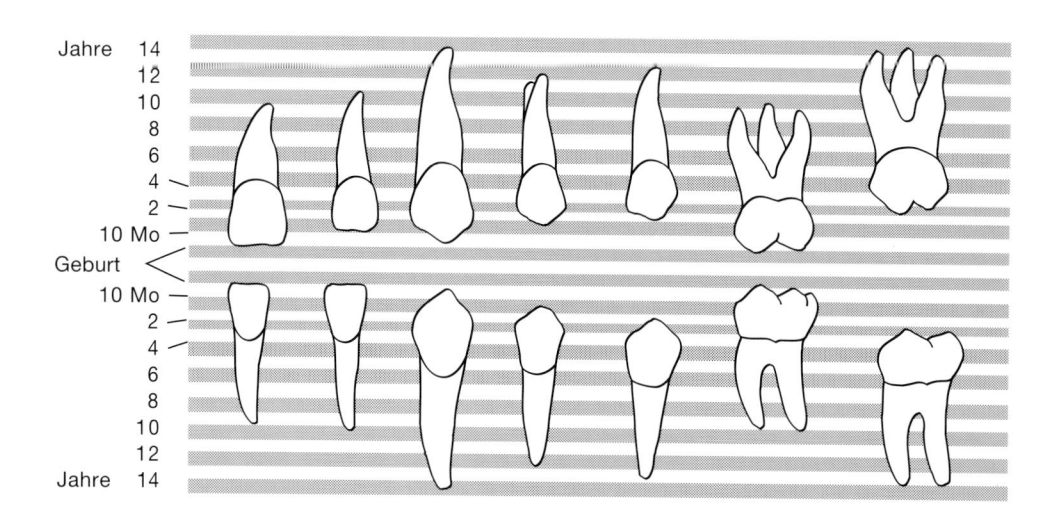

Abb. 3-5 Die Chronologie der Mineralisation der bleibenden Zähne.

Jahre (Abb. 3-4). Die Milchzahnkronen sind bei der Geburt ungefähr zur Hälfte mineralisiert und werden während des ersten Lebensjahres voll ausgebildet. Die Wurzelbildung ist im Alter von 1,5 bis ca. 3 Jahren vollendet.

Die Mineralisation der bleibenden Zähne setzt zum Zeitpunkt der Geburt mit den Höckern der 1. Molaren ein (Abb. 3-5). Die Schneide- und Eckzähne beginnen ihre Mineralisation während des ersten Lebensjahres; die Prämolaren und

Tabelle 3-1 Beginn der Mineralisation der Milchzähne (mittleres Alter).

Mittlerer Schneidezahn	14. Woche *in utero*
1. Molar	15 1/2. Woche *in utero*
Seitlicher Schneidezahn	16. Woche *in utero*
Eckzahn	17. Woche *in utero*
2. Molar	18. Woche *in utero*

2. Molaren zwischen dem zweiten und dritten Lebensjahr; und die 3. Molaren zwischen dem achten und elften Lebensjahr. Jedoch ist die normale Zeitspanne groß. So können die unteren 2. Prämolaren auf Röntgenbildern erst im Alter von acht bis neun Jahren zu sehen sein. Die Kronen der bleibenden Zähne (ausgenommen die 3. Molaren) sind im allgemeinen zwischen dem fünften und siebten Lebensjahr vollständig mineralisiert. Die Wurzelentwicklung allein dauert sechs bis sieben Jahre. Normalerweise schließt sich der Apex drei bis vier Jahre nach dem Durchbruch. Die Geschwindigkeit der Zahnbildung ist bei den mittleren Schneidezähnen am höchsten; am geringsten ist sie bei den Eckzähnen und den 2. Molaren. Im allgemeinen entwickeln sich die Unterkieferzähne schneller als die Oberkieferzähne. Bei der Zahnbildung ist ein ausgeprägter Geschlechtsunterschied zu beobachten: Mädchen sind den Jungen im Durchschnitt ein halbes Jahr voraus.

Die eruptive Phase im Milchgebiß

Diese Phase erstreckt sich im Durchschnitt vom 8. bis zum 30. Lebensmonat (Tabelle 3-2). Zwischen den Geschlechtern gibt es keinen deutlichen Unterschied, und die normale Spanne ist relativ gering (SD = 1,5 bis 4 Mona-

Tabelle 3-2 Durchbruch der Milchzähne. Mittleres Alter und Standardabweichung (SD) in Monaten; Daten von Lysell et al.[7]

	Jungen		Mädchen	
	$\bar{x}$	SD	$\bar{x}$	SD
Oberkiefer				
I	10,01	1,67	10,47	1,82
II	11,20	2,25	11,55	2,34
III	19,30	3,04	19,18	2,86
IV	16,08	2,45	15,93	1,91
V	28,89	4,12	29,35	3,55
Unterkiefer				
I	7,88	1,86	8,20	2,25
II	13,23	2,84	13,11	3,20
III	19,92	3,33	19,47	3,03
IV	16,39	2,25	16,12	2,08
V	27,14	3,92	27,07	2,94

te). Die mittleren Schneidezähne brechen zuerst durch, gefolgt von den seitlichen Schneidezähnen, den 1. Molaren, den Eckzähnen und den 2. Molaren. Zwischen der normalen Durchbruchszeit und solchen Faktoren wie der skelettalen Reife, der Körpergröße oder der psychomotorischen Reife des Kindes scheint kaum eine Verbindung zu bestehen. Jedoch wurde in Berichten über Familientrends hinsichtlich eines frühen oder späten Zahndurchbruchs ein genetischer Einfluß deutlich. Auch bei stark verzögertem Durchbruch oder Zahnverlagerungen sind Erbfaktoren nicht auszuschließen (Kapitel 14).

Die funktionelle Phase im Milchgebiß

Vom Zeitpunkt des Durchbruchs der 2. Milchmolaren im Alter von ca. zweieinhalb Jahren bis zur ersten Exfoliation der unteren Schneidezähne im Alter von ca. sechs Jahren befindet sich das Gebiß des Kindes scheinbar in einer Ruhephase, obwohl sich in den Kiefern viel ereignet:

- Die Wurzelbildung der Milchzähne ist beendet.
- Die Wurzelresorption der Milchzähne setzt sich fort.
- Die Kronenbildung der meisten bleibenden Zähne und auch die Wurzelbildung verschiedener bleibender Zähne sind im Gange.

Die Kiefer sind noch klein; um die Wurzeln der Milchzähne und die sich entwickelnden Kronen der bleibenden Zähne im Kiefer unterzubringen, sind Wurzeln und Kronen dicht gepackt (Abb. 3-6). Die bleibenden Schneidezähne liegen oralwärts der Wurzeln der Milchschneidezähne mit den Labialflächen ihrer Kronen dicht an den Wurzelspitzen der Milchzähne. Daher sind die sich bildenden bleibenden Schneidezähne gegenüber Traumen oder apikalen Infektionen der Milchschneidezähne sehr anfällig. Die bleibenden Eckzähne entwickeln sich ebenfalls oral zu den Wurzeln ihrer Milchzahnvorgänger, aber oberhalb/unterhalb ihrer Wurzelspitzen. Die Prämolaren liegen zwischen den Wurzeln der Milchmolaren und sind daher gegen Infektionen in der Bifurkation gangränöser Milchmolaren anfällig (Turner-Zähne). Die bleibenden Molaren entwickeln sich distal der zweiten Milchmolaren.

Während der funktionellen Phase des Milchgebisses ist die räumliche Beziehung zwischen den Wurzeln der Milchzähne und den Kronen der bleibenden Zähne nicht fixiert. Wegen des vertikalen Wachstums des Alveolarfortsatzes können sich die Milchzähne von den sich entwickelnden bleibenden fortbewegen. Jedoch wird die Durchbruchsbewegung der bleibenden Zähne die Milchzähne wieder einholen.

Die eruptive Phase im bleibenden Gebiß

Diese Phase erstreckt sich durchschnittlich vom sechsten bis zwölften Lebensjahr (die 3. Molaren ausgenommen). Die Durchbruchszeiten sind in Tabelle 3-3 angegeben. Der Zahndurchbruch beginnt, nachdem die Kronenbildung abgeschlossen ist und/oder die Wurzelbildung begonnen hat. Beim Durchbruch der bleibenden Zähne sind Resorption und Exfoliation der Milchzähne integrale Prozesse, welche von 1,5 bis 2 Jahren (Schneidezähne) bis 2,5 bis 6 Jahren (Eckzähne und Molaren) dauern.

Die Durchschnittszeit zwischen dem Ausfall der Milchzähne und den ersten sichtbaren Anzeichen des Durchbruchs ihrer bleibenden Nachfolger liegt zwischen null Tagen und vier bis fünf Monaten. Die zahnlose Phase ist nach Aus-

Tabelle 3-3 Durchbruch der bleibenden Zähne. Mittleres Alter und Standardabweichung in Jahren. Die Daten für 1, 2 und 6 aus Lysell et al. [7]; für 3, 4, 5 und 7 aus Hurme [5].

	Jungen		Mädchen	
	$\bar{x}$	SD	$\bar{x}$	SD
Oberkiefer				
1	7,3	0,5	7,1	0,5
2	8,4	0,6	8,0	0,5
3	11,7	1,4	11,0	1,4
4	10,4	1,5	10,0	1,5
5	11,2	1,6	10,9	1,6
6	6,7	0,5	6,5	0,4
7	12,7	1,4	12,3	1,4
Unterkiefer				
1	6,4	0,4	6,2	0,3
2	7,6	0,6	7,1	0,6
3	10,8	1,3	9,9	1,3
4	10,8	1,5	10,2	1,5
5	11,5	1,7	10,9	1,7
6	6,6	0,5	6,4	0,4
7	12,1	1,4	11,7	1,4

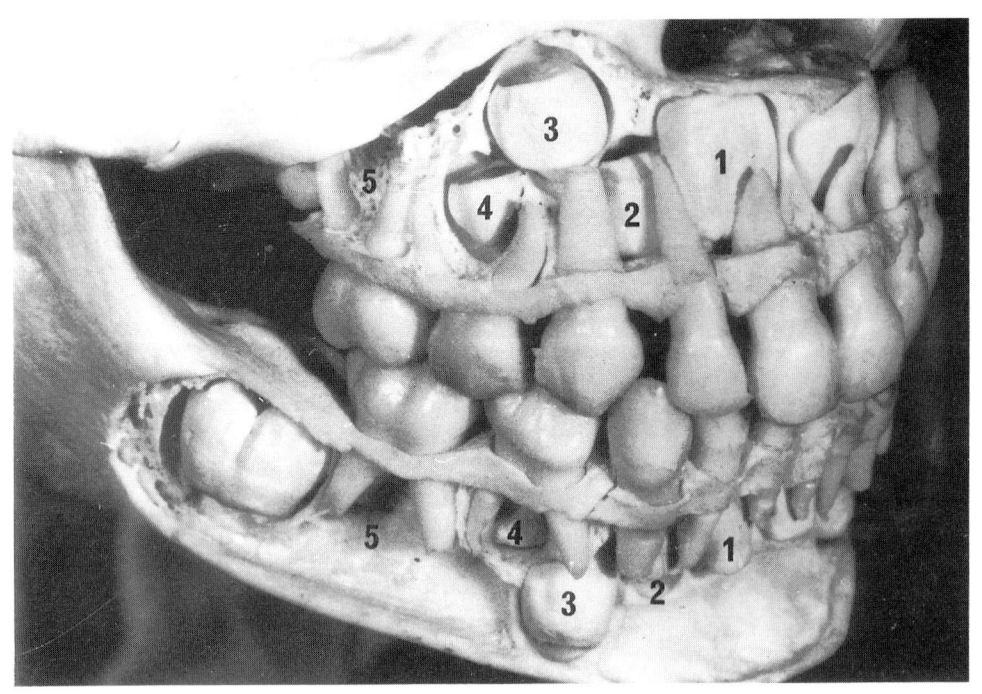

Die Chronologie der Zahnentwicklung und des Durchbruchs

Abb. 3-6 Beziehungen der Wurzeln der Milchzähne zu den sich entwickelnden Kronen der bleibenden Zähne während der funktionellen Phase des Milchgebisses. Die Kronen der bleibenden Schneidezähne (1, 2) befinden sich lingualwärts der Wurzeln der Milchschneidezähne. Die bleibenden Eckzähne (3) befinden sich ober- / unterhalb der Wurzeln ihrer Vorgänger und die Prämolaren (4, 5) zwischen den Wurzeln der Milchmolaren; nach van der Linden & Duterloo[10].

fall der Milchmolaren am kürzesten (null bis sechs Tage). Die zahnlose Phase im Unterkiefer beträgt durchschnittlich zwei Wochen für den mittleren Schneidezahn und sechs Wochen für den seitlichen Schneidezahn und den Eckzahn. Im Oberkiefer liegt die entsprechende Phase bei sechs Wochen für den mittleren Schneidezahn und bei über vier Monaten für den seitlichen Schneidezahn und den Eckzahn. Bei Platzmangel kann sich die Länge der zahnlosen Phase für den oberen seitlichen Schneidezahn und den Eckzahn auf ein Jahr ausdehnen.

Im allgemeinen ist das Alter beim Durchbruch der bleibenden Zähne variabler als das bei den Milchzähnen. Die Variationen für die ersten durchbrechenden Zähne sind am geringsten (SD = ca. 0,5 Jahre für Schneidezähne und 1. Molaren), die letzten durchbrechenden Zähne dagegen am höchsten (SD = ca. 1,5 Jahre für Eckzähne, Prämolaren und 2. Molaren). Beim Durchbruch der bleibenden Zähne gibt es einige altersbedingte Geschlechtsunterschiede: Mädchen liegen etwas vor den Jungen (Tabelle 3-3). Bei den Eckzähnen ist der Geschlechtsunterschied am deutlichsten, denn er liegt hier bei ca. einem dreiviertel Jahr. Auch Populationsunterschiede wurden beim Zahndurchbruch dokumentiert. Die Zähne von Kaukasiern brechen zu einem späteren Zeitpunkt durch als die der meisten anderen Populationen. In den industrialisierten Ländern ist während dieses Jahrhunderts eine Tendenz zum früheren Durchbruch der bleibenden Zähne zu beobachten („säkularer Trend"). Dies wurde hauptsächlich der zu einem früheren Zeitpunkt einsetzenden Pubertät zugeschrieben und nur indirekt der besseren Gesundheit und Ernährung der Kinder. Bei diesen sind individuell verschiedene allgemeine oder spezielle Faktoren bekannt, die den Zahndurchbruch beeinflussen (Kapitel 14).

Der erste Zahn, der im Alter von ca. sechseinhalb Jahren durchbricht, ist der untere mittlere Schneidezahn. Der letzte, der durchbricht (3. Molaren ausgenommen) ist der obere 2. Molar. Der Durchbruch ist normalerweise mit der Entwicklung der zweiten Hälfte der Wurzeln verbunden, doch der Durchbruchsweg eines Zahnes ist viel länger als die Zunahme seiner Wurzellänge. So muß sich der obere Eckzahn von seiner Ausgangsposition unterhalb der Augenhöhle wegbewegen und muß gleichzeitig das vertikale Wachstum des Alveolarfortsatzes einholen. Im allgemeinen sind zum Zeitpunkt des Durchbruchs dreiviertel der Wurzel ausgebildet. Bis die Wurzel ihre volle Länge erreicht hat, dauert es 1,5 bis 3 Jahre; noch länger dauert es, bis die Wurzelspitzen ihr apikales Delta ausgebildet haben.

Einschätzung des Zahnalters

Die Zahnentwicklung zu beobachten, kann bei der Bewertung allgemeiner Wachstumsstörungen und auch bei Kindern mit unbekanntem chronologischen Alter, z. B. bei adoptierten Kindern aus fremden Ländern, hilfreich sein. Andere Parameter sind Körpergröße, Skelettreife, psychomotorische Fähigkeiten sowie mentale und soziale Leistungen. Die Zahnentwicklung wird als zuverlässigstes Kriterium angesehen. Das Zahnalter kann mittels der Zahl der durchgebrochenen Zähne bewertet werden. Da aber einige lokale Faktoren den Durchbruch beeinflussen (Platzmangel, früher Verlust der Milchzähne, Aplasien etc.), ist es empfehlenswert, das Zahnalter aufgrund der präeruptiven Zahnbildung einzuschätzen, so wie sie sich auf Orthopantomogrammen darstellt. Den verschiedenen Phasen der Zahnentwicklung sind bestimmte Zahlenwerte (Scores) zugeordnet. Die Summe der Zahlenwerte wird jenen einer vergleichbaren Bevölkerungsgruppe gegenübergestellt. Verschiedene solcher Systeme wurden entwickelt. Die international bekannteste Methode ist die von Demirjian et al.[3] Diese Methode hat eine hohe Genauigkeit in den unteren Altersgruppen, wenn eine Einschätzung des Zahnalters am nötigsten ist. Die Methode wird im Anhang vorgestellt, zusammen mit Tabellen, aus denen man das jeweilige Zahnalter ablesen kann; die Daten stammen aus einer frankokanadischen Bevölkerungsgruppe.

Gebißentwicklung

Die Okklusion, d. h. die Verzahnung der Ober- und Unterkieferzähne, hängt von den dreidimensionalen Entwicklungsprozessen der Schädelbasis, der Kiefer und des Gebisses ab. Diese Vorgänge werden in einem hohen Maße sowohl von genetischen als auch funktionellen Faktoren beeinflußt. Für Einzelheiten bezüglich des Wachstums des Gesichtsschädels und der Kiefer werden die Leser auf kieferorthopädische Lehrbücher verwiesen. Im folgenden werden nur die Hauptelemente der postnatalen Entwicklung der Bißlage behandelt.

Die Hauptprinzipien des Wachstums und der Entwicklung des kraniofazialen Skelettes sind *Knochenverlagerung* und *Knochenumbau*. Das Knochenwachstum in Form von Knochenverlagerung tritt in der Sagittalebene der Schädelbasis an der sphenookzipitalen und der sphenopetrosalen Synchondrose sowie an der sphenofrontalen Sutur auf. Knochenapposition an der Glabella und am anterioren Rand des Foramen magnum dient zur Verlängerung der äußeren Schädelbasis. In Abbildung 3-7 ist das durchschnittliche Wachstum der verschiedenen Wachstumszonen dargestellt. Da der Oberkiefer an der vorderen Schädelbasis befestigt, der Unterkiefer dagegen unterhalb der mittleren Schädelgrube aufgehängt ist, besitzt das Wachstum der Schädelbasis große Bedeutung für die Kieferlagebeziehung und somit auch für die Entwicklung der Bißlage. Mit dem Wachstum in den Synchondrosen wird das Keilbein, das Stirnbein und der Oberkieferkomplex in Relation zur Gelenkgrube nach anterior verlagert. Zusätzlich werden das Stirnbein und der Oberkieferkomplex durch Wachstum in der Keilbein-Stirnbein-Sutur in Relation zum Keilbein nach vorne verlagert, und schließlich wird der Oberkiefer durch Wachstum in den maxillären Suturen in Relation zur vorderen Schädelbasis nach unten und vorwärts verlagert. Gleichzeitig wird die sagittale Beziehung zwischen den Kiefern durch ein deutliches Wachstum des Unterkiefers aufrechterhalten (Abb. 3-7 und 3-8).

Das sagittale Wachstum der vorderen Schädelgrube endet im Alter von ca. sieben Jahren, wohingegen die sphenookzipitale Synchondrose ihr Wachstum bis zum postpubertären Alter fortsetzt. Zum Vergleich: Das Wachstum der maxillären Suturen setzt sich bis zum postpubertären Alter fort, das Wachstum der Kondylen sogar bis zum Erwachsenenalter.

Das transversale Wachstum der Schädelbasis ist durch eine laterale Verlagerung der Schläfenbeine und der Gelenkgruben charakterisiert. Im anterioren Bereich der Schädelbasis findet postnatal nur ein minimales Wachstum in Form einer Knochenverlagerung statt. Dieser Unterschied in der Entwicklung der vorderen und mittleren Schädelbasis spiegelt sich in der transversalen Entwicklung der Kieferknochen wider (Abb. 3-9).

Für eine detaillierte Beschreibung der Rotation und des Umbaus der Kiefer während des Wachstums werden die Leser auf die klassische Veröffentlichung von Björk und Skieller verwiesen.[2]

Während dieser komplexen Entwicklung des Gesichtsschädels geraten die durchbrechenden Zähne in Interkuspidation. Die individuelle Variabilität beim Wachstum der Schädelbasis und der Kiefer ist groß, und die Koordination der Entwicklung der verschiedenen Komponenten ist nicht immer perfekt. Diese Situation wird teilweise von dentoalveolären Kompensationsmechanismen ausgeglichen, welche den Durchbruch und die Stellung der Zähne koordinieren und dadurch eine normale Beziehung zwischen den Zahnbögen sichern. Diese dentoalveolären Kompensationsmechanismen hängen von normalen oralen Funktionen und einem normalen Zahndurchbruch ab. Des weiteren sind während des Zusammenbeißens und des Kauens die Platzverhältnisse in den Zahnbögen und der Schiefe-Ebene-Effekt antagonistischer Zähne signifikante Faktoren. Deshalb dient eine gute Interkuspidation der Zahnbögen dazu, eine

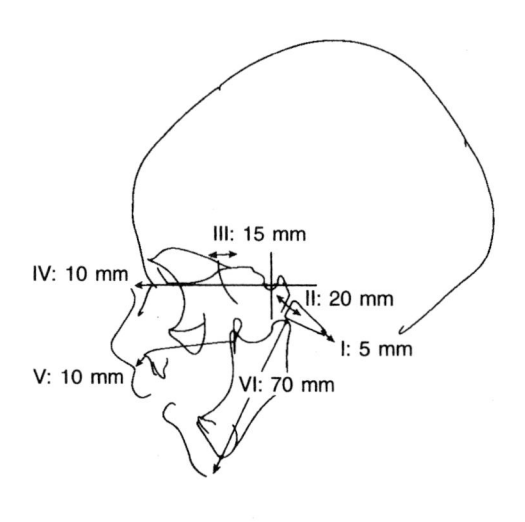

Abb. 3-7 Die durchschnittliche Zunahme des Wachstums (mm) der Schädelbasis und der Kiefer vom Zeitpunkt der Geburt bis zum Erwachsenenalter eines Mannes.
I: Anteriorer Rand des Foramen magnum.
II: Sphenookzipitale Synchondrosis.
III: Sphenofrontale Sutur.
IV: Glabella.
V: Maxilläre suturale Verlagerung.
VI: Wachstum der Mandibula.

Abb. 3-8 Faziales Wachstum eines normalen Mädchens vom zweiten Lebensmonat bis zum fünften Lebensjahr (+ zwei Monate). Die Überlagerung wurde auf der Sella zur Sella Nasionlinie vollzogen. Bemerkenswert die Größe des Wachstums der Mandibula.

normale Okklusion trotz abweichender Kieferlagebeziehungen aufrechtzuerhalten. Der dentoalveoläre Kompensationsmechanismus ist an anderer Stelle detailliert diskutiert worden.[1,2,9]

Die dentoalveolären Veränderungen von der Geburt bis zur vollständigen Ausbildung des bleibenden Gebisses und ihr Einfluß auf die okklusale Entwicklung werden in den folgenden Abschnitten diskutiert.

Milchgebiß

Zum Zeitpunkt der Geburt sind die Kronen der Milchzähne weitgehend ausgebildet, aber die Wurzelentwicklung hat noch nicht begonnen. Deshalb sind die Zahnfleischwülste niedrig, und die palatinale Wölbung ist flach (Abb. 3-10). Die Zahnfleischwülste sind leicht erhöht und zeigen dadurch die Position der sich entwickelnden Zähne an. Beim Zubeißen, besteht normalerweise nur im posterioren Bereich der Zahnfleischwülste Kontakt, und der Unterkiefer ist in Relation zum Oberkiefer retrudiert. Während des ersten Lebensjahres verbessert sich jedoch das sagittale Verhältnis der Kiefer und erlaubt den Eckzähnen, in neutraler Verzahnung durchzubrechen.

Die Okklusion in den posterioren Segmenten etabliert sich um den 16. Lebensmonat herum, wenn die 1. Milchmolaren okklusalen Kontakt aufnehmen. Um eine passende Okklusion sicher zu stellen, fungieren die schiefen Höcker-

Gebißentwicklung

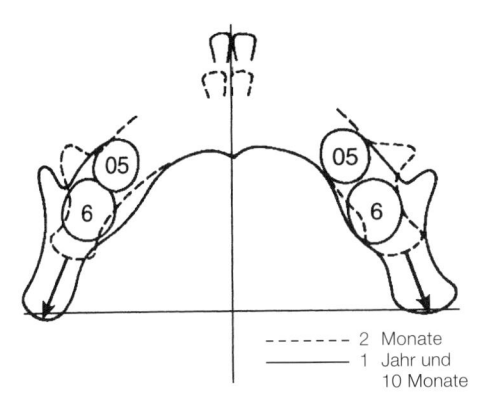

Abb. 3-9A Sagittales und transversales Wachstum der Mandibula vom 2. bis 22. Lebensmonat bei einem normalen Kind. Die Durchzeichnungen kaudokranialer Fernröntgenbilder sind mit der Anlage der 1. bleibenden Molaren und der mittleren Sagittalebene überlagert. Beachtenswert ist das rückwärtige und seitliche Wachstum des Ramus und der Kondylen, die sich so dem sagittalen und transversalen Wachstum der Schädelbasis anpassen.

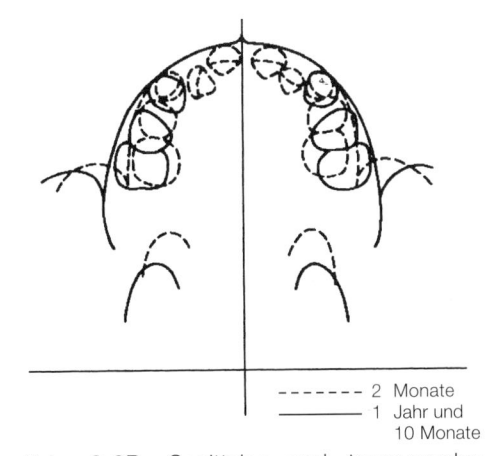

Abb. 3-9B Sagittales und transversales Wachstum der Maxilla bei dem Kind, welches in Abbildung 3-9A gezeigt wird.
Überlagerung der Anlage der bleibenden Schneidezähne und der Sagittalebene. Erwähnenswert ist das deutlich stärkere transversale Wachstum im posterioren Bereich im Vergleich zum anterioren.

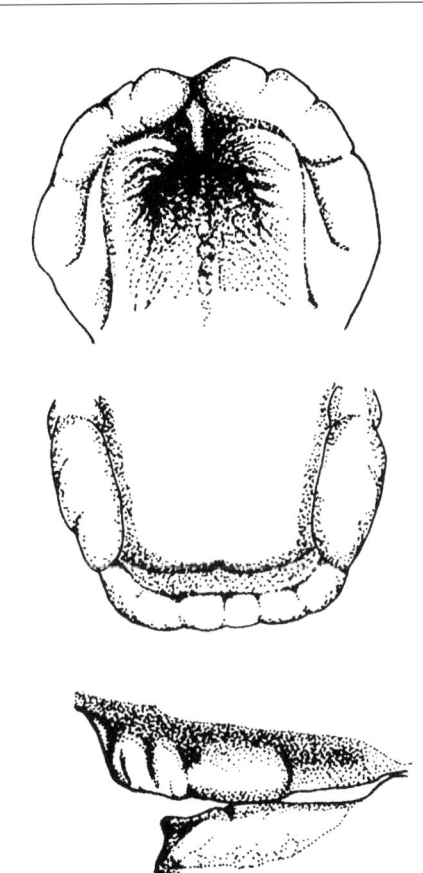

Abb. 3-10 Die Zahnfleischwülste zum Zeitpunkt der Geburt; übernommen von Leighton [6].

ebenen der Unterkiefermolaren als ein Trichter für den palatinalen Höcker des Oberkiefermolaren. Sobald eine gute Interkuspidation in allen drei Ebenen erreicht ist, schließen die Kiefer normalerweise immer in derselben Position. Die eingestellte Okklusion hat eine Führungsrolle in der Relation der Kiefer zueinander ebenso wie für die richtige Position der später durchbrechenden Zähne (Milcheckzähne und 2. Milchmolaren). Eine weitere Stabilisierung der Okklusion wird durch die großen mesiopa-

3 Normale dentale und okklusale Entwicklung

latinalen Höcker der oberen 2. Milchmolaren erreicht.

Mit dem Durchbruch der Milchzähne entwickeln sich die Alveolarfortsätze, und der Gesichtsschädel nimmt beträchtlich an Höhe zu (Abb. 3-11). Mit dem Wachstum des Oberkieferalveolarfortsatzes erhöht sich auch der Gaumen. Die Milchzähne brechen immer senkrecht zur Kieferbasis durch. Der Interinzisalwinkel nähert sich 180° an, die Okklusalebene ist flach. Im allgemeinen driftet die dentoalveoläre Region während der Gebißentwicklung in Relation zu den Kieferbasen nach anterior.

Im frühen Milchgebiß sind Zahnlücken üblich. Besonders ausgeprägte Diastemen werden oft zwischen den seitlichen Schneidezähnen und Eckzähnen des Oberkiefers und den Eckzähnen und 1. Milchmolaren des Unterkiefers beobachtet. Diese Diastemen werden als „Primatenlücken" bezeichnet.

Die 2. Milchmolaren brechen ohne Approximalkontakt zu den ersten durch. Bei den meisten Kindern jedoch driften zwischen dem dritten und vierten Lebensjahr die Molaren in einen approximalen Kontakt.

Mit zwei Jahren beträgt der horizontale Überbiß (overjet) durchschnittlich 4 mm, mit einer Spanne von 2 bis 6 mm. Bei Abnutzung der Zähne und dem Wachstum des Unterkiefers nimmt der horizontale Überbiß bis zum Alter von fünf Jahren ständig ab und geht dann im allgemeinen in eine Kopfbißstellung der Schneidezähne über.

Die Milchschneidezähne brechen normalerweise in einen ziemlich tiefen vertikalen Überbiß (overbite) durch, wenn es kein Hindernis für sie gibt. Die individuelle Variation ist jedoch groß. Im Durchschnitt vermindert sich der vertikale Überbiß bis zum Alter von fünf bis sechs Jahren.

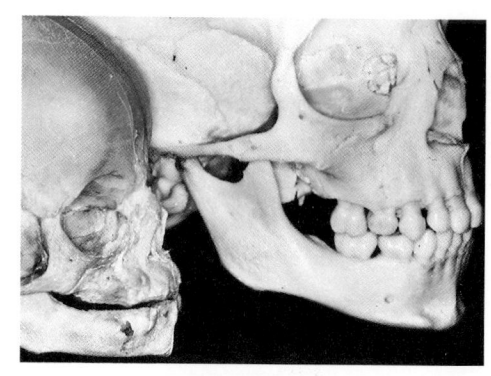

Abb. 3-11 Der Durchbruch der Milchzähne ist vergesellschaftet mit der Entwicklung des Alveolarfortsatzes und einer sichtbaren Zunahme der Gesichtshöhe.

Nach der Beziehung der Molaren zueinander kann das Milchgebiß im allgemeinen in zwei Formen unterschieden werden:

– Die Milchzahnbögen enden mit einer mesialen Stufe, das heißt, daß die Distalfläche des 2. unteren Milchmolaren mesial zur entsprechenden Fläche des oberen Milchmolaren liegt (Abb. 3-12 links).
– Die Zahnbögen enden in derselben Vertikalebene (Abb. 3-12 rechts).

Beide Situationen sind günstig für die spätere Führung des 1. bleibenden Molaren in die normale Okklusion. Man sollte jedoch beachten, daß die Okklusion dynamischen Schwankungen unterliegt, sowohl aufgrund des Kieferwachstums und der Zahnabnutzung als auch aufgrund der Mesialdrift der Zahnbögen auf den Kieferbasen. Es scheint, daß zum Zeitpunkt des Durchbruchs des ersten bleibenden Molaren eine mesiale Stufe zwischen den Zahnbögen die günstigste Position ist, so wie in Abbildung 3-12 links gezeigt.

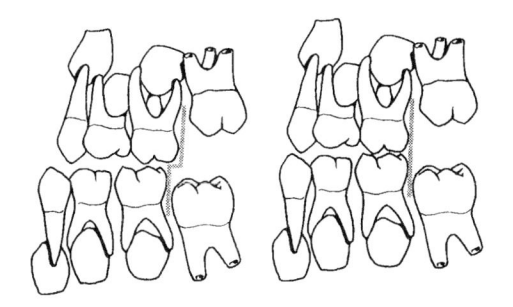

Abb. 3-12 Falls die terminale Ebene des Milchgebisses eine mesiale Stufe aufweist, brechen die bleibenden Molaren direkt in einer neutralen Verzahnung durch (links). Besitzen die Milchzahnbögen einen geraden Abschluß, so werden die bleibenden Molaren in einem singulären Antagonismus durchbrechen.

Wechselgebiß

Zum Zeitpunkt des Durchbruchs des 1. bleibenden Molaren haben sich im allgemeinen alle anfänglich beobachteten Lücken zwischen den Milchmolaren und den Eckzähnen verringert, oder sie sind ganz verschwunden. Der 1. Molar bricht in Kontakt mit dem 2. Milchmolaren durch. Wenn die Milchzahnbögen mit einer mesialen Stufe enden, können die bleibenden Molaren direkt in einer normalen (neutralen) Verzahnung durchbrechen. Wenn die Milchzahnbögen in der gleichen vertikalen Ebene enden, brechen die 1. bleibenden Molaren in einer Höcker-Höcker-Relation durch. Dies wird jedoch normalerweise später durch die Mesialdrift der unteren Molaren im Zusammenhang mit dem Platzgewinn beim Durchbruch der Prämolaren ausgeglichen.

Für die bleibenden Molaren wird durch das sagittale, vertikale und transversale Wachstum der Kiefer genügend Platz geschaffen. Im Oberkiefer erfolgt die Knochenapposition in den Tubera gleichzeitig mit der Entwicklung und dem Durchbruch der Molaren. Im Unterkiefer bietet die Resorption des anterioren Randes des aufsteigenden Astes und besonders das Breitenwachstum Raum für die sich entwickelnden Molaren. Zahnentwicklung und Zahndurchbruch stimmen zeitlich mit dem Kieferwachstum nicht immer genau überein. So ist es für die oberen Molaren nicht ungewöhnlich, in einer deutlich bukkalen und für die unteren Molaren in einer deutlich lingualen Neigung durchzubrechen, doch das Kieferwachstum vermag die Zähne später in ihre normale transversale Position im Zahnbogen zu bringen.

Die bleibenden Schneidezähne sind in mesiodistaler Richtung breiter als ihre Vorgänger, wobei im anterioren Segment des Oberkiefers eine durchschnittliche Differenz von 7 mm besteht, im Unterkiefer von ca. 5 mm. Für die breiteren bleibenden Schneidezähne wird folgendermaßen Platz geschaffen:

- Unter Nutzung der natürlichen Diastemen in den anterioren Segmenten.

- Der protrudierte Durchbruch der bleibenden Schneidezähne vergrößert den Umfang des anterioren Anteils der Zahnbögen (Abb. 3-13). In der Sagittalebene beträgt die Zunahme bis zu 5 mm. In der Transversalebene ist der Zuwachs geringer, ca. 3 mm, gemessen zwischen den Eckzähnen. Im Oberkiefer ist dieser transversale Zuwachs zum Zeitpunkt des Durchbruchs der mittleren Schneidezähne zu beobachten, im Unterkiefer dagegen zum Zeitpunkt des Durchbruchs der seitlichen Schneidezähne.

So ist der Raum für die bleibenden Schneidezähne in der Regel ausreichend, doch kann es für die unteren Schneidezähne zeitweilig einen gerin-

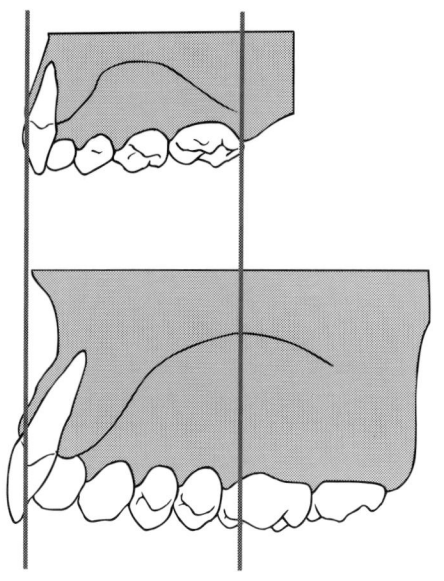

Abb. 3-13 Die bleibenden oberen Schneidezähne sind mehr labial gekippt als ihre Milchzahnvorgänger. Daraus folgt, daß der Zahnbogen weiter und länger wird.

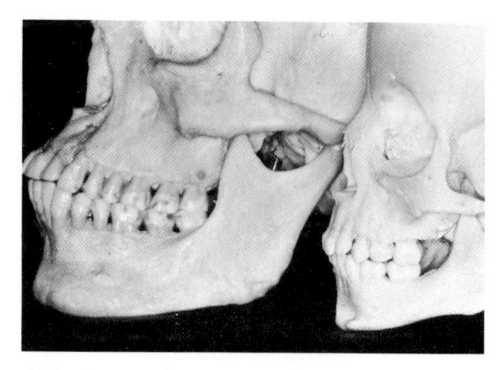

Abb. 3-14 Der Durchbruch der bleibenden Zähne ist vergesellschaftet mit einem sichtbaren vertikalen Wachstum des Alveolarfortsatzes.

gen Platzmangel geben („physiologischer Engstand"). Der Interinzisalwinkel beträgt durchschnittlich 135°, der horizontale Überbiß 3 mm und der vertikale Überbiß 2,5 mm, jedoch mit großen individuellen Schwankungen.

Der Zahndurchbruch wird nach dem Durchtritt der bleibenden Schneidezähne und der 1. Molaren in die Mundhöhle erst einmal unterbrochen. Wenn die Milchmolaren und Milcheckzähne ausfallen, gibt es einen Platzgewinn in den Zahnbögen, weil der Platz, der durch die Eckzähne und Molaren des Milchgebisses besetzt wurde, größer ist, als jener, den die durchbrechenden bleibenden Zähne benötigen. Der durchschnittliche Platzüberschuß beträgt ca. 1,5 mm im Oberkiefer und 2,5 mm im Unterkiefer. Die Tatsache, daß dieser Platzgewinn („leeway space") im Unterkiefer größer ist als im Oberkiefer, erleichtert eine größere Mesialbewegung des unteren bleibenden Molaren, was den Höcker-Höcker-Biß der bleibenden 1. Molaren normalisiert. Die großen oberen Eckzähne werden dann am besten in den Zahnbogen eingefügt, wenn sie gleichzeitig mit den 2. Prämolaren durchbrechen. Die 1. Prämolaren bewegen sich dann im Zahnbogen etwas nach distal.

Bleibendes Gebiß

Die Okklusion ist im bleibenden Gebiß weiteren dynamischen Veränderungen unterworfen, da die Kiefer und Alveolarfortsätze noch wachsen. Durchschnittlich vermindert sich der horizontale Überbiß und die Zahnbögen werden in den lateralen Segmenten durch die Mesialdrift kürzer. In der postpubertären Phase entwickelt sich oft im Bereich der Unterkieferschneidezähne ein geringfügiger „physiologischer" Engstand. Dieser Engstand ist wahrscheinlich auf das späte Wachstum des Unterkiefers zurückzuführen, obwohl wiederholt gesagt wurde, Grund dafür sei der Durchbruch der 3. Molaren.

Der durchschnittliche vertikale Überbiß nimmt bis zum Alter von 18 Jahren leicht ab. Das vertikale Wachstum der Alveolarfortsätze setzt sich bis in das späte jugendliche Alter fort (Abb. 3-14), jedoch eher im posterioren als im anterioren Bereich, was im Zusammenhang mit der häufig zu beobachtenden anterioren Rotation des Unterkiefers steht.

Im bleibenden Gebiß bleiben die transversalen Dimensionen der Zahnbögen relativ stabil.

Auch nach dem Wachstumsende können dynamische okklusale Veränderungen beobachtet werden, dann nämlich, wenn okklusale und approximale Abrasion kompensiert werden.

Hintergrundliteratur

Björk A. Facial growth in man, studied with the aid of metallic implants. *Acta Odontol Scand* 1955; **13**: 9 – 34.

Björk A, Skieller V. Growth in width of the maxilla studied by the implant method. *Scand J Plast Reconstr Surg* 1974; **8**: 26 – 33.

Björk A, Skieller V. Normal and abnormal growth of the mandible. A synthesis of longitudinal cephalometric implant studies over a period of 25 years. *Eur J Orthod* 1983; **5**: 1 – 46.

Helm S, Seidler B. Timing of permanent tooth emergence in Danish children. *Community Dent Oral Epidemiol* 1974; **2**: 122 – 9.

Hägg U, Taranger J. Timing of tooth emergence. A prospective longitudinal study of Swedish urban children from birth to 18 years. *Swed Dent J* 1986; **10**: 195 – 206.

Mina M, Kollar EJ. The induction of odontogenesis in non-dental mesenchyme combined with early murine mandibular arch epithelium. *Archs Oral Biol* 1987; **32**: 123 – 7.

Mjör IA, Fejerskov O. *Human oral embryology and histology*. Copenhagen: Munksgaard, 1986.

Nyström M, Peck L. The period between exfoliation of primary teeth and emergence of permanent successors. *Eur J Orthod* 1989; **11**: 47 – 51.

Slavkin HC, Bessem C, Finacham AG, Bringas P, Santos V, Snead ML, Zeichner-David M. Human and mouse cementum proteins immunologically related to enamel proteins. *Biochem Biophys Acta* 1989; **91**: 12 – 8.

Steward RE, Prescott GH. *Oral facial genetics*. St. Louis: Mosby, 1976.

Ten Cate AR. *Oral histology, development, structure and function*. St. Louis: Mosby, 1989.

Thilander B, Rönning O. *Introduction to orthodontics*. Stockholm: Tandläkarförlaget, 1985.

Zitierte Literatur

1. Björk A. Sutural growth of the upper face studied by the implant method. *Acta Odontol Scand* 1966; **24**: 109 – 27.

2. Björk A, Skieller V. Facial development and tooth eruption. An implant study at the age of puberty. *Am J Orthod* 1972; **62**: 339 – 83.

3. Demirjian A, Goldstein H, Tanner JM. A new system of dental age assessment. *Hum Biol* 1973; **45**: 211 – 27.

4. Ham AW, Cormack DH. *Histology*. Philadelphia: Lippincott, 1987.

5. Hurme VO. Ranges of normalcy in the eruption of permanent teeth. *J Dent Child* 1949; **16**: 11 – 5.

6. Leighton BC. The early development of normal occlusion. *Trans Eur Orthod Soc* 1975; 67 – 77.

7. Lysell L., Magnusson B, Thilander B. Time and order of eruption of the primary teeth. *Odontol Revy* 1962; **13**: 217 – 34.

8. Risnes S. Circumferential continuity of perikymata in human dental enamel investigated by scanning electron microscopy. *Scand J Dent Res* 1985; **93**: 185 – 91.

9. Solow B. The dentoalveolar compensatory mechanism: background and clinical implications. *Br J Orthod* 1980; **7**: 145 – 61.

10. Van der Linden FPGM, Duterloo HS. *Development of the human dentition – an atlas*. Hagerstown, Maryland: Harper & Row Publishers, 1976.

Anhang 3-1

Anatomie des Milchgebisses

Der obere mittlere Schneidezahn ist schaufelförmig, wie sein Nachfolger. Das palatinale Tuberkulum ist ausgeprägt, ebenso die koronale Pulpenkammer. Es gibt nur einen Wurzelkanal wie bei allen Milchschneidezähnen und Milcheckzähnen.

Der obere seitliche Schneidezahn ist anatomisch dem bleibenden seitlichen Schneidezahn ähnlich. Wurzel und Krone haben eine schmale Form.

Der obere Eckzahn ist ein kräftiger Zahn mit einer Wurzel. Bei der Bukkalansicht dominiert ein Höcker mit einem ausgeprägten Wulst. Das palatinale Tuberkulum ist ausgeprägt, die Wurzel lang.

Der untere Eckzahn hat ebenfalls einen auffälligen Höcker, aber die Krone ist schmaler. Die Approximalflächen sind beinahe parallel.

Der obere 1. Molar ist ein dreiwurzliger Zahn mit drei oder vier Höckern. Zwei Höcker liegen bukkal. Palatinal ist meist ein einzelner großer Höcker zu finden. Die Bukkalfläche ist durch ein mesiozervikales Tuberculum molare charakterisiert. Die Bukkal- und Palatinalflächen weisen eine auffällige okklusale Konvergenz auf. Die Wurzeln divergieren von der Schmelzzementgrenze aus, krümmen sich jedoch wie eine Kralle. Die palatinale Wurzel und die distobukkalen Wurzeln können teilweise verschmolzen sein.

Der untere 1. Molar hat vier Höcker und zwei Wurzeln und erscheint schmal aufgrund einer ausgeprägten Konvergenz der Bukkal- und Lingualflächen. Zwei Höcker liegen bukkal und zwei lingual. Die distalen Höcker sind viel kleiner als die mesialen. Die Bukkalfläche weist ein auffälliges mesiozervikales Tuberculum molare auf. Die zwei Wurzeln, eine mesial und eine distal, sind lang, schmal und gekrümmt.

Der obere 2. Molar hat eine rhomboide Krone mit vier Höckern. Das okklusale Relief ist mit dem des ersten bleibenden Molaren identisch. Die drei Wurzeln sind gekrümmt, wobei die größte Zirkumferenz jene der Krone übersteigt. Die distobukkale Wurzel sowie die palatinale Wurzel können teilweise vereint sein.

Der untere 2. Molar hat fünf Höcker, davon drei bukkale und zwei linguale. Die langen gekrümmten Wurzeln sind denen des ersten unteren Molaren ähnlich, aber deutlich in mesiodistaler Richtung zusammengedrückt.

Anatomie des Milchgebisses

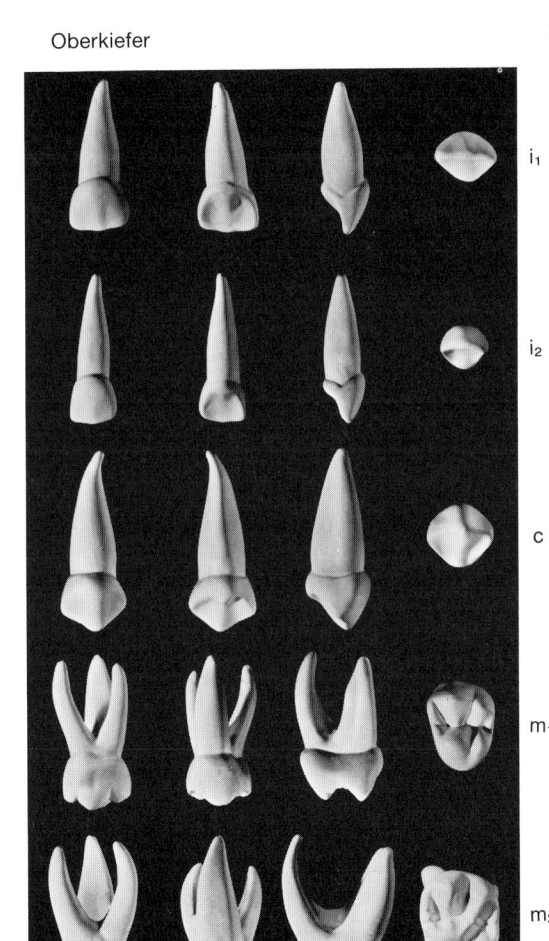

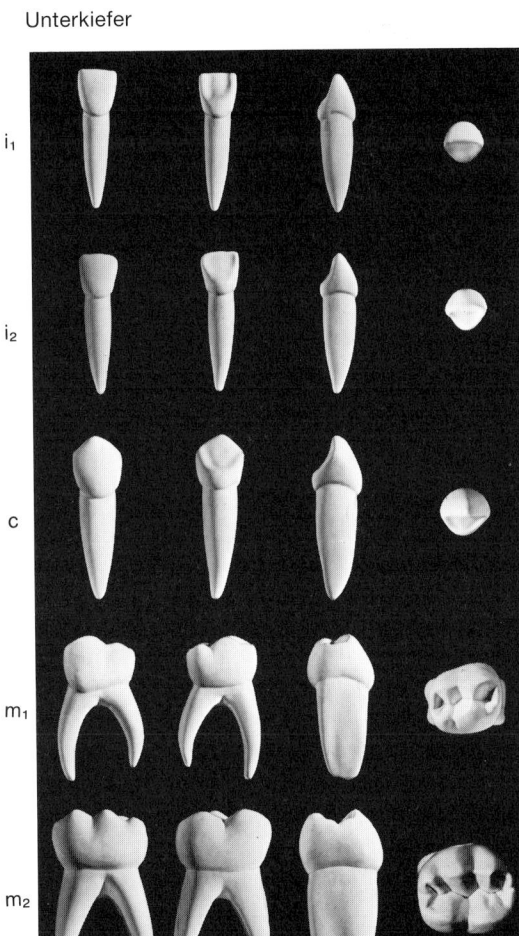

Oberkiefer   Unterkiefer

i₁
i₂
c
m₁
m₂

Einschätzung des Zahnalters

Phasen der Zahnbildung

	Molaren	Prämolaren	Eckzähne	Schneidezähne
Phase A: Beginn der Mineralisation der getrennten Höcker.	A			
Phase B: Verschmelzung der Höcker.	B			
Phase C: Beginn der Dentinbildung ist zu sehen.	C			
Phase D: Die Kronenbildung ist bis zur Schmelzzementgrenze abgeschlossen.	D			
Phase E: Die Wurzellänge ist geringer als die Kronenhöhe.	E			
Phase F: Die Wurzellänge ist gleich der Kronenhöhe oder größer.	F			
Phase G: Die Wände des Wurzelkanals sind parallel und der Apex ist noch teilweise offen.	G			
Phase H: Das apikale Foramen ist fertig ausgebildet.	H			

Anwendung des Score-Systems:

1. Suchen Sie die Phase für jeden Zahn (1-7) im linken unteren Quadranten heraus.
2. Finden Sie den Meßwert für den passenden Zahn und das Geschlecht in Tabelle 3-A1 (z. B. Zahn 36 in der Phase E hat bei einem Jungen den Meßwert 9,6).
3. Die addierten Meßwerte aller sieben Zähne ergeben den **Reifewert**.
4. Der Reifewert wird in das **Zahnalter** aus Tabelle 3-A2 umgerechnet (z. B. Meßwert 45 bei einem Jungen entspricht einem Alter von 6,9 Jahren).

Anatomie des Milchgebisses

Tabelle 3-A1　Gewichtete Meßwerte für das Zahnalter (7 Zähne)

Jungen

Zahn	Phase								
	0	A	B	C	D	E	F	G	H
37	0,0	2,1	3,5	5,9	10,1	12,5	13,2	13,6	15,4
36	–	–	–	0,0	8,0	9,6	12,3	17,0	19,3
35	0,0	1,7	3,1	5,4	9,7	12,0	12,8	13,2	14,4
34	–	–	0,0	3,4	7,0	11,0	12,3	12,7	13,5
33	–	–	–	0,0	3,5	7,9	10,0	11,0	11,9
32	–	–	–	0,0	3,2	5,2	7,8	11,7	13,7
31	–	–	–	–	0,0	1,9	4,1	8,2	11,8

Mädchen

Zahn	Phase								
	0	A	B	C	D	E	F	G	H
37	0,0	2,7	3,9	6,9	11,1	13,5	14,2	14,5	15,6
36	–	–	–	0,0	4,5	6,2	9,0	14,0	16,2
35	0,0	1,8	3,4	6,5	10,6	12,7	13,5	13,8	14,6
34	–	–	0,0	3,7	7,5	11,8	13,1	13,4	14,1
33	–	–	–	0,0	3,8	7,3	10,3	11,6	12,4
32	–	–	–	0,0	3,2	5,6	8,0	12,2	14,2
31	–	–	–	–	0,0	2,4	5,1	9,3	12,0

Erläuterung: Phase 0 = keine Kalzifikation

Tabelle 3-A2 Umrechnung des Reifewertes in das Zahnalter (7 Zähne)

Alter	Score Jungen	Score Mädchen	Alter	Score Jungen	Score Mädchen	Alter	Score Jungen	Score Mädchen
3,0	12,4	13,7	7,0	46,7	51,0	11,0	92,0	94,5
3,1	12,9	14,4	7,1	48,3	52,9	11,1	92,2	94,7
3,2	13,5	15,1	7,2	50,0	55,5	11,2	92,5	94,9
3,3	14,0	15,8	7,3	52,0	57,8	11,3	92,7	95,1
3,4	14,5	16,6	7,4	54,3	61,0	11,4	92,9	95,3
3,5	15,0	17,3	7,5	56,8	65,0	11,5	93,1	95,4
3,6	15,6	18,0	7,6	59,6	68,0	11,6	93,3	95,6
3,7	16,2	18,8	7,7	62,5	71,8	11,7	93,5	95,8
3,8	17,0	19,5	7,8	66,0	75,0	11,8	93,7	96,0
3,9	17,6	20,3	7,9	69,0	77,0	11,9	93,9	96,2
4,0	18,2	21,0	8,0	71,6	78,8	12,0	94,0	96,3
4,1	18,9	21,8	8,1	73,5	80,2	12,1	94,2	96,4
4,2	19,7	22,5	8,2	75,1	81,2	12,2	94,4	96,5
4,3	20,4	23,2	8,3	76,4	82,2	12,3	94,5	96,6
4,4	21,0	24,0	8,4	77,7	83,1	12,4	94,6	96,7
4,5	21,7	24,8	8,5	79,0	84,0	12,5	94,8	96,8
4,6	22,4	25,6	8,6	80,2	84,8	12,6	95,0	96,9
4,7	23,1	26,4	8,7	81,2	85,3	12,7	95,1	97,0
4,8	23,8	27,2	8,8	82,0	86,1	12,8	95,2	97,1
4,9	24,6	28,0	8,9	82,8	86,7	12,9	95,4	97,2
5,0	25,4	28,9	9,0	83,6	87,2	13,0	95,6	97,3
5,1	26,2	29,7	9,1	84,3	87,8	13,1	95,7	97,4
5,2	27,0	30,5	9,2	85,0	88,3	13,2	95,8	97,5
5,3	27,8	31,3	9,3	85,6	88,8	13,3	95,9	97,6
5,4	28,6	32,1	9,4	86,2	89,3	13,4	96,0	97,7
5,5	29,5	33,0	9,5	86,7	89,8	13,5	96,1	97,8
5,6	30,3	34,0	9,6	87,2	90,2	13,6	96,2	98,0
5,7	31,1	35,0	9,7	87,7	90,7	13,7	96,3	98,1
5,8	31,8	36,0	9,8	88,2	91,1	13,8	96,4	98,2
5,9	32,6	37,0	9,9	88,6	91,4	13,9	96,5	98,3
6,0	33,6	38,0	10,0	89,0	91,8	14,0	96,6	98,3
6,1	34,7	34,1	10,1	89,3	92,1	14,1	96,7	98,4
6,2	35,8	40,2	10,2	89,7	92,3	14,2	96,8	98,5
6,3	36,9	41,3	10,3	90,0	92,6	14,3	96,9	98,6
6,4	38,0	42,5	10,4	90,3	92,9	14,4	97,0	98,7
6,5	39,2	43,9	10,5	90,6	93,2	14,5	97,1	98,8
6,6	40,6	45,2	10,6	91,0	93,5	14,6	97,2	98,9
6,7	42,0	46,7	10,7	91,3	93,7	14,7	97,3	99,0
6,8	43,6	48,0	10,8	91,6	94,0	14,8	97,4	99,1
6,9	45,1	49,5	10,9	91,8	94,2	14,9	97,5	99,1

Kapitel 4

Das Kind als zahnärztlicher Patient

Die Herausforderung, Kinder zu behandeln
Das Verhalten von Kindern
Die Eltern
Die Eltern-Kind-Beziehung und die Kindererziehung
Der Umgang mit den Eltern
Das zahnärztliche Team
Furcht und Angst
Unkooperative Kinder
Umgang mit dem Kind

Die Herausforderung, Kinder zu behandeln

Einen vertrauensvollen und entspannten Patienten auf dem Zahnarztstuhl zu haben, ist eine der wichtigsten Voraussetzungen für eine erfolgreiche Behandlung. Jedoch sind viele Leute beim Zahnarztbesuch aufgeregt oder sogar verängstigt und verstört; oft bringen sie den Besuch beim Zahnarzt mit unerfreulichen Erfahrungen aus ihrer Kindheit in Verbindung.[4] Deshalb kann der Zahnarzt, der Kinder behandelt, die Grundlage dafür legen, wie die Kinder in der Zukunft gegenüber einem Zahnarzt eingestellt sind und ob die Atmosphäre von Sicherheit und Vertrauen oder von Furcht und Angst geprägt ist.

Die Kindheit bedeutet Lernen. Sich in Toleranz zu üben und mit dem Streß fertigzuwerden, gehört zum Heranwachsen. In diesem Sinne kann der Zahnarzt als Lehrer des kindlichen Patienten betrachtet werden, der dem Kind das richtige Verhalten beibringt.

Die Behandlung von Kindern ist eine niemals endende Herausforderung für den Zahnarzt, weil jedes Kind und jede Situation einzigartig sind. Ein fähiger und erfahrener Kinderpsychiater sagte einmal, als er gefragt wurde, wie er mit Kindern umgehe: „In einer vorgegebenen Situation handelt man auf eine bestimmte Weise; manchmal erweist es sich als richtig, manchmal als falsch, aber je mehr Kenntnisse und Erfahrungen man bekommt, umso öfter ist es wahrscheinlich richtig." Dieses Kapitel versucht, einen Leitfaden dieser Erkenntnisse zu vermitteln.

Das Verhalten von Kindern

Allgemeine Erfahrungen

Das Verhalten von Kindern beim Zahnarzt hängt von einer Reihe von Faktoren ab, die auch untereinander verknüpft sind. Die verschiedenen Faktoren und ihre Wechselbeziehungen sind in Abbildung 4-1 schematisch dargestellt.

4   Das Kind als zahnärztlicher Patient

Kind
Erfahrung
Reife
Persönlichkeit

Verhalten
in der
Behandlungs-
situation

Eltern
Einstellungen
Eltern-Kind
Beziehung
Erziehung

Zahnärztliches Team
Wissen
Geschick

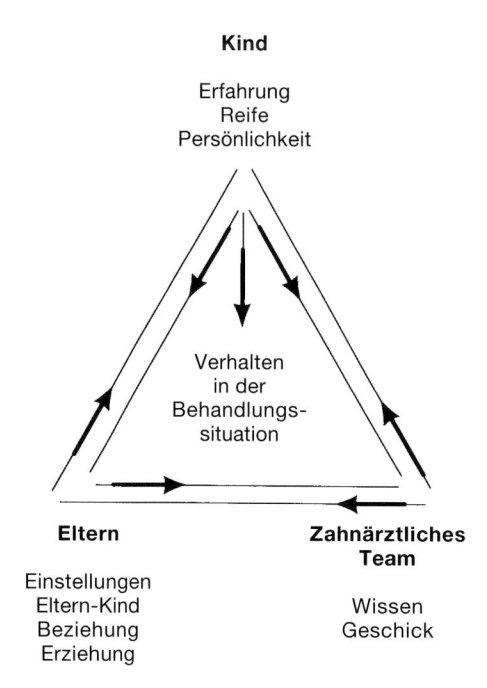

Abb. 4-1 Schematische Darstellung von Faktoren, die das Verhalten eines Kindes beim Zahnarzt beeinflussen. Die Pfeile charakterisieren die psychologischen Wechselbeziehungen, die zwischen Kind, Eltern und zahnärztlichem Team stattfinden.

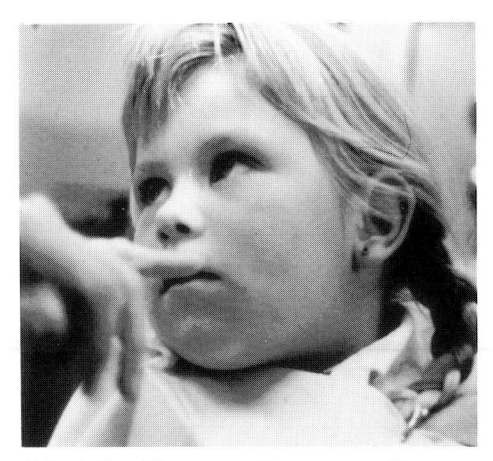

Abb. 4-2   „Kann man Dir vertrauen?"

Im allgemeinen sind die Erfahrungen des Kindes mit den Menschen, die ihm begegnet sind und mit jenen, die es im täglichen Leben umgeben, von großer Bedeutung. Dies ist im Grunde eine Sache des Vertrauens und geht auf das erste Lebensjahr zurück. Homburger Erikson[3] nennt dies das Grundvertrauen, welches sehr früh begründet wird, und er betont dessen Wichtigkeit für die harmonische Entwicklung des Kindes. Sich sicher zu fühlen, Menschen zu trauen und Vertrauen in sie zu haben, ist die Grundlage dafür, im Leben zurechtzukommen (Abb. 4-2). Dieses Vertrauen kann auch auf die zahnärztliche Situation übertragen werden.

Frühe Erfahrung bei medizinischer und zahnärztlicher Behandlung

Schmerzhafte Erfahrungen bei ärztlicher oder zahnärztlicher Behandlung können ein ernsthaftes Hindernis bei der künftigen Kooperation des Kindes sein. Daher sollte die Behandlung so schmerzlos wie möglich sein. Eine optimale Schmerzkontrolle ist der Schlüssel für eine hohe fachliche Qualifikation; wie wichtig es ist, gute Injektionstechniken zu beherrschen, kann nicht genug betont werden. Man beachte, daß die Grenze der Schmerztoleranz bei Kindern genauso stark variiert wie bei Erwachsenen. Kleine Kinder können unfähig sein, zwischen Unbehagen und Schmerz zu unterscheiden. Die Methoden, eine gute Schmerzkontrolle zu erreichen, werden in Kapitel sechs vorgestellt.

Reife des Kindes

Kleine Kinder, gewöhnlich jene unter vier Jahren, können nicht zwischen eingebildeter und wirklicher Gefahr unterscheiden. Sie reagieren oft in primitiver Art und Weise, aufgeschreckt durch unerwartete und plötzliche Bewegungen (Abb. 4-3), helles Licht und scharfe und punktförmige Objekte; all dies kann bei einer zahnärztlichen Sitzung auftauchen. Jedes Kind sollte deshalb entsprechend seines Reifegrades behandelt werden (Abb. 4-4). Kleine Kinder fürchten sich oft davor, alleingelassen zu werden und brauchen die Sicherheit eines Erwachsenen und besonders von Menschen, die sie kennen und denen sie vertrauen. Es ist daher empfehlenswert, daß ein Elternteil oder ein naher Verwandter das Kind begleitet.

Wenn das Kind anfängt, Erfahrungen zu machen, kann es auch in zunehmendem Maße neue Dinge und Situationen meistern. Instinktive Reaktionen werden langsam durch Wissen und kognitive Fähigkeiten ersetzt. Neben der Fähigkeit, Furcht einzuschätzen und zu meistern, kann sich das geistig reifende Kind auf ein bestimmtes Vorhaben konzentrieren, es kann etwas ertragen und sich selbst entsprechend den Anforderungen der Umwelt motivieren. Rud & Kisling[6] zeigten, daß das Kind, wenn es eine Phase der geistigen Entwicklung erreicht, die einem Alter von drei Jahren entspricht, in der Situation der Zahnbehandlung kooperieren kann. Ein kleines Kind braucht mehr Zeit und mehr Aufmerksamkeit, um die Zahnbehandlung zu akzeptieren, als ein älteres Kind.

Einige altersbezogene Charakteristika, die für die Zahnbehandlung relevant sind

Obwohl das Verhalten von Kindern eher mit ihrer geistigen Entwicklung als mit ihrem chronologischen Alter verknüpft

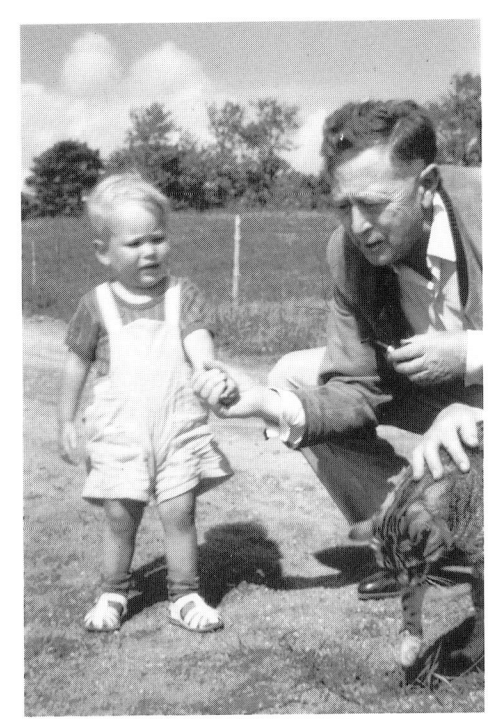

Abb. 4-3 Zum ersten Mal in seinem Leben einer großen Katze zu begegnen, ist erschreckend, wenn man nur zwei Jahre alt ist.

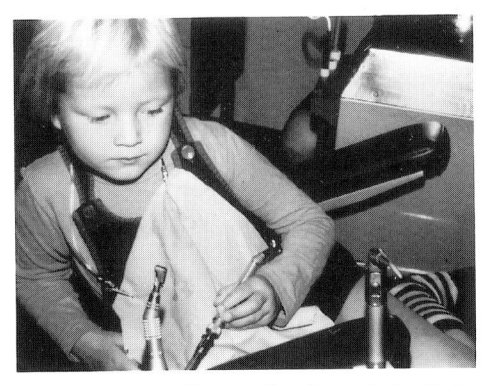

Abb. 4-4 Einführung in die zahnärztliche Behandlungssituation.

ist, können einige typische altersbezogene Charakteristika herausgestellt werden. Aus den vorher erwähnten Gründen ist die Kooperation eines Kindes unter drei Jahren limitiert und nicht vorherzusagen. Die zahnärztliche Behandlung sollte deshalb auf ein Minimum beschränkt bleiben.

Das **dreijährige Kind** ist oft noch scheu gegenüber Fremden, doch der Sozialisationsprozeß hat schon begonnen, und das Kind möchte nachahmen und sich innerhalb vernünftiger Grenzen ausrichten. Das Zeitgefühl des Kindes und seine Geduld sind begrenzt und müssen bei der Behandlungsplanung berücksichtigt werden.

Das **vierjährige Kind** hat einen bestimmten Grad an Selbstvertrauen und Unabhängigkeit erreicht und kann ohne ein Elternteil im Behandlungsraum sein. Das Kind ist nun im allgemeinen eine umgängliche Persönlichkeit, die Erwachsene imitieren möchte und die gesprächig und hilfsbereit ist. Neugier und viel Phantasie sind andere Charakteristika, die genutzt werden können, um den Umgang mit dem Kind zu erleichtern.

Das **fünfjährige Kind** befindet sich meist in der sehr harmonischen Vorschulperiode und ist gewöhnlich ein sehr anpassungsfähiger Patient. Das Kind reagiert sehr sensibel auf Lob und Schmeichelei. Die Feinmotorik entwickelt sich jetzt, obwohl das Kind noch nicht fähig ist, eine optimale Zahnputztechnik zu erlernen.

Das **sechsjährige Kind** befindet sich in einer weniger harmonischen Phase, es ist oft unruhig und kann manchmal schlecht gelaunt sein. Es befindet sich in der Übergangsperiode zum logischen Denken; das Kind fängt an, auf logische Art zu argumentieren und kann schwer zu überreden sein.

Sieben- und achtjährige Kinder sind im allgemeinen sensibel und vernünftig. Die Feinmotorik ist nun gut entwickelt. Logisches Denken entwickelt sich schnell. Die Egozentrik, die für das Vorschulkind typisch ist, verschwindet, das Kind kann sich in eine Gruppe einfügen, versteht die Bedeutung von Regeln und kann bis zu einem gewissen Maß Verantwortung übernehmen. Kinder dieses Alters sind oft kategorisch und unnachgiebig; Dinge können nur entweder gut oder schlecht sein.

Die **Phase von neun Jahren bis zur Vorpubertät und Pubertät** ist harmonisch und aktiv. Das Kind ist empfänglich für die Ideen und Ansichten Erwachsener; für das Kind ist dies eine geeignete Zeit, damit anzufangen, Verantwortung für seine Mundhygiene zu übernehmen.

Der **Teenager**. Bekanntlich geraten Teenager leicht in Konflikte mit der Erwachsenenwelt, wodurch auch die Beziehung zum Zahnarzt beeinflußt werden kann. Man sollte sich merken, daß diese Phase oft durch Unsicherheit und Sensibilität gegenüber Kritik und Vorwürfen geprägt ist. Im übrigen sollte der Teenager bei der Zahnbehandlung als Erwachsener angesehen werden.

Persönlichkeit

Jedes Kind hat seine eigene Persönlichkeit, obwohl einige Wesenszüge labil sein können und eher eine Entwicklungsphase darstellen. Es kann sehr nützlich sein, Informationen über das Kind zu bekommen, über sein Temperament, seine Gewohnheiten und sein Verhalten im allgemeinen.

Das kräftige, robuste und das sensible, verwundbare Kind – Das robuste Kind erscheint unermüdlich, ist wagemutig und begierig auf neue Entdeckungen. Es wird nicht leicht aus dem Gleichgewicht geworfen und hat oft eine sichere Selbsteinschätzung. Mit sol-

Das Verhalten von Kindern

verschiedenen Schritte sollten öfters wiederholt werden, doch muß auch effizient gearbeitet werden, da diese Kinder leicht ermüden. Zu bedenken ist, daß ein Kind wegen einer allgemeinen Krankheit oder Müdigkeit über eine gewisse Zeit sensibel erscheinen kann, ohne ständig so zu sein.

Das **stabile und das leicht beeinflußbare Kind** – Das emotional stabile Kind benimmt sich ruhig und gelassen. Der entgegengesetzte Typ erscheint emotional undisziplinierter, ist impulsiv und kann in theatralisches Gelächter oder Tränen ausbrechen. Diese Kinder haben eine lebhafte Phantasie und können dominant sein. Wenn sie unter Streß stehen, können sie die Kontrolle verlieren und in hysterische Schreianfälle ausbrechen, während derer es oft unmöglich ist, mit ihnen zu kommunizieren. Sie brauchen Ruhe und Bestätigung, aber auch eine feste und entschiedene Ansprache.

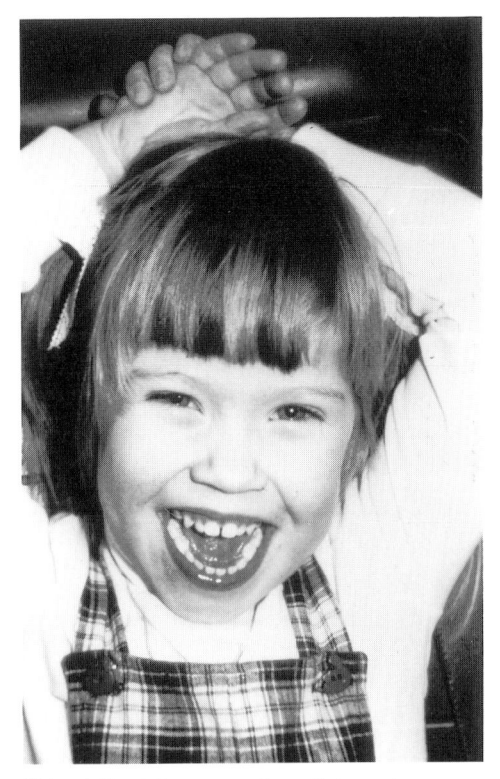

Abb. 4-5   Ich mag meinen Zahnarzt.

Das **ausdrucksstarke, kontaktfreudige und das reservierte, zurückhaltende Kind** – Während einige Kinder im Kontakt mit anderen Menschen offen, warmherzig und natürlich sind, können andere verschlossen sein. Manchmal kann man den Eindruck erhalten, daß sie unbeteiligt sind und lieber ausgeschlossen bleiben. Solche Kinder werden manchmal wegen ihrer Kommunikationslosigkeit und ihres introvertierten Temperaments als schizothym bezeichnet. Zeit, Geduld und viele Nettigkeiten sind erforderlich, um Zugang zu ihnen zu finden.

chen Kindern ist der Umgang in der Regel einfach (Abb. 4-5).
Das Gegenteil ist das vorsichtige, sensible Kind, das leicht aufgibt und bezüglich seiner eigenen Fähigkeiten, mit Streß und neuen Situationen fertigzuwerden, pessimistisch wirkt. Im Extremfall erscheinen solche Kinder verwundbar und „dünnhäutig". Im allgemeinen sind sie oft ängstlich und können auf Streß mit Krankheitsgefühlen reagieren, haben Bauchschmerzen oder erbrechen sogar. Ihre Schmerztoleranz ist oft niedrig. Für diese Kinder muß man besondere Aufmerksamkeit und Geduld aufbringen. Man sollte sich viel Zeit dafür nehmen, das Kind langsam an die Behandlungssituation zu gewöhnen. Die

Die oben erwähnten Charakteristika sind Extreme, obgleich sie in der normalen Spannweite liegen; die Persönlichkeit der meisten Kinder liegt irgendwo dazwischen. Dazu kommt, daß ihr Verhal-

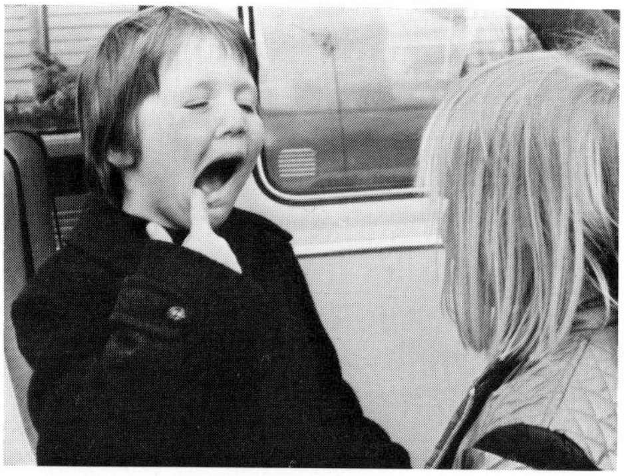

4 Das Kind als zahnärztlicher Patient

Abb. 4-6 Das Kind ist manchmal versucht, durch Übertreibungen zu beeindrucken und damit bei Spielkameraden Furcht auszulösen.

ten im allgemeinen eher durch ihre Erfahrungen auf dem Gebiet zwischenmenschlicher Beziehungen beherrscht wird und durch die Art, wie sich der Zahnarzt ihnen nähert, als durch ihre persönlichen Wesenszüge. Jedoch trifft man gelegentlich auf Kinder, bei denen ein psychologisches Vorgehen sorgfältig erwogen werden muß.

„Kinder lieben anfänglich ihre Eltern; wenn sie älter werden, beurteilen sie sie; manchmal vergeben sie ihnen."
Oscar Wilde

Die Eltern

Jedes Zuhause hat seine eigenen Regeln, oft unausgesprochene, einheitliche Kommunikationsmuster, Einstellungen und Traditionen, die Kindern ständig aufgedrängt werden, und die sie durch Nachahmung und Beobachtung der Menschen um sie herum lernen. Es überraschte daher nicht, als man herausfand, daß die Einstellungen der Familie, besonders jene der Mutter, großen Einfluß auf das Verhalten des Kindes haben.[7] Dementsprechend ist bei einem unerfahrenen Kind die Angst vor dem Zahnarzt oft eng verknüpft mit jener der Mutter. Venham et al.[8] fanden heraus, daß eine Mutter, die sich selbst achtet, sicher und aufgeschlossen ist, die zuhause aktiv die Unabhängigkeit und Umgänglichkeit ihres Kindes fördert, es dem Kind leichter macht, mit dem Zahnarzt zurechtzukommen. Die Mutter jedoch, der es an Selbstvertrauen mangelt, die großzügig und leicht verärgert, unsicher und voller Zweifel über das Setzen von Grenzen ist und deshalb Einschränkungen vermeidet, hat oft Kinder mit Kooperationsproblemen.

Wenn das Kind das Schulalter erreicht, können auch Lehrer als Vorbilder dienen. Negativ kann das Kind durch Spielgefährten geprägt werden, die es genießen, Unruhe zu stiften (Abb. 4-6).

Ein Trost für die nicht perfekten Eltern: Wenn Du perfekt wärest, würde Dein Kind keine Erfahrungen damit machen, wie man mit den nicht so perfekten Mitgliedern der Gattung Homo sapiens umgeht.

Die Kind-Eltern-Beziehung und die Kindererziehung

Das Verhalten eines Kindes beim Zahnarzt spiegelt die Beziehung zwischen Kind und Eltern wider. Ein gutes Verhältnis ist durch ein Gleichgewicht zwischen den jeweiligen Bedürfnissen des Kindes und der Eltern gekennzeichnet. Die Grundbedürfnisse eines Kindes, die auch Bestandteile der Kindererziehung

sind, können in folgenden Termini zusammengefaßt werden:
- Zuneigung
- Anerkennung
- Autorität

Zuneigung und Liebe zu erhalten, ist wesentlich für die harmonische emotionale Entwicklung des Kindes. Die meisten Kinder werden von ihren Eltern geliebt. Selten wird ein Kind wegen emotionaler Störungen der Mutter zurückgestoßen. Wenn es keinen Ersatz für solch eine Mutter gibt, kann dies zu lebenslangen emotionalen Störungen führen. Zurückgewiesene Kinder schaffen auch dem Zahnarzt Probleme. Sie sind oft introvertiert, mißtrauisch und manchmal aggressiv. Diese Kinder brauchen viel Aufmerksamkeit und Freundlichkeit, auch wenn sie ungehorsam und nachtragend sind. Ihren Schutzwall zu durchbrechen, kann eine Menge Geduld erfordern.

Anerkennung zu erhalten, so akzeptiert zu werden, wie man ist und das Gefühl der Gleichberechtigung zu haben, ist für ein Kind wichtig, um Selbstvertrauen und Selbstachtung zu entwickeln. Da die Mehrzahl der Eltern auf ihre Kinder stolz ist, wird diesen Bedürfnissen nach Ermutigung und Unterstützung gewöhnlich entsprochen. Einige Eltern fordern jedoch von ihren Kindern ständig zu viel; sie fördern so die Entwicklung eines frustrierten Kindes, das sich anders und minderwertig fühlt. Eltern, die extreme Forderungen stellen, nörgeln ständig herum und kritisieren das Kind, da sie es nicht so akzeptieren können, wie es ist. Auch diese Kinder können dem Zahnarzt Probleme bereiten; sie brauchen, genau wie zurückgestoßene Kinder, Freundlichkeit und Geduld.

Autorität einzusetzen, ist wahrscheinlich der schwierigste Teil der Kindererziehung. Dies schließt Disziplin und Konsequenz sowie das Setzen von Grenzen und Regeln ein. Das Ziel ist es, dem Kind Unabhängigkeit sowie Toleranz gegenüber Frustationen beizubringen, und es zu lehren, mit Furcht und Streß fertig zu werden. Autorität bedeutet auch, als Vorbild zu dienen. Als gutes Beispiel zu dienen und dieses ständig zu tun, ist sicher keine einfache Aufgabe.

Der Umgang mit den Eltern

Im allgemeinen entwickelt sich eine gute Zahnarzt-Eltern-Beziehung ohne irgendeine besondere Anstrengung. Manchmal jedoch brauchen die Eltern Ratschläge und Anleitungen, wie ihr Beitrag zu einer guten Behandlung ihres Kindes aussehen könnte, z. B. sollten sie eine negative Einstellung gegenüber der Zahnbehandlung vermeiden, wenn sie das Kind auf einen Zahnarztbesuch vorbereiten. Einige Eltern ereifern sich, dem Kind stets das Beste im Leben zu geben. Daraus erwächst die Gefahr, daß sie sich dem Kind gegenüber allzu besorgt und allzu beschützend verhalten und daher nicht bereit sind, fordernd aufzutreten. Diese Eltern können oft in bezug auf Kinderpsychologie sehr belesen sein. Jedoch können zu viele Informationen, die oft nur bruchstückhaft sind und verwirren, die Eltern verunsichern, was denn nun das Beste für das Kind ist. Eltern können sich dazu entschließen, das Kind seine eigenen Entscheidungen treffen zu lassen, anstatt die Verantwortung für das Setzen von Grenzen zu übernehmen. Diese Kinder sind dem Zahnarzt gegenüber oft wenig kooperativ, weil sie an Forderungen nicht gewöhnt sind. Man muß daher die Eltern dahingehend beraten, das Kind angemessen und spezifisch zu fordern. Wenn dies vom Zahnarzt verständnis- und vertrauensvoll vorgebracht wird, sind die Eltern oft dankbar. Einige Eltern sind jedoch ganz offen feindlich gesinnt und weigern sich, irgendeine Art von Anforderung an ihr Kind zu akzeptieren. Sie dazu zu bringen, kann schwierig sein und verlangt viel Diplomatie und Takt. Die eigene Angst des Elternteiles vor dem Zahnarzt ist oft der Hintergrund für Feindseligkeit und Mißtrauen. Wenn möglich, sollte der andere Elternteil oder ein anderer Verwandter das Kind zum Zahnarzt begleiten.

Eine oft diskutierte Frage ist, ob die Eltern bei der Behandlung ihres Kindes anwesend sein sollten oder nicht. Eltern, die das Zustandekommen eines guten Kontaktes zwischen Zahnarzt und Kind nicht behindern und sich nicht in die Behandlung einmischen, können durchaus im Behandlungsraum sein. Wenn jedoch die Eltern ihre Angst in Gegenwart des Kindes nicht kontrollieren können oder sich auf anderem Wege einmischen oder wenn das Kind in übermäßigem Maße Vorteil aus der Anwesenheit der Eltern zieht, sollten sie der Behandlung nicht beiwohnen. Man soll jedoch daran denken, daß eine Forderung oder eine Bitte, bei der Behandlung des Kindes nicht im Raum zu sein, auf Sicherheit und Vertrauen basieren sollte.

Um es kurz zusammenzufassen: „schwierige" Eltern sind oft

- ängstlich vor dem Zahnarzt;
- unsicher, wie sie beim Zahnarzt mit dem Kind umgehen sollten und dankbar für Hilfe und Hinweise;
- schuld an dem unkooperativen Verhalten des Kindes und teilweise verantwortlich für die schlechte orale Gesundheit ihres Kindes;
- dazu geneigt, sich selbst als Eltern unterzubewerten und die Möglichkeiten des Kindes zu unterschätzen, mit Frustrationen und Streß fertig zu werden.

Was die Eltern benötigen, ist:

- eine ehrliche Information über den zahnmedizinischen Zustand ihres Kindes;
- eine positive Bestätigung;
- die Fähigkeit zu akzeptieren, daß ihr Kind eine eigenständige Person ist, die mit eigenen Mitteln Streß bewältigen kann.

Das zahnärztliche Team

Kinder reagieren besonders sensibel auf Körpersprache und unausgesprochene Kommunikation. Eine Atmosphäre in der Zahnarztpraxis, die durch Ruhe, Vertrauen und fachliche Qualifikation gekennzeichnet ist, bringt normalerweise kooperative Kinder und zufriedene Eltern hervor. Eine gute fachliche Qualifikation ist gekennzeichnet durch:

- Selbstkenntnis und Vertrauen, eine realistische Einschätzung sowohl der eigenen Fähigkeiten als auch der Grenzen; den Mut, Fehlschläge zuzugeben und, wenn notwendig, ein Kind, das Sie nicht behandeln können, an einen Kollegen zu überweisen.

- die Fähigkeit, effizient unter optimaler Schmerzkontrolle zu arbeiten, ein Gleichgewicht zu halten zwischen den Ansprüchen an das Kind und den Erfordernissen der Behandlung sowie, wenn notwendig, akzeptable Modifikationen in der Behandlung zu finden;

- Verständnis und Respekt gegenüber

Kindern und die Fähigkeit, sich vorzustellen, wie diese die Situation beim Zahnarzt empfinden;
- Respekt und Verständnis, Ehrlichkeit und Nachdruck bei der Beratung der Eltern;
- die Fähigkeit, die einzelnen Mitglieder des zahnärztlichen Teams ins Spiel zu bringen, die zahnärztliche Helferin, die Dentalhygienikerin und den Zahnarzt selbst. Jeder kann für bestimmte Aufgaben geeigneter sein als die anderen.

Wissen ist die Grundlage. Es gibt keinen Schnellkurs, der die erforderlichen Fertigkeiten vermittelt; um sie zu erlangen, muß man üben.

Psychologische Wechselbeziehungen

Die komplexen verbalen und nonverbalen Wechselbeziehungen, die in einer zahnärztlichen Sitzung zwischen dem Kind, den Eltern und den Mitgliedern des zahnärztlichen Teams stattfinden, sind schwer wahrzunehmen, nicht meßbar und manchmal unmöglich zu kontrollieren. Um jedoch eine angenehme Atmosphäre zu schaffen, sind sie von höchster Bedeutung (Abb. 4-1).

Furcht und Angst

Die Furcht vor Verletzungen ist notwendig, um ein Kind vor Gefahren zu schützen. Gleichzeitig schafft Furcht aber die größten Behandlungsprobleme für den Zahnarzt. Furcht und Angst machen eine Kinderbehandlung schwieriger und senken die Schmerzschwelle, woraus ein Teufelskreis resultiert.

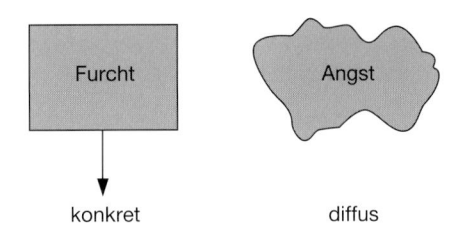

Abb. 4-7 Darstellung des Unterschiedes zwischen Furcht und Angst. Furcht ist konkret, Angst diffus.

Die Worte Furcht und Angst werden oft zusammen benutzt, ohne sie zu unterscheiden. Bei genauem Sprachgebrauch gibt es jedoch einen Unterschied zwischen ihnen (Abb. 4-7). Furcht ist konkret. Das heißt, sie hat einen realen Hintergrund, und man kann in Worten ausdrücken, wovor man sich fürchtet. Angst, die sich manchmal als Furcht vor dem Unbekannten ausdrückt, ist diffus und nicht wie Furcht auf eine bestimmte Bedrohung bezogen. Die wirklichen Proportionen gehen verloren, genauso wie die Fähigkeit, mit der Bedrohung vernünftig umzugehen.
Sehr kleine Kinder haben begrenzte Erfahrungen von der Welt und ihren Gefahren, und ihre Furcht wird manchmal als ursprünglich bezeichnet, da sie eher auf Instinkten basiert als auf einem realistischen Verständnis der Gefahr. Homburger Erikson[3] sagt, daß Furcht und Angst während der Kindheit so dicht beieinanderliegen, daß man sie nicht trennen kann. Die Fähigkeit, diese Bedrohung, die hinter der Furcht und der Angst steckt, zu rationalisieren, wächst, wenn das Kind älter wird.
Ein niedriges Furcht- und Angstniveau kann einem Kind helfen, den kognitiven und emotionalen Übergang zur aktuellen Behandlungssituation herzustellen. Mit anderen Worten, man sollte dem Kind Zeit einräumen, mit der Situation

umzugehen. Andererseits hat es sich gezeigt, daß ein Kind, das einer ungewohnten Behandlung ohne Vorwarnung ausgesetzt wird, öfter einem höheren und beständigeren Furcht- und Angstniveau unterworfen ist.

Wenn Furcht und Angst über einen längeren Zeitraum auftreten und Verhaltensänderungen auslösen, sind sie zu einer Phobie geworden. Zwanghafte Reaktionen gehen oft spontan während der Kindheit zurück, können aber als Antwort auf bestimmte emotionale Krisen im Erwachsenenalter wieder ausgelöst werden. Kindliche Phobien (Furcht vor Donner, Dunkelheit, Schlangen usw.) werden als normale und notwendige Bestandteile der emotionalen Entwicklung betrachtet, aber solch zwanghafte Reaktionen können mit ungewohnten Situationen verbunden werden. So zeigen einige Kinder phobische Reaktionen bei ihrem ersten Zahnarzttermin, obwohl sie früher noch keine negativen Erfahrungen beim Zahnarzt gemacht haben.

Faktoren, die darüber entscheiden, wie das Kind auf Furcht und Angst reagieren wird

1. *Das Furchtniveau*, das davon abhängt, wie das Kind die Situation wahrnimmt, bezieht sich auf die eigenen Erfahrungen des Kindes und auf die Umgebung und hängt davon ab, ob das Kind von verläßlichen und vertrauenswürdigen Menschen umgeben ist oder nicht.

2. *Die Fähigkeit, mit Furcht fertigzuwerden*, bezieht sich auf die Reife des Kindes und dessen Persönlichkeit.

3. *Die Motivation, mit Furcht fertigzuwerden*, hängt von den Anforderungen ab, welche die Umgebung stellt und die bei der Erziehung praktiziert werden und auch von solchen, die beim Zahnarztbesuch abverlangt werden.

Ausdrucksformen von Furcht und Angst

Kinder zeigen ihre Gefühle gewöhnlich offener als Erwachsene, obwohl es da Ausnahmen gibt. Ausdrucksmöglichkeiten für Furcht und Angst gibt es verschiedene. In Abhängigkeit von der Reife des Kindes, von seiner Persönlichkeit, den Erfahrungen mit früheren schrecklichen Situationen und den Ansprüchen, die von den Eltern und/oder dem Zahnarzt gestellt werden, kann das Kind folgendermaßen reagieren:

– Flucht
– Aggressivität
– Weinen
– Ausweichen
– Apathie und Rückzug
– Rückschritt
– Erbrechen oder Bauchschmerzen
– Versuch, die Furcht zu unterdrücken und zu verbergen.

Ein Kind, das weint, erfährt gewöhnlich mehr Zuwendung als eines, das aggressiv, kämpferisch und beleidigend ist. Die Furcht hinter diesen verschiedenen Ausdrucksformen kann jedoch die gleiche sein. Es ist auch wichtig, sich klarzumachen, daß ein Kind, das sich aufgrund der elterlichen Disziplin gut benimmt, trotzdem von Furcht erfüllt sein kann. Dies zeigt sich gewöhnlich an den ängstlichen Augen und an einem angespannten Ausdruck.

Wie man Furcht und Angst mindert

Die effektivsten Methoden, die kindliche Furcht und Angst zu mindern, sind:

- das Kind durch ein positives Vorbild in eine aufnahmebereite Haltung zu bringen, damit es bestimmte Informationen besser verarbeiten kann;
- Unsicherheit dadurch zu reduzieren, daß man dem Kind hilfreiche Informationen gibt;
- emotionale Unterstützung durch positive, nonverbale Kommunikation zu geben;
- und den Schmerz durch eine wirksame Betäubung auszuschalten.

Es sollte jedoch beachtet werden, daß man dem Kind nicht mehr Information als nötig anbietet, da dies genauso Furcht provozieren kann, als wenn man ihm zu wenig anbietet.

Weil das Mindern und Beseitigen von Furcht und Angst Teil eines Lernprozesses sind, scheint eine Schritt-für-Schritt-Methode, die wiederholt angewendet wird, die besten und nachhaltigsten Resultate zu ergeben (vergleiche Umgang mit dem Kind).

Unkooperative Kinder

Hauptgründe

Furcht und Angst sind die Hauptkomponenten des unkooperativen Verhaltens von Kindern. Die Gründe sind mit dem Kind, den Eltern und dem zahnärztlichen Team verknüpft und können folgendermaßen zusammengefaßt werden:

- ungenügende Reife;
- Krankheit, Müdigkeit;
- Entwicklungskrisen;
- generelle Furcht;
- niedrige Schmerztoleranz;
- schlechte Erfahrungen aus früherer Behandlung;
- negatives Verhalten der Eltern;
- grundsätzliche Mängel durch ungünstige soziale Bedingungen;
- zu große Nachsicht, mangelhafte Erziehung;
- Notwendigkeit für extensive Zahnbehandlung;
- nicht angemessene Behandlung seitens des zahnärztlichen Teams.

Diese Gründe sind *nicht* nach ihrer Bedeutung aufgeführt; ihre relative Bedeutung ist schwierig festzulegen, da sie Wechselbeziehungen unterliegen und teilweise voneinander abhängen. Ihre Komplexität wird offensichtlich durch die Diskrepanz zwischen der elterlichen und zahnärztlichen Betrachtungsweise der Ursachen: Die Eltern beschuldigen meist den Zahnarzt, die Zahnärzte meist die Eltern (Tabelle 4-1).

Wie weit verbreitet ist die Angst?

Eine Studie[2] unter schwedischen Kindern, die sich mit der Akzeptanz zahnärztlicher Behandlung befaßte, zeigte, daß die allgemeine Furcht vor dem Zahnarzt bei 4 bis 16jährigen 3% betrug; 8% davon reagierten manchmal in solcher Weise, daß ohne physischen Zwang oder erhebliche Verzögerung nicht behandelt werden konnte; mehr als 50% der Dreijährigen widersetzten sich auf irgendeine Weise. Die Kooperation verbesserte sich mit zunehmendem Alter, die Verbesserungsrate war bei den Jüngsten am ausgeprägtesten. Auch zeigte sich, daß sich bei Vorschulkindern, die eine extensive Behandlung benötigten, der Grad der Kooperation mit jedem neuen Termin verminderte.

Tabelle 4-1   Hauptgründe für unkooperatives Verhalten von Vorschulkindern, so wie es vom Zahnarzt und den Eltern gesehen wird (in Prozent der Kinder). Nach Mejàre et al.[5]

Hauptgründe für unkooperatives Verhalten	Zahnarzt	Eltern
frühere zahnärztliche Behandlung	6	54
dringende zahnärztliche Fürsorge	3	1
Vorausgegangene Krankheit und/oder körperliche traumatische Verletzungen	3	10
Verhalten in der Familie / Kindeserziehung	44	7
Sozioökonomische Faktoren	2	1
Persönlichkeit des Kindes, Ängstlichkeit, Starrköpfigkeit	21	15
Unreife des Kindes	15	1
Weiß nicht	6	11
Total (n=186)	100	100

Strategien

Der erste Schritt, mit einem unkooperativen Kind umzugehen, besteht darin, den Grund oder die Gründe dafür zu finden. Wenn es sehr jung ist, sollte man es beobachten und sich bei den Eltern nach dem Verhalten des Kindes im allgemeinen und in anderen Streßsituationen erkundigen. Man sollte versuchen, das Vertrauen von Eltern und Kind zu gewinnen. Man setzt die Notwendigkeiten der Behandlung fest sowie die Forderungen an das Kind; dann plant und beschreibt man die Herangehensweise.

Umgang mit dem Kind

Um Furcht und Angst vor dem Zahnarzt zu beseitigen oder zu vermindern, werden verschiedene Techniken angewendet. Neben der Furchtverminderung zielen sie darauf ab, dem Kind beizubringen, mit Hilfe von Strategien und Motivation diese zu überwinden. Sie können sowohl zur Einführung in die zahnärztliche Situation benutzt werden als auch zur erneuten Konditionierung eines Kindes, das sich vor dem Zahnarzt fürchtet.

Die meisten dieser Techniken basieren auf der Lerntheorie: Kinder sind sehr aufnahmefähig und lernen Dinge genauso leicht wie sie sie wieder verlernen. Die *Vorbildfunktion* bedeutet, daß ein Kind ein anderes kooperatives Kind desselben Alters entweder direkt auf dem Zahnarztstuhl oder im Film beobachtet und danach dieses vorbildliche Verhalten nachzuahmen versucht. Die Erzählen-Zeigen-Machen-Technik ist wahrscheinlich die Technik, die am weitesten verbreitet ist.[1] Verstärkung des Erlernten zur Verhaltensänderung bedeutet, daß positives Verhalten belohnt wird, während negatives mißbilligt wird. Das *Beeinflussen des Verhaltens* ist eine Kombination des Erzählen-Zeigen-Machens und der positiven Verstärkung (Ermutigung). Es schließt folgendes ein:

Umgang mit dem Kind

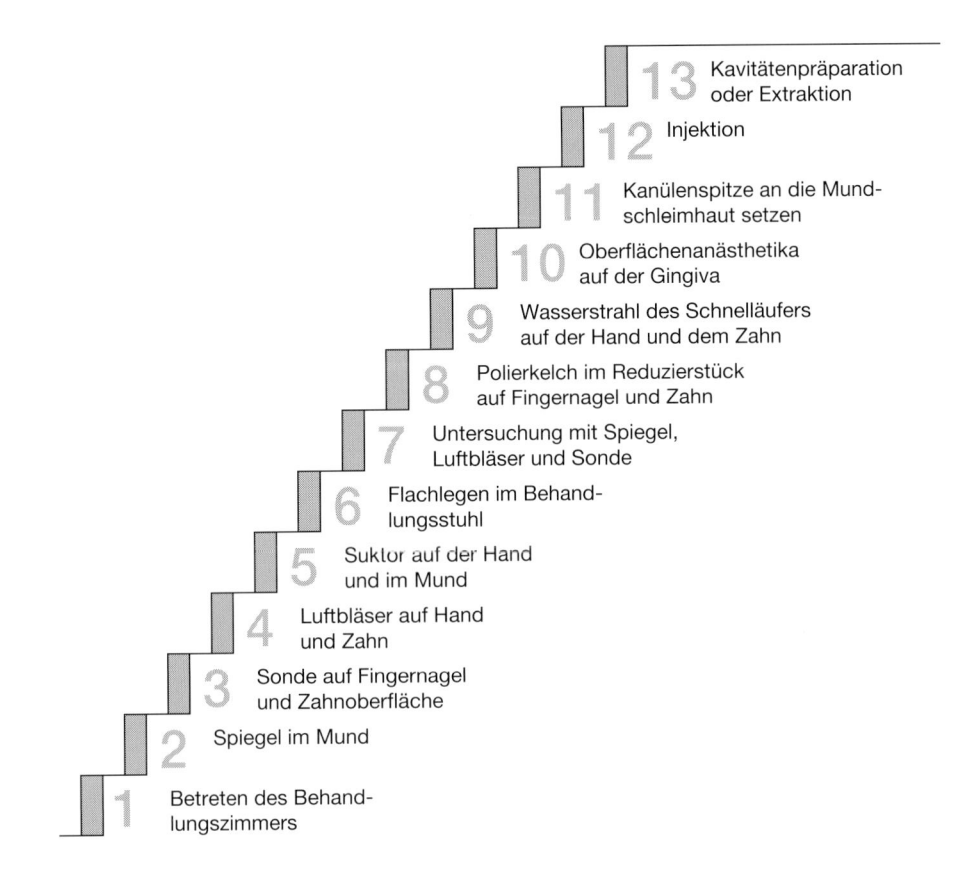

13 Kavitätenpräparation oder Extraktion
12 Injektion
11 Kanülenspitze an die Mundschleimhaut setzen
10 Oberflächenanästhetika auf der Gingiva
9 Wasserstrahl des Schnelläufers auf der Hand und dem Zahn
8 Polierkelch im Reduzierstück auf Fingernagel und Zahn
7 Untersuchung mit Spiegel, Luftbläser und Sonde
6 Flachlegen im Behandlungsstuhl
5 Suktor auf der Hand und im Mund
4 Luftbläser auf Hand und Zahn
3 Sonde auf Fingernagel und Zahnoberfläche
2 Spiegel im Mund
1 Betreten des Behandlungszimmers

Abb. 4-8 Stufen zur Einführung in die zahnärztliche Situation. Die Stufen steigen von der am wenigsten bis zu der am stärksten streßauslösenden Maßnahme an.

– Erzählen-Zeigen-Machen
– Ermutigen
– Beobachten der Reaktionen
– Einschätzen der Akzeptanz
– wenn positiv, eine neue Stufe einführen
– wenn negativ, die gegenwärtige Stufe weiter üben
– Wiederholen dieser Stufen gemäß einer Hierarchie der Behandlungsschritte, ausgehend von der am leichtesten bis zu der am schwierigsten zu akzeptierenden Stufe (Abb. 4-8).

Richtlinien für die Beeinflussung des Verhaltens

Allgemeine Anleitungen

Das Ziel besteht darin, Vertrauen aufzubauen und eine positive Akzeptanz der Zahnbehandlung zu erreichen. Die Technik basiert auf der Erzählen-Zeigen-Machen-Methode, die sich der positiven Ermutigung bedient; des weiteren basiert sie auf anfänglich kleinen Anforderungen, die schrittweise zunehmen

Tabelle 4-2 Einschätzung der Akzeptanz. Verhaltenskategorien auf verschiedenen Ebenen und deren Einfluß auf die Behandlung. Nach Holst & Crossner.[2]

Klasse	Verhaltens-kategorien	Akzeptanz-niveau	Einfluß auf die Behandlung
1	aktiver körperlicher Widerstand, Proteste, Schreien. Keine Kooperation	kein oder negativ	Die Behandlung kann ohne Kontrolle über den Körper oder eine übermäßige Verschiebung des Behandlungsschrittes nicht ausgeführt werden. Das Heben der Hände stört die Behandlung.
2	Zeichen des Widerstands wie angespannte Muskeln. Reserviertes Verhalten. Keine Antworten. Das Kind folgt Anweisungen nur mit geringer Kooperation.	unwillig	Heben der Hände, welches aber nicht die Behandlung stört. Das Kind kann ohne große Verzögerung behandelt werden.
	Entspannt, ruhige Augen. Das Kind spricht und zeigt Interesse am Vorgehen. Gute Kooperation.	positiv	Die Behandlung kann sofort ausgeführt werden (nach genauer Information).

sowie auf ständigem Üben. Informieren Sie das Kind über Ihre Vorgehensweisen. Versuchen Sie eine gute Beziehung durch die Entwicklung einer Zwei-Wege-Kommunikation herzustellen. Schildern und zeigen Sie die Einrichtungsgegenstände Ihrer Praxis. Zeigen Sie Verständnis für die Gefühle des Kindes und dessen Situation. Beobachten und reagieren Sie sensibel auf alle Signale des Kindes, besonders auf die nonverbalen. Zeigen Sie die Behandlungsinstrumente in klar strukturierter Form, Schritt für Schritt, von dem Instrument, das am wenigsten Angst provoziert bis zu dem, das am meisten Angst provoziert (Abb. 4-8). Wenn jeder Schritt vom Kind positiv akzeptiert wird, sollte das Kind für die erwünschte Antwort und sein Verhalten gelobt werden. Wie ausführlich und wie schnell die Schritte ausgeführt werden können, sollte an jeden Einzelfall angepaßt werden. Beobachten Sie sorgfältig die Reaktionen und das Verhalten des Kindes, und lassen Sie sich dadurch leiten! Das hilft Ihnen, die Situation zu kontrollieren und bestimmt die Grenzen für jedes einzelne Kind. Bemühen Sie sich, daß jeder Besuch mit einer positiven Akzeptanz endet! Von einer Behandlungssitzung zur anderen steigen allmählich die Anforderungen. Um die Fähigkeiten des Kindes zu festigen, sollten bei jedem Besuch bestimmte Handlungsabläufe wiederholt werden.

Einschätzen der Akzeptanz – Das Verhalten des Kindes wird beobachtet und bewertet, gemäß den Verhaltenskategorien der Tabelle 4-2.

Weiteres Üben – Wenn das Kind auf einen bestimmten Schritt negativ reagiert, muß weiter geübt werden, und das erreichte Verhalten wird bewertet. Wenn ein neuer Schritt eingeführt wird, sollte dies nacheinander gemäß der Erzählen-Zeigen-Machen-Methode geschehen. Testen Sie z. B. die Sonde oder das Polierinstrument zuerst auf Ihren eigenen Fingernägeln, dann auf denen des Kindes und zuletzt auf der Zahnoberfläche. Fragen Sie nach der Erfahrung des Kindes. Kommunizieren Sie mit Auge und Gesichtsausdruck. Ermutigen Sie, sobald Fortschritte erzielt wurden.

Nächster Besuch – Der nächste Besuch beginnt mit einer weiteren Übung. Man sollte sich bemühen, eine positive Akzeptanz auf einem höheren Niveau der Reizleiter zu erreichen.
Wiederholen Sie das Erzählen-Zeigen-Machen, und helfen Sie dem Kind, es selbst zu versuchen. Wenn dies nicht erfolgreich ist, kann das Kind gezwungen werden, es zu versuchen. Es muß aber sichergestellt sein, daß dem Kind dabei kein Schaden oder Schmerz zugeführt wird; die Eltern müssen informiert sein und dieses Vorgehen billigen.

Wenn das Kind nicht dazu gebracht werden kann, sich trotz vernünftigen Bemühens behandeln zu lassen, sollte die Situation noch einmal überdacht werden:

– Überprüfen Sie den Behandlungsplan noch einmal, um zu sehen, ob er modifiziert oder der anstehende Behandlungsschritt aufgeschoben werden kann.

– Unterhalten Sie sich mit den Eltern, vielleicht haben sie Ideen, wie das Problem zu lösen ist.

– Vielleicht ist der Zeitpunkt schlecht und das Kind hat andere Probleme zu Hause oder in der Schule.

– Versuchen Sie, ob jemand anderes das Kind begleiten kann; ein Wechsel kann einen positiven Effekt haben.

– Sollte das Kind zu einem anderen Zahnarzt geschickt werden?

– Leidet das Kind an starken emotionalen Störungen oder ist es aus anderen Gründen unfähig, mit Streß in der zahnärztlichen Situation fertigzuwerden?

Zusätzlich zu psychologischen Techniken gibt es andere Methoden, Kooperation zu steigern und Furcht zu vermindern, wie etwa die Prämedikation, die Lachgasanalgesie zur Sedierung, sowie die Allgemeinanästhesie. Diese Methoden werden im Kapitel 6 diskutiert.

Zitierte Literatur

1. Addelston HK. Child patient training. *Fort Rev Chicago Dent Soc* 1959; **38**: 358 – 66.
2. Holst A. Crossner C-G. Direct ratings of acceptance of dental treatment in Swedish children. *Community Dent Oral Epidemiol* 1987; **15**: 258 – 63.
3. Homburger Erikson E. *Childhood and society*. Norton 1987.
4. Kleinknecht RA, Klepak RK, Alexander LD. Origins and characteristics of fear of dentistry. *J Am Dent Assoc* 1973; **86**: 842 – 8.
5. Mejàre I, Ljungkvist B, Quensel E. Preschool children with uncooperative behaviour in the dental situation. Some characteristics and background factors. *Acta Odontol Scand* 1989; **47**: 337 – 45.
6. Rud B, Kisling E. The influence of mental development on children's acceptance of dental treatment. *Scand J Dent Res* 1973; **81**: 343 – 52.
7. Shoben ED, Borland L. An empirical study of the etiology of dental fears. *J Clin Psychol* 1954; **10**: 171 – 4.
8. Venham LL, Murray P, Gaulin-Kremer E. Child-rearing variables affecting the preschool child's response to dental stress. *J Dent Res* 1979; **58**: 2042 – 5.
9. Venham LL, Murray P, Gaulin-Kremer E. Personality factors affecting the preschool child's response to dental stress. *J Dent Res* 1979; **58**: 2046 – 51.

Kapitel 5

Klinische und röntgenologische Untersuchung

Anamnese
Klinische Untersuchung
Röntgenologische Untersuchung
Befundaufnahme
Epikrise

Eine gründliche Untersuchung und Diagnose des kindlichen Patienten ist aus verschiedenen Gründen wichtig.
Erstens kann eine medizinische oder zahnmedizinische Behandlung nur erfolgreich sein, wenn sie auf einer umfassenden Diagnose basiert, die sich wiederum auf eine gründliche Untersuchung stützt.
Zweitens ist der Zahnarzt in vielen Fällen der medizinische Praktiker, der das Kind am häufigsten sieht, da in Skandinavien die gesamte Bevölkerung im Kindesalter zahnmedizinisch betreut wird.
Aus diesem Grunde sollten Zahnärzte in der Lage sein, die erste Diagnose von einigen der wichtigsten medizinischen Krankheitsbilder zu stellen, die in der Kindheit auftreten. Beispiele dafür sind: Wachstumsstörungen, Infektionen, Kindesmißbrauch und Vernachlässigung.
Schließlich ist der erste Kontakt kleiner Kinder ein wichtiger bestimmender Faktor dafür, wie sie sich später beim Zahnarzt verhalten.
Schon beim ersten Besuch bilden sich Kinder und Eltern ihre Meinung über den Zahnarzt und sein Team. Deshalb ist es wichtig, daß das Kind in einer freundlichen und entspannten Atmosphäre untersucht wird. Das zahnärztliche Team sollte sich dessen bewußt sein und den Eltern verständnisvoll und unterstützend begegnen. Das zahnärztliche Team sollte das Kind und die Eltern nicht primär als Patienten ansehen, sondern als Menschen. Auch gibt dies dem Zahnarzt eine gute Gelegenheit, sich einen Eindruck von dem allgemeinen Hintergrund von Kind und Eltern zu verschaffen, von ihrer Haltung gegenüber der Zahnmedizin und von ihren Erwartungen.
Dieses Kapitel beschreibt in allgemeiner Form die Anamnese, sowie die klinische und röntgenologische Untersuchung von Kindern und führt schließlich zu Diagnosen bei den jeweiligen Patienten. Einzelheiten über die Untersuchung der Zähne, der parodontalen Gewebe sowie der Okklusion werden in anderen Kapiteln vermittelt.

Die Untersuchung sollte folgendes umfassen:
Anamnese
    persönliche Daten (Name, Alter, etc.)
    bestehende Beschwerden
    Familienanamnese
    allgemeine medizinische Anamnese
    zahnmedizinische Anamnese

Klinische Untersuchung
   allgemeines Erscheinungsbild
   Gesicht
   orale Schleimhaut
   parodontale Gewebe
   Zähne
   Okklusion

Röntgenuntersuchung

In wenigen Fällen sind Labortests, wie Biopsien, bakteriologische Tests etc. vonnöten, um eine abschließende Diagnose zu stellen. Eine Beschreibung dieser Techniken findet man in den dafür relevanten Fachbüchern.

Anamnese

Die Anamnese sollte die persönlichen Daten des Kindes und der Eltern wiedergeben (Name, Alter etc.) sowie eine Beschreibung der momentanen Beschwerden des Kindes. Zu diesem Zeitpunkt kann es von Vorteil sein, wenn sich der Zahnarzt kurz den Mund und die Zähne des Kindes anschauen kann. In der Praxis sollte die Anamnese eher die Form einer entspannten Unterhaltung denn eines Verhörs annehmen. Um eine Anamnese zu erheben, können standardisierte Formblätter verwendet werden, doch sollte nach deren Ausfüllen stets ein Patientengespräch erfolgen.
Die vollständige Anamnese enthält eine Familienanamnese, eine medizinische und eine zahnärztliche Anamnese. Wichtige Informationen zu jedem dieser Punkte sind in Tabelle 5-1 dargestellt.

Tabelle 5-1   Eine Liste wichtiger Informationen, die bei der Erhebung der Anamnese beachtet werden sollten:

Familienanamnese
Beruf der Eltern
sozialer Status
Zahl der Geschwister
Besuch von Kindertagesstätten

medizinische Anamnese
Gesundheit der Mutter während der Schwangerschaft
Gewicht bei der Geburt
Komplikationen bei der Geburt
Gesundheit des Kindes im ersten Lebensjahr
Kinderkrankheiten und medizinische Behandlung
Medikation und Arzneimittelunverträglichkeiten
Traumen
Störungen des Kreislauf-, Atmungs-, Verdauungs- und Nervensystems
Schlafstörungen

zahnmedizinische Anamnese
vorausgegangene zahnmedizinische Versorgung
Verhalten des Kindes beim Zahnarzt
orale Habits
Mundhygienestatus
Ernährungsgewohnheiten (Diätanamnese)
Fluoridtherapie

Die Familienanamnese

Der Zweck der Familienanamnese besteht darin, sich relevante Informationen über den sozialen Hintergrund des Kindes und, was am wichtigsten ist, über dessen Familie zu verschaffen.
Faktoren wie die Anzahl von Kindern, die Wohnverhältnisse, die Berufe der Eltern, der regelmäßige Besuch des Kindes von Kindertagesstätten und Schulen sind wichtig, um einen realistischen Plan für präventive und restaurative zahnärztliche Leistungen aufzustellen.

Diese Anamnese sollte auch Erberkrankungen erfassen, seien sie nun oral und/oder allgemein manifestiert.

Es sollte betont werden, daß die für eine angemessene Familienanamnese benötigten Informationen von vielen Eltern als vertraulich angesehen werden. Daher sollte der Zahnarzt sehr taktvoll vorgehen, wenn er die Anamnese erheben will.

Allgemeine medizinische Anamnese

Krankheiten jedweder Art, seien auch nur Symptome bekannt, sollten identifiziert werden. Die allgemeine medizinische Anamnese stellt die oralen und dentalen Probleme in einen breiteren Zusammenhang, nämlich der Fürsorge für den ganzen Patienten.

Angeborene oder erworbene Krankheiten oder Funktionsstörungen können direkt oder indirekt die Ursache oder Prädisposition oraler Probleme sein (z. B. kraniofaziale Syndrome, juvenile rheumatoide Arthritis, Diabetes, hämatologische Krankheiten), oder sie können im individuellen Fall die Fürsorge und Behandlung oraler Krankheiten beeinflussen.

Die Anamnese sollte Informationen über Schwangerschaft, Geburt, die neonatale Periode und die frühe Kindheit erfassen.

Schwangerschaft
   Dauer
   mütterliche Gesundheit
   Medikation
   sonstiges

Geburt
   Komplikationen
   Steißlage
   sonstiges

Neonatale Periode
   Größe bei der Geburt
   Gewicht bei der Geburt
   Gelbsucht
   Atmungsprobleme
   Ernährungsprobleme
   Deformationen
   angeborene Zähne
   sonstiges

Die Gesundheit des Kindes während seines ersten Lebensjahres
   körperliche Entwicklung
   psychomotorische Entwicklung
   Traumen
   Krankheiten

Bei der Erhebung der Anamnese sollte man sich besonders einen Überblick über vorausgegangene Krankenhausaufenthalte, Krankheiten, Traumen, frühere und laufende medizinische Behandlungen verschaffen. Auch sollte man sich über infektiöse Krankheiten (z.B. Kinderkrankheiten, Mittelohrentzündung), Immunisierungen, Allergien (einschließlich Medikamentenunverträglichkeit) sowie Schlafstörungen informieren. Schließlich sollten aktuelle und zurückliegende Probleme sowie jegliche Krankheitszeichen und -symptome im Kopfbereich, im Respirationstrakt, im kardiovaskulären, gastrointestinalen und neuromuskulären sowie im Skelettsystem in die allgemeine Anamnese einbezogen werden. Wenn notwendig sollten diese Informationen ergänzt werden durch solche des Hausarztes und durch Krankenhausberichte.

Zahnmedizinische Anamnese

Man sollte sich über die vorausgegangenen Erfahrungen des Kindes beim Zahnarzt ein Bild machen. Die Art der

Zahnbehandlung, einschließlich der Maßnahmen zur Schmerzkontrolle sowie der Akzeptanz früherer Zahnbehandlungen geben dem Zahnarzt einen wichtigen Hintergrund, um das Verhalten des Kindes bei eben diesen Situationen einzuschätzen. Darüber hinaus können Behandlungsmaßnahmen herausgefunden werden, die besonders anstrengend und unangenehm waren.

Faktoren, die für die zukünftige Zahngesundheit von Bedeutung sind, sollten als Teil der zahnärztlichen Anamnese identifiziert werden, einschließlich der täglichen Mundhygiene, der Ernährungs- und Nuckelgewohnheiten.

Das Ziel der zahnärztlichen Anamnese besteht zudem darin, bei der ersten kurzen Inspektion ätiologische Erklärungen für seltene Diagnosen wie schnell fortschreitende Karies, atypische Attrition, Gingivarezession etc. zu finden.

Klinische Untersuchung

Allgemeines Erscheinungsbild

Wie bereits erwähnt, ist der Zahnarzt in vielen Fällen die medizinische Person, welche das Kind am häufigsten sieht. Deshalb kann der Zahnarzt medizinische und funktionelle Probleme erkennen, die bislang unbemerkt geblieben sind und kann durch Überweisung zu Fachärzten zu einer verbesserten medizinischen Betreuung beitragen.

Die Einschätzung des allgemeinen Erscheinungsbildes sollte beginnen, ehe das Kind auf dem Behandlungsstuhl Platz nimmt. Wenn der Zahnarzt persönlich das Kind aus dem Wartezimmer abholt und mit ihm ins Behandlungszimmer geht, bietet dies eine ausgezeichnete Möglichkeit, einen ersten Eindruck von der Statur des Kindes, seinen Proportionen, seiner Haltung, von Kopf, Mund, Atmung und Gang zu erhalten. Diese Einschätzung kann auf Wachstumsstörungen hindeuten, auf Störungen des zentralen Nervensystems, neuromuskuläre Störungen oder orthopädische Probleme, die einer weiteren Untersuchung bedürfen.

Untersuchungen der Haut auf ihre Farbe, pigmentierte Läsionen, Blasen, Narben, Trockenheit und Schuppen können Indiz für eine Systemerkrankung sein. Die Hände sollten gründlich untersucht werden bezüglich ihres Gewebszustandes oder einer Syndaktylie der Finger (Anzeichen für ein Syndrom) und daraufhin, ob es Hinweise auf Habits gibt. Die Qualität und Form der Nägel sollte bewertet werden. Bei ektodermalen Störungen können die Nägel fehlen oder qualitativ schlecht sein. Bei chronischen Atmungserkrankungen oder angeborenen Herzerkrankungen können die Fingernägel deutlich konvex sein und sogenannte Trommelschlegelfinger vorliegen.

Die Farbe, Menge und Qualität des Haares sollte untersucht werden. Bei bestimmten Arten von ektodermalen Dysplasien und verschiedenen Stoffwechselstörungen fehlt das Haar oder ist spärlich und dünn.

Untersuchungen des Kopfes und des Halses

Wenn die Familienanamnese, die Anamnese des Patienten oder die grobe klinische Untersuchung Anhaltspunkte für angeborene oder erworbene kraniofaziale Anomalien ergeben, sollten Kopf und Hals systematisch untersucht werden. Dabei sollte man jede anatomische Struktur auf ihre Unversehrtheit, Funktion, Entwicklung und Pathologie unter-

Tabelle 5-2 Untersuchung des Kopfes und Halses von Kindern, bei denen der Verdacht einer angeborenen oder erworbenen kraniofazialen Anomalie besteht.

Struktur	Diagnostisches Vorgehen
Schädel	Achten Sie auf Formabweichungen und Asymmetrien, messen Sie den Kopfumfang!
Ohren	Testen Sie grob das Hörvermögen, achten Sie auf Veränderungen des äußeren Ohres!
Augen	Testen Sie grob das Sehvermögen, beurteilen Sie grob die Augenbewegungen, Schielen, Hyper- oder Hypotelorismus, Exophthalmus, Iriscolobom, Ptosis, Konjunktivitis!
Nase	Beurteilen Sie die Riechfähigkeiten, beurteilen Sie die Gängigkeit der Nasenwege, beurteilen Sie grob Nasenseptumdeviationen!
Gesicht	Untersuchen Sie die Haut in bezug auf Entzündungen, Narben, Effloreszenzen, Ulzerationen, beobachten Sie grob die Gesichtsbewegungen, achten Sie auf Asymmetrien der Gesichtsknochen oder Weichgewebe, untersuchen Sie die Funktion und den Beweglichkeitsgrad des Unterkiefers!
Hals	Untersuchen Sie die Muskulatur (Torticollis) und den Beweglichkeitsgrad, tasten Sie die regionären Lymphknoten!

suchen. Auch geringfügige Anomalien sollten erfaßt werden, da solche in vielen multiplen angeborenen Mißbildungssyndromen auftauchen und da es sich gezeigt hat, daß von Neugeborenen mit drei oder mehr angeborenen geringfügigen Fehlbildungen 90% eine schwerere Anomalie aufweisen. Sogar bei früher Untersuchung und Beurteilung bleiben viele Anomalien und Entwicklungsprobleme bis zur frühen Kindheit unentdeckt; deshalb sollte sich der Zahnarzt über Abweichungen vom Normalen, die andere Probleme bedeuten können, bewußt sein.

Tabelle 5-2 schlägt eine Abfolge und bestimmte Elemente einer klinischen Untersuchung vor, um pathologische Erscheinungen in der Kopf- und Halsregion zu diagnostizieren.

Intraorale Untersuchung

Normalerweise erlebt das Kind bei der intraoralen Untersuchung seinen ersten Kontakt mit zahnärztlichen Instrumenten. Daher sollte der Zahnarzt nach einfachen intraoralen Untersuchungsmethoden vorgehen, um das Kind an die Manipulation mit Spiegel, Sonde und anderen Instrumenten innerhalb der Mundhöhle zu gewöhnen. Eine „Erzählen-Zeigen-Machen" Technik sollte in vollem Umfang angewendet werden. Während und nach der intraoralen Untersuchung sollte der Zahnarzt die Gelegenheit ergreifen, den Eltern zu zeigen, was er gefunden hat. Den meisten Eltern sind Erklärungen und Diskussionen über den Zustand der Zähne ihrer Kindes willkommen.

Die Mundhöhle sollte systematisch untersucht werden, um nicht wichtige Erscheinungen auszulassen.

Für eine routinemäßige intraorale Untersuchung kann man sich auf wenige Instrumente beschränken. Das Kind kann fast immer sitzend im Behandlungsstuhl untersucht werden. In manchen Fällen kann es allerdings von Vorteil sein, wenn das Kind bei der Untersuchung auf dem Schoß der Eltern sitzt.

Untersuchung der Mundschleimhaut

Die Mundschleimhaut sollte erst untersucht werden, nachdem sie gereinigt worden ist. Zunächst beginnt man mit der Lippenschleimhaut und fährt mit der Wangenschleimhaut fort, wobei man auch die Umschlagfalten des Ober- und Unterkiefers berücksichtigt. Der Gaumen wird mit einem Spiegel untersucht. Die Schleimhaut der Zunge und des Mundbodens wird inspiziert, wobei man vorsichtig die Zunge abhält.
Während der Untersuchung der Mundschleimhaut, bei der auch palpiert werden kann, werden jegliche Ulzerationen, Veränderungen der Farbe der Oberfläche, Schwellungen oder Fisteln notiert. Wenn die Alveolarfortsätze untersucht werden, sollte jeder kleinen Schwellung oder jeder Retraktion des Gingivarandes besondere Aufmerksamkeit geschenkt werden, da dies ein Zeichen für einen interradikulären pathologischen Prozeß sein könnte.
Frenulae sollten mit besonderer Sorgfalt hinsichtlich einer hohen Insertion am parodontalen Gewebe untersucht werden, da dies möglicherweise Komplikationen nach sich ziehen kann.

Untersuchung der parodontalen Gewebe

Bei den parodontalen Geweben spielen entzündliche Veränderungen eine wichtige Rolle. Der Gingivarand wird vorsichtig mit einer stumpfen Parodontalsonde auf blutende Bereiche hin untersucht.
Eine vollständige parodontale Untersuchung aller Zähne hinsichtlich ihres Attachmentverlustes ist routinemäßig kaum durchführbar. Es gibt wenig Gründe, die Parodontien von Milchzähnen zu sondieren, wenn nicht allgemeine medizinische Umstände dies erfordern. Im bleibenden Gebiß kann man Attachmentverlust bei Teenagern sehen. Wenn also nicht aufgrund von Röntgenaufnahmen eine jugendliche Parodontitis vermutet wird, so sollte man vernünftigerweise ein systematisches Sondieren der Parodontien bis zu diesem Alter aufschieben.
Ablagerungen auf Zähnen können entweder fest oder weich sein. Zahnstein ist jedoch ein ungewöhnlicher Befund vor dem Teenageralter, obwohl in einigen Fällen Zahnstein im Milchgebiß auf jenen Zahnflächen festgestellt wird, die dicht an den Ausführungsgängen der Speicheldrüsen liegen. Sowohl die Menge an Ablagerungen als auch deren Farbe sollten vermerkt werden.

Untersuchung der Zähne

Unterschiede in Zahl, Morphologie, Farbe und Oberflächenstruktur sollten unter gutem Licht und nach vorsichtigem Trocknen begutachtet werden. Eine Säuberung der Zähne kann erfolgen, um kleine Veränderungen der Schmelzoberfläche zu entdecken. Dies ist bei einer sehr milden Form der Hypomineralisation wie auch bei frühen Stadien der Dentalfluorose besonders wichtig.
Bei Zahntraumen sollte die Farbe und Lichtdurchlässigkeit des verletzten Zahnes oder der Zähne sorgfältig dadurch beurteilt werden, daß man das Licht sowohl reflektieren als auch transmittieren läßt. Nach einem Trauma sind leichte Farbveränderungen oft die ersten Anzeichen eines intrapulpalen Schadens. Um geringe Veränderungen der Licht-

durchlässigkeit festzustellen, muß man oft den Winkel des Lichtstrahls ändern. Kariöse Initialläsionen können nur nach sorgfältigem Säubern und Trocknen der Zähne festgestellt werden. Solche Läsionen sollten hinsichtlich ihrer Oberflächenrauheit oder ihrem Verlust an Oberflächenkontinuität untersucht werden. Allerdings sollte man bei Initialläsionen besonders darauf achten, die Läsion unterhalb der Oberfläche (subsurface lesion) nicht mit der Sonde freizulegen. Wenn Läsionen mit einer deutlichen Kavitation untersucht werden, sollte man auf Farbe, Lokalisation und Tiefe der Läsion achten. Alle Restaurationen sollten bezüglich Überhängen, Randfrakturen und Sekundärkaries begutachtet werden.

Untersuchung der Kieferposition und -entwicklung

Zum Schluß sollte das Gebiß des Patienten hinsichtlich Zahn- und Kieferfehlstellungen beurteilt werden, wobei jegliche Abweichung in der Zahnentwicklung, der Okklusion von Ober- und Unterkiefer sowie den Platzverhältnissen berücksichtigt werden muß.

Röntgenologische Untersuchung

Indikationen für Röntgenaufnahmen bei Kindern

Röntgenaufnahmen sollten auf jene Patienten mit klinischen Zeichen und Symptomen beschränkt werden, die wahrscheinlich von einer solchen Untersuchung profitieren. Nachfolgend sind einige wichtige Kategorien oder orale Probleme aufgelistet, die häufig Indikationen für die röntgenologische Untersuchung sind:

Karies
Pathologie der Pulpa
Traumen
Probleme beim Zahndurchbruch
Entwicklungsanomalien
orthodontische Befundung
Schmerzanamnese
Schwellung
unerklärbare Zahnbeweglichkeit
unerklärbare Blutungen
tiefe parodontale Taschenbildung
Fistel
unerklärliche Überempfindlichkeit von Zähnen
Zustand der Kieferhöhle
ungewöhnliche Zahnlücken oder Wanderung von Zähnen
zur Abklärung von Differentialdiagnosen
ungewöhnliche Zahnmorphologie, Verkalkung oder Farbe
Beurteilung von Wachstumsanomalien
veränderte okklusale Beziehungen
Hilfe bei der Diagnose von Systemerkrankungen
Familienanamnese von Zahnanomalien
postoperative Kontrolle

Filmgröße

Im Prinzip sollte der größte Film, der paßt oder vom Kind akzeptiert wird, benutzt werden, um die Informationen jeder Aufnahme zu maximieren. Der Platz ist begrenzt, und es wird empfohlen, eine Auswahl verschiedener Filmgrößen in der Praxis zu haben. Intraorale Filme sind in verschiedenen Größen verfügbar, die von 0 bis 6 gemäß dem ISO-Standard klassifiziert sind. Die am meisten verwendeten Filmgrößen für intraorale Röntgenaufnahmen bei Kindern sind in Abbildung 5-1 dargestellt. Es

5 Klinische und röntgenologische Untersuchung

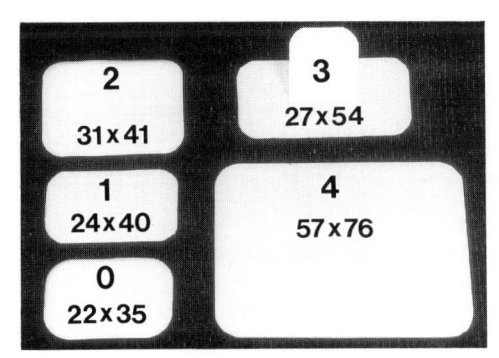

Abb. 5-1 Die gängigsten Filmgrößen für den intraoralen Gebrauch. Die Nummern sind dem ISO-Standard angepaßt.

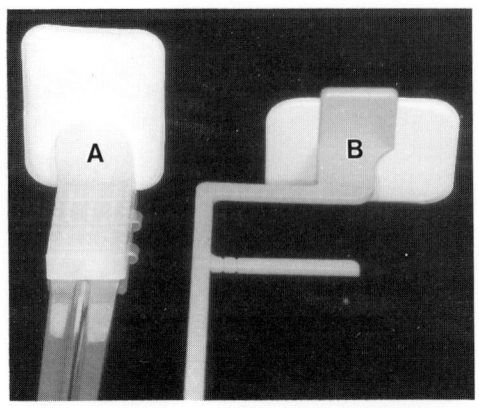

Abb. 5-3 Zwei verschiedene Filmhalter mit einer Röntgenstrahlführung, der eine für periapikale (A) und der andere für Bißflügelaufnahmen (B).

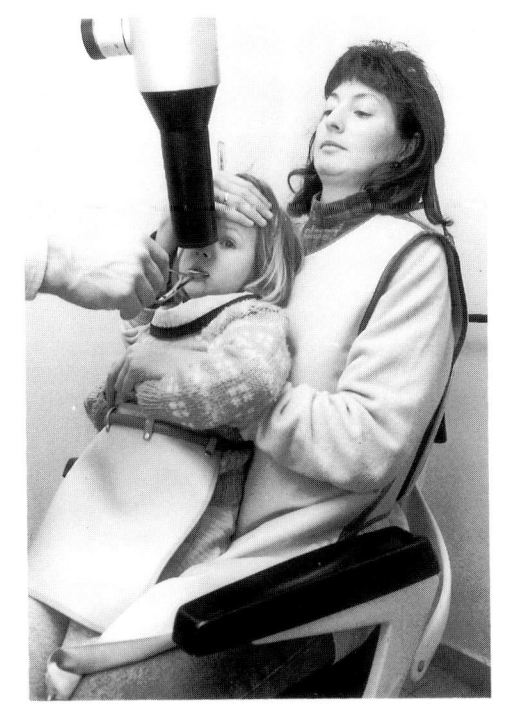

Abb. 5-2 Der begleitende Erwachsene muß manchmal junge Kinder halten, falls die Röntgenaufnahme besonders wichtig ist. Ein weniger steiler Strahlengang würde sicher die Aussagequalität der Aufnahme erhöhen, und der Zentralstrahl würde nicht mehr auf den Thorax zielen. Eine Vorwärtsneigung des Kopfes des Kindes würde diesen Effekt noch unterstützen.

wird empfohlen, mindestens drei Filmgrößen verfügbar zu haben: ein kleiner Film für periapikale Aufnahmen und Bißflügelaufnahmen bei kleinen Kindern (z. B. Größe 1), einen Bißflügelfilm für Erwachsene (Größe 2), der auch für Aufbißaufnahmen bei kleinen Kindern benutzt werden kann, sowie ein Film für Aufbißaufnahmen (Größe 4) für ältere Kinder. Kleine Kinder verhalten sich nicht immer den Anweisungen entsprechend. Daher muß man die Röntgentechniken bei Kindern modifizieren. Einige Kinder können ihre Furcht überwinden, wenn ihnen die Vorgehensweise beim Röntgen gezeigt wird. Jedoch verhalten sich ganz kleine Kinder dabei manchmal unwillig. In solchen Fällen ist es für die begleitende erwachsene Person notwendig, so zu assistieren wie es in Abbildung 5-2 dargestellt ist. Das Kind wird auf den Schoß des Erwachsenen gesetzt, die Stirn des Kindes wird mit einer Hand gehalten, während die andere beide Handgelenke des Kindes umgreift. Auf diese Weise können die Bewegungen des Kindes

Röntgenologische Untersuchung

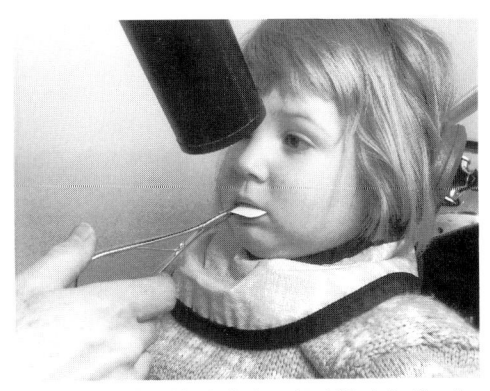

Abb. 5-4　Ein Nadelhalter ist hilfreich für die korrekte Plazierung und Fixierung des Filmes bei sehr jungen Patienten. Das zahnärztliche Personal sollte in solchen Fällen eine Bleischürze tragen.

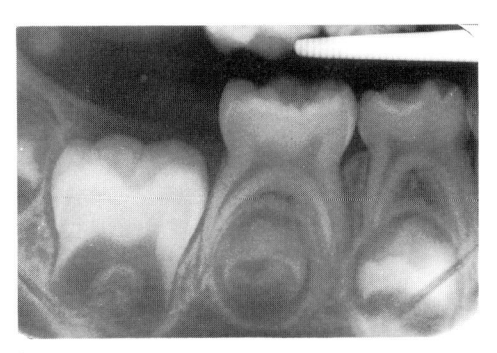

Abb. 5-5　Ein Nadelhalter ist als Filmhalter benutzt worden, um den Film in der korrekten Position zu halten. Beachtenswert die obligatorischen Linien an den unteren Ecken, die durch das Abknicken der Filmecken entstehen. Solche Knicke helfen, daß das Kind die Filmplazierung besser toleriert.

ausreichend unter Kontrolle gehalten werden.

Periapikale Röntgenaufnahmen

Die Röntgentechnik bei Kindern ist im allgemeinen dieselbe wie bei Erwachsenen, d. h. die *Parallel-* oder *Halbwinkeltechnik*. Mit der Paralleltechnik erreicht man normalerweise eine getreuere und präzisere röntgenologische Wiedergabe der Zahndimensionen als mit der Halbwinkeltechnik. Die Paralleltechnik verlangt oft einen Filmhalter, um Parallelität zwischen Zahn und Film herzustellen. Ein Filmhalter kann darüber hinaus eine Zielvorrichtung für die Röntgenstrahlen besitzen. Beispiele von Filmhaltern zeigt die Abbildung 5-3. Obwohl der Gebrauch von Filmhaltern für Kinder empfohlen wird, kann es sein, daß diese von einigen nicht toleriert werden und die Halbwinkel- oder eine modifizierte Technik angewendet werden muß. Um den Film bei der Belichtung in der korrekten Position zu halten, kann ein Nadelhalter (Arterienklemme) ganz nützlich sein (Abb. 5-4), wobei das zahnärztliche Personal den Kontakt mit dem primären Röntgenstrahlen vermeiden muß. Abbildung 5-5 zeigt eine periapikale Aufnahme bei einem vierjährigen Kind, bei dem ein Nadelhalter für die korrekte Filmplazierung benutzt wurde.

Bei der Halbwinkeltechnik sollte der vertikale Winkel senkrecht zu einer imaginären zweigeteilten Fläche sein, welche den Winkel zwischen Film und Zahn halbiert. Diese Technik ist z. B. für Kinder bis zu drei Jahren von nutzen, bei denen eine Röntgenaufnahme der frontalen Region des Oberkiefers angefertigt werden soll. Traumen dieser Zähnen sind in diesem Alter häufig. In solchen Fällen sollte zum Röntgen der betroffenen Zähne der größtmögliche Film (Nr. 2) in der okklusalen Ebene plaziert werden. Das Kind wird gebeten, auf den Film zu beißen, der Konus wird gemäß der Halbwinkeltechnik justiert (Abb. 5-4).

Eine dreidimensionale Lokalisierung ist nötig, will man Informationen über die relative Lage von Strukturen erhalten, wie z. B. bei Zahntraumen oder überzähligen Zähnen. Zwei Projektionsrichtungen, die im Winkel von 90° zueinander stehen, ermöglichen eine dreidimensionale Lokalisation im Unterkiefer. Im Oberkiefer kann jedoch die Überlagerung anderer Strukturen diese Methode unbrauchbar machen. Eine andere Möglichkeit besteht darin, zwei Aufnahmen mit leicht unterschiedlichem horizontalen oder vertikalen Winkel zu machen. Diese Technik erlaubt eine dreidimensionale Lokalisation nach geometrischen Regeln. Wenn die relative Bewegung in der entgegengesetzten Richtung zur Bewegung des Röntgenstrahles verläuft, ist das Objekt bukkal zum Referenzobjekt lokalisiert, und wenn das Objekt die gleiche Bewegung zeigt wie der Röntgenstrahl, liegt es oral.

Zahntraumen

Da die Frontzähne bei Traumen gewöhnlich am häufigsten betroffen sind, gibt die Halbwinkelprojektion eine zufriedenstellende Reproduktion des betroffenen Gebietes, sofern der vertikale Winkel variiert wird. Um eine horizontale Wurzelfraktur sichtbar zu machen, sollte der Röntgenstrahl in bukkooraler Richtung in nahezu derselben Linie verlaufen wie die Fraktur. Oft wird sich die Fraktur röntgenologisch als ein Kreis darstellen, da der Röntgenstrahl von der Frakturlinie abweicht. Wenn bei jüngeren Patienten eine periapikale Aufnahme gemacht wird, werden die Zahnkeime der bleibenden Frontzähne im Oberkiefer über den Apex der Milchzähne projiziert. Eine weitere Aufnahme, wobei der Film in der Okklusalebene plaziert wird, ergibt eine zufriedenstellende Projektion des Apex.
In Fällen, bei denen der Vergleich mit früheren Röntgenaufnahmen wichtig ist, wie etwa bei der Kontrolle von Traumen, muß die Röntgentechnik standardisiert werden. Ein Filmhalter mit einer Zielvorrichtung wird dann dringend empfohlen.

Bißflügelaufnahmen

Approximalkaries wird am besten mittels Bißflügelaufnahmen diagnostiziert. Diese Technik ist auch für die Diagnose einer Ostitis in der Bi- oder Trifurkation von Milchmolaren wichtig.
Wenn röntgenologische Informationen über große Bereiche innerhalb der Mundhöhle gebraucht werden, stehen verschiedene Methoden zur Verfügung. Sowohl intra- als auch extraorale Filme können verwendet werden. Ein intraoraler Status des gesamten Mundes besteht aus 10 bis 20 Aufnahmen. Extraorale Röntgenaufnahmen bedürfen Verstärkerfolien; die Reproduktion von Einzelheiten ist schlechter als bei intraoralen Aufnahmen.

Extraorale Panoramaaufnahmen (OPTG)

Mit dieser Technik kann man sich einen guten Überblick über die anatomischen Strukturen verschaffen. Einige Strukturen vor oder hinter dem Objekt können jedoch verschwommen sein. Panoramaaufnahmen sollten bei spezifischen klinischen Indikationen Anwendung finden, z. B. zur Klärung von Wurzelbildung, Entwicklungsstörungen und bei Problemen des Zahndurchbruchs.
Die Panoramatechnik verlangt eine Belichtungszeit von mehreren Sekunden,

und einige Patienten haben Schwierigkeiten, sich in dieser Zeit ruhig zu verhalten. Als allgemeine Regel sollte jede Röntgenaufnahme vermieden werden, wenn es wahrscheinlich ist, daß sie wegen der Bewegungen des Patienten bei der Belichtung oder einer falschen Filmplazierung wertlos ist. Es sollte aber bedacht werden, daß eine Panoramaaufnahme von Kindern meist als angenehmer empfunden wird, weil sie berührungslos vonstatten geht. Die Schleimhäute der Kinder sind sehr empfindlich gegenüber eingelegten Filmen und Haltern. Weiterhin ist von Vorteil die geringe Strahlenbelastung und der große diagnostische Nutzen durch die Gesamtdarstellung des stomatognathen Systems und seiner Nachbarregionen. Drei Panoramaschichtaufnahmen besitzen eine Strahlenbelastungsäquivalenz von einer Einzelbildaufnahme im Molarenbereich bei einem Erwachsenen.

Interpretation und diagnostische Überlegungen

Alle Informationen, die das Röntgenbild hergibt, sollten durch eine sorgfältige und systematische Interpretation ausgewertet werden. Grundlage der Beurteilung der Pathologie ist Kenntnis und Erfahrung der normalen Anatomie und ihrer Varianten.

Ein perfekter diagnostischer Test sollte immer positiv sein, wenn eine Erkrankung vorliegt und negativ, wenn keine vorliegt. Unglücklicherweise können Tests durch subjektive Einflüsse verzerrt sein, wodurch zwei Irrtumsmöglichkeiten gegeben sind: Überbewertung (falsch positiv) und Unterbewertung (falsch negativ). Dadurch gibt es vier Alternativen: richtig positiv, richtig negativ, falsch positiv und falsch negativ.

Die statistische Wahrscheinlichkeit für eine richtig positive Diagnose ist mit der Prävalenz dieser Krankheit korreliert. Zum Beispiel wird mit abnehmender Kariesinzidenz die relative Zahl falsch positiver Diagnosen wahrscheinlich steigen.

Krone – Karies sollte gemäß eines quantitativen Bewertungsindexes diagnostiziert werden, entsprechend der Tiefe der Strahlendurchlässigkeit in Schmelz und Dentin. Zu diesem Zweck wurden verschiedene Indizes propagiert. Traditionsgemäß werden nur die Approximalflächen röntgenologisch untersucht. Jedoch kann auch eine Okklusalkaries röntgenologisch festgestellt werden.

Starke Veränderungen im Mineralgehalt des Schmelzes oder Zahnformdefekte können aufgedeckt werden, ehe der Zahn durchbricht.

Fehlende Zähne – Einem verzögerten Zahndurchbruch oder jeglichem Verdacht auf Hypodontie (z. B. aufgrund der Familienanamnese) sollte mittels Röntgenuntersuchung nachgegangen werden. Extraorale Panoramaaufnahmen der Kiefer bieten die ausgezeichnete Möglichkeit, Zähne und Zahnkeime zu identifizieren und zu zählen (Abb. 5-6). Zudem können die Entwicklungsstadien sowie die Zahnmorphologie eines Individuums mit anderen verglichen werden. Man sollte beachten, daß zu Beginn von Zahnmineralisation und -durchbruch große Variationen bestehen. Der Leser wird auf Tabellen mit Zahndurchbruchszeiten verwiesen. Solche Tabellen sollten sowohl die durchschnittlichen Werte als auch die Spannweiten beinhalten. Im allgemeinen ist die Krone etwa drei Jahre vor dem Zahndurchbruch fertiggestellt, doch die röntgenologische Diagnose eines fehlenden Zahnkeims ist

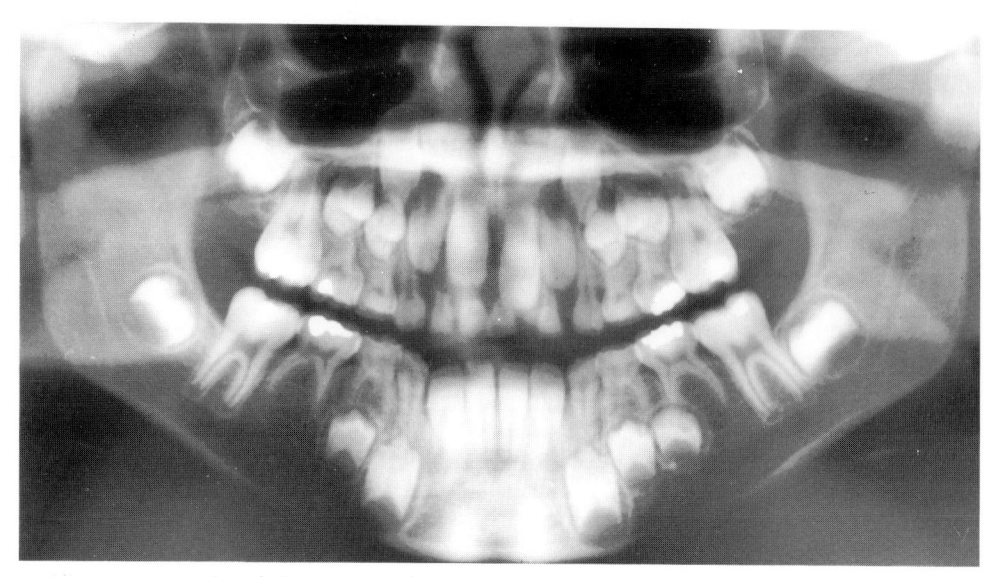

Abb. 5-6. Das Orthopantomogramm (OPTG) zeigt die Wechselgebißsituation eines achtjährigen Jungen mit später Zahnbildung und Dentitio tarda. Bei den meisten Individuen beginnt die Mineralisation der zweiten Prämolaren vor dem 2,5 Lebensjahr, mit ca. sieben Jahren sind deren Kronen vollständig mineralisiert; es ist möglich, daß dieser Patient eine Nichtanlage des Zahnes 45 autweist. Information über die Lage der Keime kann ebenso aus einem OPTG gezogen werden. Beachtenswert in diesem Fall ist die mesiale Position des Zahnes 35.

nicht schlüssig, solange diese nicht einige Jahre nach dessen normaler Mineralisation bestätigt wird.

Nichtanlage kann jeden Zahn im Zahnbogen betreffen. Am häufigsten wird sie aber bei den zweiten Prämolaren des Unterkiefers (Abb. 5-6) und den bleibenden seitlichen Schneidezähnen des Oberkiefers beobachtet (Abb. 5-7).

Eine angeborene Nichtanlage von Zähnen folgt oft einem Vererbungsmuster. Hypodontie im Milchgebiß ist oft mit Hypodontie im bleibenden Gebiß vergesellschaftet.

Wurzel – Die physiologische Wurzelresorption der Milchzähne kann ab dem vierten Lebensjahr beginnen. Pathologische Wurzelresorptionen können durch Traumen oder durch pathologische Prozesse der Zahnpulpa ausgelöst werden oder eine Folgeerscheinung orthodontischer Zahnbewegung sein. Ein ektopischer Durchbruch der bleibenden oberen Eckzähne zum Beispiel kann eine Wurzelresorption des seitlichen oberen Schneidezahnes verursachen. Der Durchbruch des ersten bleibenden Molaren kann Ursache für die Resorption des zweiten Milchmolaren sein (Abb. 5-8). Allgemeine Störungen der Wurzelmorphologie sieht man bei Odontodysplasien. Die betroffenen Zähne sehen im Röntgenbild aufgrund schwerer Störungen der Dentinbildung gespenstisch aus.

Nach Traumen muß man röntgenologisch die Größe der Pulpenkammer und die Phase der Wurzelbildung untersuchen. Informationen über eine mögliche Wurzelfraktur und Verschiebung der Wurzel werden durch die Röntgenauf-

Röntgenologische Untersuchung

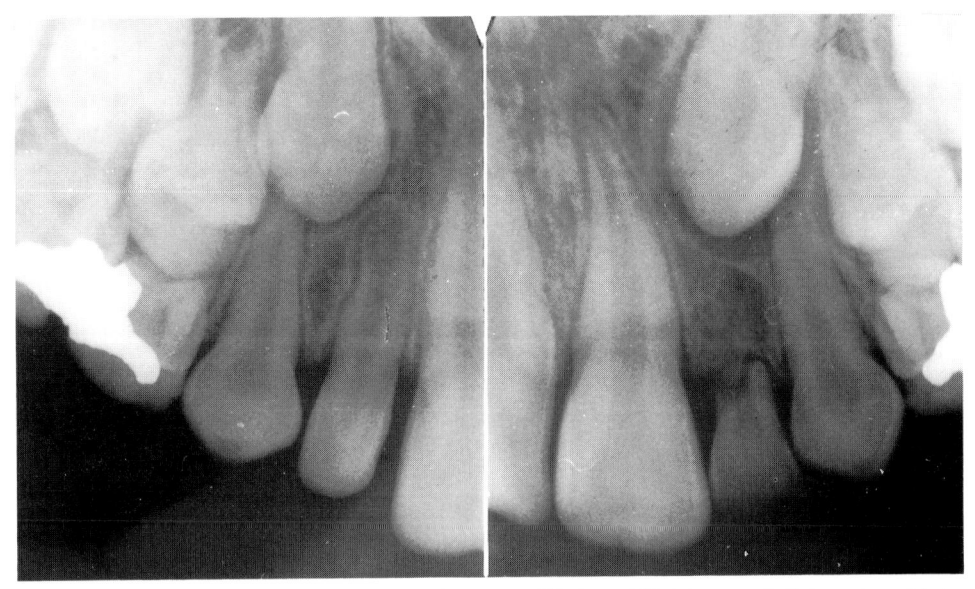

Abb. 5-7. Intraorale Röntgenaufnahmen eines neunjährigen Mädchens mit Zahnunterzahl des oberen seitlichen Schneidezahnes (22). Der andere seitliche Schneidezahn (12) hat eine schmale klinische Krone und eine kurze Wurzel. Intraorale Röntgenaufnahmen geben, verglichen mit extraoralen Aufnahmetechniken, Details sehr gut wieder.

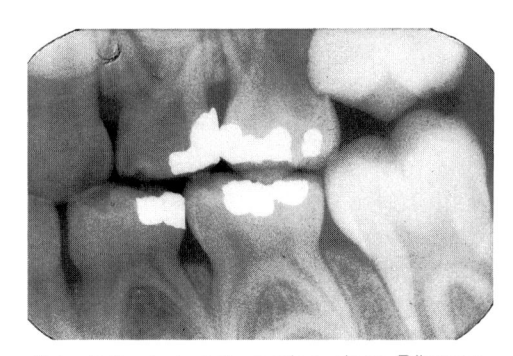

Abb. 5-8. Jede Information eines Röntgenbildes muß genutzt werden. Zusätzlich zur Information über Karies und Restaurationen bietet dieses Röntgenbild die wichtige Information über den ektopischen Durchbruch des Zahnes 26 und der pathologischen Wurzelresorption des Zahnes 65.

nahme geliefert. Die Beziehung zwischen einem verlagerten Milchschneidezahn und dem darunterliegenden bleibenden Zahnkeim sollte beurteilt werden.

Pulpa – Mögliche Veränderungen der Pulpa, die röntgenologisch erfaßt werden können, betreffen die Pulpawände, wie etwa bei interner Resorption oder sekundärer Dentinbildung (Obliteration). Auch können Mineralablagerungen innerhalb des weichen Pulpagewebes zu sehen sein. Veränderungen der Pulpa sind oft Folgeerscheinungen von Zahntraumen oder tiefer Karies.

Alveolarknochen – Eine juvenile Parodontitis muß frühzeitig aufgrund des Attachmentverlustes diagnostiziert werden. Die Höhe des Limbus alveolaris

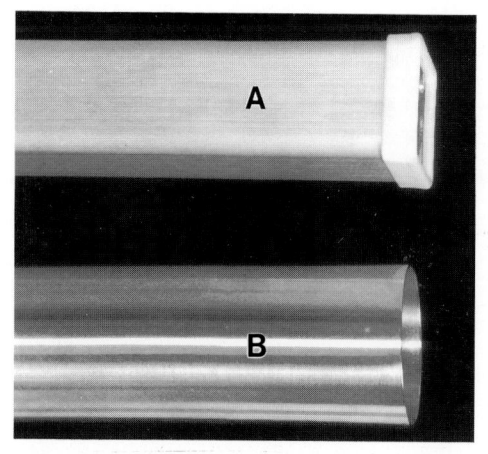

5 Klinische und röntgenologische Untersuchung

Abb. 5-9 Offen endende Koni sind geeignet. Ein rechtwinklig (A) und ein rund (B) endender Tubus sind abgebildet. Ein rechtwinkliger reduziert die Strahlenbelastung. (Auch ein Spitztubus kann verwendet werden.)

sollte anhand von Bißflügelaufnahmen beurteilt werden. Bei älteren Schulkindern (> 12 Jahre) kann man Defekte aufdecken, die an die ersten bleibenden Molaren angrenzen.

Strahlenschutz in der zahnärztlichen Radiologie

Die in der zahnmedizinischen Radiologie angewendete, niedrig dosierte, ionisierende Strahlung hat potentiell nachteilige biologische Effekte. Schnell wachsendes Gewebe reagiert auf Strahlung am sensibelsten. Obwohl das Risiko sehr niedrig ist, sind Kinder für Spätfolgen einer Strahlenbelastung empfänglicher als Erwachsene. Es ist unmöglich, das Risiko exakt zu quantifizieren; das Hauptrisiko für Kinder besteht in der Auslösung von Krebs.

Die Strahlenbelastung sollte bei Kindern durch eine strikte Röntgenindikation niedrig gehalten werden. Der erhoffte Nutzen eines Röntgenbildes für die Behandlung des Kindes sollte unter dem Gesichtspunkt betrachtet werden, wie stark die Strahlenbelastung ist.

Eine wichtige Aufgabe des Zahnarztes ist es, bei jeder Aufnahme die Strahlenbelastung zu minimieren:

Verwenden Sie einen Schilddrüsenschutz und eine Bleischürze, um die Strahlendosis für den Patienten einschließlich der Streustrahlung auf die Gonaden zu vermindern! Benutzen Sie den schnellsten Film mit akzeptablen diagnostischen Charakteristika, dies ist zur Zeit ein Film der Geschwindigkeitsgruppe E (z. B. Kodak Ektaspeed)! Bei Ektaspeed wird die Strahlenbelastung, verglichen mit dem konventionellen Ultraspeed-Film, um mehr als 40% reduziert.

Ein langer und am Ende offener Konus reduziert das Risiko der Streustrahlung für den Patienten und die Röntgenassistentin. Der Konus kann rund oder rechtwinklig sein. Ein Rechtecktubus, der die gleiche Form wie der Film hat, reduziert das Flächendosisprodukt um ca. 60% (Abb. 5-9).

Wird ein Filmhalter verwendet, so ist häufig nur eine Aufnahme nötig. Er hält den Film glatt, führt den Röntgenstrahl und stellt eine bessere Aufnahmegeometrie her.

Zahnärztliche Röntgenaufnahmen bei asymptomatischen Kindern

Seit den zwanziger Jahren wurde bei zahnärztlichen Röntgenuntersuchungen die Bißflügeltechnik in großem Umfang angewendet. Die Einführung der Röntgentechnik stellte einen großen Fortschritt in der Zahnheilkunde dar, weil sie Zahnschäden zu einem frühen Zeitpunkt offenbaren konnte und nachfolgend geeignete Maßnahmen ergriffen werden konnten, ehe die Karies weiter fortschritt. Die Bißflügeltechnik wurde in Recallsitzungen als Screening-Methode für Zahnerkrankungen eingesetzt. Die Qualität der Zahnheilkunde ist traditionsgemäß eng mit regelmäßigen Kontrolluntersuchungen (Recall) ein- oder zweimal im Jahr verknüpft, wobei auch die Röntgenuntersuchung ihren Platz hat.

Der Nutzen der Röntgenaufnahme für das Screening von asymptomatischen Patienten kann ein günstiges Nutzen-Risiko-Verhältnis aufweisen, z. B. bei der Mammographie von Frauen nach der Menopause. In der Zahnmedizin wurde für viele Jahrzehnte die Röntgentechnik angesichts steigender Kariesinzidenz als Screening-Methode benutzt. Der Rückgang des Karieszuwachses, die langsame Progressionsrate im Schmelz sowie die veränderte Meinung gegenüber ionisierender Strahlung sind Faktoren, die belegen, daß bezüglich der Röntgenpraxis umgedacht werden muß. Auch sollte man immer an die möglichen Fehler der röntgenologischen Untersuchung denken, besonders an jene, die zu einer Überbehandlung führen, da unser Hauptanliegen darin bestehen sollte, unnötige Füllungen zu vermeiden.

Doch ist es immer noch vertretbar, asymptomatische Patienten röntgenologisch auf Karies zu „screenen". Vor einer röntgenologischen Untersuchung sollte man sich jedoch folgende „Schlüsselfragen" beantworten:

Ist es unmöglich, die notwendigen Informationen durch eine sorgfältige klinische Untersuchung zu erhalten?

Führt die aus der Röntgenaufnahme zu erwartende Information zu einer verbesserten Behandlung und Fürsorge für den Patienten?

Die Häufigkeit von Bißflügelaufnahmen

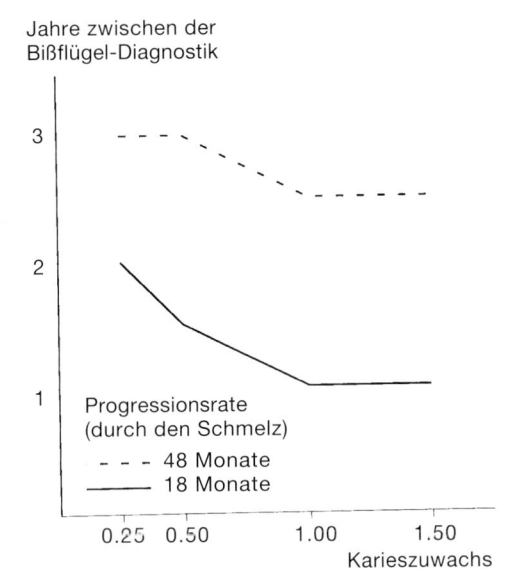

Abb. 5-10 Die Häufigkeit von Bißflügelaufnahmen. Das Gedankenmodell beruht auf der Progressionsrate und Inzidenz der Karies. Je schneller die Karies durch den Schmelz fortschreitet und je höher der Karieszuwachs ist, desto häufiger muß geröntgt werden. Es wird angenommen, daß eine 5%ige Wahrscheinlichkeit besteht, daß eine Läsion die innere Hälfte des Dentins erreicht, bevor sie entdeckt wird.

sollte eine wissenschaftliche Basis haben. Der Nutzen regelmäßiger Bißflügelaufnahmen hängt von der Kariesinzidenz und der Kariesprogression ab. Wenn man einen Zeitplan für Bißflügelaufnahmen erstellen will, sollte folgendes bedacht werden: wie groß ist das Risiko, daß sich im Intervall zwischen zwei Röntgenuntersuchungen tiefe Dentinläsionen entwickeln und wann sollte eine Füllung gemacht werden?

Um geeignete Intervalle zwischen Bißflügeluntersuchungen auszuwählen, kann ein theoretisches Modell aufgestellt werden. In Abbildung 5-10 geben die Kurven alternative Strategien entsprechend der Kariesprogressionsrate durch den Schmelz wieder. Das Modell basiert auf Daten von mehr als 700 Probanden im Alter von 10 bis 22 Jahren aus Schweden und den USA, von denen weniger als die Hälfte eine Fluoridprophylaxe erhielt. Aus den auf aktuellen Daten basierenden Kurven (Abb. 5-10) kann abgelesen werden, daß ein Drei-Jahres-Intervall zu vertreten ist, wenn die Wahrscheinlichkeit gering ist, daß sich eine neue kariöse Läsion entwickelt und wenn neue oder existierende Läsionen wahrscheinlich langsam voranschreiten.

Screening auf Störungen beim Zahndurchbruch

Ein generelles Screening auf Entwicklungsanomalien ist nicht angezeigt. Der Durchbruch der oberen bleibenden Eckzähne z. B. sollte klinisch beurteilt werden und Röntgenuntersuchungen sollten nur bei individuellen Indikationen durchgeführt werden. Die Röntgenuntersuchung sollte auf klinischen Befunden von Durchbruchsstörungen basieren und nicht auf dem chronologischen Alter. Wenn die Eckzähne im Alter von elf Jahren nicht palpiert werden können oder ein asymmetrischer Durchbruch stattfindet, ist eine Röntgenaufnahme angezeigt.

Befundaufnahme

Eine sorgfältige Befundaufnahme ist genauso wichtig wie eine sorgfältige Untersuchung.
Zwei Arten der Aufzeichnung werden unterschieden:

1. Die Befundaufnahme, die während der Untersuchung des Kindes gemacht wird, und

2. die Aufzeichnung der Behandlungsschritte, die während nachfolgender Sitzungen durchgeführt werden.

Die Befundaufnahme während der Untersuchung liefert die Basis, um für jedes Kind einen individuellen Behandlungsplan aufzustellen. Hierzu werden verschiedene Formblätter angeboten. Wichtig ist, daß jede zahnärztliche Einrichtung ein einheitliches Befundungsformular verwendet, damit der Informationsaustausch von einer Klinik zur anderen möglich wird.

Unabhängig von den Formularen sollten alle bei der Untersuchung gesammelten relevanten Befunde aufgezeichnet werden. Röntgenaufnahmen sollten aufgezogen und mit den Identifizierungsdaten des Patienten und dem Datum markiert werden. Spezielle Plastikhüllen mit Taschen schützen die Aufnahmen von beiden Seiten und ermöglichen das Einstecken und Entfernen der Bilder, ohne daß sie dabei beschädigt werden. Bei extraoralen Aufnahmen kann es später nützlich sein, wenn die Expositionsdaten registriert wurden.

Bei jeder Sitzung sollten sämtliche Behandlungsschritte vollständig und so aufgezeichnet werden, daß man auch später die vorausgegangene Behandlung nachvollziehen kann.

Die permanente und sorgfältige Aufnahme aller Befunde sowie aller relevanten Behandlungsschritte gibt dem Zahnarzt, der den Patienten in Zukunft behandeln wird, wichtige Informationen. Zum Beispiel sollte die Reaktion des Kindes auf Lokalanästhesie oder Lachgasanalgesie am besten bei jeder Sitzung vermerkt werden.

Auch sollten ein Mangel an Kooperation sowie die Reaktionen des Kindes und der Eltern auf die zahnärztlichen Maßnahmen notiert werden, am besten mit objektiven Termini, um einen Vergleich für zukünftige Behandlungssitzungen zu haben. Die Aufzeichnung der Behandlungsschritte ist wichtig, um die vorausgegangenen Behandlungen zu reevaluieren und die Reaktion und das Verhalten des Patienten und der Eltern auf präventive und restaurative Maßnahmen zu bewerten.

Epikrise

Ein systematisches Vorgehen in der Kinderzahnheilkunde schließt regelmäßige Nachuntersuchungen ein, um den Effekt vorausgegangener präventiver und therapeutischer Maßnahmen zu bewerten. Bei dieser Gelegenheit kann die anfängliche Diagnose modifiziert werden. So wesentliche Faktoren wie die Reaktion sowohl des Kindes als auch der Eltern auf Ernährungsratschläge und Mundhygieneunterweisungen können von einer Sitzung zur nächsten wechseln. Solche Verhaltensänderungen sollten dazu führen, den Behandlungsplan zu modifizieren.

Für solch eine epikritische Bewertung sind eine gute Beziehung zwischen Kind, Eltern und dem zahnärztlichen Team sowie eine systematische Aufzeichnung aller relevanten Informationen eine wichtige Voraussetzung.

Kapitel 6

Sedierung und Anästhesie

Die Notwendigkeit, mit Schmerz und Angst umzugehen
Definitionen
Methoden der Angst- und Schmerzkontrolle
Lokalanalgesie/Lokalanästhesie
Allgemeine Analgesie
Sedierung
Allgemeinanästhesie (Vollnarkose)

Die Notwendigkeit, mit Schmerz und Angst umzugehen

Die Behandlung beim Zahnarzt ist für die meisten Menschen mit Schmerz und Angst verbunden. Es ist bewiesen, daß Furcht und Angst vor schmerzhaften Maßnahmen bei Zahnbehandlungen die wichtigsten Faktoren darstellen. Die Antwort des Kindes auf Schmerz und Kummer ist komplex und durch eine Anzahl psychologischer Faktoren beeinflußt. Kinder im Alter von 1,5 bis 2 Jahren waren in einigen Studien besonders schmerzempfindlich. Vorschulkinder und junge Schulkinder bis zum Alter von 11 bis 12 Jahren können normalerweise nicht zwischen Schmerz und Unbehagen und Schmerz und Berührung unterscheiden. Wenn Kinder mit etwa zwölf Jahren die Fähigkeit entwickeln, abstrakt zu denken, ist ihre Reaktion auf Schmerz eher wie die eines Erwachsenen. Die meisten Kinder in diesem Alter können auch volle Verantwortung dafür übernehmen, ob eine lokale Betäubung angewendet werden soll oder nicht. Vor diesem Alter hat der Zahnarzt die Verantwortung. Die Meinung der Eltern zu schmerzhaften Maßnahmen hat darüber hinaus einen gewissen Einfluß.

Schmerzhafte Eingriffe verursachen Furcht und Angst, wobei sowohl Furcht als auch Angst das Schmerzerlebnis in gleicher Weise verstärken. Eine vertrauensvolle und informative Atmosphäre in der Zahnarztpraxis, ein vorsichtiger Gebrauch der Vorstellungskraft des Kindes und die Verwendung angemessener Techniken der pharmakologischen Schmerz- und Angstkontrolle reduzieren wesentlich die Unannehmlichkeit der zahnärztlichen Behandlung.

Die Gesetze und Vorschriften, die die Behandlung in den zahnärztlichen Praxen bestimmen, sind von Land zu Land unterschiedlich. Dies betrifft auch das Recht des Zahnarztes, verschiedene Methoden zur Schmerzkontrolle einzusetzen. Es gibt auch beim Verschreiben von Medikamenten viele rechtliche Unterschiede. Handelsnamen und auch die Medikamente selbst sind gewöhnlich für jedes Land spezifisch. Dieses Kapitel wird sich deswegen mit den grundlegenden Prinzipien beschäftigen.

6 Sedierung und Anästhesie

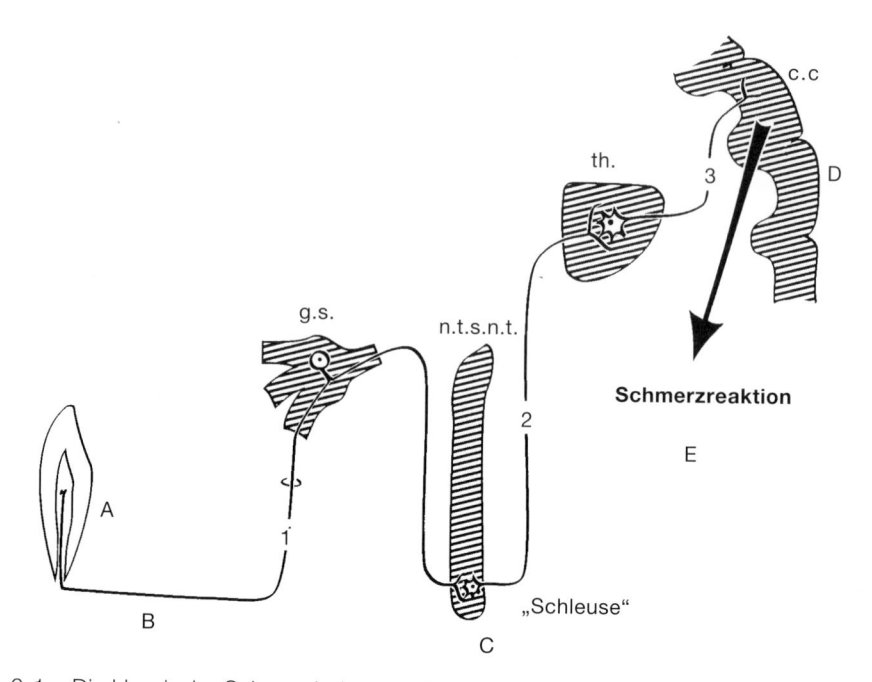

Abb. 6-1 Die klassische Schmerzbahn vom Zahn zum Trigeminus.
1: erstes Neuron. 2: zweites Neuron. 3: drittes Neuron. z. B. Ganglion semilunare. n.t.s.n.t.: Nucleus tractus spinalis nervi trigemini. th.: Thalamus. c.c.: Cortex cerebri – Gyrus postcentralis. Die Buchstaben zeigen die Stellen an, an denen die verschiedenen Schmerzkontrollmechanismen wirken: A: peripher wirksame Anästhetika und Glukokortikosteroide. B: Lokalanalgetika. C: zentral wirkende Analgetika, Akupunktur, absteigend von höheren Zentren, die die zentrale Kontrolle ausüben. D: zentral wirkende Analgetika, Lachgasanalgesie, Narkose, Sedierung, Neuroleptika, Hypnose.

Definitionen

Schmerz ist definiert als eine unangenehme Empfindung, die durch schädigende Stimuli entsteht und durch das Nervensystem vermittelt wird. Meist entsteht Schmerz in der Peripherie und ist entzündlichen Ursprungs, doch Schmerzimpulse können auch entlang der peripheren Nervenbahnen (neurogene Schmerzen) oder auch direkt im zentralen Nervensystem (zentraler oder psychogener Schmerz) entstehen. In Abbildung 6-1 wird die klassische Schmerzleitung, ausgehend von einem Zahn, gezeigt. In Abbildung 6-2 ist das Modell einer Synapse bei der Schmerzleitung dargestellt.

Schmerz kann akut oder chronisch sein. Mit dem akuten Schmerz verfolgt die Natur zweifelsohne die Absicht, den lebenden Organismus durch einen Warnmechanismus vor drohenden Gefahren zu schützen. Der chronische Schmerz ist ein Schmerz, der den Patienten über eine lange Zeit (Monate, Jahre) quält. In der Kinderzahnheilkunde hat man es gewöhnlich mit dem akuten Schmerz zu tun.

Angst scheint von einem inneren Gefühl der Bedrohung erzeugt zu werden, daß

postsynaptisches Neuron

präsynaptisches Neuron

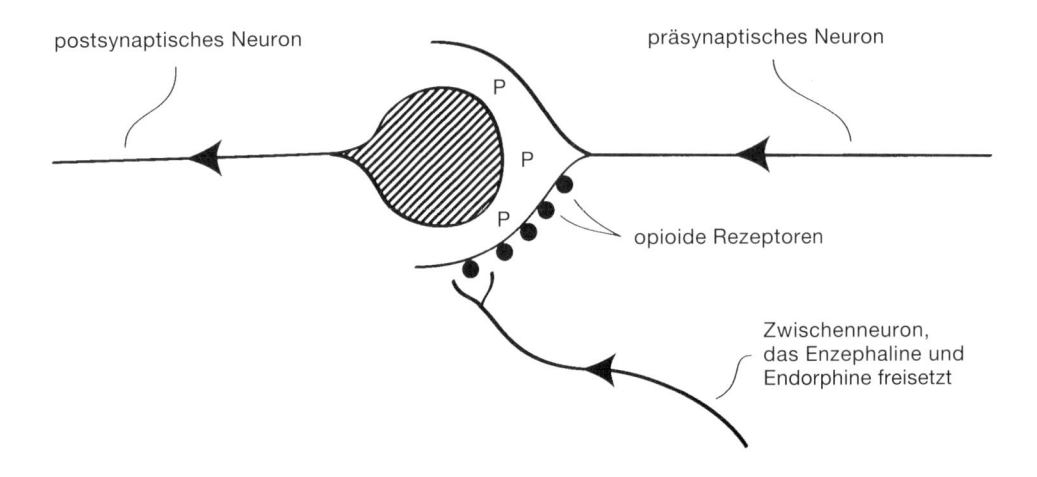

P

opioide Rezeptoren

Zwischenneuron, das Enzephaline und Endorphine freisetzt

Abb. 6-2 Modell einer Synapse während der Schmerzleitung. Substanz P, ein Neurotransmitter, wird freigesetzt, wenn ein nozizeptiver Impuls die Synapse erreicht. Die Freisetzung der Substanz P kann verhindert werden durch eine Aktivierung der präsynaptischen opioiden Rezeptoren, z. B. durch Enzephalin, Endorphine, Lachgas, Plazebo und Hypnose oder zentral wirksame Analgetika.

nicht alles in Ordnung ist, im Gegensatz zur *Furcht*, die ein externes Objekt betrifft, oder etwas, was der Patient als reale Gefahr sieht. Furcht ist daher leichter zu kontrollieren als Angst. Verständnis und Information sind zweifelsohne der beste Weg, mit Furcht und Angst umzugehen.

Sowohl Furcht als auch Angst produzieren Streß, wobei Streßhormone wie die Katecholamine (Adrenalin und Noradrenalin) und die Glukokortikoide (Kortisol und Kortison) ausgeschüttet werden. Die Katecholamine, die vom Nebennierenmark produziert werden, bewirken beim Patienten ein Gefühl des Unbehagens (Tachykardie, Herzklopfen, Übelkeit und Schweißbildung an den Händen und in den Achselhöhlen), wohingegen die Glukokortikosteroide normalerweise den Patienten nicht negativ beeinflussen, obwohl sie selbstverständlich ebenfalls eine wichtige physiologische Rolle spielen. Die Gesundheit betreffend ist diese Streßantwort ohne langandauernde Konsequenzen.

Analgesie bedeutet wörtlich „ohne Schmerz", wohingegen *Anästhesie* „ohne Gefühl" bedeutet. Der Ausdruck Lokalanalgesie ist deshalb treffender als Lokalanästhesie, da dadurch nicht alle Gefühle ausgeschaltet werden, sondern nur jenes des Schmerzes. Um den geneigten Leser nicht zu verwirren, wird die Bezeichnung Anästhesie teilweise beibehalten, weil sich einige Wendungen fest eingebürgert haben.

Lokalanalgesie ist definiert als reversible, zeitweilige Unterbrechung der Schmerzimpulse aus einer Teilregion des Körpers.

Gesamtanalgesie ist ein Zustand der reduzierten Schmerzempfindung bei einem Patienten, der sich bei vollem Bewußtsein befindet.

Sedierung beschreibt einen reduzierten Bewußtseinszustand, der zwischen leicht und stark variieren kann. Bei einer leichten Sedierung, *Sedierung bei vollem Bewußtsein,* kann der Patient weiterhin selbständig atmen und auf verbale Anordnungen angemessen reagieren. Die Schutzreflexe sind normal oder minimal verändert, und der Patient kann unter Amnesie leiden. Bei *starker Sedierung* sind die Schutzreflexe reduziert und der Patient ist, wenngleich schwieriger, noch erweckbar.

Die Allgemeinanästhesie (Vollnarkose) beschreibt einen kontrollierten Zustand der Bewußtlosigkeit, begleitet von teilweisem oder vollkommenem Verlust der Schutzreflexe, wobei der Patient nicht mehr selbständig atmen oder zweckgebunden auf verbale Anordnungen reagieren kann.

Methoden der Angst- und Schmerzkontrolle

Der Begriff Kontrolle bezieht sich sowohl auf die Vorbeugung als auch auf die Behandlung von Schmerz oder Angst. Wenn Schmerz (oder Angst) entsteht, kann das Gehirn sich an die Schmerzbahn erinnern („Aufzeichnung einer Schmerzbahn") und es kann schwierig sein, dies wieder „zu löschen". In allen Fällen ist Vorbeugung deshalb besser als Behandlung. Wenn in der konservierenden Zahnheilkunde Schmerz erwartet wird, so gibt man eine Lokalanalgesie schon vor dem Beginn. Wenn Schmerz nach einer chirurgischen Maßnahme zu erwarten ist, so sollte man vernünftigerweise ein Analgetikum schon *vor* der Operation verabreichen, um den Schmerz zu mindern

oder zu verhindern, ehe er auftritt. Auch kann es notwendig sein, die Sedierung bei vollem Bewußtsein oder eine Narkose mit einer Lokalanalgesie zu kombinieren. Erstere wirken dabei am Ende der Schmerzbahn, letztere am Beginn, um die „Aufzeichnung der Schmerzbahn" zu verhindern.

In Tabelle 6-1 sind die verschiedenen Methoden zur Schmerz- und Angstkontrolle zusammengestellt, da meist die Angst eigentlich auf der Furcht vor drohendem Schmerz basiert.

Lokalanalgesie/ Lokalanästhesie

Die Lokalanalgesie (siehe Definitionen S. 111), die in der zahnärztlichen Praxis die wichtigste Schmerzkontrolle ist, wird nachfolgend detailliert beschrieben.

Lokalanästhetika wirken dadurch, daß sie die Oberflächenmembran der Nervenzelle gegen den Einstrom der Natriumionen in die Zelle stabilisieren. Dies bedeutet, daß eine ausreichende Konzentration des analgesierenden Mittels in und um die Nervenzelle deren Depolarisation und Impulsweiterleitung verhindert.

Dabei ist interessant, daß viele Medikamente, die das ZNS beeinflussen (Antidepressiva, Neuroleptika, Antiepileptika, und Antihistaminika) eine ähnliche Struktur wie Lokalanästhetika haben, und offensichtlich kann ihre Wirkung auf die Zellen des ZNS als ein ähnlicher Stabilisierungseffekt an der Oberflächenmembran angesehen werden.

Durch die Beimischung von Vasokonstriktoren wird einerseits die Wirksamkeit von Lokalanästhetika gesteigert und verlängert, andererseits deren Toxizität vermindert. Hierbei scheint Adrenalin

Tabelle 6-1   Methoden zur Schmerz- und Angstkontrolle

Patient bei Bewußtsein	Sedierung durch den Zahnarzt		
	Beeinflussen des Verhaltens	Erzählen-Zeigen-Machen Angsttraining autogenes Training Biofeedback	
	Psychosedierung (ohne Medikamente)	Akupunktur Audioanalgesie	alles in Kombination mit Lokalanalgesie oder physikalischen Methoden (Hitze, Kälte, Softlaser, Ultraschall u. a.)
	Sedierung	per os intramuskulär submukös rektal Inhalation	
Patient ohne Bewußtsein	Hypnose starke Sedierung Allgemeinanästhesie (Narkose)	Inhalation intravenös	

der wirkungsvollste und sicherste Vasokonstriktor zu sein.

Indikationen und Kontraindikationen

Lokalanästhetika können in jeder Situation angewendet werden, die mit Schmerz oder Unbehagen verbunden ist. Sie können auch zu diagnostischen Zwecken verwendet werden, um einen Verdacht in bezug auf die Schmerzursache zu bestätigen oder auszuräumen. In bestimmten Fällen können sie benutzt werden, um von Muskeln oder Gelenken projizierte Schmerzen zu behandeln. Hierzu eignen sich besonders lang wirkende Lokalanästhetika wie Bupivacain (Bupivacain-Woelm®, Carbostesin®) die die Aufzeichnung der Schmerzbahn auslöschen. Werden Lokalanästhetika sehr reichlich in ein Operationsgebiet infiltriert, werden postoperative Schmerzen und Ödeme geringer sein, da die Lokalanästhetika *alle* Zellmembranen stabilisieren und so die durch die Prostaglandine vermittelte, entzündliche Antwort reduzieren.

Lokalanästhetika sollten routinemäßig bei Sedierung und Allgemeinanästhesie angewendet werden, um die Schmerzbahn in der Peripherie zu blockieren, dort nämlich, wo der Schmerz während der Zahnbehandlung entsteht.

Unwillen oder Unvermögen eines Kindes zu kooperieren, stellt eine der wenigen *Kontraindikationen* der Lokalanalgesie dar. Eine Lokalanalgesie ist auch kontraindiziert, wenn eine Allergie gegen die verwendeten Lokalanästhetika vorliegt, obwohl dies tatsächlich sehr selten vorkommt. Auch sollte man Lokalanästhetika nicht bei Patienten mit Blutungs- und Koagulationsstörungen injizieren, da das Risiko unkontrollierbarer Hämatome besteht. Bei Patienten, die mit trizyklischen Antidepressiva behan-

5 Sedierung und Anästhesie

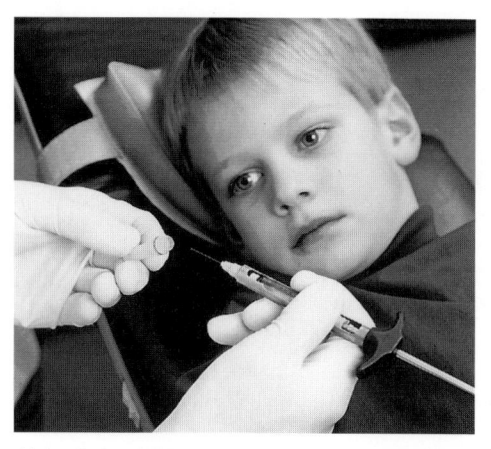

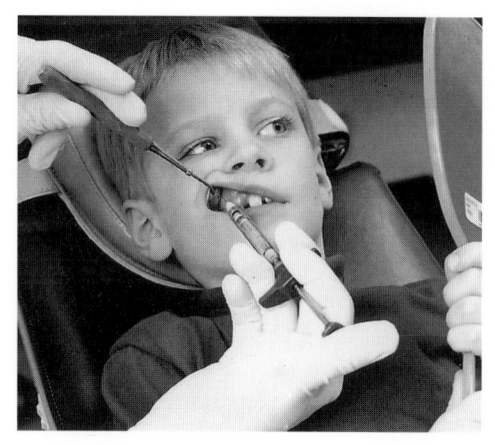

Abb. 6-3 Instrumente sollten immer offen gezeigt werden. Im rechten Bild wird die Lokalanalgesie lediglich simuliert. Der Junge beobachtet dies in einem Handspiegel.

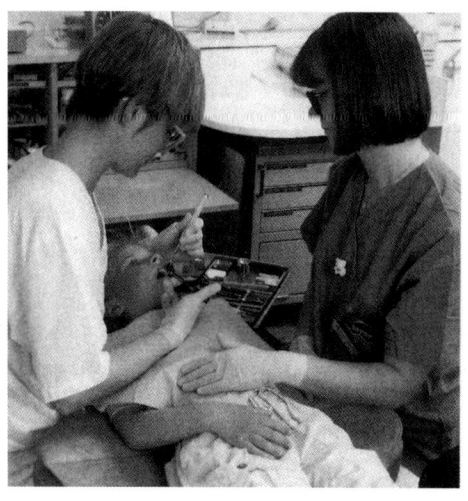

Abb. 6-4 Während der Injektion sollte sich die Assistenz in solcher Position befinden, daß sie die Arme des Kindes greifen kann, falls Abwehrreaktionen auftreten sollten.

delt werden, können Lokalanästhetika mit Adrenalin verwendet werden, wenn diese langsam injiziert werden und vor der Injektion aspiriert wird. Für Patienten mit Bluthochdruck oder Herzrhythmusstörungen stellen Lokalanästhetika mit Adrenalin ebenfalls *keine* Kontraindikation dar, wenn dieselben Vorsichtsmaßnahmen ergriffen werden. Bei diesen Patienten ist in Wirklichkeit die Menge an endogen produziertem Adrenalin das Problem, was auf Streß und Schmerz zurückzuführen ist.

Vorbereitung des Patienten

Wenn ein Lokalanästhetikum zum ersten Mal injiziert wird, sollte der Zahnarzt sich Zeit nehmen, dem Kind zu erklären, was passieren wird und was es während und nach der Injektion spürt. Diese Information muß dem Alter des Kindes angepaßt werden. Es ist wichtig, dem Kind die Wahrheit zu sagen, und zwar in undramatischer Sprache, die die emotionalen Ausdrücke dämpft. Man sollte niemals sagen, daß eine schmerzhafte oder unangenehme Maßnahme nicht schmerzt oder nicht zu fühlen ist. Dem Kind sollte man die Spritze zeigen (Abb. 6-3). Doch Spritzen und Nadeln sollten nicht in *all zu dramatischer Weise* demonstriert werden. Die Zahnarzthelferin kann eine große Hilfe für den Patienten sein (Abb. 6-4). Schließlich sollte man

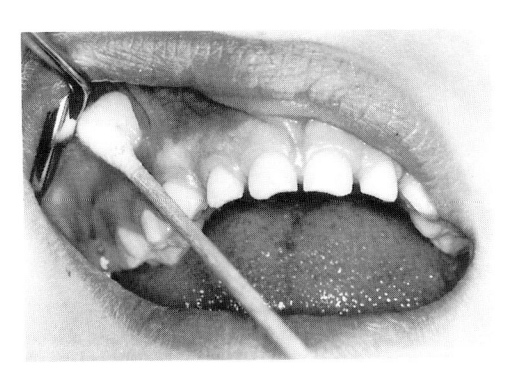

Abb. 6-5 Applikation eines Oberflächenanästhetikums – Salbe auf einer Watterolle oder einem Watteträger.

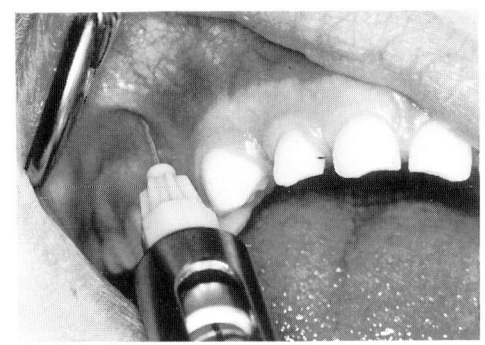

Abb. 6-6 Infiltration eines Lokalanalgetikums im Milchgebiß.

dem Kind eindringlich klarmachen, nicht auf die betäubten Gewebe zu beißen.

Darreichungsformen

Lokalanästhetika können auf folgende Arten verabreicht werden:

- örtlich (Salben, Sprays, Mundspüllösungen)
- Infiltration
- Leitung
- intraligamentäre Analgesie
- Jet-Injektion

Örtliche Anwendung

Die wichtigste Indikation liegt unzweifelhaft darin, die Schleimhaut (und den Patienten!) auf die Injektion vorzubereiten. Hierzu wird eine 5%ige Lidocain-Salbe für zwei Minuten auf die Schleimhaut appliziert (Abb. 6-5).

Benzocain oder Lidocain kann in geringeren Konzentrationen auch Bestandteil von Salben sein, die beim „Zahnen" kleiner Kinder angewendet werden.

Das Touchieren des weichen Gaumens oder anderer Schleimhautareale mit einem 5%igen Oberflächenanästhetikum vor einer Abdrucknahme oder dem Plazieren von Röntgenfilmen kann bei Kindern mit starken Würgereflexen hilfreich sein.

Infiltration

Infiltration bedeutet die Applikation einer lokal wirksamen, analgesierenden Lösung um die Nervenendigungen herum (Abb. 6-6). Wenn die angrenzende Knochenkortikalis dünn genug ist, kann die Lösung in den Knochen diffundieren und dort die zur Pulpa führenden Nerven und das Parodontium eines Zahnes beeinflussen. Die Infiltrationsanalgesie hat bei Milchzähnen eine höhere Erfolgsrate als bei bleibenden Zähnen.

Man sollte nur spitze Nadeln benutzen, eine dünne (30 G) wird vom Kind nicht notwendigerweise weniger gespürt als eine Standardnadel (27 G). Nach Aspiration sollte langsam injiziert werden, selbstaspirierende Spritzen sind zu bevorzugen (Abb. 6-7). Die Anästhesielösungen sollte niemals direkt aus dem Kühlschrank angewendet werden, sondern stets bei Raumtemperatur. Ein gu-

6 Sedierung und Anästhesie

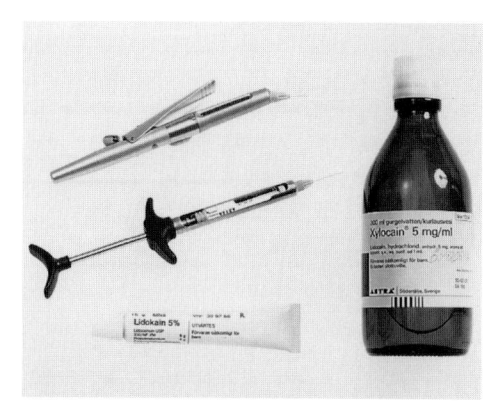

Abb. 6-7 Selbstaspirierendes Spritzensystem, ein ähnliches für die intraligamentäre Anästhesie und Salbe für Oberflächenapplikation.

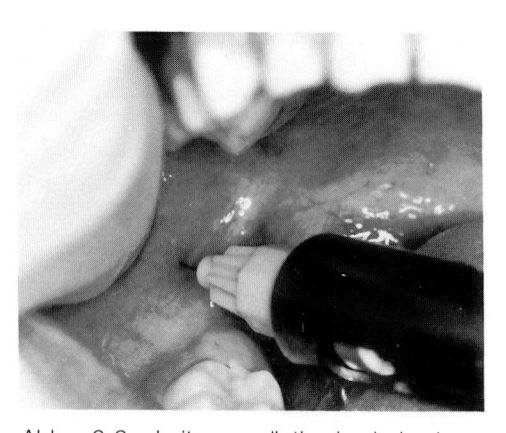

Abb. 6-9 Leitungsanästhesie bei einem Vorschulkind.

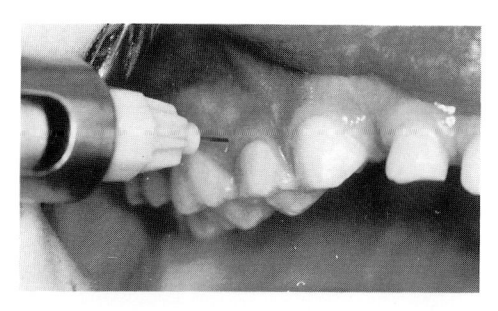

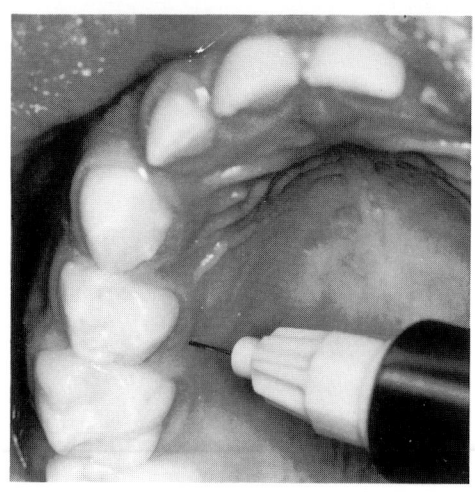

Abb. 6-8 Transpapilläre Injektion ausgehend von der bukkalen Seite, um dann die Injektion palatinal fortsetzen zu können.

ter Trick ist es, mit dem Finger Druck auf die Gegend auszuüben, in der injiziert werden soll; so wird die Aufmerksamkeit des Patienten abgelenkt. Wenn man die Nerven im Canalis incisivus betäuben muß, injiziert man zunächst labial, danach in mehreren Schritten transpapillär von bukkal aus. Die gleiche Methode kann angewendet werden, wann immer die palatinale Schleimhaut anästhesiert werden muß (Abb. 6-8). Wenn in Höhe der Wurzelspitzen des seitlichen oberen Schneidezahnes injiziert werden soll, so sei man vorsichtig, da dies für den Patienten sehr schmerzhaft sein kann. Es sollte zunächst eine Infiltration um das Foramen infraorbitale herum gegeben werden und dann wartet man etwa eine Minute. Die Infiltrationsanalgesie kann im Prinzip überall in der Mundhöhle angewendet werden, einschließlich im Gaumenbereich.

Leitungsanalgesie

Die am meisten angewendete Leitungsanalgesie ist die am mandibulären Foramen (Abb. 6-9 und 6-10). Der Patient

Lokalanalgesie/Lokalanästhesie

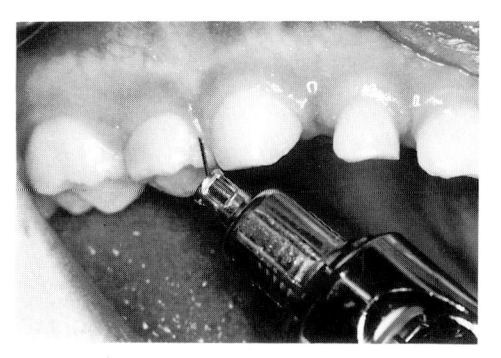

Abb. 6-11 Intraligamentäre Analgesie bei der mesialen Wurzel eines oberen rechten ersten Milchmolaren.

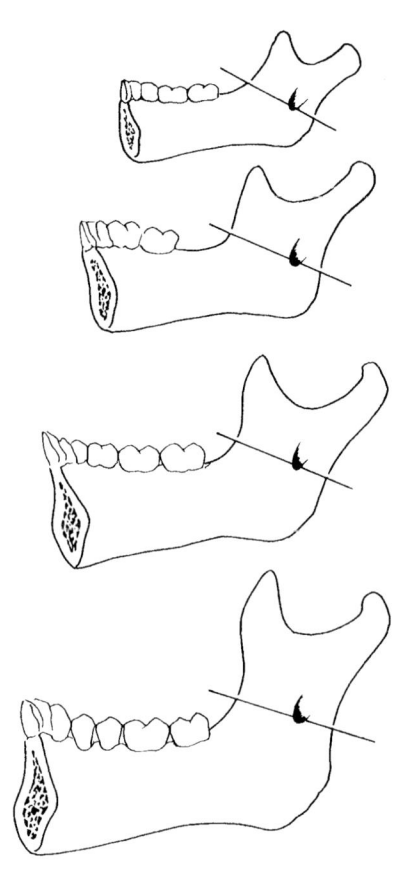

Abb. 6-10 Die Lage des Foramen mandibulare ändert sich während des Wachstums. Legt man eine Linie dort an, an der der aufsteigende Ast des Unterkiefers am engsten ist, so liegt das Foramen immer zwei Drittel nach dorsal von der anterioren Konkavität entfernt.

sollte den Mund maximal weit öffnen und die Nadel wird direkt lateral an der *Plica pterygomandibularis* an ihrem tiefsten Punkt eingeführt (*Pterygotemporaldepression*). Um eine gute Leitungsanalgesie zu gewährleisten, sollte die Nadel ohne irgendwelchen Widerstand ins Gewebe eingeführt werden. Wenn Widerstand zu spüren ist, wird die Nadel etwas herausgezogen und neu positioniert. Das häufigste Hindernis ist die starke mediale Sehne, die vom *M. temporalis* zur *Crista temporalis* zieht.

Intraligamentäre Analgesie

Die intraligamentäre Analgesie ist noch relativ neu in der Zahnheilkunde. Eine dünne Nadel (30 G) wird in den Parodontalspalt bis zum Knochenkontakt eingeführt. Da der Widerstand gegen die Injektion (Kolbendruck) recht hoch ist, wird mit einer speziellen Druckspritze eine kleine Menge an Analgesielösung, normalerweise etwa 0,2 ml, injiziert. Es ist wichtig, *langsam* zu injizieren (Abb. 6-11). Jede Wurzel wird von approximal injiziert, d. h. zwei Injektionen pro Wurzel. Faziale Injektionen sollten wegen des dünnen Alveolarknochens vermieden werden.

Indikationen für die intraligamentäre Analgesie sind:

– Ergänzung zur konventionellen Analgesie (z. B. hypersensible, hypomineralisierte Zähne)
– intrapulpale Injektion bei schmerzhafter Pulpaexstirpation
– Extraktion von Milchzähnen und bleibenden Prämolaren

- Blutstillung einer blutenden Papille oder eines Sulkus, vor dem Legen einer Füllung oder Abdrucknahme
- diagnostische Hilfe bei der Lokalisierung eines schmerzhaften Zahnes.

Kontraindikationen für eine intraligamentäre Analgesie sind:

- akute parodontale Infektion
- tiefe parodontale Taschen.

In Tierstudien ist über Schmelzhypomineralisationen des nachfolgenden bleibenden Zahnes nach einer intraligamentären Analgesie berichtet worden; doch wurde dieser Befund beim Menschen nicht bestätigt.

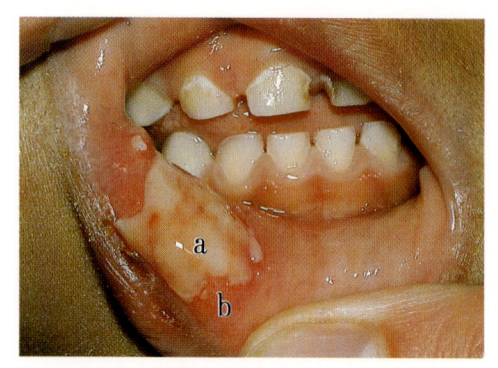

Abb. 6-12 Bißverletzungen ziehen häufig beträchtliche Schwellungen nach sich. Der grauweiße zentrale Bereich (a) ist umgeben von einem geröteten Rand (b).

Jet-Injektion

Das Prinzip der Jet-Injektion besteht darin, in einem begrenzten Areal über der Schleimhautmembran einen hohen Infiltrationsdruck aufzubauen. Bei so fest angewachsener Schleimhaut wie dem Gaumen bewährt sich diese Methode gut. Fazial in der Umschlagfalte, in der die Schleimhaut nur lose befestigt ist, scheint sie unzureichend zu sein. Als einzige Indikation für die Jet-Injektion käme eine Präanalgesie der palatinalen Schleimhaut vor der konventionellen Nadelinjektion in Betracht.

Nebenwirkungen und Komplikationen

Im allgemeinen treten bei der zahnärztlichen Lokalanalgesie nur sehr wenige Nebenwirkungen und Komplikationen auf. Das häufigste Problem besteht ohne Zweifel darin, daß die Wirkung geringer als erwünscht ist, was sowohl den Patienten als auch den Zahnarzt bedrückt.

Die häufigste systemische Nebenwirkung ist die *vasovagale Synkope* oder der *kurzzeitige Bewußtseinsverlust*. Der Grund dafür ist, daß die Blutversorgung des Gehirns herabgesetzt ist. Dies kann durch drei Faktoren verursacht sein:

1. Vasovagaler Kollaps aus Furcht und Angst, plötzlicher Schmerz oder hohe Temperaturen;

2. toxische Reaktion aufgrund der intravaskulären Injektion der Analgesielösung oder Injektion von zu viel Lösung und

3. Hyperventilation aus Angst, wobei die CO_2-Konzentration im Blut sinkt und die Zerebralarterien sich verengen. Wenn der Patient einen Schwächeanfall erleidet, sollte er horizontal mit erhöhten Beinen gelagert werden. Die Atemwege sollten durch Rückbeugung des Kopfes freigehalten werden oder indem man den Unterkiefer nach vorn fixiert.

Auch sollte man sich an die *empfohlene maximale Dosis* pro Sitzung halten. Für *Erwachsene* beträgt sie:

- Lokalanästhetikum ohne
  Vasokonstriktor: 200mg
- Lokalanästhetikum mit
  Vasokonstriktor: 500mg
- Adrenalin oder Noradrenalin
  (i.v.): 100 µg
- Felypressin keine

Für einige kommerzielle Produkte wäre die maximale Erwachsenendosis folgende:

- 3% Xylonest mit Octapressin: 16,7 ml
- 2% Xylocain mit Adrenalin: 8,0 ml
- 3% Carbocain/Ultracain 6,7 ml

Die empfohlene Dosis für ein Kind kann leicht nach folgender Formel berechnet werden, wenn die Erwachsenendosis bekannt ist:

$$\text{Kinderdosis} = \text{Erwachsenendosis} \times \frac{\text{Alter in Jahren}}{\text{Alter in Jahren} + 12}$$

Die Formel kann auch für die Berechnung von Maximaldosierungen anderer Medikamente verwendet werden.

Wie zuvor erwähnt, ist eine echte *allergische Reaktion* auf Lokalanästhetika sehr selten und besteht aus Hautausschlägen, manchmal bronchialen Verengungen und Blutdruckabfall. Bei einer erwiesenen Allergie gegen eine bestimmte Wirkgruppe muß nach Rücksprache mit dem behandelnden Allergologen ein anderes Medikament, welches diese Wirkgruppe nicht enthält bzw. keine Kreuzallergie erzeugt, verwendet werden.

Die meisten Komplikationen und Nebenwirkungen sind rein örtlich. Die häufigste Komplikation ist die Bißverletzung des betäubten Gewebes (Abb. 6-12), die am besten mit 1%igem Chlorhexidingel behandelt wird. Manchmal entstehen während der Injektion Hämatome. Der Patient sollte darüber aufgeklärt werden, auch daß Schwellung und Verfärbung wieder verschwinden.

Insgesamt ist die Lokalanalgesie in der kinderzahnheilkundlichen Praxis ein sehr nützlicher und sicherer Weg der Schmerzkontrolle. Der Erfolg hängt jedoch teilweise von der Person ab, die sie anwendet.

Allgemeine Analgesie

Das am häufigsten verwendete und empfohlene Analgetikum für Kinder ist Paracetamol. Es wird Kindern prophylaktisch vor chirurgischen Eingriffen gegeben, um postoperative Schmerzen zu vermeiden, oder um akute Beschwerden aufgrund entzündlicher Prozesse zu behandeln.

In der Praxis ist es sinnvoll, ein Analgetikum zu verabreichen, wenn Schmerzen erwartet werden, noch bevor sie entstehen, statt darauf zu warten, daß der Schmerz Unbehagen und Kummer beim Patienten verursacht.

Dosierungen für Paracetamol sind:

- Kinder unter einem Jahr: 60 mg
- 1 bis 6 Jahre: 60 bis 120 mg
- 6 bis 12 Jahre: 50 bis 300 mg

Die erste Dosis wird sofort oral verabreicht, ehe das Lokalanästhetikum injiziert wird; danach wird die gleiche Dosis alle 4 bis 6 Stunden über die nächsten zwei Tage gegeben. Bei Kindern unter zwölf Jahren sollte die Kombination mit Kodein gemieden werden. Bei größeren Kindern können Antirheumatika wie Naproxen oder Ibuprofen in folgenden Dosierungen verordnet werden:

Naproxen: 10 bis 15 mg / kg / 24h, auf zwei Tagesdosen verteilt.

Tabelle 6-2 Klassifikation des physischen Status nach der Amerikanischen Gesellschaft für Anästhesiologie

Klassifikation	Beschreibung
Klasse I	Ein gesunder Patient Beispiel: Leistenbruch bei einem sonst gesunden Patienten
Klasse II	Ein Patient mit einer systemischen Erkrankung Beispiele: chronische Bronchitis; mäßige Fettsucht; diätetisch eingestellter Diabetes mellitus; alter Herzinfarkt; schwacher Bluthochdruck
Klasse III	Ein Patient mit einer systemischen Erkrankung, die ihn nicht wesentlich einschränkt Beispiele: Koronararterienerkrankung mit Angina pectoris; insulinabhängiger Diabetes mellitus; krankhafte Fettsucht; mäßige bis schwere Lungeninsuffizienz
Klasse IV	Ein Patient mit einer systemischen Erkrankung, die ihn wesentlich einschränkt und eine ständige Lebensbedrohung darstellt Beispiele: organische Herzerkrankung mit ausgeprägter Herzinsuffizienz, persistierende Angina pectoris, hartnäckige Herzrhythmusstörungen; fortgeschrittene Lungen-, Nieren-, Leber- oder Hormoninsuffizienz
Klasse V	Ein im Sterben liegender Patient, der mit oder ohne Operation die nächsten 24 Stunden nicht überlebt Beispiel: Ruptur eines Bauchaortenaneurysmas mit tiefem Schock
Notfall (E)	Der Zusatz E deutet auf den angenommenen geschwächten körperlichen Zustand jedes Patienten in einer dieser Klassen hin, der aufgrund eines Notfalls operiert wird (z. B. II E)

Ibuprofen: 20 bis 40 mg / kg / 24h, auf drei Tagesdosen verteilt.

Es sollte erwähnt werden, daß Azetylsalizylsäure (Aspirin) wegen seines gerinnungshemmenden Effektes für die Behandlung postoperativer Schmerzen kontraindiziert ist. Azetylsalizylsäure ist bei Kindern unter zwei Jahren wegen des Risikos toxischer Reaktionen *immer* kontraindiziert.

Sedierung

Eine Sedierung kann durch die orale, intramuskuläre, submuköse oder rektale Gabe oder Inhalation eines Medikamentes erreicht werden. Die orale Gabe von Tranquilizern oder angstunterdrückenden Medikamenten war lange die gebräuchlichste Methode zur Sedierung. Die *Benzodiazepine* sind heute die Medikamente der ersten Wahl. Sie stehen auch für die rektale Applikation zur Verfügung. Barbiturate, Propanidid-Derivate, Chloralhydrate und Antihistaminika sind Präparate, die zur Sedierung empfohlen werden. Sie sind jedoch aus verschiedenen Gründen wie etwa der Schwierigkeit, die korrekte Dosis einzuschätzen, schwerwiegenden Nebenwirkungen oder der engen therapeutischen Breite in Skandinavien nicht mehr in regulärem Gebrauch. Die Hauptindikation für die Anwendung von Sedativa ist die Angst.

Kontraindikationen können folgendermaßen festgesetzt werden: wenn Patienten in entsprechende Anästhesierisiko-Gruppen gehören (Tabelle 6-2), kann der Zahnarzt die Verantwortung für in Gruppe I und II eingeordnete Patienten übernehmen, wohingegen über die Sedierung von Patienten der Klasse III und IV durch Konsultation eines Arztes entschieden werden sollte. Weitere Einzelheiten siehe später.

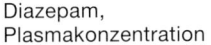

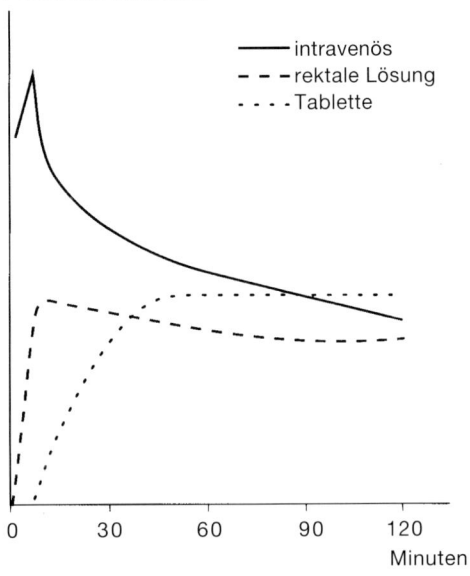

Abb. 6-13 Plasmakonzentrationsaufzeichnung von Diazepam nach jeweils intravenöser, oraler und rektaler Gabe.

Orale und rektale Gabe von Benzodiazepinen

Die Benzodiazepin enthaltende Medikamentengruppe umfaßt verschiedene chemische Variationen: Oxazepam, Diazepam, Lorazepam, Nitrazepam, Flunitrazepam und Midazolam. Einige Autoren behaupten, daß es mehr Ähnlichkeiten als Unterschiede in der klinischen Wirkung gibt. Die maximale Plasmakonzentration wird je nach Präparat nach 0,5 bis 2 Stunden erreicht (Abb. 6-13).

Benzodiazepine sind bei Drogenmißbrauch und für die ambulante Behandlung von Kindern unter einem Jahr kontraindiziert. Myasthenia gravis und Porphyrie sind absolute Kontraindikationen. Bei sehr kleinen Kindern kann eine Hyperaktivität auftreten (paradoxe Erregung). Bei oraler Gabe von Sedativa hat eine fraktionierte Dosis einen besseren Effekt als eine Einzeldosis. Bei einem solch singulären Ereignis wie einer Zahnbehandlung ist mit Suchteffekten nicht zu rechnen. Der Patient bzw. die Eltern sollten das Präparat von der Praxis bekommen, mit Instruktionen über die Dosis und die Einnahmezeiten. Der Patient sollte in Begleitung zur Klinik kommen; Kinder sollten am Tag der Sedierung nicht unbeobachtet gelassen werden. Das Führen eines Fahrzeuges, selbst das eines Fahrrades, ist für einen Zeitraum von 12h verboten.

Oral gegebene Benzodiazepine reduzieren den „Behandlungsstreß", schwächen einen mäßigen Angstzustand vor der Zahnbehandlung ab und erleichtern den Schlaf in der Nacht vor der Be-

6 Sedierung und Anästhesie

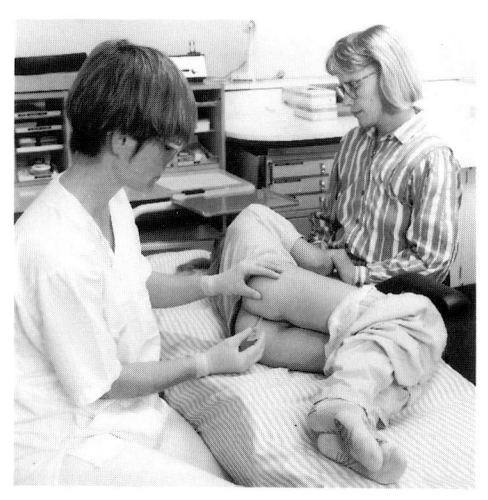

Abb. 6-14 Rektale Sedierung durch den Zahnarzt bei einem ängstlichen Vorschulkind vor der zahnärztlichen Behandlung.

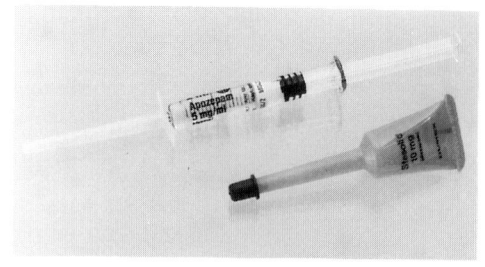

Abb. 6-15 Beispiele von Rektalapplikatoren bei der Anwendung von Diazepam.

handlung. Sie können auch vor der Zahnbehandlung medizinisch risikoarmer Patienten indiziert sein, besonders bei solchen mit kardiovaskulären Krankheiten, wobei entweder die Dosen fraktioniert oder einzeln gegeben werden. Die empfohlenen Dosierungen für Diazepam sind:

Kinder unter acht Jahren: 0,5 bis 0,8 mg/kg Körpergewicht

Ältere Kinder und junge Erwachsene: 0,2 bis 0,5 mg/kg Körpergewicht

Die empfohlene Dosis bei Schlafstörungen in der Nacht vor der Zahnbehandlung beträgt je nach Körpergewicht 2 bis 5 mg.

Ergebnisse klinischer Studien zeigen, daß Benzodiazepine die Kooperationsfähigkeit des Patienten während der Behandlung steigern. Es zeigte sich aber auch, daß manchmal Zahnärzte das Angstunterdrückungspotential des Präparates überschätzen, wobei sie gelegentlich zu geringe Dosen verwenden.

Die Erfahrung hat gezeigt, daß es oft schwierig ist, Kinder oral zu sedieren, die das „Trotzalter" erreicht haben.
In Skandinavien wird Diazepam oft *rektal* zur Sedierung von Vorschulkindern gegeben (Abb. 6-14), besonders bei Kindern unter drei Jahren. Die schnelle Resorption durch die rektale Schleimhaut führt zu einer maximalen Plasmakonzentration schon nach 10 bis 15 Minuten (Abb. 6-13). Die empfohlene Dosis für Vorschulkinder beträgt 0,8 bis 1 mg/kg Körpergewicht und bei älteren Kindern 0,5 mg/kg Körpergewicht.

Inhalationssedierung: Lachgas-Sauerstoff-Sedierung

Die am häufigsten angewendete Inhalationssedierung ist jene mit Lachgas-Sauerstoff; diese Methode besitzt eine hohe Erfolgsrate und Sicherheit, die gut dokumentiert sind.
Die Lachgas-Sauerstoff-Sedierung ist definiert als eine Sedierung mit veränderbarem Analgesiegrad, wobei ein adäquater Schluckreflex erhalten bleibt. Die Sedierung durch Inhalation einer Mischung aus Lachgas und Sauerstoff wird dadurch eingeleitet, daß man dem Patienten für 2 bis 3 Minuten reinen Sauerstoff gibt; die Nasenmaske wird

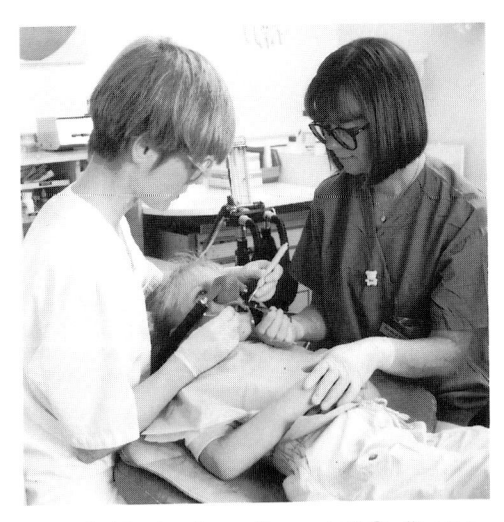

Abb. 6-16 Lachgas-Sauerstoff-Sedierung.

angepaßt, um Undichtigkeiten zu verhindern, und der Gasfluß wird reguliert (Abb. 6-16). Lachgas wird dann in steigender Menge verabreicht, bis eine zufriedenstellende tiefe Sedierung erreicht ist. Am Ende der zahnärztlichen Behandlung wird für fünf Minuten reiner Sauerstoff gegeben. Danach kann der Patient den Stuhl verlassen, sollte aber noch für die nächsten 20 Minuten im Behandlungszimmer bleiben.

Obwohl empfindliche Patienten schon bei einer 50%igen Lachgaskonzentration das Bewußtsein verlieren können, ist N_2O selbst nur ein schwaches Anästhetikum und das bedeutet, das bei schmerzhaften Eingriffen eine zusätzliche lokale Anästhesie unbedingt erforderlich ist. Lachgas wird immer mit Sauerstoff verabreicht, um die Sauerstoffversorgung des Patienten sicherzustellen. Die alveoläre Spitzenkonzentration wird nach einigen Minuten der Inhalation erhalten. Das Gas wird nach Behandlungsende schnell eliminiert.

Lachgas hat keinen oder nur einen geringen Effekt auf die Atmung, den Blutkreislauf und den Stoffwechsel.

Die chronische Exposition gering dosierten Lachgases stellt, so wird berichtet, ein Gesundheitsrisiko dar, welches sich beim zahnärztlichen Personal in gehäuften Spontanaborten, Leber- und Nierenschäden sowie neurologischen Erkrankungen ausdrückt.

Lachgas bindet sich nicht an Körperflüssigkeiten oder Gewebe. Es wurde lange angenommen, daß Lachgas nicht verstoffwechselt wird. Doch wir wissen heute, daß es durch Darmbakterien metabolisiert wird, wobei sich freie Radikale bilden, und daß es mit dem Vitamin B_{12}-Stoffwechsel in Wechselwirkung steht. Diese Beobachtungen sind wahrscheinlich für den Patienten bedeutungslos, aber sie können die Nebenwirkungen erklären, die beim zahnärztlichen Personal auftreten, das ständig geringen Konzentrationen des überschüssigen Gases ausgesetzt ist, was durch nicht ausreichendes Absaugen des Lachgases oder durch Undichtigkeiten der Maske bedingt ist.

Nebenwirkungen des Lachgases, wie sie bei Patienten beschrieben wurden, sind Erregung (Übersedierung), Übelkeit, Erbrechen, Dysphorie, Schwitzen, Ruhelosigkeit, Angst, Panik, Kopfschmerzen, Alpträume, Ohrensausen und Harninkontinenz.

In einer Studie, die 1982 in Schweden durchgeführt wurde, waren bei 8,3% von 823 Patienten, denen bei einer zahnärztlichen Behandlung N_2O/O_2 gegeben wurde, Nebenwirkungen zu beobachten, von denen 0,1% auf eine Übersedierung zurückzuführen sind.

Zu der Lachgas-Sauerstoff-Sedierung braucht man ein spezielles Gerät (Abb. 6-17). Dieses Gerät muß immer mindestens *20% Sauerstoff* (in Schweden 40%) im Gasgemisch enthalten. Der

6 Sedierung und Anästhesie

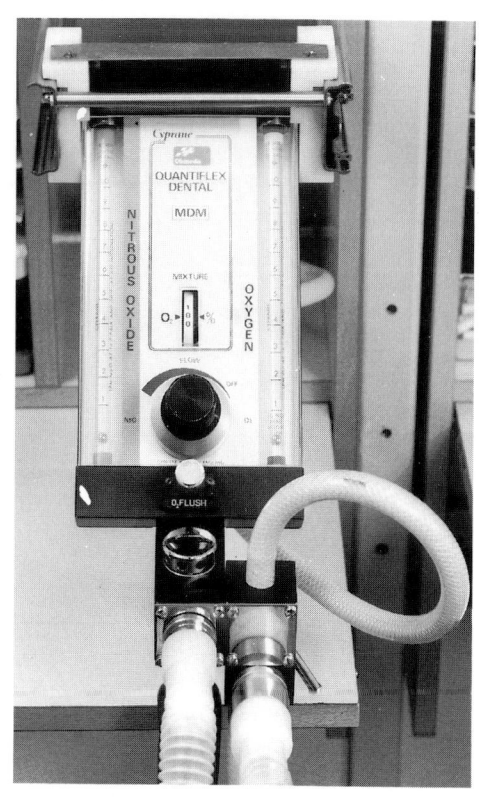

Abb. 6-17 Gerät für die Lachgas-Sauerstoff-Sedierung.

Indikationen sind:

- Furcht und Angst;
- Widerstand gegen die Behandlung;
- medizinisch gefährdete Patienten;
- Störungen des Muskeltonus;
- Muskelentspannung;
- ausgeprägter Würgereflex;
- Behandlungsstreß;
- die Art der Zahnbehandlung (z. B. wenn eine Analgesie in verschiedenen Quadranten notwendig ist).

Es ist eine allgemeine Regel, daß Patienten, die zu den Anästhesie-Risikogruppen III und IV gehören (Tabelle 6-2) in Zusammenarbeit mit einem verantwortlichen Arzt oder Anästhesisten behandelt werden müssen. Für Patienten der Anästhesie-Risikogruppen I und II gibt es folgende Kontraindikationen:

- teilweise Obstruktion der Atmungswege;
- Psychosen;
- Schwangerschaft;
- andere:
  jüngst durchgeführte Ohroperation
  Sinusitis
  Porphyrie
  maligne Hyperthermie in der Familienanamnese

Gasfluß muß kontinuierlich sein und die Apparatur muß mit einer *Sicherheitsschaltung* versehen sein, d. h., wenn der Sauerstoffdruck fällt, muß der Ausstoß von Lachgas automatisch stoppen. Wenn die Gaszufuhr unterbrochen ist, muß der Patient in der Lage sein, Luft über ein „*Notfall-Luft-Ventil*" atmen zu können. Eine Rückatmung oder zusätzliche Luftzufuhr ist nicht erlaubt und die Schläuche müssen einen *geringen Atmungswiderstand* haben. Überschüssiges und ausgeatmetes Gas muß durch Absaugen wirksam entfernt werden.

Allgemeinanästhesie (Vollnarkose)

Einige Patienten können aufgrund körperlicher oder geistiger Defizite bei einer Behandlung nicht kooperieren, oder sie tolerieren die Lokalanästhesie nicht. Die zahnärztliche Behandlung unter Vollnarkose kann dann die einzige Lösung sein. Außerdem sind einige chirurgische Maßnahmen so langwierig und ermüdend, daß keine andere Behandlungsform in Betracht gezogen werden kann. Die Prävalenz ernsthafter Komplikationen bei einer zahnärztlichen Behandlung unter Vollnarkose ist sehr gering, sofern sie in einer Klinik durchgeführt wird. Die Indikationen für eine zahnärztliche Behandlung unter Vollnarkose müssen jedoch sehr eingeschränkt werden, da, verglichen mit alternativen Methoden, die Narkose selbst für den Organismus einen großen physischen und mentalen Streß bedeutet. Die Behandlung unter Vollnarkose ist für einige Kinder eine teure, aber notwendige Behandlungsmethode. Sie sollte der letzte Ausweg sein, wenn alle Anstrengungen, ein Kind auf konventionelle Art zu behandeln, fehlgeschlagen sind.

Indikationen für eine zahnärztliche Behandlung unter Vollnarkose:

- Behandlung von schwer geistig und/oder körperlich behinderten Kindern, die bei einer Behandlung nicht kooperieren können;
- ernsthafte Behandlungsprobleme bei Patienten mit einer genuinen psychiatrischen Störung;
- komplizierte chirurgische Maßnahmen bei kleinen Kindern;
- massive Restaurationsarbeiten bei behinderten Kindern,
  Kinder, die in abgelegenen Gegenden leben,
  Kinder jünger als drei Jahre oder
  Kinder mit ausgeprägter Furcht vor dem Zahnarzt;
- Unverträglichkeit von Lokalanästhetika.

In Skandinavien erfordert richtigerweise eine zahnärztliche Behandlung unter Vollnarkose die Assistenz eines Anästhesisten, der die Anästhesieform nach dem Zustand des Kindes und der Art der Behandlung auswählt.

Es sollte alles dafür getan werden, das Kind in Zukunft zu einer routinemäßigen Behandlung zurückzuführen. Nach der zahnärztlichen Behandlung unter Vollnarkose sollte so bald wie möglich eine angemessene Oralprophylaxe beginnen.

Hintergrundliteratur

Allen GD (Hrsg.). *Dental anesthesia and analgesia* (local and general). Baltimore. Williams & Wilkins, 1984.

Hallonsten A-L. Nitrous oxide-oxygen sedation in dentistry. Med. Diss. *Swed Dent J* 1982; suppl. 14.

Coplans MP, Green RA (Hrsg.) *Anesthesia and sedation in dentistry*. Amsterdam: Elsevier, 1983.

Dionne RA, Laskin DM (Hrsg.) *Anesthesia and sedation in the dental office*. Amsterdam: Elsevier, 1986.

Lundgren S (Hrsg.). The use of sedation in outpatients. *Acta Anaesthesiol Scand* 1988; **32**: suppl 88.

Malamed SF. *Sedation – a guide to patient management*. St. Louis: CV Mosby, 1985.

Wall P, Melzack R (Hrsg.). *Textbook of pain*. Edinburgh: Churchill Livingstone, 1984.

Kapitel 7

Karies:
Ätiologie, klinische Charakteristika und Epidemiologie

Ätiologie der Karies
Klinische Charakteristika
Epidemiologie

Die Karies stellt eine progressive Demineralisation und Zersetzung des verkalkten Zahngewebes dar, die unterhalb einer auf der Zahnoberfläche befindlichen Bakterienschicht auftritt. Man stellt sich vor, daß die Karies durch Säuren der Plaquebakterien, die diese durch Metabolisierung von Nahrungszucker herstellen, verursacht wird. Internationale multidisziplinäre Forschungen der letzten Jahrzehnte trugen viel dazu bei, die wichtigsten ätiologischen Faktoren der Karies aufzuklären.

Der stärkste Kariesanstieg scheint am Ende des 19. und dem Beginn des 20. Jahrhunderts aufgetreten zu sein. Dies fällt mit einem Anstieg des Zuckerkonsums zusammen, der mit der damals in Europa stattgefundenen Industrialisierung und Urbanisierung verbunden war.

Ätiologie der Karies

Die Rolle der Saccharose

Die Rolle der Saccharose bei der Kariesentstehung ist durch umfangreiches Datenmaterial belegt, das in Europa während der zwei Weltkriege gesammelt wurde, da auf eine starke Reduktion des Saccharosekonsums eine markante Kariesreduktion folgte.

Die Korrelation zwischen Zuckerkonsum und Karies hat sich über die letzten zwei Jahrzehnte hin verändert, da Fluoride als Präventionsmittel eingeführt wurden. Fluoride erhöhen den Widerstand der Zähne (Kapitel 8) und hemmen an sich nicht direkt die Karies, mit der Ausnahme, daß sie möglicherweise die bakterielle Säurebildung in geringem Grade reduzieren. Der Zuckerkonsum stellt also immer noch die kariogene Gefahr schlechthin dar, auch wenn die Korrelation mit der Karies reduziert ist.

Eine große Zahl anderer epidemiologischer Studien bestätigt eindeutig die Korrelation zwischen Saccharosekonsum und Karies. Die Menschen der isolierten Atlantikinsel Tristan da Cunha hatten eine sehr geringe Kariesrate. Mit der Einführung des Zuckers stieg die Kariesprävalenz von 5% auf 30% DMF-Zähne an. In Japan wurde beobachtet, daß die Karies zunahm, als der Zuckerkonsum 10 kg pro Individuum pro Jahr überstieg. Daten aus Norwegen und Großbritannien stützen diese Studien. Norwegische Kinder, die während des zweiten Weltkrieges etwa 21 kg Zucker im Jahr konsumierten, besaßen eine gute Zahngesundheit, verglichen mit jener vor dem Krieg, als der Konsum viel höher lag.

Daten aus Australien lieferten einen zusätzlichen Beweis: Heimkinder, die bei Zwischenmahlzeiten keinen Zucker konsumierten, hatten mit elf Jahren durchschnittlich einen kariösen Zahn, wohingegen die Kinder, die nicht in einem Heim lebten, zwischen sechs und sieben kariöse Zähne aufwiesen.

Patienten, die an einer vererbten Fruktoseunverträglichkeit leiden, können keine Fruktose oder Saccharose zu sich nehmen. Man weiß, daß die Karieserfahrung dieser Bevölkerungsgruppe sehr gering ist.

Die oft zitierte Vipeholm-Studie wurde in einer schwedischen Anstalt für geistig Behinderte in den späten 40er und frühen 50er Jahren durchgeführt. Diese Studie zeigte, daß die Häufigkeit des Konsums von Karamellbonbons und die Zucker-Clearance die wichtigsten Faktoren bei der Kariesentstehung sind.

Eine andere skandinavische Studie zeigte, daß eine experimentelle Karies innerhalb von 23 Tagen erzeugt werden kann, wenn der Proband neunmal am Tag mit Saccharoselösung spült. Jüngere Experimente in Großbritannien mit einem ähnlichen Versuchsaufbau bestätigten diese Befunde.

In einer klinischen Studie in Finnland, bei der in einer Studentengruppe während eines Zeitraums von zwei Jahren Saccharose durch den nichtvergärbaren Zuckeralkohol Xylit ersetzt wurde, zeigte sich, daß die Studenten in viel geringerem Umfange neue Kavitäten entwickelten.

Eine große Menge tierexperimenteller Daten untermauert die Ansicht, daß Saccharose für die Ätiologie der Karies essentiell ist. Ratten, Hamster und Affen erfahren eine hohe Kariesinzidenz, wenn Saccharose Teil ihrer Nahrung ist.

Andere vergärbare, niedermolekulare Zucker wie Glukose und Fruktose induzieren auch Karies bei Tieren, aber nicht in demselben Maß wie Saccharose.

Saccharose scheint in der Lage zu sein, die Bildung einer besonders adhäsiven, stark säurebildenden Plaque hervorzurufen. Wenn solch eine Plaque verfügbar ist, werden andere vergärbare Mono- oder Disaccharide zu einem guten Substrat für die Säureproduktion. Jedoch scheint nur Saccharose große Mengen an stark kariogener Plaque auf Glattflächen zu verursachen.

Einige Naturprodukte wie Honig und Feigen verursachen Karies bis zu einem bestimmten Grad. Diese Produkte stellen höchstwahrscheinlich nur ein marginales Problem dar. Stärke hat ein sehr geringes kariogenes Potential. Stärke und stärkehaltige Nahrungsmittel standen früher irrtümlicherweise im Verdacht, ein wesentlicher diätetischer Faktor bei der Entwicklung von Karies zu sein. Die Kombination von Stärke und Saccharose hat jedoch ein hohes kariogenes Potential.

Die Rolle der Bakterien

Die Bedeutung des Bakteriums als infektiöses Agens im Kariesprozeß wurde in den 50er Jahren eindeutig von Orland et al. herausgestellt. Moderne mikrobiologische Techniken, wie etwa Studien an keimfreien Tieren, zeigten deutlich, daß karieseempfängliche Tiere bei stark saccharosehaltiger Nahrung keine Kavitäten entwickelten, solange keine kariogenen Mikroorganismen vorhanden waren. In darauffolgenden Experimenten wurde das relative kariogene Potential verschiedener oraler Bakterien bei monoinfizierten oder gnotobiotischen Tieren untersucht.

Solche Studien zeigten, daß bei Tierversuchen *Streptococcus mutans* das bei weitem kariogenste Bakterium ist. *S. mutans* produziert bei Vorliegen von Saccharose ein extrazelluläres Glukan, ein Glukosepolymer, das ihm erlaubt, sich auf der Zahnoberfläche anzusiedeln und eine adhäsive, hoch kariogene Plaque zu bilden. *S. mutans* ist säurebildend und säuretolerant, was wahrscheinlich ein anderer wichtiger Aspekt seines hohen kariogenen Potentials ist.

Während *S. mutans* als infektiöses Agens bei der Karies von Tieren eine unbestritten einzigartige Eigenschaft zukommt, wurde bislang bezüglich seiner Rolle bei der Karies des Menschen keine allgemeine Übereinstimmung erzielt. Obwohl dieses Bakterium bei den meisten Individuen aus Kavitäten isoliert werden kann, gibt es auch viele Studien, bei denen eine Isolierung von *S. mutans* nicht gelang. Andere Mikroorganismen wie *Actinomyces viscosus* und *Lactobacillus casei* können Zucker fermentieren und werden oft bei der Karies am Menschen gefunden.

Jüngste Studien, bei denen afrikanische Bevölkerungsgruppen eine hohe Anzahl an *S. mutans* und niedrige Kariesraten aufwiesen, zeigten, daß *S. mutans* selbst nicht pathogen ist. Jedoch wird es pathogen, wenn der Nahrung Saccharose beigefügt wird. Die niedrigen Kariesraten könnten auch damit erklärt werden, daß hierbei S. mutans Serotypen mit geringer Pathogenität vorherrschen.

Die Entstehung der Karies beginnt damit, daß sich auf der Zahnoberfläche kariogene Bakterien etablieren und sich eine azidogene Plaque bildet.

Die nächste Phase, die zur Bildung von Kavitäten an den Zähnen führt, wird durch eine zyklische Milchsäurebildung in der Plaque bestimmt, die die mineralisierten Zahngewebe auflöst (Abb. 7-1).

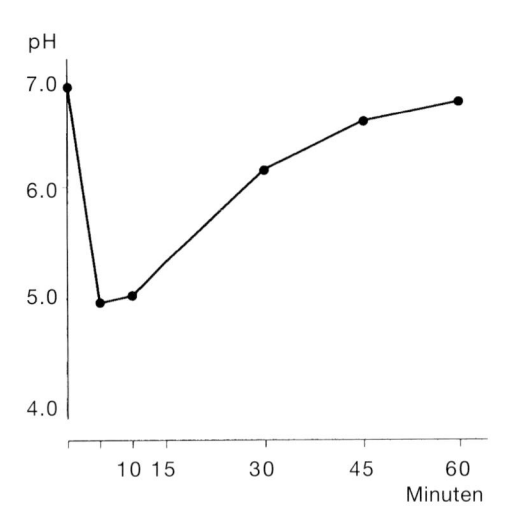

Abb. 7-1 Veränderungen des Plaque pH Wertes nach einer einminütigen Spülung mit 10 ml Saccharoselösung (15 Volumen%). Die Plaque wurde innerhalb von drei Tagen durch häufiges Spülen mit saccharosehaltigen Lösungen gebildet.

Unterhalb der Plaque erscheinen weiße Flecken auf dem Zahnschmelz. Dieser Vorgang dauert gewöhnlich einige Monate, kann aber auch unter extremen Bedingungen in einigen Wochen verlaufen. Die frühen Veränderungen werden hauptsächlich durch eine selektive Auflösung der löslicheren Kristallkomponenten im Oberflächenschmelz verursacht. Tiefere Schichten des Schmelzes, die in späteren Phasen betroffen sind, haben einen geringeren Widerstand. Die Demineralisation schreitet in dieser Region schneller fort und unterminiert den Oberflächenschmelz. Wenn einmal die Oberfläche einbricht, besiedeln Bakterien in großer Anzahl die neu gebildete Kavität, und die Demineralisation beschleunigt sich erheblich. Später bildet sich eine sichtbare Kavität, von der sich die Demineralisation der internen Zahnregionen ausbreitet.

Die Rolle wirtsspezifischer Schutzmechanismen

Die Hauptfaktoren im Mechanismus der Kariesentstehung werden heute recht gut verstanden; sie sind oben dargestellt. Jedoch gibt es keinen Zweifel, daß es bei der Antwort auf die kariogene Gefahr eine große individuelle Variation gibt. Es ist hinlänglich bekannt, daß Fluorid im Trinkwasser zu einer erhöhten Resistenz führt. Dieser Aspekt der Kariesprävention wird im Kapitel 8 diskutiert.

Es wurden viele lokale Resistenzfaktoren, wie etwa der Level von Serum- und Speichel-IgA gegen Speichelmikroorganismen untersucht, doch wurde keine deutliche Korrelation zwischen diesen Faktoren und der Kariesresistenz beobachtet.

Antibakterielle Speichelsysteme wie Lysozym, Laktoperoxidase und Thiozyanat wurden in verschiedenen Patientengruppen verglichen. Bezüglich der klinischen Karies wurden keine Korrelationen beobachtet. S. mutans ist sowohl bei kariesresistenten als auch kariesempfänglichen Individuen, wie oben geschildert, vorhanden.

Die Wanderung von Arbeitern innerhalb Europas in den letzten Jahrzehnten hat gezeigt, daß Menschen aus Gegenden mit einer traditionell geringen Kariesprävalenz, wie etwa Südeuropa, schnell viele kariöse Läsionen bekommen, wenn sie in die industrialisierten Länder Nordeuropas ziehen.

Diese Beobachtungen zeigen, daß Erbfaktoren von geringerer Bedeutung für die Kariesresistenz sind, als früher angenommen wurde: Der Saccharosekonsum und die Fluoridanwendung sind die dominierenden Faktoren.

Karies-Aktivitäts-Tests

Man benötigt einen einfachen Labortest, mit dem die Kariesaktivität eines Individuums bestimmt werden kann. Es wurde eine große Zahl solcher Labortests entwickelt, die auf folgenden Prinzipien beruhen:

- die Fähigkeit von Speichelproben, Zucker zu fermentieren
- die Messung der Pufferkapazität des Speichels
- Plaque pH Telemetrie
- die Anzahl von Laktobazillen im Speichel und in jüngster Zeit,
- die Anzahl von S. mutans im Speichel.

Jedoch ist es allgemein akzeptiert, daß es einfache wissenschaftliche Methoden für die Vorhersage der individuellen Rate der Kariesinzidenz zur Zeit nicht gibt. Eine sorgfältige klinische Untersuchung, bei der die traditionellen Hinweise beginnender oder manifester kariöser Läsionen befundet wird, dürfte noch der beste Weg sein, die individuelle Kariesaktivität einzuschätzen.

Klinische Charakteristika

Das klinische Bild einer kariösen Läsion bei Kindern und Jugendlichen unterscheidet sich in einer Reihe von Punkten von jenem bei Erwachsenen. Erstens wird die Läsion oft in frühen Stadien erkannt. Zum zweiten modifizieren die morphologischen Charakteristika der Milchzähne und der durchbrechenden bleibenden Zähne die klinischen Symptome dieser Krankheit.

Die Diagnose der Läsion wird mittels direkter Betrachtung und verschiedener diagnostischer Hilfsmittel gestellt (Sonde, Zahnseide und Röntgenaufnahmen). Vor der Inspektion der Schmelzoberfläche muß oft erst die Plaque entfernt werden, die die Oberfläche bedeckt, und zwar nicht nur auf freien Glattflächen, auf denen der gingivale Bereich oft durch eine Plaqueschicht bedeckt ist, sondern auch auf der Okklusalfläche der durchbrechenden bleibenden Zähne. Oft bedeckt eine Zahnfleischkapuze die Kaufläche, was zu einer starken Plaqueakkumulation führt.

Diagnostische Hilfsmittel sollten als solche angesehen werden, d. h. als eine Hilfe bei der visuellen Untersuchung der Schmelzoberfläche. Es sollte nur mit sehr leichtem Druck sondiert werden, weil die Gefahr der Verletzung der Schmelzoberfläche besteht. Röntgenaufnahmen sollten nur nach klinischer Untersuchung und individueller Indikationsstellung veranlaßt werden.

Prädilektionsstellen

Die am häufigsten beobachteten Lokalisationen für die Karies (Prädilektionsstellen) sind sowohl im Milch- als auch im bleibenden Gebiß die Grübchen und Fissuren, die Approximalflächen sowie der gingivale Bereich der Glattflächen. Im Milchgebiß sind die Fissurensysteme geringer ausgeprägt als bei den bleibenden Molaren. Dies trifft besonders für die ersten Milchmolaren zu, bei denen nur wenige isolierte Grübchen beobachtet werden.

Die häufige Lückenbildung in der Molarenregion des Milchgebisses junger Vorschulkinder reduziert die Anzahl approximaler Läsionen. Mit zunehmendem Alter etablieren sich Approximalkontakte, welche die Gefahr approximaler Läsionen bei Milchmolaren steigen läßt.

Die relativ hohe Kariesprävalenz oberer mittlerer Milchschneidezähne ist teilweise darauf zurückzuführen, daß die interinzisale Papille in diesem Alter nahe den Mesiolingualflächen jener Zähne lokalisiert ist. Diese Struktur fördert die Plaqueakkumulation, was wiederum zur Entzündung der Papille führt und zu noch größerer Retention der Plaque.

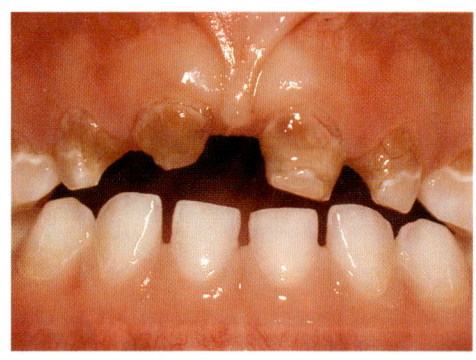

Abb. 7-2 Eine schnell fortschreitende Karies bei einem zweieinhalbjährigen Jungen infolge übermäßiger „Flaschenfütterung".

Im Milchgebiß kann sich schon im ersten Lebensjahr ein besonders schnell fortschreitender Kariestyp entwickeln (Abb. 7-2). Bei diesem sieht man große Glattflächenläsionen auf den Labial- und Palatinalflächen der Schneidezähne. Weil diese Karies oft durch die intensive und verlängerte Ernährung mit der Flasche verursacht wird, hat man sie „Teeflaschenkaries", „Nuckelflaschensyndrom" oder im englischen Sprachraum „Nursing bottle syndrome" genannt. Ein ähnliches klinisches Bild kann man sehen, wenn über einen längeren Zeitraum zukkergesüßte Medikamente gegeben werden, der Schnuller in Zucker getaucht, dem Kind nach Belieben die Brust gegeben wird oder ähnliche andere Praktiken verfolgt werden. Die Häufigkeit dieses speziellen Kariestyps nimmt in vielen Teilen Skandinaviens ab, ist aber in vielen Entwicklungsländern sehr hoch.

Im bleibenden Gebiß sollte den Grübchen der Palatinalfläche der oberen

Schneidezähne große Aufmerksamkeit geschenkt werden. Der obere laterale Schneidezahn hat normalerweise ein gut erkennbares Grübchen, was aber auch für den oberen mittleren Schneidezahn zutreffen kann.

Läsionen der Glattflächen sind nahe dem Gingivarand lokalisiert. Beim Durchbruch des bleibenden Zahnes können in einigen Bereichen der Oberfläche stationäre Läsionen zur selben Zeit gefunden werden, in der sich neue Läsionen in anderen Bereichen entwickeln.

Die Bukkalfläche des unteren bleibenden Molaren und die Palatinalfläche des oberen bleibenden Molaren weisen oft ein Grübchen auf. Besonders während des Zahndurchbruchs ist dieses Grübchen einem hohen Kariesrisiko ausgesetzt, da es sehr nahe zum Gingivarand liegt.

In den posterioren Regionen des bleibenden Gebisses brechen die oberen Molaren mit einer bukkalen Neigung durch und die unteren Molaren mit einer lingualen Neigung. In der Zeit, bis diese Zähne eine aufrechte Position erreicht haben, weisen die oberen Bukkal- und unteren Lingualflächen oft Initialläsionen auf.

Die Grübchen- und Fissurenkaries – Die initiale Grübchen- und Fissurenkaries stellt sich als eine Verfärbung des Fissurensystems dar. Solche Verfärbungen können entweder dunkel oder weiß sein.

Bei der manifesten Grübchen- und Fissurenkaries ist der Schmelz unterminiert, da sich die Läsion an der Schmelzdentingrenze ausbreitet. In dieser Phase ist wahrscheinlich noch nicht viel Substanz verloren gegangen; es sollte nur mit großer Vorsicht bei geringem Druck sondiert werden. Werden solche Läsionen inspiziert, so stellt das Unterminieren des Schmelzes gewöhnlich sich als gräuliche Verfärbung dar, die sich vom Fissureneingang lateral ausdehnt. In späteren Stadien bricht der Schmelz ein, und die Läsion wird bei visueller Inspektion leicht entdeckt.

Die Approximalkaries – Läsionen an Approximalflächen können klinisch in einem frühen Stadium nicht entdeckt werden. In späteren Stadien kann jedoch nach Plaqueentfernung und sanfter Retraktion der Interdentalpapille die Läsion von bukkal und oral her inspiziert werden. Besonders im Milchgebiß können sich solche Läsionen nach bukkal und oral als initiale Entkalkungen der Läsion ausdehnen, die sich unterhalb der Kontaktfläche befindet.

In fortgeschritteneren Stadien unterminieren Approximalläsionen den Schmelz. Dies führt wiederum zu einem dunklen oder gräulichen Schatten, der von der okklusalen Seite aus beobachtet werden kann und sich zentralwärts von der Approximalfläche her ausdehnt. Im Milchgebiß kann dieses Zeichen zunächst aufgrund der breiten Kontaktflächen der Milchmolaren fehlen und erst in Erscheinung treten, wenn die Läsion sehr weit fortgeschritten ist.

Die Glattflächenläsion – Die kariöse Läsion einer Glattfläche kann bereits in einem frühen Stadium entdeckt werden. Die initiale Entkalkung führt zu einer erhöhten Porosität des Schmelzes, was klinisch als Verlust an Lichtdurchlässigkeit beobachtet werden kann. Im Anfangsstadium verliert die Läsion an Glanz. Beim Sondieren ist die Oberfläche rauh, was sich dann zeigt, wenn die Sonde sanft vom gesunden Schmelz über die Läsion geführt wird. Ein Verlust an Oberflächenkontinuität kann nicht festgestellt werden. Beim Sondieren muß sorgfältig darauf geachtet werden, nicht die dünne Oberflächenschicht zu zerstören, die die Läsion unterhalb der Oberfläche (subsurface lesion) bedeckt.

Fortgeschrittenere Glattflächenläsionen zeigen einen Substanzverlust, der sich klinisch als Kavität manifestiert. In den frühen Stadien dieses Prozesses kann sich der Substanzverlust auf eine oder zwei Stellen innerhalb der Läsion begrenzen. Wenn der Prozeß fortschreitet, wird die gesamte Läsion einen Verlust an Oberflächenkontinuität aufweisen und eventuell kariöses Dentin offenlegen.

Die akute und die chronische Läsion

Der Kliniker sollte bei der Diagnose der Karies versuchen, deren „Akutheit" einzuschätzen.

Zur Zeit kann keine direkte Methode zur Messung der Akutheit empfohlen werden, dennoch können einige Faktoren für die Einschätzung einer Läsion herangezogen werden.

Die akute Initialläsion der Glattfläche kann von stationären Initialläsionen durch die Oberflächentextur unterschieden werden. Wie zuvor erwähnt, zeigen akute Initialläsionen eine typische Oberflächenrauhheit. Wenn solche Läsionen zum Stillstand kommen, wird im Gegensatz dazu eine harte transparente Oberflächenschicht die darunterliegende Läsion (subsurface lesion) bedecken. Typischerweise wird diese auf Glattflächen gefunden, bei denen sich Initialläsionen nahe dem Gingivarand entwickelt haben. Mit dem kontinuierlichen Durchbruch des Zahnes können solche Läsionen zum Stillstand gekommen sein und einen weißen Fleck hinterlassen, der von hartem, glattem und glänzendem Schmelz bedeckt ist.

Die Akutheit einer Läsion mit Verlust der Oberflächenkontinuität und Freilegen des Dentins kann aufgrund verschiedener Faktoren eingeschätzt werden. Große Läsionen, die sich in weniger kariesanfällige Bereiche einer Zahnoberfläche ausdehnen, sind normalerweise akute Läsionen. Diese zeigen oft Verfärbungen der Schmelzränder, die typisch für das Unterminieren des Schmelzes durch die kariöse Läsion im Dentin sind. Weißer, opaker Schmelz, der die Kavität umgibt, ist deshalb ein Zeichen für eine stark akute Läsion.

Sobald der Schmelz eingebrochen ist, kann die Läsion im Dentin beobachtet werden. Akute Dentinläsionen weisen nur eine leichte gelbliche Verfärbung auf; das Dentin ist sehr weich und fühlt sich beim Sondieren feucht an. Im Gegensatz dazu zeigen weniger akute Läsionen eine dunklere Färbung und ein härteres Dentin.

Epidemiologie

In den meisten nordischen Ländern wird die Zahngesundheit der Kinder und Jugendlichen regelmäßig dokumentiert und die Daten an zentrale und/oder lokale Behörden weitergegeben, wobei verschiedene Befundkriterien und Indizes verwendet werden. Durch diese Systeme, die hauptsächlich für Planungszwecke geschaffen wurden, sind Daten, z. B. über die Zahnkaries, leicht zugänglich.

Dänemark war das erste nordische Land, das 1972 ein Nationales Erfassungssystem eingerichtet hat. Bei diesem System werden den Behörden jährlich die Kariesdaten aller Kinder gemeldet. In Schweden, in dem die einzelnen Distrikte selbst für die Organisation der Zahngesundheitsfürsorge verantwortlich sind, variieren die Erfassungssysteme, aber im allgemeinen wird die Karies bei 4-, 12-, 15- und 19jährigen befundet.

In Finnland werden jährlich die Kariesdaten aller Altersgruppen in derselben Weise wie in Dänemark veröffentlicht. In Norwegen und Island gibt es keine offiziellen Erfassungssysteme, doch Kariesprävalenzdaten sind durch epidemiologische Studien verfügbar, die in verschiedenen Altersgruppen angefertigt wurden.

Kariesindizes

Der am häufigsten verwendete Kariesindex ist der DMF-Index, der auf der Zählung von Einheiten basiert, die entweder kariös, aufgrund von Karies verlorengingen oder gefüllt sind. Die Maßeinheit kann entweder der Zahn oder die Zahnfläche sein (DMFT oder DMFS). Beim DMFS-Index wird das Problem fehlender Zähne von verschiedenen Untersuchern unterschiedlich gehandhabt.

Für Milchzähne werden die Bezeichnungen d, m und f benutzt. Statt m wird manchmal der Buchstabe e verwendet, was ursprünglich „zur Extraktion indiziert" bedeutete, aber oft einfach statt eines „m" verwendet wurde. Der dmf-Index ist bis zum Alter von fünf Jahren gültig, wenn die Exfoliation der Milchzähne beginnt. Zwischen dem Alter von fünf und neun Jahren ist der dmf-Index deshalb auf Milcheckzähne und Milchmolaren beschränkt. Nach Beginn des Durchbruchs der bleibenden Zähne ist es üblich, die Zahngesundheit nur durch den DMF-Index zu beschreiben.

Der DMF-Index ist ein rein quantitativer Index und gibt keine Informationen über Ausdehnung und Fortschreiten der Krankheit. Er ist auch kumulativ, was besagt, daß ein DMFS-Wert von zwölf bei einem Fünfzehnjährigen zwölf offene behandlungsbedürftige Kavitäten bedeuten kann, genausogut wie ein völlig karies- und füllungsfreies Gebiß, bei dem nur die ersten vier bleibenden Molaren in einem frühen Alter extrahiert wurden. Die verschiedenen Komponenten des Indexes werden deshalb oft getrennt analysiert.

Obwohl der DMF-Index Nachteile besitzt, wird er im allgemeinen bei epidemiologischen Studien verwendet. Indizes, die das Fortschreiten der Karies messen, sind auch entwickelt worden, besonders für den Gebrauch in Longitudinalstudien und in klinischen Untersuchungen.

In Skandinavien ist die Kariesprävalenz noch hoch, da 80% oder noch mehr Kinder und Jugendliche davon betroffen sind, wenn sie das späte Teenageralter erreichen. Die Anzahl der kariösen Zähne oder Zahnflächen hat sich jedoch in den letzten 20 Jahren weitgehend reduziert, und die DMF/dmf-Werte haben sich im allgemeinen in allen Altersgruppen erniedrigt.

Karies im Milchgebiß

In den nordischen Ländern sind etwa 50 bis 70% der Vorschulkinder immer noch von Karies betroffen. Die am häufigsten betroffenen Zähne sind die Molaren und die oberen Frontzähne, während die Eckzähne und unteren Frontzähne nur selten überhaupt ein Anzeichen von Karies haben. Die am meisten betroffenen Zahnflächen sind die Okklusalflächen, besonders jene der zweiten Molaren, während normalerweise die Approximalflächen der Molaren nicht kariös werden, zumindest nicht bis zum Alter von 4 bis 5 Jahren, erst dann nämlich haben sich die Approximalkontakte gebildet. Daher sind Bißflügelaufnahmen zur Diagnose von Approximalkaries ab diesem Lebensalter indiziert.

Karies im bleibenden Gebiß

Im bleibenden Gebiß sind die Okklusalflächen der Molaren immer noch die Zahnflächen, die am häufigsten von Karies betroffen sind.
1987 hatten nur 20% der schwedischen dreizehnjährigen Schüler eine Approximalfläche, die gefüllt war oder eine bis ins Dentin gehende Kavität besaß. Karies der bleibenden Schneide- oder Eckzähne wird zunehmend seltener und wird in allen Altersgruppen hauptsächlich bei jenen Kindern diagnostiziert, die den höchsten DMF-Wert haben.

Veränderungen der Kariesprävalenz

Wie bereits erwähnt wurde, ist die Kariesprävalenz in den nordischen Ländern sowie in den meisten Ländern Westeuropas und Nordamerikas in den letzten 10 bis 15 Jahren zurückgegangen. Abbildung 7-3 zeigt die durchschnittlichen dmf-Werte in Gruppen von vierjährigen Kindern, die zwischen 1967 und 1987 mit denselben Kariesdefinitionen und Untersuchungsmethoden untersucht wurden, die in allen Studien angewendet wurden. Die Form der Kurve ist wohl für viele Altersgruppen repräsentativ, wobei die auffälligste Kariesreduktion in den 70er Jahren auftrat.
Abbildung 7-4 zeigt eine ähnliche Entwicklung für das bleibende Gebiß über einen Zeitraum von 14 Jahren, die auf

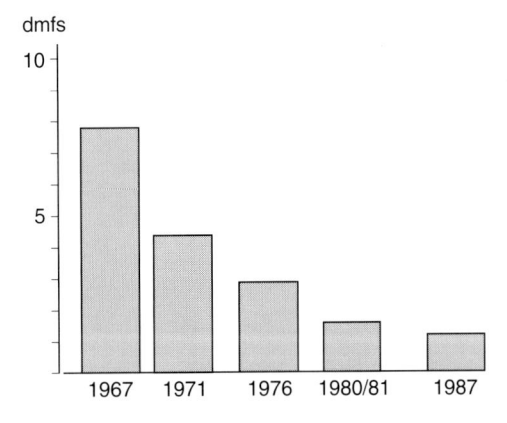

Abb. 7-3 Mittlerer dmfs von vierjährigen Kindern in Umeå, Schweden, erhoben innerhalb eines 20jährigen Zeitraums.

Daten des dänischen Nationalen Erfassungssystems basiert.
Die durchschnittlichen DMF/dmf-Werte sanken tatsächlich in allen Altersgruppen um 40 bis 70%. Die Reduktion ist im wesentlichen darauf zurückzuführen, daß der M/m-Wert nahezu vollständig beseitigt und der F/f-Wert reduziert wurde, wobei die Reduktion der F/f-Komponente teilweise durch einen Wechsel in der Behandlungsphilosophie verursacht wurde. Die D/d-Komponente kann hoch sein, wenn Initialläsionen eingeschlossen sind, aber im allgemeinen werden nur Zähne mit manifesten Kavitäten in die DMF-Berechnung einbezogen.
Offensichtlich ist die Ursache dieses Rückgangs multifaktoriell. In den nordischen Ländern wurde der Grund sowohl dem weitverbreiteten Gebrauch von Fluoriden, nicht zuletzt von fluoridierter Zahnpasta, als auch der organisierten Zahnfürsorge für alle Kinder und Jugendlichen zugeschrieben.
Es gibt jedoch noch eine große Varia-

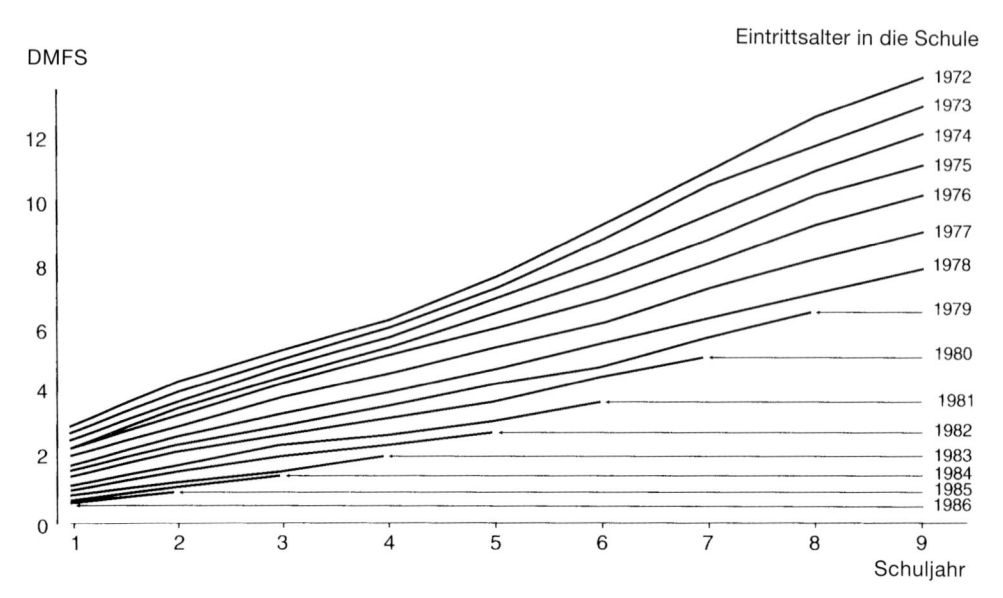

7 Karies: Ätiologie, klinische Charakteristika und Epidemiologie

Abb. 7-4 Abfall der mittleren DMFS-Werte über einen 14jährigen Zeitraum, gestützt auf nationale dänische Daten. Jede Linie stellt eine Gruppe von Kindern gemäß ihres Eintrittsalters in die Schule dar.

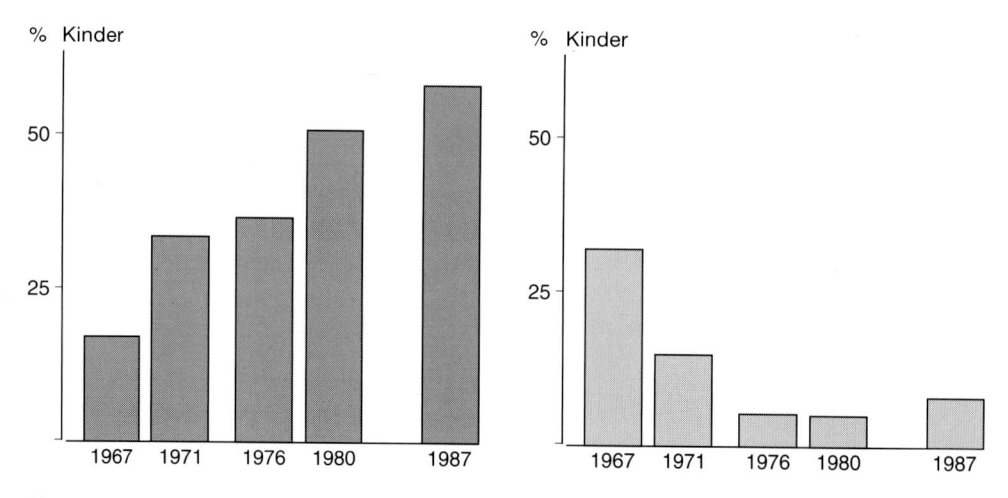

Abb. 7-5 Anteil der vierjährigen Kinder, die über einen 20jährigen Zeitraum kariesfrei sind (links), bzw. einen dmfs > 10 aufweisen (rechts).

Epidemiologie

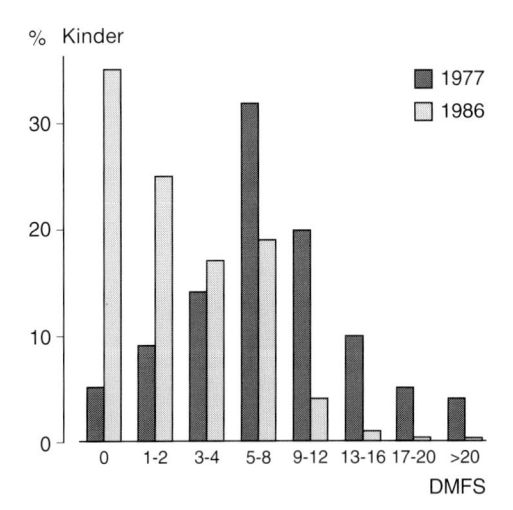

Abb. 7-6 Verteilung der DMFS-Werte bei zwölfjährigen dänischen Kindern (Fünftklässler) über einen Zeitraum von neun Jahren.

tion bezüglich der Kariesprävalenz zwischen den nordischen Ländern als auch zwischen verschiedenen Regionen dieser Länder. Dies ist zum einen auf Unterschiede in den Finanzmitteln zurückzuführen, die der Zahnheilkunde zur Verfügung gestellt werden, zum anderen auf Unterschiede im Umfang der Zahngesundheitsprogramme.

Nimmt die Prävalenz einer Erkrankung ab, so ist deren Verteilung zunehmend ungleichmäßig. Dies bedeutet, daß ein bestimmter Teil aller DMF/dmf-Zähne in einem immer kleiner werdenden Anteil der Kinder gefunden werden kann. Ein Beispiel wird in Abbildung 7-5 gezeigt, bei dem die Kinder, die auch in Abbildung 7-3 gezeigt sind, in „kariesfrei" und „>10 dmfs" aufgeteilt wurden. Die Gruppe der kariesfreien Kinder wächst ständig an, doch die Zahl der Kinder mit hohem dmfs hat in der Population während des letzten Teils dieses Zeitraums nicht in gleicher Weise abgenommen.

Abbildung 7-6 zeigt eine ähnliche Entwicklung über einen Zeitraum von neun Jahren bei zwölf Jahre alten dänischen Kindern.

Die Gruppe, die die höchste Anzahl von DMF/dmf-Zähnen oder -Zahnflächen hat, die also die Gruppe mit der höchsten Kariesaktivität darstellt, verringerte sich zahlenmäßig in den letzten Jahrzehnten, aber sie ist immer noch eine Gruppe, die besondere Beachtung bedarf. Um diese Kinder in einem frühen Alter zu identifizieren, muß man die Ursachen für die hohen Kariesraten analysieren. Wenn die Zahngesundheit der nordischen Kinder weiter verbessert werden soll, ist die Einrichtung adäquater, auf das Individuum abgestellter Präventivprogramme von herausragender Bedeutung.

Hintergrundliteratur

Thylstrup A, Fejereskov O (Hrsg.). *Textook of cariology*. Copenhagen: Munksgaard, 1986.

Kapitel 8

Karies: Prävention

Fluoride
Mundhygiene
Ernährung
Präventive Zahnfürsorge

Der Kariesprävention wurde in den letzten 100 Jahren viel Interesse gezollt, offenbar auch wegen der Schwierigkeiten und der Kosten, die mit der Behandlung der Karies verbunden sind. Die Prinzipien, auf denen die Kariesprävention ursprünglich basierte, bestanden aus der mechanischen Hygiene (Zähneputzen) und der Änderung der Ernährung (reduzierter Saccharosekonsum). Obwohl vom wissenschaftlichen Standpunkt her selbst heute beide Prinzipien vernünftig sind, waren die Ergebnisse meist enttäuschend; nur ein kleiner gebildeter Teil der Bevölkerung war in der Lage, durch diese Methoden eine wirksame Kariesprävention zu erreichen. Ausnahmen bildeten die Zeiten, in denen während der beiden Weltkriege Zucker gezwungenermaßen reduziert worden war. Diese Perioden zeigten eindeutig, daß der Saccharosekonsum der *Hauptfaktor* bei der Entstehung der Karies war. Die Einführung der Fluoridprophylaxe in Form der Trinkwasserfluoridierung in den späten 40er Jahren und die extensive lokale Fluoridanwendung, die 20 Jahre später begann, gab uns Methoden an die Hand, die wesentlich effektiver sind. Die Kariesrate in der westlichen Welt sank innerhalb der letzten 20 Jahre auf ein behandelbares Niveau. Alle verfügbaren Daten weisen darauf hin, daß die weitverbreitete Anwendung fluoridhaltiger Zahnpasta als Hauptfaktor für die erfolgreiche Kariesverhütung der jüngsten Zeit anzusehen ist.

Jedoch weiß man heute, daß Fluorid keinen 100%igen Schutz vor Karies bietet. Karies tauchte auch in Regionen der Welt auf, die traditionell nicht daran litten (Afrika, einige Teile Asiens und Südamerikas), was meist auf die Verstädterung und den angestiegenen Zuckerkonsum zurückzuführen ist. In Gegenden, in denen die Anwendung von Zahnpasta in der Bevölkerung keine Tradition hat und die Umstände eine Trinkwasserfluoridierung nicht erlauben, ist eine Kariesprävention mittels Fluoriden nicht leicht möglich.

Das vorliegende Kapitel enthält eine kurze, praktisch orientierte Zusammenstellung kariespräventiver Maßnahmen, wobei besonders die Wichtigkeit der Fluoridanwendung, die mechanische Plaqueentfernung sowie die Ernährung und Ernährungsberatung herausgestellt werden.

Fluoride

Wie oben erwähnt, war die Einführung von Fluoriden in die Kariesverhütung mit bemerkenswertem Erfolg verbunden. Diese Erfahrungen wurden zuerst in den Vereinigten Staaten gemacht, in denen in den 50er und 60er Jahren Trinkwasserfluoridierungsprogramme eingeführt wurden. Nach der Einführung der Trinkwasserfluoridierung ging die Kariesinzidenz sowohl bei Kindern als auch bei Erwachsenen zurück. Man nahm an, daß der Hauptmechanismus der Fluoridwirkung systemisch war: Die chemischen und physikalischen Eigenschaften des Schmelzes verbessern sich, was zu einer verringerten Auflösungsrate bei niedrigem pH Wert führt. Die deutliche Reduktion der Kariesinzidenz in der westlichen Welt innerhalb der letzten 20 Jahre kann jedoch nicht nur im Sinne eines systemischen Effektes erklärt werden, da der Effekt bei Erwachsenen, bei denen ja alle Zähne durchgebrochen sind, genauso deutlich ist wie bei Kindern. So muß man schlußfolgernd sagen, daß der *lokale* Mechanismus genauso groß und nach Meinung mancher Autoren sogar größer ist als der systemische. Der exakte Mechanismus des kariostatischen Effektes von Fluoriden wird auch jetzt noch nicht völlig verstanden. Die beobachteten Fluorideffekte bezüglich der Karies, die nicht von etablierten Konzepten erklärt werden konnten, zwangen Wissenschaftler, ihre Positionen zu überdenken und neue Ideen zu erwägen, die besser mit den beobachteten Fakten übereinstimmen. Dies war ein langer und schmerzhafter Prozeß, der noch nicht beendet ist.

Systemische Fluoridanwendung

Ursprünglich nahm man an, daß der systemische Weg der Fluoridapplikation der wichtigste sei. Diese Annahme stützte sich auf die Beobachtung, daß Fluoride im Trinkwasser mit geflecktem (mottled) Schmelz einhergingen. Eine weitere Bestätigung erhielt dieses Konzept durch die Tatsache, daß sogar in Bevölkerungsgruppen, deren Trinkwasser nur ein ppm Fluorid enthielt, ungefähr 10% der untersuchten Personen Symptome einer leichten Fluorose ausprägten. Man sollte sich auch vergegenwärtigen, daß damals die chemische Analyse von Fluoriden im Wasser und im Schmelz viel schwieriger durchzuführen war, was zusätzlich Fortschritte in der Forschung hemmte. Die klinischen Befunde der letzten zwei Jahrzehnte zeigen, daß es nicht gerechtfertigt ist, auf die systemische Fluoridwirkung als dominierenden Mechanismus der Kariesverhütung das Schwergewicht zu legen. Es scheint so zu sein, daß Fluoride, die während einer Kariesattacke im Plaquefluid vorhanden sind, sehr wichtig sind. Es ist jedoch allgemein akzeptiert, daß die systemische Fluoridapplikation den Zähnen einen gewissen Schutz vor der Karies bietet. Es ist wohl bekannt, daß Milchzähne und bleibende Zähne, die während ihrer Mineralisation Fluoride aufnehmen konnten, bei ihrem Durchbruch von einer dünnen Schicht fluoridierten Apatits überzogen sind, der eine geringere Löslichkeit als normaler Schmelz besitzt. Diese oberflächliche Schicht von permanent gebundenen Fluoriden sorgt für eine gesteigerte Resistenz gegenüber Karies. Man sollte sich aber auch klarmachen, daß die meisten Werte bezüglich der Fluoridkonzentration im Oberflächenschmelz zu gering sind, da sie durch ein oberflächliches Anätzen aufeinanderfolgender Schmelzschichten gewonnen wurden. Die beobachtete Konzentration in der äußeren Schmelzschicht ist deshalb eine *durchschnittliche* Fluoridkonzentration in einer dreidimensionalen Schmelzschicht. Da die Fluoridkonzentration einem steilen Gradienten unterworfen ist, der von der Oberfläche in die tieferen Schichten abnimmt, würde solch ein Durchschnittswert zu irreführenden Resultaten führen. Es gibt Grund zu der Annahme, daß die äußere Schmelzschicht gerade durchgebrochener Zähne eine höhere Fluoridkonzentration aufweist, als früher angenommen wurde; sie liegt wahrscheinlich nahe jener von Fluorapatit. Jedoch wurde gezeigt, daß die fluoridreiche Oberflächenschicht des Schmelzes, welche ein Ergebnis der systemischen Fluoridapplikation darstellt, durch die natürliche Abrasion verloren geht. Daher ist es plausibel, daß dieser Aspekt der systemischen Fluoridapplikation für die Kariesprävention nur vorübergehend sein kann.

Von holländischen Forschern wurde ein anderer Mechanismus der systemischen Kariesprävention durch Fluoride ins Spiel gebracht. Seit langem ist schon bekannt, daß der Zahnschmelz Mg^{2+}, Na^+, CO_3^{2-}, F^- und andere Ionen enthält. Eine mögliche Betrachtungsweise ist nun, daß das Apatit-Gitterwerk für einen großen Teil der Periodentafel ein „freundlicher Wirt" und der Zahnschmelz ein einphasiges Apatit ist. Nach neuerer Anschauung besteht der Zahnschmelz aber aus drei Phasen:

Magnesium-Whitlockit
$Ca_9 Mg(HPO_4)(PO_4)_6$,
einer natrium- und karbonathaltigen Phase
$Ca_{8,5} Na_{1,5} (PO_4)_{4,5} (CO_3)_{1,5}$,
und einem gering karbonathaltigen Hydroxylapatit
$Ca_{10}(PO_4)_6 (OH,CO_3,Cl,F)_2$.

Magnesium-Whitlockit und natrium- und karbonathaltiges Apatit sind löslicher als das gering karbonathaltige Hydroxylapatit. Dieses Modell kann bis zu einem gewissen Grad erklären, warum Na^+, CO_3^{2-} und Mg^{2+} bevorzugt während der frühen Karies und teilweisen Demineralisation des Schmelzes verlorengehen. Einige Studien haben gezeigt, daß der Grad der Säuredemineralisation der Zähne, die präeruptiv aufgenommenes Fluorid enthalten, niedriger ist als bei anderen Zähnen. Es wurde auch gezeigt, daß es zwischen dem Fluorid- und Karbonatgehalt eine umgekehrte Beziehung gibt; dies stellt für die Kariesempfänglichkeit der Zähne eine Determinante dar. Die Forschung ist zu dem Schluß gekommen, daß der präeruptive kariostatische Fluorideffekt auf die Fluoridionen im Schmelz während der Mineralisation zurückzuführen ist. Dabei wird die Bildung von gering karbonisiertem Hydroxylapatit gegenüber jener von Magnesium-Whitlockit und natrium- und karbonathaltigem Apatit katalysiert. Ersteres ist weniger löslich als letzteres, wie bereits oben diskutiert.

Die löslichen Schmelzkomponenten sind entlang des Gingivarandes und in den Fissuren lokalisiert. In diesen Regionen kann eine Verbesserung der Schmelzqualität besonders wichtig sein, da diese Prädilektionsstellen der Karies sind (Abb. 8-1). Die These, daß systemisch wirkendes Fluorid direkt die Morphologie des Schmelzes verändert, flache Fissuren und gut abgerundete Höcker ergibt, konnte wissenschaftlich nicht bewiesen werden.

So stehen zwei Mechanismen zur Verfügung, um den präeruptiven Effekt von

8 Karies: Prävention

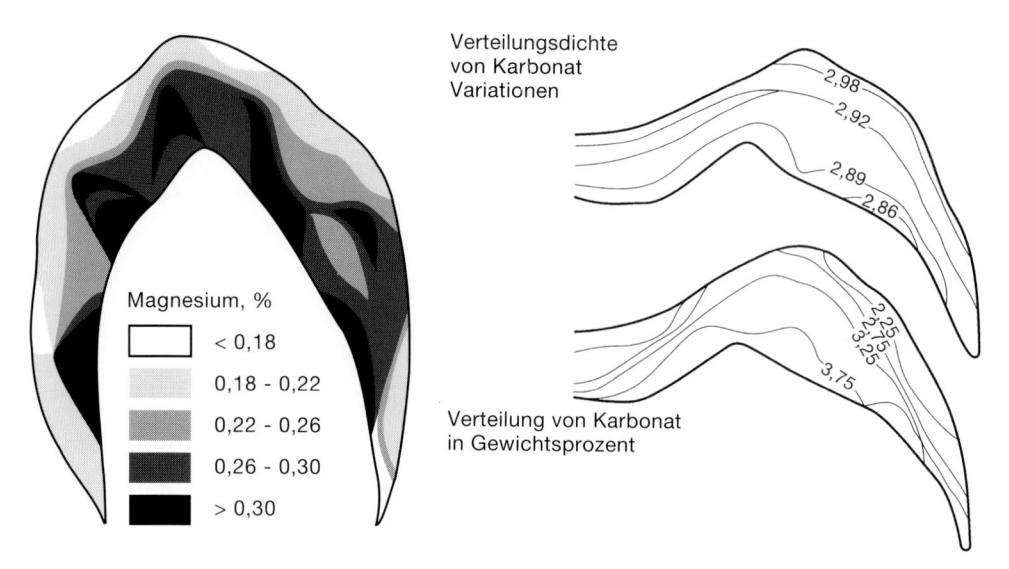

Abb. 8-1 Das Schaubild zeigt die Verteilung von Karbonatverbindungen und Magnesium in verschiedenen Zahnschichten. Diese sind mit Schmelzbestandteilen vergesellschaftet, die löslicher sind als Hydroxylapatit. Bereiche, die viele Karbonatverbindungen und Magnesium enthalten, sind besonders empfänglich für Karies. Einige Autoren nehmen an, daß Zähne, die vor ihrem Durchbruch mit Fluorid im Kontakt waren, weniger Karbonatverbindungen und Magnesium enthalten.

Fluoriden zu erklären: der eine bezieht sich auf die Bedeutung von Fluorapatit oder fluoridiertem Hydroxylapatit in der Oberfläche und der andere auf den katalytischen Effekt von Fluoriden auf das Schmelzorgan, um damit die Bildung eines „besseren" Schmelzes zu induzieren, der kleinere Mengen an löslicheren Schmelzkomponenten enthält. Eine Kombination beider Mechanismen erscheint auch vorstellbar.

Praktische Aspekte der systemischen Fluoridanwendung

Die leichteste und billigste Methode der systemischen Fluoridgabe besteht darin, das Wasser zu fluoridieren. Obwohl viele Studien den kariespräventiven Nutzen einer solchen Maßnahme gezeigt haben, hat sich die Trinkwasserfluoridierung in Europa nicht durchgesetzt.

Für die begrenzte Akzeptanz der Fluoridierung des Trinkwassers sind eine Reihe verschiedener Faktoren verantwortlich. In der Vergangenheit wurde über verschiedene Nebenwirkungen der Fluoridierung berichtet, die von Mongolismus, Krebs und Harnwegserkrankungen bis zu weniger gut definierten allergischen Symptomen reichten. Jedoch wurde keine dieser behaupteten Nebenwirkungen durch die wissenschaftliche Forschung erhärtet.

In ländlichen Gebieten werden große Teile der Bevölkerung durch Wasserwerke mit sehr begrenzter technischer Ausstattung versorgt oder durch Wasser aus privaten Brunnen. Daher ist die Trinkwasserfluoridierung in solchen Gegenden nicht praktikabel.

Die Ausgabe von Fluoridtabletten kann als Alternative zur Trinkwasserfluoridierung angesehen werden.

Fluoridtabletten werden jedoch nicht so häufig verwendet, wie man erwarten könnte. Dies ist hauptsächlich darauf zurückzuführen, daß das Interesse der Eltern über einen längeren Zeitraum nur schwer aufrechtzuerhalten ist. In Studien, in denen man eine hervorragende Kooperation erreichte, führte der Einsatz von Fluoridtabletten nahezu immer zu einer statistisch signifikanten Kariesreduktion.

Für den Einsatz von Fluoridtabletten ist nach einem Dosierungsplan zu verfahren. Die empfohlene Dosis variiert mit dem Alter und sollte an den Fluoridgehalt des Trinkwassers angepaßt werden, wodurch Fluoridanalysen notwendig werden.

Epidemiologische Studien, die differenzierte Kriterien für die Klassifizierung von Schmelzveränderungen anwendeten, haben einen Anstieg der Prävalenz leichter Schmelzopazitäten bei Kindern festgestellt, die Fluoridtabletten einnehmen.

Wenn Fluoridtabletten empfohlen werden, sollten sie ab dem sechsten Lebensmonat und während der Zeit der Zahnentwicklung, also bis zum zwölften Lebensjahr, gegeben werden. Um einen simultanen lokalen Effekt zu erreichen, sollten die Fluoridtabletten gelutscht oder gekaut werden.

Lokale Fluoridanwendung

Wie bereits oben diskutiert, zeigen neuere Untersuchungen in vielen Ländern, daß die Wirkung lokal applizierter Fluoride wichtiger ist als die von präeruptiv verabreichten. Insbesondere nimmt man an, daß die weitverbreitete Anwendung fluoridhaltiger Zahnpasta einen Hauptfaktor in der Kariesprävention darstellt. Nach dem alten Konzept kam die Kariesprävention lokal applizierter Fluoride durch den Austausch der Oberflächen-OH-Gruppen durch Fluoride zustande. Messungen des Fluoridgehalts des Zahnschmelzes zeigen, daß im größten Teil des Schmelzes nur ca. 2% der OH-Gruppen durch Fluoride ersetzt werden können und 10% im Oberflächenschmelz. Das ist sicher nicht genug, um den klinischen Effekt lokal applizierter Fluoride zu erklären. Gegenwärtig ist die Sichtweise des Mechanismus folgende: Wenn Fluoride im Plaquefluid vorhanden sind, so führt dies bei einer Kariesattacke zu einer Übersättigung dieses Fluids mit Fluorapatit und nachfolgend zur Präzipitation dieser Phase auf der Schmelzoberfläche als Ersatz für den löslicheren Hydroxylapatit, der während der Attacke verloren ging. Je stärker der Angriff (je niedriger der pH Wert), desto mehr Fluorid wird in der ausgefällten Phase inkorporiert. Wenn der pH Wert so weit absinkt, daß das Plaquefluid bezüglich Fluorapatit untersättigt bleibt, löst sich der Zahnschmelz langsam auf, selbst bei hohen Fluoridkonzentrationen. Dies wurde kürzlich an Schmelzproben von Haifischzähnen gezeigt (34.000 ppm Fluorid), bei denen im menschlichen Mund unter ungünstigen Bedingungen (d. h. unter dicken Plaqueschichten) kariöse Läsionen erzeugt werden konnten. Die Rolle von CaF_2 in der Kariesprophylaxe ist in jüngster Zeit noch einmal überdacht worden. CaF_2 wird auf dem Schmelz gebildet, wenn dieser einer hohen Konzentration von Fluoridionen ausgesetzt ist, wie sie in Zahnpasten, Gelees, Mundspüllösungen usw. vorliegen. Die Bildung und Auflösung von Kalziumfluorid auf den Zähnen während und nach einer lokalen Fluoridapplikation ist wahrscheinlich der Schlüssel zum Verständnis der kariostatischen Mechanismen der Fluoride. Man dachte früher, daß aufgrund der niedrigen Fluoridkonzentration im Speichel CaF_2 schnell von der Zahnoberfläche verlorengeht. Neuere Experimente sowohl in vitro als auch in vivo haben jedoch gezeigt, daß nach einer lokalen Fluoridapplikation Kalziumfluorid über Wochen und Monate im Mund nachzuweisen ist. Dies ist darauf zurückzuführen, daß die Kalziumfluoridkristalle an der Oberfläche Hydrogenphosphationen (HPO_4^{2-}) absorbieren. Eine die Auflösung begrenzende Phase wird gebildet, die das CaF_2 bei einem neutralen pH Wert in der Mundhöhle unlöslich macht. Wenn dieser bei einer kariogenen Attacke abfällt, geht die Phase, die die Löslichkeit begrenzt, auf der Oberfläche der Kalziumfluoride verloren. Die Kristalle lösen sich auf und Fluoridionen (und Kalziumionen) werden frei, wodurch die Demineralisationsrate des Schmelzes gesenkt wird. CaF_2-Kristalle auf dem Schmelz bauen somit wahrscheinlich ein pH-kontrolliertes Reservoir von Fluoriden auf dem Schmelz auf, das, wann immer es nötig ist, auch für einen langen Zeitraum Fluoridionen zur Verfügung stellt. Kalziumfluoride können sich wahrscheinlich auch in der Plaque aufgrund hoher Kalziumkonzentrationen im Plaquefluid bilden. CaF_2 in der Plaque kann einer ähnlichen Funktion dienen wie CaF_2 auf dem Schmelz. Neueres Datenmaterial deutet darauf hin, daß Kalziumfluoride oder besser ein kalziumfluoridähnliches Material, das sich bei einer lokalen Fluoridapplikation auf dem Schmelz oder in der Plaque bildet, Phosphate enthält und somit als gemischte Kristalle anzusehen sind, die scheinbar unterschiedliche Löslichkeitseigenschaften zeigen, je nach den Bedingungen, unter denen sie gebildet werden (d. h. Fluoridkonzentration, pH Wert und Einwirkungszeit). Das Interesse an diesem Gebiet ist beträchtlich; mehr Forschung dazu ist nötig.

Bedingungen, die die CaF_2-Bildung auf dem Schmelz begünstigen, sind erhöhte Fluoridkonzentrationen, eine verlängerte Einwirkungszeit und ein erniedrigter pH Wert (Abb. 8-2 bis 8-4).

Eine andere Funktion der Fluoride besteht darin, daß sie die Umwandlung von Kalziumhydrogenphosphatdihydrat ($CaHPO_4 \times 2H_2O$) oder Kalziumhydrogenphosphat ($CaHPO_4$) in Hydroxylapatit katalysieren. Auf diese Weise werden die Reparaturmechanismen im Schmelz unterstützt.

Es ist bekannt, daß Fluoride die Stoffwechselaktivität von Bakterien dadurch reduzieren, daß sie mit Enzymen oder Glukose, die von den Bakterien aufgenommen werden, interagieren. Dieser Mechanismus ist wahrscheinlich weniger signifikant als die remineralisationsfördernde Wirkung.

Man nimmt ebenfalls an, daß Fluoride nicht nur die Remineralisation des Schmelzes steigern, sondern auch direkt die Löslichkeit des Schmelzes verringern. Dies ist auf die Stabilisierung des Oberflächenschmelzes durch Fluoridionen zurückzuführen, die an der Oberfläche adsorbiert werden.

Schlußfolgerungen – Kalziumfluoride, die bei einer lokalen Fluoridanwendung auf dem Schmelz oder in der Plaque abgelagert werden, dienen wahrscheinlich als ein Reservoir, das Fluoridionen bei einer kariogenen Attacke freisetzt. Diese fördern die Remineralisierung des Schmelzes dadurch, daß sie ein Plaquefluid erzeugen, das bei einer Kariesattacke mit Fluorapatit übersättigt ist. Diese Phase wird abgelagert und er-

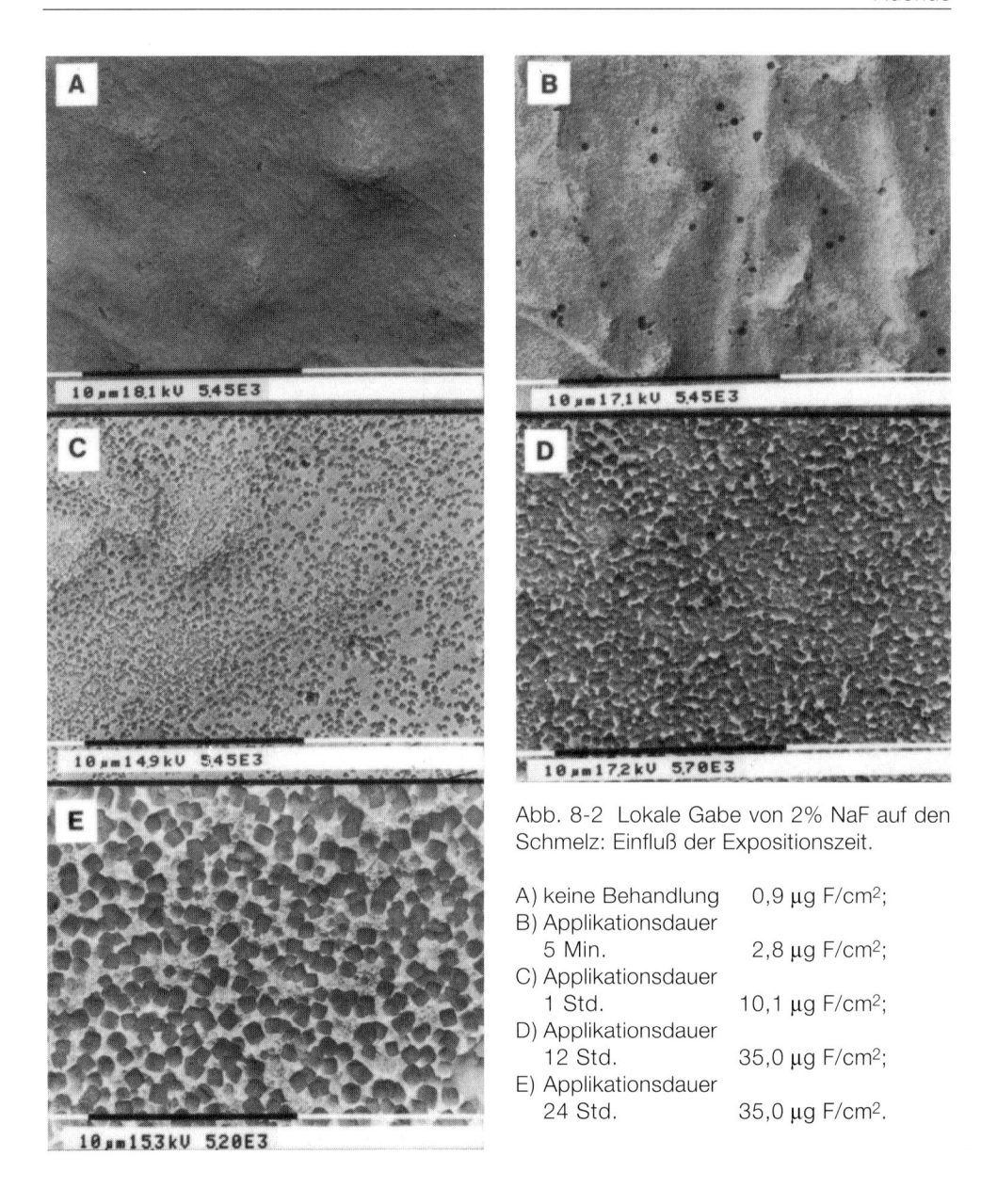

Abb. 8-2 Lokale Gabe von 2% NaF auf den Schmelz: Einfluß der Expositionszeit.

A) keine Behandlung   0,9 µg F/cm^2;
B) Applikationsdauer
    5 Min.   2,8 µg F/cm^2;
C) Applikationsdauer
    1 Std.   10,1 µg F/cm^2;
D) Applikationsdauer
    12 Std.   35,0 µg F/cm^2;
E) Applikationsdauer
    24 Std.   35,0 µg F/cm^2.

setzt den Schmelz, der bei der kariogenen Attacke verlorengegangen ist. Fluoride reduzieren auch die Demineralisation des Schmelzes, was wahrscheinlich auf die Oberflächenadsorption von Fluoridionen und die Stabilisierung der Apatitoberfläche zurückzuführen ist. Desweiteren katalysieren Fluoride die Reparatur von demineralisiertem Schmelz dadurch, daß sie unterschied-

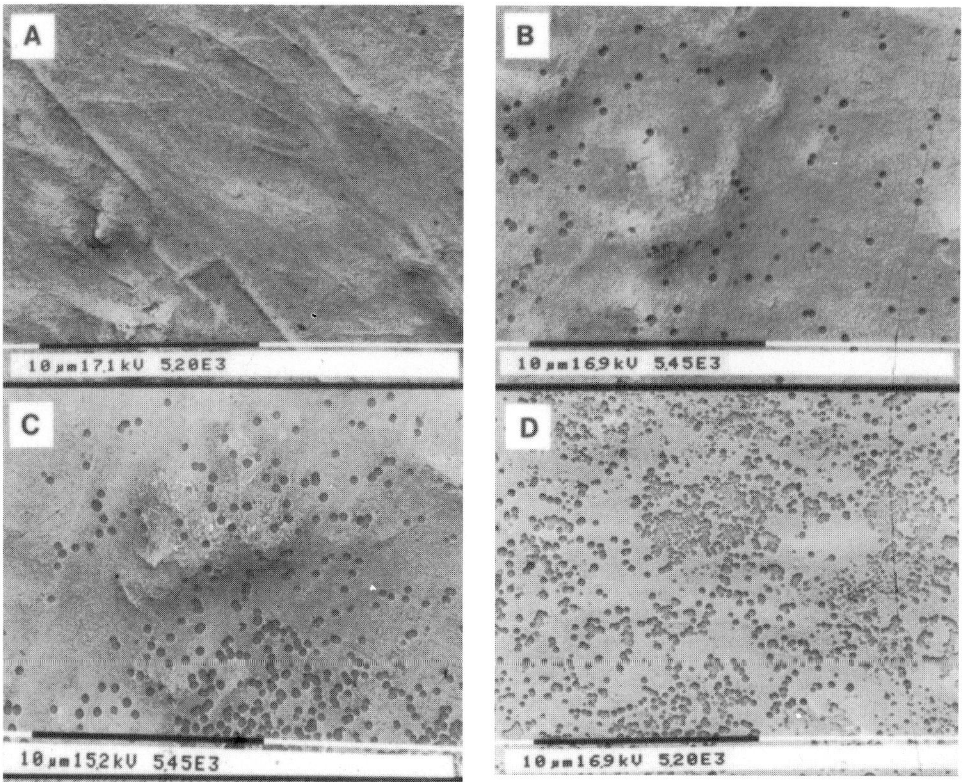

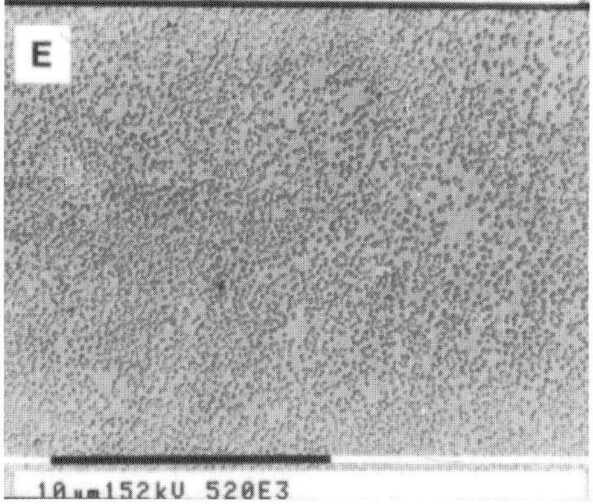

Abb. 8-3 Lokale Gabe von Fluorid auf den Schmelz: Einfluß der Fluoridkonzentration (Expositionszeit = 1 Std.).

A) keine Behandlung   1,0 µg F/cm^2;

B) 0,25% NaF   2,5 µg F/cm^2;

C) 0,5 % NaF   5,5 µg F/cm^2;

D) 1,0 % NaF   5,8 µg F/cm^2;

E) 2,0 % NaF   10,1 µg F/cm^2.

lich saure Kalziumphosphate in Hydroxylapatit umwandeln.
Die Wirkung von Fluoriden auf den bakteriellen Stoffwechsel ist gut bekannt, aber wahrscheinlich weniger bedeutsam als die direkte Wirkung auf die Re- und Demineralisation.

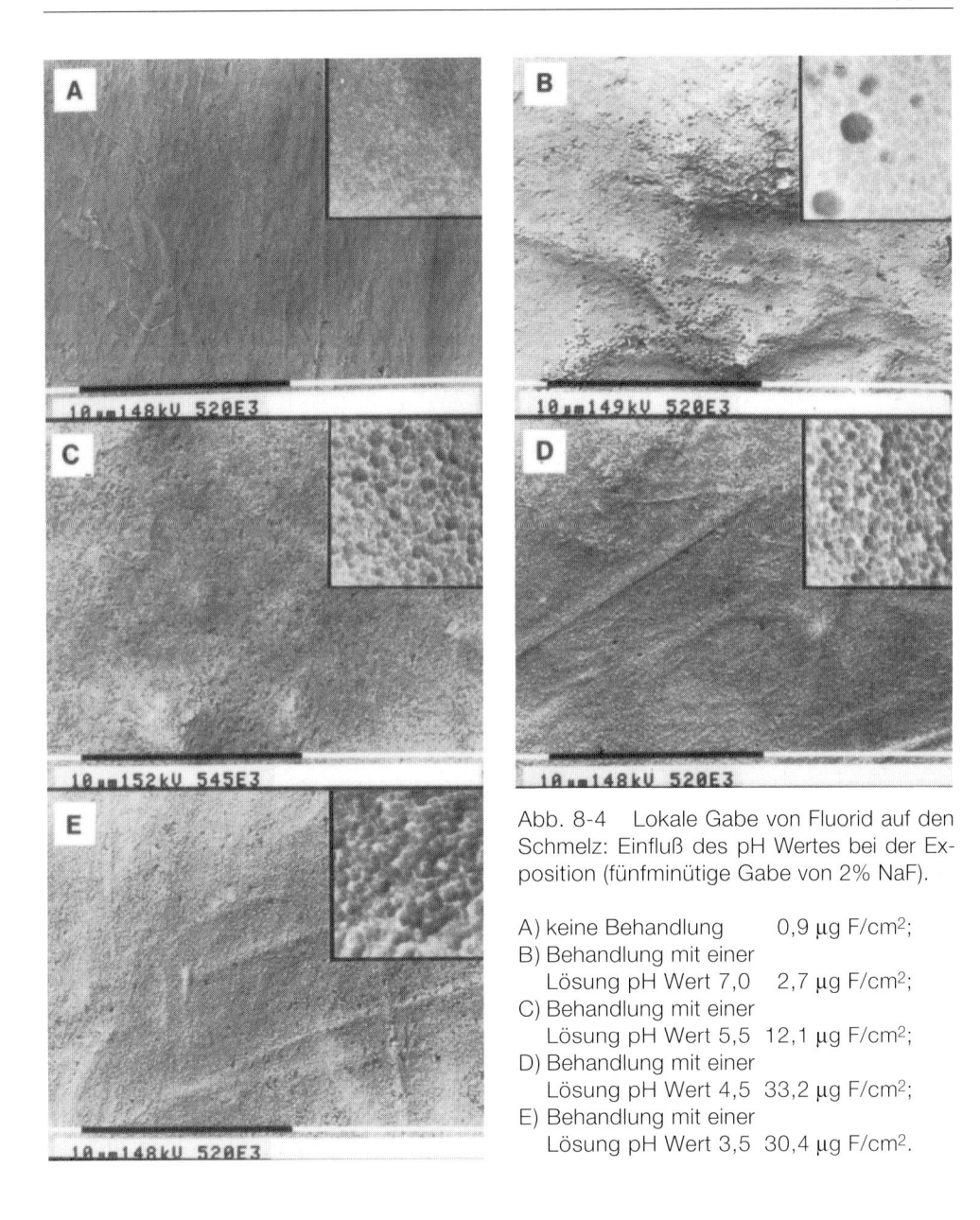

Abb. 8-4 Lokale Gabe von Fluorid auf den Schmelz: Einfluß des pH Wertes bei der Exposition (fünfminütige Gabe von 2% NaF).

A) keine Behandlung   0,9 µg F/cm^2;
B) Behandlung mit einer
   Lösung pH Wert 7,0   2,7 µg F/cm^2;
C) Behandlung mit einer
   Lösung pH Wert 5,5   12,1 µg F/cm^2;
D) Behandlung mit einer
   Lösung pH Wert 4,5   33,2 µg F/cm^2;
E) Behandlung mit einer
   Lösung pH Wert 3,5   30,4 µg F/cm^2.

Praktische Aspekte der lokalen Fluoridanwendung

Eine Vielzahl von Methoden der lokalen Fluoridanwendung sind entwickelt worden.

Die erste Methode bestand darin, auf die Oberfläche der Zähne eine Fluoridlösung, meist 2%iges NaF, aufzutragen, nachdem die Zähne sorgfältig gereinigt wurden. Die Lösung wird kontinuierlich über 3 bis 4 Minuten auf die Zähne auf-

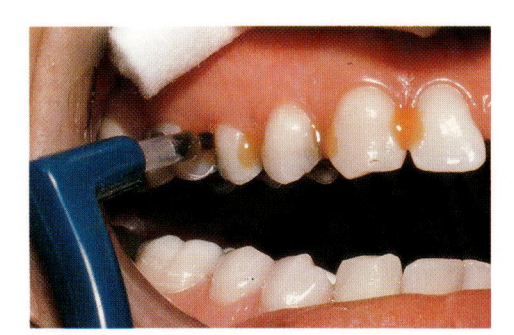

Abb. 8-5 Applikation von Fluoridlack.

gebracht. Die Zeitabstände für die Applikation der Lösung variierten. In der ursprünglichen Beschreibung der Methode wurden vier Behandlungen in wöchentlichen Intervallen im Alter von 3, 7, 10 und 13 Jahren durchgeführt. Andere Empfehlungen sehen jährliche oder halbjährliche Anwendungen vor.

Neben Touchier-Lösungen gibt es fluoridhaltige Lacke. Diese Produkte werden auf die Zahnoberfläche nach Reinigung und Trocknung aufgetragen (Abb. 8-5). Man hat festgestellt, daß die Lacke auf der Zahnoberfläche noch mehrere Stunden nach Applikation erhalten bleiben.

Als Alternative zur Fluoridapplikation in Form von Lösung oder Lack bieten sich Gelees an, die in Schienen Anwendung finden. Der Vorteil von Gelees gegenüber Lösungen besteht darin, daß sie eine längere Kontaktzeit zum Zahnschmelz ermöglichen.

Eine Reihe unterschiedlicher Schienensysteme stehen zur Verfügung. Ein wichtiger Aspekt bei der Auswahl eines Systems ist das Volumen des Gelees, das verwendet wird, um die Schiene zu füllen. Bei einigen konfektionierten Schienen kann die Fluoridgesamtdosis, die von einem Patienten während und nach einer Gelbehandlung aufgenommen werden kann, die Dosis für initial toxische, systemische Reaktionen überschreiten. Deshalb sollten individuell hergestellte Schienen Anwendung finden. Meistens wird das Gelee jährlich oder halbjährlich verwendet. Bei einigen Programmen für Kinder mit einer hohen Kariesaktivität wurde jedoch die tägliche Anwendung eines fluoridhaltigen Gelees empfohlen.

Zu den lokalen Applikationsformen, die von den Patienten zuhause selbst täglich angewendet werden können, gehören Fluoridspüllösungen und fluoridhaltige Zahnpasten. Fluoridspüllösungen sind auch Bestandteil von Programmen, bei denen diese Lösungen unter professioneller Überwachung verabreicht werden, z. B. sind das Mundspulungen in der Schule alle zwei Wochen mit 0,2%iger NaF-Lösung (Abb. 8-6). Vorteil dieser Methode ist, daß sie nur relativ wenige oder gar keine professionellen (zahnärztliche) Arbeitsstunden benötigt. Bei solchen Programmen ist eine sorgfältige Planung wichtig, um die Unterbrechungen des Unterrichtes zu begrenzen.

Zusammenfassend sollte bei Kindern die Kariesprävention durch Fluoride auf folgenden Empfehlungen basieren:

– Anwendung fluoridhaltiger Zahnpasta zweimal täglich.
– in der gesamten Bevölkerung, bzw. in großen Untergruppen davon, die keine Zahnpasta verwenden, sollte die Trinkwasserfluoridierung als Alternative in Betracht gezogen werden.
– bei Schulkindern mit einer hohen Kariesaktivität sollten Fluoridmundspülprogramme innerhalb der Schule eingerichtet werden.
– Patienten mit hohem Kariesrisiko sollten individuell mit fluoridhaltigen Ge-

Mundhygiene

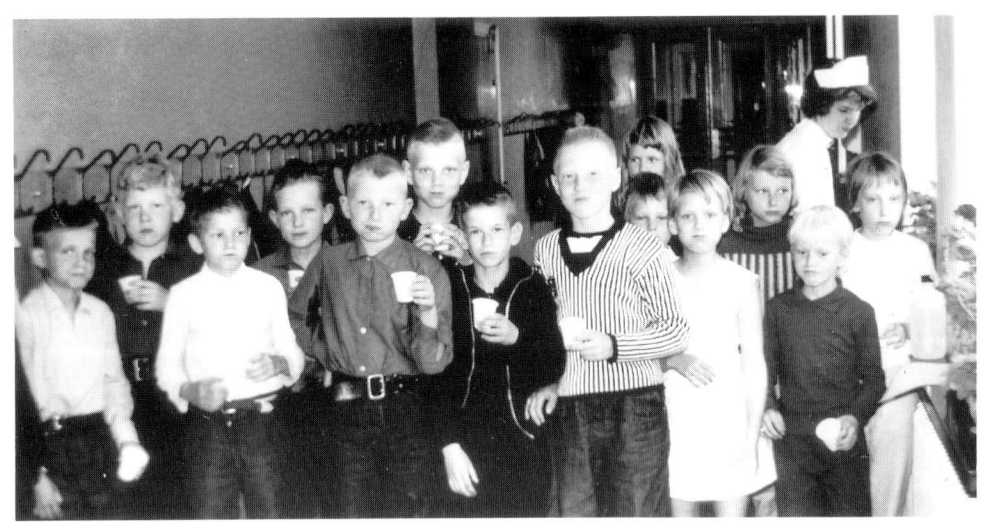

Abb. 8-6 Zweiwöchentliche Mundspülung mit 0,2%iger NaF-Lösung in der Schule.

lees oder Lacken behandelt werden. Je öfter diese Behandlung wiederholt wird, desto besser ist die Wirkung. Kombinationen aus antibakteriellen Mitteln und Fluoriden sollten in besonders schweren Fällen versucht werden.
– die präeruptive Fluoridgabe (Tabletten, Dragees) ist bei Kindern ein wertvolles zusätzliches Mittel zur lokalen Fluoridapplikation, sofern eine akzeptable Kooperation erwartet werden kann.

Mundhygiene

Auch wenn Karies eine multifaktorielle Krankheit ist, wurde niemals bestritten, daß die Zahnplaque mit ihrer Mikroflora eine zentrale Rolle in der Kariesentwicklung spielt. Wie wichtig die Mundhygiene bei der Karieskontrolle ist, wird durch die oft aufgestellte Behauptung „ein sauberer Zahn wird nicht kariös" offensichtlich. Es ist daher verständlich, daß eine wichtige Maßnahme bei der Verhütung von Karies darin liegt, relevante mikrobielle Ansammlungen auf den Zähnen und deren Umgebung zu entfernen (Kapitel 7). Im Grunde gibt es zwei Wege, um eine Plaquekontrolle zu erreichen: mechanisch und chemisch.

Mechanische Plaquekontrolle

Zähneputzen – Das Zähneputzen war für lange Zeit ein Hauptbestandteil von Programmen, die auf die Kariesverhütung zielten. Heute putzen in den industrialisierten westlichen Ländern mehr als 90% der Menschen ihre Zähne mehr oder weniger regelmäßig. Da die Plaqueentfernung heute das Ziel des Zähneputzens ist, sollte man eine positive Wirkung hinsichtlich der Reduktion der Karies erwarten. Obwohl verschiedene Studien diese Beziehung untersucht haben, sind die Befunde noch nicht schlüssig. In einigen Studien korreliert

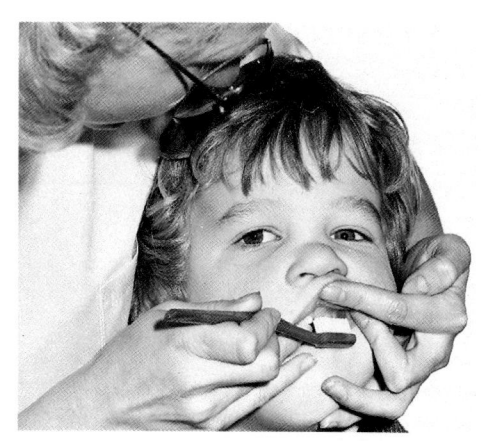

Abb. 8-7 So, wie oben dargestellt, können Eltern die Zähne ihres Kindes putzen.

die Kariesfrequenz mit der Häufigkeit des Zähneputzens oder mit dem Mundhygienestatus, wenn die klinische Untersuchung durchgeführt wird. Dies sind jedoch nur statistische Daten, aus denen man über die Wirkung des Zähneputzens auf den Karieszuwachs (-inkrement) nur in begrenztem Maße Rückschlüsse ziehen kann. Nur eine begrenzte Anzahl von Studien hat die Zahnputzgewohnheiten und das Kariesinkrement über mehrere Jahre verfolgt.

Einige Studien haben eine Korrelation zwischen der Häufigkeit des Zähneputzens und der Kariesprävalenz beobachtet. Man fand z. B., daß in einer Gruppe von vierjährigen Kindern, die sich täglich einmal die Zähne putzten, die Karies beträchtlich reduziert war, verglichen mit einer Gruppe ohne regelmäßige Zahnputzgewohnheiten. Jedoch waren andere Studien nicht in der Lage, irgendeine Korrelation aufzuzeigen. Bei einigen Longitudinalstudien wurden die Zahnputzgewohnheiten der Kinder mittels Fragebögen ermittelt; diese Befunde wurden danach auf die Anzahl neuer Läsionen bezogen, die sich während des Studienintervalls entwickelt hatten. Wieder variierten die Resultate von nahezu keiner Korrelation bis zu einer leichten Reduktion neuer Läsionen bei Kindern, die ihre Zähne mehr als zweimal am Tag putzten. Aus Studien, die die Angaben der Probanden bezüglich ihres Zähneputzens mit der Karies korrelierten, kann geschlossen werden, daß die Zahnputzfrequenz nur in geringem Maße die Kariesprävalenz erklären konnte. Daher ist es angebracht, wie dies auch einige Autoren machten, eher die Wirkung des Zähneputzens auf die orale Sauberkeit zu studieren, als das Putzen selbst und danach die orale Sauberkeit zur Karies in Bezug zu setzen.

Ein genaueres Verständnis erhielt man von Longitudinalstudien, bei denen die orale Sauberkeit wiederholt festgestellt und mit der Kariesinzidenz während desselben Zeitraums in Beziehung gesetzt wurde. Aus diesen Studien erhielt man eine bessere Korrelation, besonders wenn man die Extrema oraler Sauberkeit untersuchte.

Bezüglich der mechanischen Mundhygiene bei Kindern stößt man auf viele Probleme: Wann sind Kinder in der Lage, eine eigenverantwortliche Mundhygiene zu betreiben? Wie und wann sollen sie motiviert und in solchen Prozeduren unterwiesen werden? Welche Methoden und Mittel sind für Kinder am besten geeignet?

Es wurde gezeigt, daß Eltern die Zähne ihrer Kinder zumindest bis zum Schulalter putzen müssen, um eine akzeptable Mundhygiene zu gewährleisten.

Die angewendeten Methoden, um Kinder für die regelmäßige Mundhygiene zu interessieren, waren in der Regel Unterweisungen und Demonstrationen, audiovisuelle Programme oder das selbständige, kontrollierte Zähneputzen der

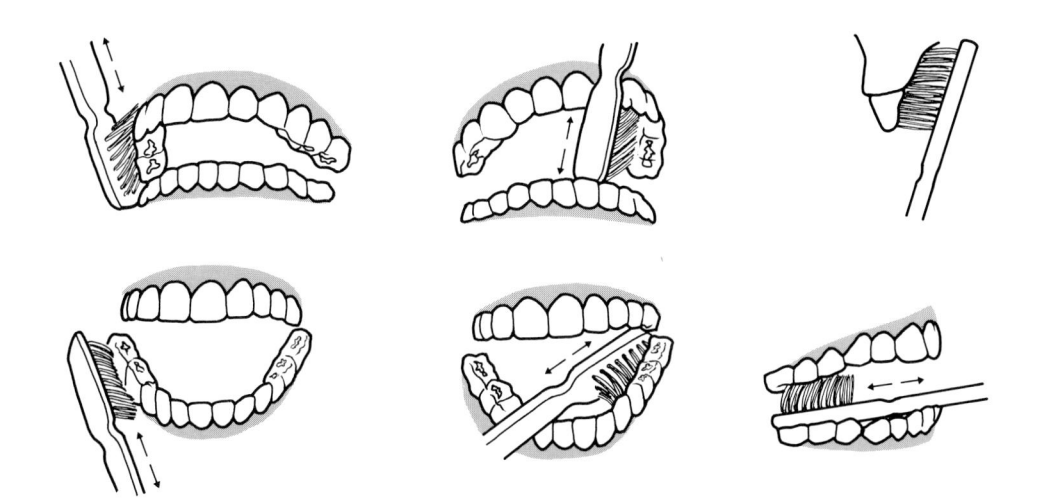

Abb. 8-8 Systematisches Zähneputzen. Neige die Zahnbürste gegen die Gingiva und den zervikalen Bereich des Zahnes! Bewege die Zahnbürste mit Schrubberbewegungen zehnmal in jede Richtung! Für die oralen Flächen der Schneidezähne muß die Bürste vertikal gehalten werden! Die Kauflächen werden geschrubbt. Die Reihenfolge ist in den obigen Bildern veranschaulicht.

Kinder, damit für zuhause wirkungsvolle Praktiken erlernt werden. Das Ziel einer Reihe von Studien war es, die Mundhygiene der Kinder dadurch zu verbessern, daß man ihnen Kenntnisse über Zahnkrankheiten vermittelte. Man stellte im allgemeinen fest, daß eine solche Herangehensweise nur marginale Effekte mit sich brachte, und daß bei älteren Kindern etwas bessere Resultate als bei jüngeren erzielt wurden. Audiovisuelle Instruktionen mit Tonkassetten und Farbdias hatten in einer Studie bei 9 bis 11jährigen Kindern keinen Effekt: dies zeigte sich an den Plaqueindizes, die bei den Probanden vier Wochen nach der Instruktion ermittelt wurden. Damit Zähneputzen ein wirkungsvolles kariespräventives Mittel ist, scheint es wichtig zu sein, Kind und Eltern wiederholt zu instruieren und zu motivieren.

Um die Wirkung des Zähneputzens zu verbessern, sind viele Methoden empfohlen worden. Bei Kindern, deren Konzentrationsfähigkeit über einen längeren Zeitraum begrenzt ist und deren normale Geschicklichkeit noch nicht voll entwickelt ist, sollte die Zahnputzmethode so einfach wie möglich sein. Eltern werden, besonders bei Kleinkindern, eher an einer einfachen, direkten Zahnputzmethode Gefallen finden.

Die *Schrubber-Methode*, bei der die Zahnbürste entlang der Außen- und Innenseite der Zahnbögen horizontal bewegt wird, hat einen erwiesenermaßen guten Effekt, sowohl wenn sie von Kindern als auch von den Eltern durchgeführt wird. Eine praktikable Methode, mit der die Eltern die Zähne ihres Kindes putzen können, ist in Abbildung 8-7 dargestellt. Ein systematisches Putzen aller Zahnflächen ist wichtig und in Abbildung 8-8 wird eine geeignete Methode

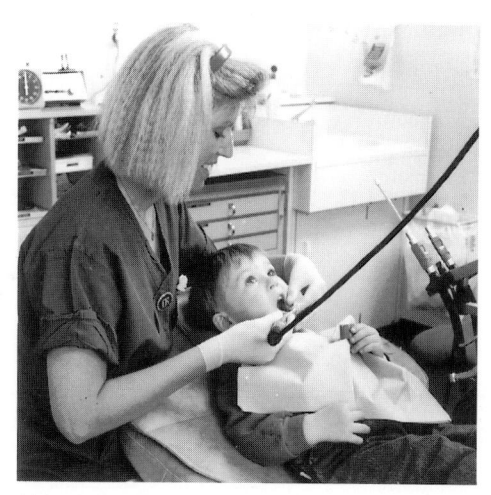

Abb. 8-9 Eine Dentalhygienikerin führt eine professionelle Zahnreinigung durch.

gezeigt. Es ist unerläßlich, die Eltern und Kinder im Zähneputzen zu schulen und die Maßnahme an sich mittels *Plaquefärbemittel* in regelmäßigen Zeitabständen zu überwachen.

Bei einigen Kindern kann der Gebrauch einer elektrischen Zahnbürste das Interesse an der Mundhygiene stimulieren und das Zähneputzen für Eltern und Kind vereinfachen. Die Zähne der Kinder sollten spätestens dann regelmäßig geputzt werden, wenn der erste Milchmolar durchbricht. Es hat sich gezeigt, daß einmaliges, tägliches Zähneputzen die Plaqueakkumulation kontrollieren kann. Wie vorher in diesem Kapitel erwähnt, ist die Aufnahme von Fluoriden durch die Zahncreme eine der wichtigsten Maßnahmen bei der Karieskontrolle. Um die erwünschte Fluoridkonzentration in der Mundhöhle aufrechtzuerhalten, wird empfohlen, die Zähne zweimal am Tag mit fluoridierter Zahnpasta zu reinigen, und zwar morgens und vor dem Schlafengehen.

Reinigung der Approximalflächen mittels Zahnseide – Zur Reduktion einer approximalen Gingivitis ist die Anwendung von Zahnseide erwiesenermaßen wirksamer als das Zähneputzen. Da die Zahnseide oft in Mundhygieneprogrammen integriert ist, erscheint es wichtig, ihre Wirkung auf das Kariesinkrement zu bewerten. Bei einer Studie, die auf der Split-mouth-Technik basierte, führte die tägliche professionelle Reinigung der Approximalflächen mittels Zahnseide über zwei Jahre bei Jugendlichen zu einer beträchtlichen Reduktion des Kariesinkrements.* In anderen Studien, in denen die Kinder die Zahnseide selbst anwendeten, manchmal unter Beaufsichtigung, wurden keine zusätzlichen Effekte auf die Karieskontrolle festgestellt. Man kann daher wohl festhalten, daß die Zahnseide, wenn sie professionell oder perfekt angewendet wird, einen kariesverhütenden Effekt auf die Approximalflächen hat. Wegen der technischen Probleme bei der wirksamen Anwendung der Zahnseide im kindlichen Gebiß sollte diese Maßnahme nur bei Kindern mit hoher Kariesaktivität empfohlen werden und dann auch nur als ein Teil eines gesamten Mundhygiene- und Fluoridprogramms.

Professionelle Zahnreinigung – Kinder, bei denen es nicht möglich ist, durch Plaqueentfernung, sei sie nun von den Kindern selbst oder unterstützt von ihren Eltern betrieben, ein solches Niveau zu erreichen, daß eine hohe Kariesaktivität kontrolliert werden kann, sollte die professionelle Zahnreinigung in das Mundhygieneprogramm integriert werden (Abb. 8-9). Belegt wird dies durch eine Studie, in der Kinder jede zweite Woche während eines Zeitraumes von

---

* Unter Split-Mouth-Technik versteht man ein Untersuchungsdesign, bei dem die eine Mundhälfte einer Präventions-/Therapiemaßnahme zugeführt wird und die andere nicht.

Mundhygiene

zwei Jahren eine professionelle Zahnreinigung erhielten und als Ergebnis eine 95%ige Kariesreduktion zeigten. Auch wenn andere Studien, die auf ähnlichen Programmen basierten, nicht die gleichen guten Ergebnisse gezeigt haben, besteht kein Zweifel daran, daß die professionelle Zahnreinigung eine gute Plaquekontrolle darstellt (Abb. 8-10). Die Intervalle zwischen jeder professionellen Zahnreinigung können stufenweise bis zu jedem zweiten Monat ausgedehnt werden, wenn die Motivation des Patienten sowie dessen Fähigkeit, eine adäquate Mundhygiene zu praktizieren, ansteigen.

Chemische Plaquekontrolle

Wenn der kariogene Teil der oralen Mikroflora nicht auf ein akzeptables Maß verringert werden kann, entweder durch Einschränkung der Zuckeraufnahme oder Mundhygienemaßnahmen, sollte die Anwendung lokaler antimikrobieller Mittel gegen *S. mutans* erwogen werden.

Die am gründlichsten untersuchte Substanz ist Chlorhexidin, ein antibakterielles Mehrzweckmittel, das schon mehr als zehn Jahre benutzt wurde, ehe seine erstaunliche Fähigkeit beobachtet wurde, die Plaquebildung beim Menschen zu hemmen. Vor allem in Skandinavien sind durch Kombination klinischer Experimente mit der Laborforschung weitere Entwicklungen erreicht worden. Es scheint so, daß Chlorhexidin und auch eine Reihe anderer kationischer Moleküle in der Mundhöhle retiniert und langsam freigesetzt werden, wodurch nach einmaliger Anwendung für 6 bis 8 Stunden ein antibakterielles Milieu im Mund aufrechterhalten wird. Auch weiß man inzwischen etwas über die Art dieser

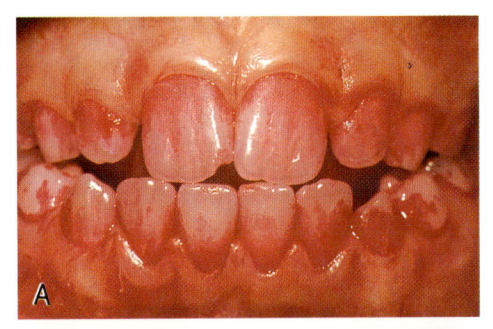

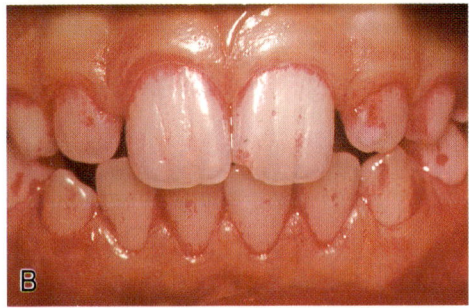

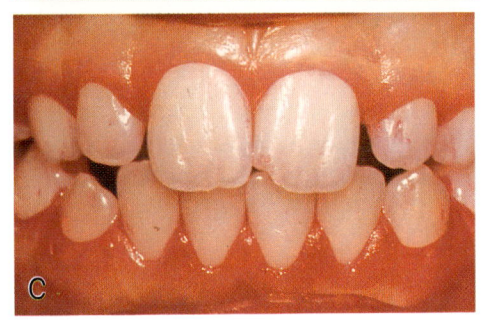

Abb. 8-10
A. Angefärbte Plaque;
B. Der Effekt normalen Zähneputzens;
C. Der Effekt einer professionellen Plaquebeseitigung.

Retention und die chemischen Wechselwirkungen, die sich an den Retentionsstellen abspielen. Die elektrostatische Wechselwirkung zwischen negativ geladenen Gruppen oder den Makromolekülen, die auf der oralen Schleim-

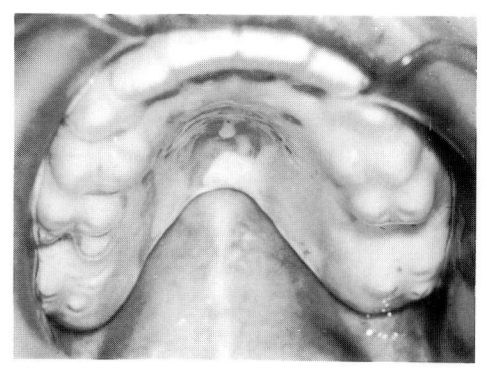

Abb. 8-11 Behandlung mit Chlorhexidingel in einer individuellen Schiene.

haut, in der Plaque und auf den Zähnen sind, und den positiv geladenen Chlorhexidinmolekülen scheint der Hauptmechanismus zu sein. Die elektrostatisch gebundenen Chlorhexidinmoleküle werden dann langsam freigesetzt, was möglicherweise als Ergebnis einer Konkurrenz zu Kalziumionen anzusehen ist, die reichlich im Speichel vorhanden sind.
S. mutans besitzt gegenüber Chlorhexidin eine starke Empfindlichkeit. Wenn eine hohe Kariesaktivität mit einer hohen Anzahl von S. mutans kombiniert ist, wird folgende Behandlung empfohlen: Über zwei Wochen kaut der Patient täglich für fünf Minuten auf mit 1%igem Chlorhexidingel gefüllten individuellen Schienen, die als Medikamententräger fungieren (Abb. 8-11). Dieses Programm wird nach 3 bis 4 Monaten wiederholt, wenn die S. mutans-Zahl noch hoch ist (mehr als 100.000 koloniebildende Einheiten/ml Speichel). Bei Kindern mit geringer Kooperation kann die Behandlung mit Chlorhexidingel in der Klinik an zwei aufeinanderfolgenden Tagen durchgeführt werden. Bei jedem Termin wird das Gel dreimal für fünf Minuten verabreicht. Dieses Programm kann auch bei Vorschulkindern angewendet werden.

Die antimikrobiellen Mittel sollten immer begrenzt und auf individueller Basis angewendet werden. Wiederholte Speicheltests auf S. mutans sollten die Anwendung antimikrobieller Mittel kontrollieren. Zusammenfassend sollten Mundhygienemaßnahmen zur Kariesprävention auf folgenden Empfehlungen basieren:

– Zähneputzen zweimal täglich mit fluoridierter Zahnpasta, beginnend mit dem Durchbruch des ersten Milchmolaren
– wenn eine hohe Kariesaktivität vorliegt, sollten diese Maßnahmen durch Programme ergänzt werden, die die Anwendung von Zahnseide sowie die professionelle Zahnreinigung beinhalten
– bei hohen Kariesraten sollte die chemische Plaquekontrolle in das Programm integriert werden.

Ernährung

Ernährungsberatung ist ein wichtiger Teil der Kariesprävention. Erstens, weil der häufige Zuckerkonsum einer der Hauptfaktoren bei der Kariesentstehung ist, und zweitens, weil die Eßgewohnheiten, die zu Zahnschäden führen, auch Fettleibigkeit bedingen können, was eine Disposition für ernstere Allgemeinerkrankungen wie Diabetes und koronare Herzerkrankungen darstellt. Ernährungsgewohnheiten, die in der Kindheit erlernt wurden, sind später im Leben oft schwer zu ändern. Daher ist sehr wichtig, Ernährungsgewohnheiten, die die Gesundheit beeinträchtigen können, schon früh zu ändern, sowie bei Kindern und Jugendlichen eine positive Grundeinstellung zur Gesundheit und entsprechende Verhaltensweisen zu entwickeln.

Ernährung

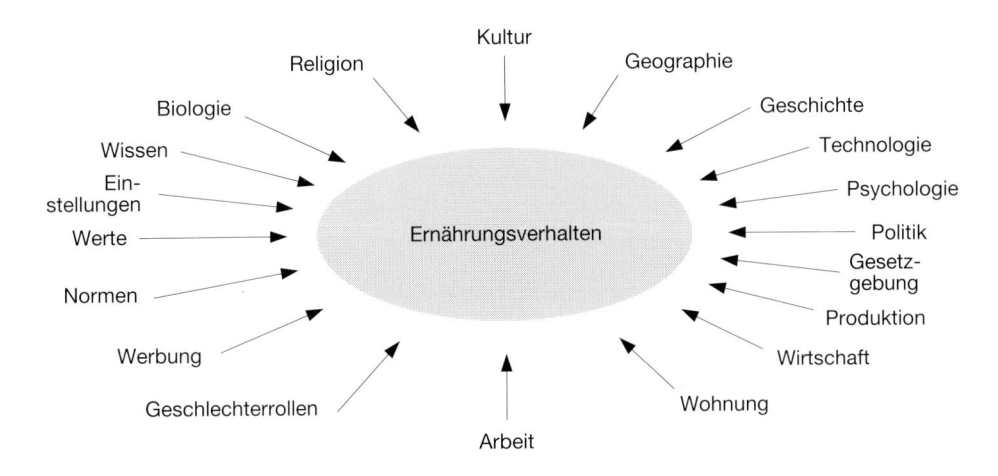

```
                    Kultur
        Religion            Geographie
  Biologie                           Geschichte
  Wissen                               Technologie
  Ein-                                  Psychologie
  stellungen
  Werte        Ernährungsverhalten      Politik
                                        Gesetz-
  Normen                                gebung
                                        Produktion
  Werbung                        Wirtschaft
      Geschlechterrollen    Wohnung
                    Arbeit
```

Abb. 8-12 Faktoren, die das Ernährungsverhalten beeinflussen.

Ein Kind braucht Nahrung für Wachstum, Entwicklung, Wärmeproduktion und körperliche Aktivitäten; viele Faktoren aber, die außerhalb der physiologischen Notwendigkeit liegen, beeinflussen die Ernährungsgewohnheiten von Kindern (Abb. 8-12). Dies ist in soweit eine Herausforderung für das zahnmedizinische Team, als daß von einer bloßen Informationsvermittlung über Ernährung und Zahngesundheit nicht unbedingt erwartet werden kann, daß diese die Ernährungsgewohnheiten entscheidend beeinflußt. Um dies zu erreichen, sollten andere Faktoren in Betracht gezogen werden. Aufgrund der verschiedenen körperlichen und psychologischen Phasen in der Entwicklung des Kindes müssen verschiedene Methoden zur Anwendung gelangen. Daher wird dieses Kapitel jede Altersgruppe getrennt betrachten, und zwar bezüglich ihrer körperlichen und psychologischen Charakteristika, ihrer speziellen Ernährungsgewohnheiten, Gesundheitsrisiken sowie bezüglich spezieller Zielgruppen für eine Beratung.

Säuglinge (0 bis 1 Jahr)

Das Säuglingsalter ist die Phase, in der sich die Ernährung des Kindes stufenweise von der Muttermilch oder Fertignahrung zu fester Nahrung ändert. Das Stillen wird aus psychologischen und ernährungsbedingten Gründen, wenn möglich, während der ersten vier bis sechs Monate empfohlen. Die Muttermilch enthält ein großes Spektrum an Antikörpern, die das Kind gegen Infektionen schützen. Zudem ruft Muttermilch selten Allergien hervor.

Weil die Ernährungsbedürfnisse des Säuglings durch das Stillen erfüllt werden, bietet in der frühen Kindheit die Gabe von fester Nahrung keinen Vorteil. Bis zum Alter von vier Monaten saugt und schluckt das Kind gleichzeitig. Mit fünf Monaten kann es die Lippen kontrollieren und ist dann in der Lage, von einem Löffel zu essen. Ab sechs Monaten kann das Kind aus einer Tasse trinken, ohne sich zu verschlucken. Deshalb sollte die Gabe von fester Nahrung von der motorischen Entwicklung des Kindes abhängig gemacht werden.

Gesundheitsrisiken – Eisenmangel ist die häufigste ernährungsbedingte Störung im Säuglingsalter. Muttermilch oder Fertignahrung schützen jedoch normalerweise davor. Muttermilch und Fertignahrung machen auch Fruchtsäfte als Vitamin-C-Quelle und zusätzliche Vitamingaben überflüssig. Deshalb sollten Fruchtsäfte erst gegeben werden, wenn das Kind aus der Tasse trinken kann.

Wenn einem Kind nach dem Zahndurchbruch häufig eine Nuckelflasche (die zuckerhaltigen Tee oder Fruchtsaft enthält) oder ein gesüßter Schnuller zum Saugen gegeben wird, so unterliegt dieses Kind dem Risiko, eine schnell fortschreitenden Karies auszubilden (Kapitel 7).

Da bei solchen Kindern aufgrund mangelnder Kooperation die Behandlung kariöser Läsionen in diesem Alter schwierig ist, muß der Karies unbedingt vorgebeugt werden. Die lokale Fluoridgabe kann sowohl für die Prävention als auch für die Behandlung von schnell fortschreitender Karies wirksam sein. Die wichtigste Präventionsmaßnahme besteht natürlich darin, die Eltern über die Risiken aufzuklären, die mit einer schlechten Brust- und Flaschenfütterungspraktik verbunden sind. Ziel sollte es sein, daß das Kind schon von seinem ersten Lebenstag an eine gesunde Ernährungsweise erfährt.

Zielgruppen – Zielgruppen für eine Ernährungsberatung im Säuglingsalter sind in erster Linie die Mütter und Väter. Die Vorteile des Stillens sollten betont werden, aber auch die Risiken übermäßigen Stillens, die zu einer Zerstörung der Milchzähne führt, die der Nuckelflaschenkaries ähnlich ist. Viele junge Eltern sind durch die widersprüchlichen Ratschläge verwirrt, die sie von Verwandten, Nachbarn oder Freunden erhalten. In der modernen Gesellschaft sind die Gesundheitsrisiken sehr komplex und die wissenschaftlichen Erkenntnisse ändern sich sehr schnell. Der zahnmedizinische Berufsstand muß daher Sorge dafür tragen, daß die Patienten den Zusammenhang zwischen Ernährungspraktiken und Zahngesundheit erkennen und die notwendigen Schlüsse daraus ziehen.

Kleinkinder (1 bis 3 Jahre)

Das beschleunigte Wachstum des Kindes nimmt nach dem ersten Jahr ab. Der Kalorienverbrauch von Kleinkindern ist pro Kilogramm Körpergewicht entsprechend geringer als bei Säuglingen. Dies kann dazu führen, daß Kleinkinder Essen verweigern, einfach weil sie nicht hungrig sind. Ein anderes Charakteristikum von Kleinkindern besteht darin, ihre Unabhängigkeit behaupten zu wollen, was durch die Verweigerung bestimmter Nahrungsmittel erfolgen kann. In beiden Fällen ist es sehr wichtig, das Kind nicht zu überfüttern, da die Wurzeln für Übergewicht besonders in dieser Altersgruppe liegen. Wenn die Eltern das Kind permanent zum Essen anhalten, kann dies dazu führen, daß es später bestimmte Lebensmittel ablehnt.

Gesundheitsrisiken – Nach dem ersten Lebensjahr essen die meisten Kinder dieselben Nahrungsmittel wie der Rest der Familie. Diese Nahrungsmittel haben oft einen hohen Fett- und Zuckergehalt. Abgesehen davon, daß dies zu Übergewicht und Karies führt, vermindert eine süße und fettreiche Nahrung den Appetit auf nahrhafte Speisen. Ernährungsstudien zeigen, daß die Nährstoffe, die am meisten bei der Ernährung von Kleinkindern fehlen, Eisen und Vitamin D sind. Wenn ein Kind viel Milch trinkt, steigt aufgrund des niedrigen Eisengehaltes der Milch das Risiko von Eisenmangel. Deshalb sollte der Milchkonsum auf einen halben bis dreiviertel Liter pro Tag beschränkt werden; der übrige Flüssigkeitsbedarf sollte mit Wasser gestillt werden. Vitamin D ist wichtig für den Kalziumstoffwechsel. Ein Mangel dieses Vitamins kann zu Mißbildungen der Knochen und Zähne führen (Rachitis). In den nördlichen Ländern, in denen Sonnenmangel die Umsetzung des fettlöslichen Vitamin D's limitiert, müssen besonders Nahrungsmittel gewählt werden, die dieses Vitamin enthalten (reichlich Fisch, Eier, Margarine, Butter, Milch).

Zielgruppen – Während der Arbeitszeit werden heute die meisten Kinder in den skandinavischen Ländern nicht von ihren Eltern betreut, sondern von anderen Personen. Um eine ausgewogene Ernährung für diese Kinder zu gewährleisten, müssen die dem Kind gegebenen Nahrungsmittel koordiniert sein.

Oft werden den Kindern von Großeltern und anderen Verwandten Bonbons und andere Süßigkeiten gegeben. Sie versuchen, dem Kind dadurch ihre Zuneigung auszudrücken. Auch Eltern geben oder verweigern Süßigkeiten als Mittel zur Belohnung oder Bestrafung. Neben dem kariogenen Effekt von Süßigkeiten können solche Praktiken das Verhalten des Kindes gegenüber dem Süßigkeitenkonsum insofern beeinflussen, daß damit gute oder schlechte Gefühle verbunden werden. Daher sollte man Erwachsene über diesen Zusammenhang aufklären und sie dazu ermutigen, ihre Gefühle auf eine geeignetere Art auszudrücken und den Süßigkeitenkonsum auf einen Tag in der Woche zu beschränken; danach müssen natürlich die Zähne geputzt werden.

Die Kinder von Einwanderern aus den südlichen Ländern unterliegen einem hohen Rachitisrisiko, teilweise, weil sie in eine Gegend mit zeitlich geringerer Sonnenstrahlung umgezogen sind und teilweise, weil die eingewanderten Kinder oft sehr schnell die vorherrschenden Gewohnheiten übernehmen und eben auch viele Süßigkeiten und süße Getränke zu sich nehmen. Vom Risiko des Vitamin-D-Mangels abgesehen, sind diese Praktiken für die Zahngesundheit der Kinder sehr gefährlich, da diese Familien oft nur sehr wenig über Mundhygiene oder den Gebrauch von fluoridierter Zahnpasta und Fluoridtabletten wissen. Es liegt in der Verantwortung der Gesundheitsbehörden, ihre Aufmerksamkeit auf dieses spezielle Problem zu richten.

Vorschulkinder (3 bis 6 Jahre)

Vorschulkinder sind in einem Alter, in dem sie rasch wachsen und sehr aktiv sind, was ihren Appetit und ihre Vorlieben bestimmten Lebensmitteln gegenüber schnell verändern kann. Im Vorschulalter kommt es häufig vor, daß Kinder regelmäßige Mahlzeiten verweigern. Die Eltern sollten jedoch darüber nicht zu sehr besorgt sein. Wenn ein Kind weiß, daß es nach der regulären Mahlzeit ein attraktiveres Essen gibt, wird es natürlich während der Mahlzeit weniger essen. Deshalb sind für Vorschulkinder einige Regeln bezüglich der Eßgewohnheiten äußerst nützlich, weil sie ansonsten die Gelegenheit verlieren, „Hunger" zu erfahren.

Gesundheitsrisiken – Die Gesundheitsrisiken von Vorschulkindern sind die gleichen wie die von Kleinkindern (Karies, Übergewicht und Fehlernährung).

Zielgruppen – Wie Kleinkinder verbringen viele Vorschulkinder den Tag in Kindertagesstätten oder Vorschulen. Natürlich sind die Ernährungsgewohnheiten in diesen Einrichtungen sehr wichtig. Leute, die in der Kinderpflege arbeiten, sind für Ernährungsratschläge eine wichtige Zielgruppe. Normalerweise sind sie sich oft über die negativen Auswirkungen des Bonbonkonsums im klaren, wissen aber wenig über andere Zuckerquellen. Besonders muß man die Trinkgewohnheiten beachten. Viele Erwachsene bieten Kindern gesüßte Getränke an, anstelle von frischem Wasser, welches ein sehr gutes Mittel ist, um den Durst zu löschen und zudem den Vorteil hat, nicht kariogen zu sein und keine Kalorien zu besitzen.

Ein anderer Einflußfaktor auf die Eßgewohnheiten von Kindern ist die Fernsehwerbung. Es sollte den Eltern geraten werden, sich klar zu machen, was Kinder sich anschauen und nicht den Kindern nachzugeben, die beharrlich bestimmte Nahrungsmittel verlangen, die einen geringen Nährwert und einen hohen Zuckergehalt besitzen.

Schulkinder (6 bis 12 Jahre)

Der Appetit von Schulkindern ist normalerweise gut, da sie körperlich aktiv sind und noch stetig wachsen. Aufgrund einer stärker strukturierten Essensaufnahme in der Schule ist die Häufigkeit der Nahrungsaufnahme reduziert und das Naschen ist gewöhnlich auf die Stunden nach der Schule begrenzt. In diesem Alter haben Kinder eher Zugang zu Geld als Vorschulkinder, wodurch sie, zumindest was das Essen zwischendurch betrifft, nur noch in geringem Maße der Beeinflussung durch die Eltern unterliegen und eher von Gleichaltrigen abhängig sind.

Gesundheitsrisiken – Meist wird der Energiebedarf, den diese Altersgruppe benötigt, ausreichend gedeckt und sogar noch übertroffen. In vielen Ländern ist das Übergewicht bei Kindern ein zunehmendes Problem. Übergewichtige Kinder neigen dazu, sich von sozialen und körperlichen Aktivitäten zurückzuziehen, weil sie gehänselt werden. Wenn nicht zu einem frühen Zeitpunkt geholfen wird, endet dies offenbar in einem Teufelskreislauf. Übergewichtige Kinder nehmen oft ihr Gewicht bis ins jugendliche Alter mit, da sie die Ernährungsgewohnheiten beibehalten. Um spätere Probleme zu vermeiden, können sie von einer Ernährungsberatung und Gewichtskontrolle profitieren. Von der Zahngesundheit her gesehen, sollte man sich auf den Durchbruch der bleibenden Zähne konzentrieren, die in diesem Zeitraum (von 6 bis 12 Jahren) durchbrechen. Wenn ein Zahn frisch durchgebrochen ist, ist er aufgrund seines niedrigen Reifegrades des Schmelzes kariesempfänglicher. Auch haben Kinder in diesem Alter das Gefühl, daß sie ihr Zähneputzen im Griff haben; dies kann dazu führen, daß sie jegliche Hilfestellung verweigern. Deshalb ist in dieser Altersgruppe der Zuckerkonsum zwischen den Mahlzeiten besonders gefährlich.

Zielgruppen – Die Eltern von Schulkindern haben immer noch den stärksten Einfluß auf die Hauptmahlzeiten. Deshalb sollten sie ermutigt werden, eine ausgewogene Ernährung zu sichern, um das Naschbedürfnis zu minimieren. Lehrer können dazu beitragen, durch ihre persönlichen Eßgewohnheiten und durch mit den Schülern verabredete Regeln über das Essen zwischendurch, gesunde Gruppennormen aufzustellen. Sowohl Lehrer als auch Schüler profitieren von der Ernährungserziehung durch zahnmedizinisch geschulte Kräfte.

Jugendliche (12 bis 19 Jahre)

Im frühen Jugendalter nimmt die körperliche Energie beträchtlich zu, ebenso der Appetit. Die Gleichaltrigen werden wichtiger, deren Einfluß nimmt zu, während die Standards der Eltern und deren Verhaltensmuster in Frage gestellt und herausgefordert werden. Es wird weniger Zeit zu Hause und mehr Zeit mit Freunden verbracht. Der leichtere Zugang zu Geld trägt dazu bei, daß die Jugendlichen eher zwischen den Mahlzeiten essen und auf regelmäßiges Essen weniger Wert legen. Die „Fast Food"- und Süßwarenindustrien zielen sehr engagiert in aggressiver Weise auf diese Altersgruppe, weil sie Nahrung und Getränke mit Vergnügen, Geselligkeit und Akzeptanz mit den Gleichaltrigen gleichsetzen.

Gesundheitsrisiken – Unregelmäßige Eßgewohnheiten sind gleichzusetzen mit häufigem Naschen von stark kohlenhydrathaltigen und/oder fetten und salzigen Nahrungsmitteln. Die Gesundheitsrisiken dieser Gewohnheiten sind Fettleibigkeit und Karies.
Bei jungen Mädchen besteht zudem das Risiko des Eisenmangels aufgrund des Blutverlustes während der Menstruation. Eisenhaltige Präparate können notwendig sein, weil Eisen gewöhnlich nicht in den Lieblingsnahrungsmitteln dieser Altersgruppe vorhanden ist.
Anorexia nervosa ist ein komplexes Syndrom, das oft jugendliche Mädchen betrifft. Es ist eine psychische Störung: die Patienten verweigern die Nahrungsaufnahme oder übergeben sich. Die zahnmedizinischen Symptome können Erosionen sein, die durch Magensäure infolge wiederholten Erbrechens verursacht sind. Wenn Mitglieder eines zahnärztlichen Teams solche Anzeichen bemerken, sollten sie den Hausarzt verständigen, weil unbehandelt die Menarche ausbleiben und die Entwicklung der sekundären Geschlechtsmerkmale unterdrückt werden kann. Zusätzlich können die Ernährungsgewohnheiten und Veränderungen der Speichelzusammensetzung zu einer dramatischen Kariesentwicklung führen.

Zielgruppen – Jugendliche sind normalerweise über ihr Erscheinungsbild, besonders was Hautprobleme und Körpergewicht betrifft, sehr besorgt. Karies wird jedoch nicht als Motiv für eine Ernährungsumstellung angesehen, da viele Jugendliche glauben, sie seien für Karies nicht empfänglich und die Problematik erscheint für sie gering. Deshalb sollte Ernährungsberatung und Gesundheitserziehung auf die Beziehung zwischen Nahrungsaufnahme und äußerem Erscheinungsbild des Jugendlichen gerichtet sein.
Da viele Jugendliche in der Freizeit naschen, spielen Sportklubs und Freizeitzentren eine bedeutende Rolle. In den meisten Sport- und Freizeitzentren wird eine große Palette ungesunder Produkte verkauft (süße Getränke, Süßigkeiten und Snacks). Für spezielle glukosehaltige „Sportgetränke", die sich besonders günstig auf die sportliche Leistungsfähigkeit auswirken sollen, wird geworben. Die Weise, wie sie konsumiert werden, hat jedoch Auswirkungen auf die Zahngesundheit. In diesem Zusammenhang sind jugendliche Trend-

setter von großer Bedeutung, da er/sie als Idol eine wichtige Rolle spielt.

Wenn ein Jugendlicher unter dem Einfluß einer Gruppe steht, ist es sehr schwer für ihn, seine Praktiken bezüglich Zwischenmahlzeiten zu verändern. Für diese Altersgruppe liegt daher das wirkungsvollste Mittel der Gesundheitserziehung darin, die Normen innerhalb der Gruppe der Gleichaltrigen zu beeinflussen. Dies kann entweder dadurch geschehen, daß man sich einer bereits etablierten Gruppe Gleichaltriger (z. B. Schulklassen, Sportklubs) annähert, oder versucht, Gruppennormen mittels Massenmedien zu beeinflussen (z. B. Fernsehen, Filme, Jugendzeitschriften).

Ernährungsberatung

Die Ziele der Ernährungsberatung sind:

- den Einfluß der Ernährung auf die Zahngesundheit und allgemeine Erkrankungen deutlich zu machen,

- dabei zu helfen, die Gewohnheiten bei der Ernährungsauswahl zu modifizieren, um sowohl eine bessere Zahn- als auch eine bessere allgemeine Gesundheit zu erreichen,

- die umweltbedingten Einflüsse auf Ernährungsgewohnheiten deutlich zu machen und

- das Auswählen gesunder Nahrungsmittel zu erleichtern.

Wie die Ernährungsberatung durchzuführen ist, hängt von vielen Faktoren ab, unter anderem vom Alter der Kinder und der Art der Zahngesundheitsprobleme.

Individuelle Beratung – Wenn die klinische Untersuchung eine hohe Kariesaktivität ergibt, müssen relevante Informationen über die Ernährungsgewohnheiten des Kindes gesammelt werden, um diejenigen Ernährungsfaktoren herauszufinden, von denen man annimmt, sie seien die Hauptfaktoren für das unkontrollierte Fortschreiten der Karies. Ferner sollten die gewonnenen Informationen dazu dienen, die Normen und Erwartungen der Eltern und des Kindes zu erforschen. Um die individuelle Nahrungsaufnahme zu bestimmen, sind verschiedene Techniken ausgearbeitet worden. Eine Technik besteht darin, das Kind oder die Eltern über die Nahrungsaufnahme während der letzten 24 Stunden berichten zu lassen, genannt „der 24-Stunden-Recall". Diese Methode hat den Nachteil, für eine individuelle Ernährung nicht repräsentativ zu sein. Eine andere Technik besteht darin, ein Ernährungsprotokoll erstellen zu lassen, bei dem die Eltern oder das Kind alles genau aufschreiben sollen, was er oder sie an drei bis sieben aufeinanderfolgenden Tagen ißt und trinkt. Um dem Patienten klarzumachen, wie genau diese Aufzeichnungen sein sollen, wird ihm ein Beispiel eines Ernährungsprotokolls gezeigt (Abb. 8-13). Die Schwäche dieser Methode besteht darin, daß sie für den Patienten zeitaufwendig ist und er dessen Ergebnisse ziemlich stark beeinflussen kann. Eine dritte Methode wäre, den Patienten über seine Eßgewohnheiten zu befragen, wobei man eine Technik anwendet, die Ernährungsinterview genannt wird. Hierbei kann man den Patienten zum Beispiel über seine Ernährungsgewohnheiten während der letzten Woche befragen. Der Nutzen dieser Methode hängt von der Neutralität des Fragestellers ab sowie dem Gedächtnis und der Ehrlichkeit des Patienten. Keine der Methoden ist bei Kindern unter 10 bis 12 Jahren anwendbar. Hier sollten die Eltern die Angaben vervollständigen.

Anweisungen zum Ausfüllen des Ernährungsprotokolls

1. Verwende eine ganze Seite pro Tag!
2. Gib die Uhrzeit an!
3. Notiere alle Produkte, die in Deinen Mund gelangen (d. h. Süßgetränke, Früchte oder Süßigkeiten, Trockenfrüchte, Kaugummi, Halspastillen)!
4. Nur wenn Du absolut ehrlich bist und die Protokolle exakt ausfüllst, wird es möglich sein, Deine Ernährungsgewohnheiten zu bewerten.

Beispiel:

Zeit	Donnerstag, 1.5.1989
7.30	Cornflakes mit Milch und ein Löffel Zucker eine Scheibe Weißbrot mit Butter und Marmelade ein Glas Orangensaft
8.50	eine Orange
9.40	2 Bonbons
11.50	eine Scheibe Schwarzbrot mit 2 Scheiben Salami eine Scheibe Schwarzbrot mit Leberpastete 10 g Gurke, eine Tomate
12.15	einen Riegel Schokolade
14.30	ein Glas Limonade, 2 süße Brötchen
18.00	3 Fleischbällchen, 2 Kartoffeln, 2 Karotten ein Glas Milch, einen Apfel
20.00	ein Glas Limonade, ein Käsesandwich

Abb. 8-13 Anweisungen zum Ausfüllen eines Ernährungsprotokolls und ein Beispiel dazu.

Welche der verschiedenen Methoden am besten geeignet ist, hängt vom Milieu, dem Patienten und dem Zahnarzt ab. Trotz der Schwächen der verschiedenen Methoden sind sie jedoch nützlich, um Ernährungsratschläge auf den Lebensstil und die besonderen Ansprüche des einzelnen Kindes zuzuschneiden. Besondere Aufmerksamkeit sollten Kinder mit einer besonderen Diät erfahren (Allergiker, in ärztlicher Behandlung befindliche Patienten, Vegetarier). Empfehlenswert ist es, die Ernährungsberatung immer damit zu beginnen, die Patienten (seien es Kinder oder Eltern) die eigenen Angaben über ihre Ernährungsgewohnheiten bewerten zu lassen. So erfährt der Zahnarzt etwas darüber, was der Patient über das Problem weiß und wie er dazu steht. Mit diesen Informationen kann er seine Aufklärung individuell gestalten.

Folgende Tatsachen sollten herausgestellt werden:

– eine häufige Zuckeraufnahme ist der wichtigste kariesinduzierende Ernährungsfaktor
– die Zusammensetzung der Mahlzeiten bestimmt den Grad der Sättigung und beeinflußt dadurch das Naschen zwischen den Mahlzeiten.

8 Karies: Prävention

Ernährungsanalyse
Verwende das untere Formular, um täglich die Anzahl der Portionen aufzuschreiben!

Nahrungsmittel-gruppe	Empfohlene Anzahl täglicher Portionen (Schulkinder)	Anzahl der Portionen			Menge einer Portion
		1.Tag	2.Tag	3.Tag	
Milch Milchprodukte	2 bis 3*				250 ml Milch 10 g Käse
Fleisch, Fisch Geflügel, Eier	2+				50 g gekochtes Magerfleisch, Geflügel oder Fisch; 1/4 Ei
Fett	1 bis 2 (max)				20 g Butter, Margarine oder Fett
Früchte, Gemüse	4 bis 5				50 g Gemüse oder Früchte
Brot, Getreideflocken, Kartoffeln	3 bis 5˙				1 Scheibe Brot; 1 mittelgroße Kartoffel

* Jugendliche und schwangere oder stillende Frauen; 3 bis 4 Portionen
+ Vorschüler 1½ Portionen
˙ Vorschüler 2 bis 3 Portionen

Abb. 0-14 Formular, um die geeignete Anzahl von Nahrungsmittelportionen zu bewerten und Beispiele von Portionsangaben in den verschiedenen Nahrungsmittelgruppen.

Um die Eßgewohnheiten aufzuzeichnen, bietet sich ein spezielles Formular an (Abb. 8-14). Die Portionen jedes Nahrungsstoffes werden notiert, ein Strich für jede Portion; die Gesamtaufnahme für jeden Tag wird mit der empfohlenen Menge verglichen. Zur Einschätzung der Zuckeraufnahme kann ein gesondertes Formular benutzt werden (Abb. 8-15). Das Kind oder die Eltern können angehalten werden, alle zuckerhaltigen Nahrungsmittel auf dem Formular einzukreisen; so können die Eltern lernen, wie man versteckten Zucker findet, und oft wird dieser häufiger aufgenommen als angenommen. Eine andere Methode ist die Zuckeruhr (Abb. 8-16). Sie ist eine sehr gute Hilfe, da sie dem Patienten klar macht, an wie vielen Stunden des Tages eine Säureproduktion im Munde stattfindet.

Das langfristige Ziel der individuellen Ernährungsberatung besteht darin, durch eine reduzierte Zuckeraufnahme die säureproduzierenden Bakterien in der Mundhöhle auszuhungern. Die Menge dieser Bakterien (S. mutans und Laktobazillen) kann durch Tests kontrolliert werden. Sie können auch zur Patientenmotivation eingesetzt werden. Die Veränderungen sollten besprochen und realistische Ziele in Übereinstimmung mit Eltern und Kind definiert werden. Man sollte sich stets daran erinnern, daß schrittweise Verbesserungen besser sind als ehrgeizige Anstrengungen, einen Lebensstil vollständig zu verändern. Während des Behandlungszeitraumes sollte jede Ernährungsberatung konsequent weiterverfolgt werden, um Ergebnisse einzuschätzen und positive Entwicklungen zu festigen.

Ernährungsberatung

Häufigkeit von Saccharoseimpulsen

	Tag 1	Tag 2	Tag 3
während der Mahlzeiten			
zwischen den Mahlzeiten			
insgesamt			

Abb. 8-15 Formular für die Bewertung der Saccharoseaufnahme.

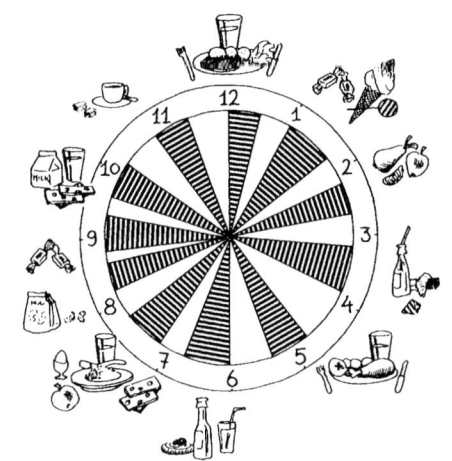

Abb. 8-16 Die Zuckeruhr.

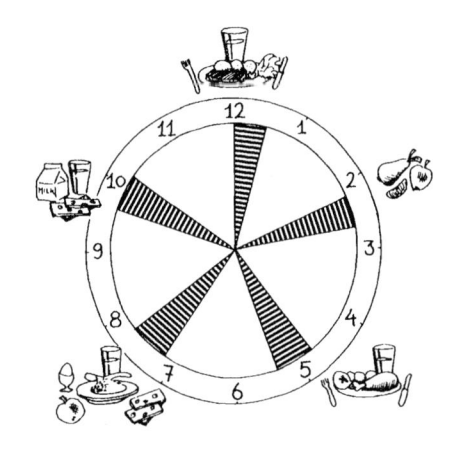

Jeder positive Trend zur Veränderung sollte ernstgenommen und ermutigt werden.

Gruppenstrategien – Es ist sehr schwierig, ein Verhalten ohne Unterstützung zu verändern. Kleine Kinder brauchen die Unterstützung von ihren Eltern, Eltern brauchen die Unterstützung von Familienmitgliedern, große Kinder von ihren Eltern und Gleichaltrigen und Gleichaltrige von Lehrern und jugendlichen Trendsettern. Deshalb ist es so wichtig, positive Gruppennormen zu schaffen, um positive Eßgewohnheiten zu unterstützen. Um zu erklären, wie soziale Normen beeinflußt werden, wurden verschiedene psychologische Theorien aufgestellt. Ein Weg wären Gruppendiskussionen, in denen etablierte Gruppen (z. B. werdende Eltern bei einem Schwangerschaftskurs, Eltern von Kindern in einem Kindergarten, Lehrer an einer Schule, Schulklassen, Mitglieder eines Sportclubs) ihre Einstellung gegenüber der Ernährung als einer gesundheitsfördernden Maßnahme diskutieren, um ihre eigene Einstellung zu zeigen und zu einem Verständnis der Normen zu gelangen, die von der Gruppe geteilt werden. Hier kann der Zahnarzt eine wichtige Rolle als Initiator und Vermittler solcher Gruppenaktivitäten spielen.

Schlußfolgerung

Das Ziel der Ernährungsberatung besteht darin, den Menschen zu helfen, gesundheitsbewußte Gewohnheiten beizubehalten oder zu entwickeln. Die Vielzahl von Faktoren, die Ernährungsgewohnheiten beeinflussen (s. Abb. 8-12), macht dies zu einer Aufgabe, die jeden einzelnen fordert. Wie in diesem Kapitel betont wurde, kann die Annäherung individuell und/oder gruppenorientiert sein. Es gibt auch einen dritten Weg, den politischen. Der staatliche Einfluß auf die Verfügbarkeit und Zugänglichkeit von Nahrungsprodukten ist hoch. Zusammenfassend kann gesagt werden, daß Eltern und Kinder eine persönliche Verantwortung für die Auswahl ihrer Nahrungsmittel tragen, während die Gesellschaft die Verantwortung trägt, die Wahl gesundheitsfördernder Produkte leicht zu machen.

Präventive Zahnfürsorge

Im Bereich der Kinderzahnheilkunde wurden gerade während des letzten Jahrzehnts in großem Umfang Präventivmaßnahmen eingeführt. Heute ist es eine gut dokumentierte Tatsache, daß die reparative Zahnheilkunde an sich nur einen sehr begrenzten Wert hat, wenn nicht die Behandlung auf die Ursache der Zahnkrankheiten ausgerichtet ist. Unsere Kenntnisse der Mechanismen, die der Entwicklung kariöser Läsionen und Zahnfleischentzündungen zugrunde liegen, sind ausreichend genug begründet, um Prophylaxeprogramme für alle Altersgruppen und Individuen zu empfehlen. Trotz unseres Wissens über die Ursachen der Zahnerkrankungen hat es sich jedoch als schwierig erwiesen, dieses Wissen in praktische Methoden für eine optimale prophylaktische Zahnfürsorge umzusetzen, die sowohl auf das Individuum als auch auf die Gemeinschaft ausgerichtet sind. Verschiedene Gründe sind hierfür zu nennen: ungenügende Ausbildung des zahnärztlichen Teams, die Einstellung bei Kindern und Patienten und insbesondere die grundsätzliche Schwierigkeit, die reparative Zahnfürsorge in eine prophylaktische zu überführen. Ein anderes Problem mag darin bestehen, eine geeignete Organisationsform für eine funktionierende präventive Zahnfürsorge zu finden.

Man muß sich darüber im klaren sein, daß die präventive in die allgemeine Zahnfürsorge integriert werden muß, wofür alle Mitglieder des zahnärztlichen Teams verantwortlich sind. Die präventive Zahnfürsorge schließt nicht nur die Anwendung prophylaktischer Maßnahmen beim kindlichen Patienten ein, sondern ebenso Aktivitäten, die auf Schlüsselgruppen um das Kind herum gerichtet sind, wie etwa die Eltern, Lehrer oder das Krankenhauspersonal.

Das Ziel der präventiven Zahnfürsorge für Kinder und Jugendliche ist es, die Aktivität von Zahnkrankheiten niedrig zu halten. Programme, die darauf zielen, Karies und Gingivitis vollständig zu eliminieren, sind unrealistisch, sofern sie auf Gruppen von Kindern angewendet werden sollen.

Epidemiologische Studien haben gezeigt, daß bei Kindern eine schiefe Verteilung der Zahnkrankheiten vorliegt. Dies bedeutet, daß wir bei einer kleinen Anzahl von Kindern eine sehr hohe Krankheitsaktivität zu erwarten haben, verglichen mit anderen Kindern in der Gruppe. Die präventive Zahnfürsorge sollte deshalb in Form eines *Basisprogramms* für alle Kinder geplant werden sowie eines *zusätzlichen Intensivprogramms* für die Kinder mit einer hohen Krankheitsaktivität und für jene Kinder, die zu bestimmten Risikogruppen gehören: Kindern mit Blutgerinnungsstörungen, Herz- und Nierenkrankheiten usw.

Die präventive Kapazität des *Basisprogramms* sollte in ausreichendem Maße die Krankheitsaktivität bei 80 bis 90% der Kinder kontrollieren, z. B. bei den Kindern, die besonders leicht zu beeinflussen sind und auch oft eine geringe oder nur mäßige Krankheitsaktivität aufweisen.

Die restlichen ca. 10% der Kinder müssen zusätzliche Programme erhalten. Es ist unwirtschaftlich und daher nicht angebracht, auf alle Kinder innerhalb einer Bevölkerungsgruppe ein zahnärztliches Gesundheitsprogramm anzuwenden, das auf solche Kinder ausgerichtet ist, die die höchste Krankheitsaktivität zeigen.

Im Grunde sollte jede präventive Zahnfürsorge individuell an die Bedürfnisse eines jeden einzelnen Patienten angepaßt werden. Von der Kosten-Nutzen-Analyse her gesehen, hat es sich jedoch meist bei Kindern innerhalb von bestimmten Bevölkerungsgruppen am besten erwiesen, das Präventivprogramm als eine Kombination von kollektiven und individuellen Maßnahmen durchzuführen. Wenn präventive Zahnfürsorgesysteme entwickelt werden, können sie sich bis zu einem gewissen Grade voneinander unterscheiden, je nach dem etablierten zahnärztlichen Gesundheitssystem der jeweiligen Region; es sollten aber dieselben Methoden zur Anwendung gelangen.

Voraussetzungen für die Durchführung

Das zahnärztliche Team – Ohne ein gut ausgebildetes und motiviertes zahnärztliches Team wird ein präventives Zahnfürsorgeprogramm ohne Erfolg bleiben. Daher muß man das Team bezüglich der präventiven Zahnfürsorge bei Kindern schulen. Dies umfaßt unter anderem folgende Punkte: Erkennen früher Stadien von Läsionen, die mit prophylaktischen Maßnahmen kontrolliert werden können, Ätiologie der Zahnerkrankungen, Maßnahmen der Plaquekontrolle, Anwendung von Fluoriden, Ernährungsberatung und Psychologie.

Der Erfolg eines prophylaktischen Programms basiert auf einer engen Kooperation zwischen den verschiedenen Mitgliedern des zahnärztlichen Teams, das sind der Zahnarzt, die Dentalhygienikerin, die Prophylaxeassistentin (eine zahnärztliche Helferin, die besonders in der präventiven Zahnheilkunde ausgebildet ist) und die Zahnarzthelferin. Daher sollten sich alle darüber im klaren sein, was jedes Mitglied des Teams tut und wofür es verantwortlich ist. Sie müssen sich als Team verstehen, das in der präventiven Zahnfürsorge zusammenarbeitet.

Epidemiologie: Evaluation – Für eine effektive, präventive Zahnheilkunde besteht eine andere wichtige Voraussetzung darin, zu wissen, wie die Krankheiten innerhalb einer Bevölkerungsgruppe verteilt sind. Nur so kann eine vernünftige Auswahl unter den Kindern erfolgen, um diese dann den verschiedenen Programmen zuzuführen. Daher sind epidemiologische Systeme sehr wichtig, in denen die Krankheitsverteilung aufgezeigt und in denen der Effekt des Prophylaxeprogramms überwacht, analysiert und dem zahnärztlichen Team vorgestellt wird. Die Verwendung von speziellen Verlaufsbögen erlauben dem zahnärztlichen Team, den Kindern, die verschiedene Präventivprogramme durchlaufen, eng zu folgen und deren Erfolg zu bewerten.

Zahnärztliche Gesundheitsfürsorgeprogramme

Im folgenden werden einige Beispiele vorgestellt, wie Basisprogramme und zusätzliche Programme durchgeführt werden können.

Basisprogramm – Dieses Programm wird bei allen Kindern angewendet und beinhaltet Maßnahmen, die sowohl individuellen als auch einen kollektiven Charakter besitzen. Das Basisprogramm besteht aus einem Informations-, einem Plaquekontroll- und einem Fluoridteil, wobei alle auf die jeweiligen Bedürfnisse der verschiedenen Altersgruppen abgestimmt sind. Der Informationsteil, der zunächst auf die werdende Mutter, danach auf Kindergesundheitszentren und später auf die schulzahnärztliche Fürsorge ausgerichtet ist, umfaßt die Aufklärung über die Ursachen von Zahnkrankheiten und deren Verhütung sowie eine Ernährungsberatung. Während der Schulzeit sollten in der Schule motivierende Unterrichtsstunden sowie individuelle Aufklärungsarbeit in Verbindung mit der zahnärztlichen Behandlung geleistet werden. Die Empfehlungen sind einfach: ernähre Dich gesund (was Zuckerkontrolle beinhaltet), betreibe eine gute Mundhygiene und benutze Fluoride!

Plaquekontrolle basiert auf Information und Instruktion, damit der Nutzen einer guten „oralen Sauberkeit" verstanden wird und Wege aufgezeigt werden, um dies zu erreichen.

Wenn das Kind zwölf Monate alt ist, sollten seine Zähne geputzt werden. Ab dem dritten Lebensjahr sollte es mindestens eine Instruktionssitzung pro Jahr geben, bei der auch eine Plaquefärbelösung benutzt wird, um die Eltern anzuleiten, dem Kind wirkungsvoll die Zähne zu reinigen. Ab dem siebten Lebensjahr, wenn die Schulprogramme beginnen, wird die Mundhygiene zweimal jährlich unter Anwendung einer Plaquefärbelösung überprüft. Gleichzeitig werden je nach Plaquebefall die Kinder in der Mundhygiene instruiert und trainiert. Von Fall zu Fall wird auch die Reinigung der Approximalflächen mittels Zahnseide gezeigt. Die meisten dieser Aktivitäten werden von speziell geschulten Prophylaxeassistentinnen an der Schule oder der Klinik durchgeführt.

Fluoridprogramm – Dieses Programm basiert hauptsächlich auf der lokalen Fluoridapplikation. Wenn das Kind zum Kindergesundheitszentrum geht, können Fluoridtabletten empfohlen und verschrieben werden. Dies wird während des Vorschulalters ab dem dritten Lebensjahr bei den jährlichen Visiten der Zahnklinik fortgesetzt. Tabletten können bis zum Alter von acht bis zwölf Jahren gegeben werden.

Wenn die ersten Milchmolaren durchbrechen, sollten die Zähne täglich mit fluoridhaltiger Zahnpasta gereinigt werden. Bei den jährlichen zahnärztlichen Behandlungsterminen können lokal Natriumfluoridspüllösungen oder Fluoridlacke Anwendung finden.

Ab dem sechsten bis siebten Lebensjahr nehmen Kinder in der Schule oft an organisierten, kollektiven wöchentlichen oder 14tägigen Mundspülungsprogrammen miteiner 0,2%igen Natriumfluoridspüllösung teil. Solche Programme sind in Skandinavien seit den 60er Jahren Routine. Jedoch hat die häufige und zunehmende Anwendung fluoridierter Zahnpasten den zusätzlichen, kariespräventiven Nutzen von Fluoridmundspülungen in Frage gestellt.

Zusätzliche Programme für Kinder mit einer hohen Krankheitsaktivität – Diese Programme sind für einzelne Kinder gedacht, die, obwohl sie am Basisprogramm teilnehmen, weiterhin eine hohe Krankheitsaktivität aufweisen. In solche Programme sollten Kinder einbezogen werden, bei denen eine große Zahl aktiver, initialer kariöser Läsionen, einige manifeste Approximalläsionen, Gingivitis oder Verlust des marginalen Knochens festgestellt wurde.

Ein zusätzliches Programm besteht grundsätzlich aus einer *intensiven* Phase von drei bis fünf Terminen in Intervallen von einer oder zwei Wochen und aus einer *Reevaluationsphase*. Das individuelle Programm zielt auf die Erforschung der Kausalfaktoren im Licht der klinischen Befunde ab. Zusätzliche Präventivprogramme umfassen Analyse, Motivation, Erziehung, Demonstration, Instruktion und Evaluation.

Praktisch wird das Programm meist von Prophylaxeassistentinnen oder Dentalhygienikerinnen umgesetzt. Tabelle 8-1 listet schematisch die Maßnahmen auf, die bei Kindern mit einer hohen Kariesaktivität in mehreren Sitzungen durchgeführt werden können.

Wenn die Evaluation ergibt, daß das Programm einen akzeptablen Effekt gezeigt hat, sollte das Kind wieder ins Basispräventivprogramm aufgenommen werden. Beim nächsten jährlichen Besuch der Zahnklinik werden die Befunde entscheiden, ob das Kind wieder einem zusätzlichen präventiven Programm zugeführt werden sollte. Wenn jedoch die intensive prophylaktische Phase nicht die erwartete Wirkung zeigt, muß man die Situation analysieren, um herauszufinden, ob die Maßnahmen geändert werden sollten oder ob es an der Kooperation des Patienten mangelt. Dies wird in einer Diskussion erfolgen, in der der Zahnarzt zusammen mit der Prophylaxeassistentin die weitere Vorgehensweise plant und entscheidet, ob zusätzliche Tests oder Untersuchungen (z. B. medizinische Untersuchung) erforderlich sind. In einigen Fällen kann es sich dann als nützlich erweisen, die intensive Phase mit einigen Veränderungen zu wiederholen, und in anderen Fällen muß das Programm vollständig geändert werden, z. B. wenn die Krankheitsaktivität dieses Kindes unkontrolliert bleibt und dessen Kooperation sehr schlecht und schwer zu verbessern ist. In solchen Fällen muß man das Kind einem besser kontrollierten Programm zuführen, z. B. einer wöchentlichen professionellen Zahnreinigung, lokaler Fluoridapplikation oder chemischer Plaquekontrolle. Dadurch ist es möglich, die Krankheitsaktivität unter Kontrolle zu bringen, bis sich die Kooperation verbessert hat. Man kann darüber streiten, ob die Verwendung prophylaktischer Ressourcen hierfür berechtigt ist. Jedoch gibt es von diesen Kindern nur sehr wenige, oft weniger als 5% einer

Tabelle 8-1

Zusätzliches Präventivprogramm für Kinder mit einer hohen Kariesaktivität. Jede Sitzung erfordert 30 bis 45 Minuten.

Sitzung	Maßnahme	Kommentar
1.	Information	Die Ziele liegen darin, die Gründe für das zusätzliche Präventivprogramm darzustellen sowie in gebündelter Form Informationen über Ätiologie und Prävention von Karies zu vermitteln.
	Speicheltests: Speichelfließrate Pufferkapazität	Diese Tests werden meist bei Teenagern angewendet. Für den klinischen Gebrauch wurden einfache Methoden entwickelt. Eine Speichelfließrate unter einem ml/min und eine Pufferkapazität unter pH 4,5 sollten als zu gering angesehen werden, und sind ein Hinweis auf ein hohes Kariesrisiko.
	Bakteriologische Tests: Laktobazillen und S. mutans	Um die Anzahl von Laktobazillen im Speichel festzustellen, ist eine einfache klinische Methode entwickelt worden. Eine hohe Zahl von Laktobazillen weist auf einen häufigen Kohlenhydratkonsum hin; Ergebnisse des Tests können als Grundlage für Ernährungsempfehlungen verwendet werden. S. mutans-Tests sind in schweren Fällen angezeigt, um den Effekt antibakterieller Mittel zu überwachen (siehe S. 153).
	Ernährungs- und Medikationsanamnese	24-Stunden-Recall als Grundlage der Ernährungsberatung
	Gingivablutungsindex	
	Kontrolle der Mundhygiene	Mikrobielle Plaque, mit Plaquefärbelösung sichtbar gemacht.
	Mundhygieneinstruktionen und Empfehlungen	Zähneputzen und die Anwendung von Zahnseide üben.
	Professionelle Zahnreinigung, lokale Fluoridapplikation	

Sitzung	Maßnahme	Kommentar
2. Eine Woche später	Kontrolle der Mundhygiene	Siehe erste Sitzung
	Ernährungsberatung	Auf der Grundlage der Ernährungsanamnese der ersten Sitzung wird angestrebt, die Anzahl der Mahlzeiten auf fünf bis sechs pro Tag zu reduzieren. Besondere Gewohnheiten, wie die häufige Aufnahme von Süßgetränken, extensiver Süßigkeitsverzehr zwischendurch, Hustensaft etc., werden notiert, und es wird durch Empfehlungen versucht, diese Gewohnheiten zu ändern.
	Audiovisuelles Programm	Ein auf das Alter des Kindes abgestelltes Videoprogramm über die Ätiologie und Prävention von Karies wird vorgestellt.
	Professionelle Zahnreinigung, lokale Fluoridapplikation	
3. Eine Woche später	Gingivablutungsindex	Dieser Index wird empfohlen, um die Mundhygienemaßnahmen zu kontrollieren. Der anfängliche Wert sollte sich um mindestens 60% verbessert haben.
	Kontrolle der Ernährungsgewohnheiten	
	Intensives Fluorid-Programm	Ein Fluoridgelee kann zuhause appliziert werden. Ein 0,2%iges NaF-Gel, in Schienen eingefüllt, wird für fünf Minuten täglich einen Monat lang angewendet. Alternativ können tägliche Mundspüllösungen und bei Kleinkindern das Zähneputzen mit einer 0,2%igen NaF-Lösung empfohlen werden.
4. Einen Monat später	**Evaluation** Gingivablutungsindex	siehe dritte Sitzung
	Kontrolle der Ernährungsgewohnheiten	siehe erste Sitzung
	Kontrolle der Mundhygiene	
	Bakteriologische Tests	Der Laktobazillentest kann dazu verwendet werden, um die Veränderung der Ernährungsgewohnheiten zu kontrollieren.
	Professionelle Zahnreinigung, lokale Fluoridapplikation	Applikation eines Fluoridlacks
5. Sechs Monate später	Reevaluation	Siehe Maßnahmen der vierten Sitzung

Kindergruppe, und die Erfahrung hat auch gezeigt, daß die meisten von ihnen schon innerhalb eines Jahres eine verbesserte Motivation und Kooperation zeigen. Das zahnärztliche Team sollte es als seine Verpflichtung verstehen, Kindern über kritische Phasen ihrer Zahnerkrankung hinwegzuhelfen.

Hintergrundliteratur

Ekstrand J, Fejerskov O, Silverstone LM (Hrsg.). *Fluoride in dentistry*. Copenhagen: Munksgaard, 1988.

Granath L, McHugh WD (Hrsg.). *Systematized prevention of oral disease:* theory and practice. Boca Raton, Florida: CRC Press, 1986.

Krasse B. *Caries risk*. A practical guide for assessment and control. Chicago: Quintessence, 1985.

Randolph PM, Dennison CJ. *Diet, nutrition, and dentistry*. St. Louis: Mosby, 1981.

Thylstrup A, Fejerskov O (Hrsg.). *Textbook of cariology*. Copenhagen: Munksgaard, 1986.

Kapitel 9

Karies: Analyse der Krankheitsfaktoren

*Karies: eine multifaktorielle Erkrankung
Interpretation kariespräventiver Daten
Wechselwirkung von Krankheitsfaktoren
Schätzung der Wirkungen von
Präventivmaßnahmen
Prognose
Kosten-Nutzen-Analyse präventiver
Maßnahmen*

Karies: eine multifaktorielle Krankheit

Biologische Aspekte

Im allgemeinen wird die Ursache der Karies wie folgt beschrieben: Karies entsteht, wenn die Zähne leicht vergärbaren Kohlenhydraten und einer bakteriellen Plaque ausgesetzt sind. Wie jedoch bereits in Kapitel 7 dargelegt wurde, ist die Ätiologie dieser Erkrankung vielschichtiger.

Zusätzlich zur Zusammensetzung der Nahrungsmittel sind auch die Häufigkeit der Mahlzeiten, die Quantität und Qualität der Zahnplaque, die Quantität und Qualität des Speichels, das Alter und die Beschaffenheit des Zahnes sowie die Fluoridkonzentration des Speichels wichtige Faktoren.

Diese biologischen Variablen interagieren in einem komplizierten System dadurch miteinander, daß sie verschiedene Kombinationen erzeugen, die bei jedem einzelnen die Aktivität der Krankheit beeinflussen. Unser Wissen über die Wirkung dieser verschiedenen Kombinationen ist begrenzt und verlangt weitere Forschungsarbeit. Wenn Präventivprogramme geplant und umgesetzt werden, sollte jedoch alles, was bis heute bekannt ist, in die Überlegungen mit einbezogen werden. Die Erkenntnisse dieser interaktiven Prozesse bilden eine Grundlage dafür, Neuerkrankungen vorherzusagen. Des weiteren sollten schon in einem frühen Stadium der Planung von Präventivprogrammen Kosten-Nutzen-Analysen mit einbezogen werden.

Statistische Methoden

Die oben erwähnten Interaktionsphänomene werden statistisch hauptsächlich durch 1. Untergruppenanalysen und 2. multivariate Methoden betrachtet. Nach der ersten Methode lassen sich Einflüsse einzelner Variablen oder von Variablenkombinationen dadurch interpretieren, daß man ihnen eine Reduktion an der Gesamtzahl der Erkrankungsfälle zuschreibt. Die häufigste Methode des zweiten Typs ist die multiple Regressionsanalyse. Anhand der Betrachtung des Einflusses der verbleibenden Variablen in der Studie erhält man mit dieser Methode den Prozentsatz an erklärenden Werten einzelner oder kombinierter unabhängiger Variablen.

Interpretation kariespräventiver Daten

Der absolute Effekt einer kariespräventiven Maßnahme, die an einer spezifischen Bevölkerungsgruppe getestet wurde, wird meist als die Differenz zwischen den Mittelwerten der Erkrankungshäufigkeit einer Kontrollgruppe (C) und einer experimentellen Gruppe (E) ausgedrückt. Um die Resultate auch auf andere Bevölkerungsgruppen übertragen zu können, wird die absolute Differenz in eine relative Differenz umgewandelt, gemäß dem Ausdruck [(C-E)/ C]x100. Dies wird als „prozentuale Reduktion" bezeichnet. Solche Zahlen, die man aus experimentellen klinischen Studien erhält (die sogenannte klinische Effektivität) sind vermutlich höher als jene, die man unter realistischeren Bedingungen erhält, zum Beispiel in einer klinischen Studie innerhalb einer Gemeinde, in der der Gemeindeeffekt etabliert ist.[12] Dies ist vermutlich auf die Gruppendämpfung (field attenuation) zurückzuführen, was bedeutet, daß unter alltäglichen Bedingungen keine optimalen Bedingungen für ein präventives Mittel aufrechterhalten werden können. Zudem werden die Endwerte der Präventivmaßnahme, das heißt ihre Nettoeffektivität, durch den Grad der öffentlichen Akzeptanz beeinflußt.[7]

Die prozentuale Reduktion ist ein annehmbarer Weg, um den präventiven Effekt zu beschreiben, vorausgesetzt, daß zur Berechnung der durchschnittlichen prozentualen Reduktion eine angemessene Anzahl von Studien, die verschiedene Grade der Erkrankung behandeln, zur Verfügung stehen. Leider wurde bisher jenem Konzept wenig Beachtung geschenkt, das statistisch valide durchschnittliche Reduktionszahlen schätzt. Relevante Methoden sind verfügbar und basieren auf dem Prinzip der Wechselwirkung. Diese werden im nächsten Abschnitt dieses Kapitels beschrieben.

Eines der zahlreichen Probleme beim Vergleich verschiedener präventiver Methoden besteht darin, daß einige Studien auf Prävalenzdaten basieren, andere auf Inzidenzdaten. Beispiele zur ersten Gruppe sind Beobachtungs- (Feld)studien über den kariespräventiven Effekt der Trinkwasserfluoridierung sowie viele der frühen Studien mit Fluoridtabletten. Randomisierte klinische Untersuchungen, etwa über den Effekt von Mundspülprogrammen, sind Beispiele für die zweite Gruppe. Prävalenz- und Inzidenzdaten können nicht miteinander verglichen werden, und es wurde noch keine Methode entwickelt, mit Hilfe derer man Meßwerte konvertieren kann.

Wechselwirkung von Krankheitsfaktoren

Grundsätze

Die Wechselwirkung zwischen Faktoren in einem Krankheitsprozeß bedeutet, daß zwischen krankheitsverursachenden und -verhütenden Faktoren, soweit sie mit der Krankheit in Beziehung stehen, reziproke Abläufe vorhanden sein können. In der analytischen Epidemiologie sind diese Phänomene von großer Bedeutung. Praktisch führt eine Wechselwirkung zu einer Wirkungsmodifikation.[9]

Tabelle 9-1
Mittlere Karieswerte von 143 dreijährigen Kindern in Beziehung zu Ernährungs- und Mundhygienegewohnheiten, um die Wechselwirkung zwischen diesen aufzuzeigen. Aus Schröder & Granath[15].

Mundhygiene	Ernährungs-gewohnheiten		
	D3	D2	D1
O3	9,2	4,6	2,6
O2	2,9	2,0	0,1
O1	0,8	0,1	0,1

D3 ≥ 2, D2 = 1 bis 2 und D1 ≤ 1 süße Zwischenmahlzeiten pro Tag; O3 = generalisierte Gingivitis mit Blutung nach Provokation, O2 = partielle oder generalisierte Gingivitis ohne Blutung nach Provokation und O1 = praktisch ohne klinische Zeichen einer Gingivitis.

Tabelle 9-1 zeigt Karies, Ernährung und Mundhygiene in einer Gruppe dreijähriger Kinder. Es liegt eine Wechselwirkung vor, da auf verschiedenen Ebenen eines Faktors bei verschiedenen Ebenen des anderen Faktors die mittleren Karieswerte der Untergruppen variieren (Untergruppenanalyse). Das Wechselwirkungsphänomen wird am stärksten deutlich, wenn man sich diagonal von der Kombination D1/O1 zur Kombination D3/O3 bewegt. Diese und ähnliche Ergebnisse vieler anderer Studien schufen den Grundstein für die fundamentale Rolle des Wechselwirkungsphänomens. Diese sagt aus, daß die absolute Effektivität einer präventiven Maßnahme mit der gegensätzlichen Wirkung anderer Faktoren in diesem Krankheitsprozeß ansteigt. Dies sollte man von der relativen Effektivität trennen, mit welcher wir uns später beschäftigen werden.
Was kann man aus dem oben Gesagten lernen? Menschen haben verschiedene Gewohnheiten, die oft mit ihrem Lebensstil in Beziehung stehen. Bei Individuen, deren hohe Kariesaktivität auf schlechte Ernährung und mangelhafte Mundhygiene zurückzuführen ist, ist es wahrscheinlich leichter, den Ausprägungsgrad der Karies zu verändern, als bei Individuen, die ihre Kariesaktivität recht gut kontrollieren, weil sie sich bezüglich einer Gewohnheit kariespräventiv verhalten. Es kann ziemlich schwierig sein, die Krankheitsaktivität weiter zu senken. Dies trifft auch auf die Gemeindeebene zu und sollte stets Berücksichtigung finden, wenn Präventivprogramme geplant werden; daher garantieren wir nicht den Erfolg auf einer routinemäßigen Basis. Relevante Hintergrundfaktoren sollten immer berücksichtigt werden.

Confounder

Ein besonderer Typ eines Wirkungsmodifizierers ist der Confounder.[9,10] Ein Confounder ist ein Faktor, der einerseits mit der Exposition der Krankheit unter Studienbedingungen assoziiert ist, andererseits ist er selbst ein Risikoindikator der Krankheit, selbst dann, wenn die fragliche Beziehung nicht vorhanden ist, was bedeutet, daß er auch als Risikoindikator für nichtexponierte Individuen fungiert. Ein positiver Confounder ist ein Faktor, der den Expositionseffekt verstärkt, ein negativer Confounder verdeckt den Effekt. In der Epidemiologie ist das Confounding einer der größten systematischen Fehler und kann zum Beispiel in kontrollierten klinischen Studien durch Bedingungen für die Stichprobenziehung, durch Untergruppen- oder multivariate Analysen sowie durch Randomisierung kontrolliert werden.

Tabelle 9-2 gibt ein Beispiel, wie bei einer Gruppe vierjähriger Kinder die Beziehung zwischen Glattflächenkaries an den Seitenzähnen (40 Zahnflächen pro Kind) und dem Kauen von Fluoridtabletten durch den Confounding-Effekt der Ernährung korrigiert wird. Der Einfachheit halber wurden zuvor die zwei Gruppen bezüglich ihrer Mundhygiene gleichgesetzt. Die Tabelle zeigt, daß die Ernährung ein positiver Confounder war. Zum Beispiel wurden in der Tablettengruppe bei 28% angemessene Ernährungsgewohnheiten gefunden, während die entsprechende Zahl in der Nicht-Tablettengruppe nur 14% betrug. Offensichtlich addieren sich gute Gewohnheiten. Die unbereinigte Differenz der Kariesprävalenz betrug 1,8 Flächen, die sich auf 0,6 Flächen nach der Confoundingkorrektur verringerte. Die neue mittlere Differenz wurde proportional zur Anzahl der Individuen in der kleinsten Komponente jeder der drei Gegenüberstellungen gewichtet. Ohne die korrigierende Prozedur wäre ein falsches Bild des kariespräventiven Effektes von Fluoridtabletten die Folge.

Beispiele von Ernährungs-, Mundhygiene- und Fluoridstudien

Unter Voraussetzung der oben gegebenen Umstände würde man erwarten, daß eine große Zahl vergleichbarer Daten über die kariespräventiven Effekte von Ernährungs-, Mundhygiene- und

Tabelle 9-2
Kariespräventiver Effekt bei vierjährigen Kindern, die vom 2. bis 3. Lebensjahr an Fluoridtabletten kauen, vor und nach der Korrektur durch den Confounder Ernährung. Aus Granath et al.[5]

Ernährung	Gruppe ohne Fluoridtabletten			Gruppe mit Fluoridtabletten			$\bar{x}_1-\bar{x}_2$
	n	%	$\bar{x}_1$	n	%	$\bar{x}_2$	
< 6 Mahlzeiten, mind. 1 süßer Snack	90	(57)	8,3	30	(37)	6,7	1,6
5–6 Mahlzeiten, mind. 1 süßer Snack	47	(29)	3,2	29	(35)	3,8	–0,6
≤ 6 Mahlzeiten, nichtkariogener Snacks	22	(14)	2,1	23	(28)	1,3	0,8
Gruppenmittel			5,9*			4,1	1,8
korrigierte mittlere Differenz der Untergruppe							0,6**

n = Zahl der Kinder, die zuvor bezügl. ihrer Zahnputzgewohnheiten vergleichbar gemacht worden sind; $\bar{x}$ = mittlerer Wert der Untergruppe mit Glattflächenkaries an den Seitenzähnen, Differenz zwischen den Gruppen hinsichtlich der Verteilung in den verschiedenen Ernährungsgruppen: χ^2 =20,2, d.f. = 2, P<0,001.

* $\dfrac{90 \times 8,3 + 47 \times 3,2 + 22 \times 2,1}{90 + 47 + 22}$

** $\dfrac{30 \times 1,6 - 29 \times 0,6 + 23 \times 0,8}{30 + 29 + 23}$

Tabelle 9-3
Durchschnittliche Effekte auf Glattflächenkaries der Seitenzähne bei vierjährigen Kindern, die bezüglich eines Parameters (Ernährung, Mundhygiene oder Fluoridtabletten) auf einem besseren Level lagen, wobei die jeweils anderen Parameter konstant gehalten wurden – untersucht mittels Untergruppenanalyse. Aus Granath et al.[6]

	Bukkale und orale Karies			Approximalkaries		
	m	P	%Diff.	m	P	%Diff
D3 vs D1	2,9(2,7)	<0,001	86(84)	3,3(3,7)	<0,001	68(71)
O3 vs O1	1,3(2,0)	NS	39(54)	4,1(3,4)	<0,01	43(51)
F3 vs F1	–0,1(1,3)	NS	46(57)	1,0(2,9)	<0,01	51(69)

Die Daten wurden aus Karieswerten berechnet, die in Beziehung zu Gewohnheiten standen, die mehr als fünf Individuen aufwiesen; D1 ≤ 6 regelmäßige Mahlzeiten pro Tag einschließlich nicht kariogener Zwischenmahlzeiten und D3 > 6 Mahlzeiten pro Tag mit mindestens einer süßen Zwischenmahlzeit; O1 = Kinder, deren Zähne mindestens einmal am Tag von einem Erwachsenen geputzt wurden und O3 = Kinder, die selten oder gar nicht ihre Zähne putzten; F1 = Kinder, die vor dem dritten Lebensjahr mit der Tablettenfluoridierung begonnen haben und F3 = Kinder, die keine Tabletten genommen haben; m = die mittleren dmfs-Differenzen; P = Wahrscheinlichkeit (NS > nicht signifikant); %Diff = korrigierte gewichtete mittlere prozentuale Differenzen; Werte in Klammern basieren auf unkorrigierten Gruppenmittelwerten.

Fluoridmaßnahmen verfügbar seien. Leider ist dies nicht der Fall. Allgemeine statistische Probleme bezüglich der Interpretation von Daten wurden bereits angesprochen. Ernährungsstudien variieren oft so sehr in ihren Methoden und Kriterien, daß allgemein anwendbare Daten über den Erfolg (den Rückgang der Erkrankung) davon kaum abgeleitet werden können, obwohl wir eine Menge über die prinzipielle Bedeutung verschiedener Ernährungsfaktoren wissen. Bei Mundhygienestudien ist die Situation etwas besser, jedoch nicht in dem Maße, wie es bei Fluoridstudien der Fall ist. Die Fluorideffekte werden oft in hoch standardisierten, kontrollierten klinischen Studien bewertet, in denen zum Beispiel dem Problem des Bias, der Verzerrung durch Randomisierung, begegnet wurde.
Die Resultate zweier Studien, die verschiedene analytische Methoden anwendeten, um das Confounding und andere effektmodifizierende Faktoren zu korrigieren, werden nachfolgend beschrieben. In der ersten Studie[5] fand man, ausgehend von einer Untergruppenanalyse, daß bei vierjährigen Kindern die Ernährung, die als Anzahl von täglichen Nahrungsaufnahmen mit oder ohne Zwischenmahlzeiten definiert war, einen starken kariogenen Faktor darstellte, unabhängig von der Art der Glattfläche (Tabelle 9-3). Das Kauen von Fluoridtabletten hatte einen signifikanten, aber nicht sehr starken Effekt auf die Approximalflächen. Die Mundhygiene mittels Zähneputzen, mit oder ohne die Hilfe eines Erwachsenen, hatte sogar einen geringeren Effekt auf diese Zahnflächen. Wenn man die unkorrigierten Prozentsatzdifferenzen (die Zahlen in Klammern) mit den korrigierten vergleicht, bemerkt man, daß in einem System interagierender Faktoren die stärk-

Tabelle 9-4
Beziehung zwischen der Häufigkeit der Nahrungsaufnahme, dentalen und sozioökonomischen Variablen – untersucht mittels multipler Regressionsanalyse. Aus Holm et al.[6]

Regressoren*, die die Variation vom Alter drei Jahre und zehn Monate bis vier Jahre und elf Monate beinhalten	Regressanden**	Regressoren, die ein Signifikantsniveau von ≤ 1% haben	R2 in %***
Ernährungsvariablen	deft	Süßigkeiten	
Zahnputzgewohnheiten		Alter	11,97
	defs	Süßigkeiten	
		Alter	8,78
	Gl	süße Getränke	
		Gebäck und Kuchen	7,52
Soziökonomische Variablen		Ausbildung	
	deft	des Vaters	13,71
Zwischenmahlzeiten	deft	Süßigkeiten	8,66
	defs	Süßigkeiten	4,70

*unabhängige Variablen, **abhängige Variablen, ***der prozentuale Anteil der Variation des Regressanden, der durch die Regressoren erklärt wird.

ste Variable, in diesem Falle die Ernährung, von der Korrekturprozedur viel weniger beeinflußt wird, als z. B. die schwächere Variable, das Kauen von Fluoridtabletten.

In der zweiten Studie[6], ebenfalls an vierjährigen Kindern, zeigte die multiple Regressionsanalyse, daß die Beziehungen auf individuellem Niveau ziemlich unauffällig sind (Tabelle 9-4). Ein Modell, das Süßigkeiten und Alter als unabhängige Variablen spezifizierte, konnte etwa 9% der defs-Variation erklären, Süßigkeiten allein als Zwischenmahlzeiten etwa 5%. Dentale Variablen der Mundhygiene und Fluoridgaben erreichten nicht das 1%-Signifikanzniveau.

Außer diesen Beispielen gibt es in der zahnärztlichen Literatur noch eine Reihe anderer, die belegen, daß die Korrektur effektmodifizierender Faktoren eine äußerst wichtige Angelegenheit ist.

Schätzungen der Wirkungen von Präventivmaßnahmen

Einzelmaßnahmen

Anhand von Zahlen über den Prozentsatz der Reduktion kann man die Effekte präventiver Maßnahmen beurteilen. Wie bereits oben erwähnt, sollten solche Prozentzahlen allgemeingültig sein, und deshalb für eine große Breite von Krankheitsschweregraden gültig zutreffen. Einzelne Studien können solche Daten nicht beschaffen. Um eine vernünftige Einschätzung der Wirkung der Präventivmaßnahmen zu erhalten, ist ei-

Krankheit

% Reduktion
unabhängig vom Krankheitsgrad

$$\frac{bx - b'x}{bx} \cdot 100 = \frac{b - b'}{b} \cdot 100$$

I

$y = b \cdot x$

II

$y = b' \cdot x$

Exposition

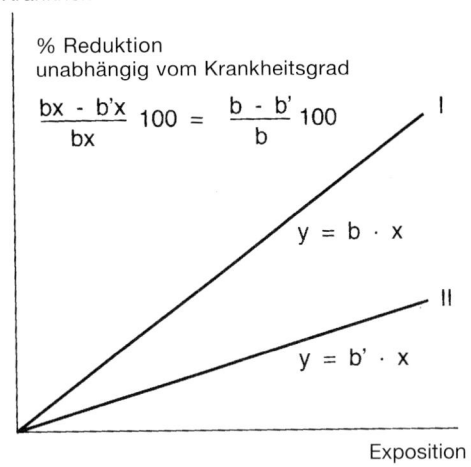

Abb. 9-1 Modell für die optimale Funktion einer basispräventiven Maßnahme.
I = Regressionsgrade für die Kontrollgruppe, II = Regressionsgrade der Individuen mit Basisprävention; siehe Text.

ne größere Anzahl gleichartiger Studien notwendig.

Das Modell in Abbildung 9-1 stellt einen Weg dar, die Wirkung einer Einzelmaßnahme[3] wie folgt zu verdeutlichen: Zwei Annahmen müssen gemacht werden, 1., daß nicht exponierte Probanden die Krankheit nicht bekommen, und 2., daß zwischen Krankheit und Exposition eine lineare Beziehung besteht. Die Regressionsgerade I ist die Gerade für die Kontrollgruppe, die Regressionsgerade II stellt Gruppen dar, die eine Basisprävention erhielten. Die Differenz in der Steilheit der beiden Geraden drückt die Krankheitsreduktion aus, die durch die Prävention erreicht wurde. Die relative Reduktion ist daher über die gesamte Breite der Krankheitsgrade dieselbe. Die Abbildung zeigt auch die schon früher erwähnte fundamentale Rolle der Wechselwirkung, nämlich, daß die absolute Effektivität einer Präventivmaßnahme mit der gegensätzlichen Wirkung anderer Faktoren im Krankheitsprozeß wächst.

Kombinierte Maßnahmen

Die Grundlage für die Schätzung des Effektes kombinierter Präventivmaßnahmen wurde im einzelnen von Granath & McHugh[3] beschrieben und auf Literaturdaten angewendet.

Die Wirkung der Kombination einer Maßnahme A, deren Wirkung bei alleiniger Anwendung bekannt ist, mit einer anderen Maßnahme B, deren Wirkung ebenfalls bekannt ist, kann einfach unter der Annahme der zuvor beschriebenen linearen Beziehung zwischen Erkrankung und Exposition geschätzt werden. Lassen Sie uns annehmen, daß der Einzeleffekt der Maßnahme A 40% beträgt und jener der Maßnahme B 30%. Wenn A ihren vollen Effekt erreicht hat, kann der zusätzliche Effekt von B berechnet werden nach (100-40)x0,3=18, wobei 100 den Ausgangswert der Krankheit darstellt. Der reduzierte Effekt von A, wenn B voll wirksam ist, beträgt demgemäß (100-30)x0,4=28. Den kombinierten Effekt erhält man dadurch, daß man den reduzierten Effekt der einen Maßnahme zum Einzeleffekt der anderen addiert, in den oberen Beispielen wäre dies 18+40=58 oder 28+30=58. Wenn dies nicht zuträfe, und wenn der volle Effekt jeder Präventivmaßnahme zusätzlich zu jenem der anderen Präventivmaßnahmen erreicht werden würde, wäre es einfach, eine Krankheit vollständig durch die Kombination vieler verschiedener Maßnahmen zu eliminieren.

1984 schlug Marthaler[8] mit einer etwas anderen Herangehensweise eine For-

Tabelle 9-5
Schätzung der kombinierten Effekte bei regelmäßiger Anwendung einer fluoridhaltigen Mundspüllösung und einer fluoridhaltigen Zahnpasta bei zwölfjährigen Kindern in einer zweijährigen klinischen Studie. Aus Ashley et al.[1]

	Mittlerer Basiswert DMFS	Mittlerer Zuwachs DFS registriert	korrigiert*	Reduktion in %
Kontrollgruppe	10,76	6,00		
Zahnpastagruppe	10,03	4,75	5,10	15
Mundspülgruppe	10,20	4,95	5,22	13
Kombinierte Gruppe	10,22	4,46	4,70	

kombinierter präventiver Effekt in %: 15 + 0,13 (100 − 15) = 13 + 0,15 (100 − 13) = 26

Geschätztes Residuum DFS: 0,74 × 6,00 = 4,44

Beobachtetes Residuum DFS: 4,70

*Korrektur hinsichtlich der Variation der Baseline-DMFS, d. h. das Verhältnis des Wertes der Kontrollgruppe zu dem der Testgruppe.

mel vor, die zu demselben Ergebnis führt.

Der interessierte Leser mag die Daten der Tabelle 9-5 dazu benutzen, um deren Aussagekraft nachzuprüfen. Die Daten stammen aus einem zweijährigen klinischen Test mit einer Mundspüllösung und einer Zahnpasta, die beide Fluorid enthielten[1]. Der kombinierte präventive Effekt einer regelmäßigen Anwendung der Spüllösung mit einem Einzeleffekt von 15% und von der Zahnpasta mit einem Einzeleffekt von 13% wurde auf 26% berechnet. Die geschätzte verbleibende Kariesprävalenz sollte dann 4,44 DFS betragen. Der beobachtete Wert betrug 4,70 DFS, mit anderen Worten eine recht gute Übereinstimmung.

Prognose

Mit der abnehmenden Kariesprävalenz in den industrialisierten Ländern der westlichen Welt während der letzten 15 bis 20 Jahre wuchs auch das Interesse, für die betroffenen Gruppen den Krankheitsverlauf zu prognostizieren. Aus epidemiologischen Studien ist diese Gruppe, deren Größe und Erkrankungsgrad in den verschiedenen Ländern variiert, gut bekannt.

Grundsätze

Das empfohlene Modell für die Prognose, das unter anderem von Vecchio[12] diskutiert wurde und in Medizin und

Zahnheilkunde weit verbreitet ist, basiert auf der folgenden Vierfeldertafel.

Merkmal oder Screening (Test)Wert	Bedingung oder Krankheit		Total
	vorhanden	nicht vorhanden	
positiv	a richtig pos.	b falsch pos.	a+b
negativ	c falsch neg.	d richtig neg.	c+d
Total	a+c	b+d	a+b+c+d

Die Sensitivität [a/(a + c)] stellt den Anteil der erkrankten Probanden dar, deren Testwert positiv ist und die Spezifität [d/(b + d)] den Anteil der gesunden Probanden, deren Testwert negativ ist. Der Vorhersagewert eines positiven Tests [PV^+, a/(a + b)] ist die Wahrscheinlichkeit, daß ein Individuum mit einem positiven Test erkranken wird, und der Vorhersagewert eines negativen Tests [PV^-, d/(c + d)] ist die Wahrscheinlichkeit, daß ein Individuum mit einem negativen Wert gesund bleibt.

Es ist klar, daß Sensitivität und Spezifität nicht von der Prävalenz der Krankheit abhängig sind, wohl aber die Vorhersagewerte. Aus diesem Grund wurde ein Modell entwickelt, das auf dem sogenannten Bayes'schen Lehrsatz beruht.

Test	Diagnose	
	erkrankt	gesund
positiv	Sens x p	(100-Spez) (1-p)
negativ	(100-Sens) p	Spez (1-p)

Der Ausdruck **Sensitivität x p**, wobei p die Krankheitsprävalenz darstellt, basiert auf der Wahrscheinlichkeitstheorie. Aus dieser Tatsache folgen die anderen Ausdrücke aus der ersten Vierfeldertafel. Sensitivität und Spezifität werden in Prozent ausgedrückt, p von 0 bis 1. Der positive Vorhersagewert (PV^+) ist demzufolge:

$$\frac{\text{Sens x p}}{\text{Sens x p} + (100 - \text{Spez})(1-p)}$$

Es ist offensichtlich, daß hohe Vorhersagewerte von sowohl hoher Sensitivität als auch hoher Spezifität abhängen. Desweiteren ist bei geringen Krankheitsprävalenzen eine Prognose von höchstem Interesse, was ihre zunehmende Bedeutung während der letzten zehn bis fünfzehn Jahre bei einer fallenden Kariesprävalenz erklärt. Bei niedrigen Prävalenzen hängt PV^+ besonders von einer hohen Spezifität ab.

Man kann sich mit dem System leicht dadurch vertraut machen, daß man in der Vierfeldertafel verschiedene Quantitäten einer bestimmten Zahl von Probanden simuliert.

Ältere Forschungsarbeiten versuchten, epidemiologische wie auch ätiologische Kariesvariablen zu identifizieren, welche für das Screening verwendet werden könnten. Im folgenden werden einige Daten vorgestellt.

Epidemiologische Variablen

In einigen Studien wurde die Karieserfahrung der Vergangenheit verwendet. Die Studie von Poulsen und Holm[14] bei einer Gruppe von 151 Kindern in Nordschweden brachte nebst anderen die besten Ergebnisse hervor. Um Karies im bleibenden Gebiß mit neun Jahren vorauszusagen, wurde als Risikokriterium ein dmfs>0 im Alter von drei Jahren definiert. Die Sensitivität betrug 0,54 und die Spezifität 0,87. Der Korrelationskoeffizient (r) war 0,42, was bedeutet, daß über 18% (r^2 =0,176) der Kariesverteilung im

bleibenden Gebiß durch jene im Milchgebiß erklärt werden konnte.
Granath & McHugh[4] erstellten bei 144 Kindern, die zu Beginn der Beobachtungsperiode 12 bis 13 Jahre alt waren, eine Regressionsanalyse der Wechselbeziehung zwischen der Kariesinzidenz während eines Jahres und der Inzidenz im Jahr zuvor. Der r-Wert war 0,49.

Kariesätiologische Variablen

Schröder & Granath[15] benutzten in einer retrospektiven Studie bei 143 dreijährigen Kindern Ernährungs- und Mundhygienegewohnheiten als Kariesprädiktoren. Die Gewohnheiten waren während der letzten zwei Jahre dieselben gewesen. Krankheit wurde definiert als >0 kariöse Läsionen. Mittels einer stufenweisen Gruppenbildung (pooling) wurde nach der am meisten diskriminierenden Grenze gesucht, bis das Screeninglevel erreicht war, bei dem gleichzeitig die höchstmögliche Sensitivität und Spezifität erreicht waren.[13] Das Screeninglevel in Tabelle 9-6 zeigt, daß Kinder mit sauberen Zähnen, ungeachtet ihrer Ernährungsgewohnheiten und jene mit weniger als einer regelmäßigen, süßen Zwischenmahlzeit pro Tag als nicht kariesgefährdet angesehen werden können, vorausgesetzt sie haben keine generelle Gingivitis mit Blutungsneigung. Die Sensitivität betrug 0,89 und die Spezifität 0,70, was zu den besten Werten zählt, die je in der Literatur angegeben wurden.
Mikrobiologische Variablen sind von besonderem Interesse. Einige der besten Resultate wurden von Crossner[2] und Stecksén-Blicks[16] erzielt. Crossner[2] verwendete in einer Studie, die über 64 Wochen mit 14jährigen Jugendlichen durchgeführt wurde, als Screeningkriterium einen Laktobazillenwert von $\geq 10^5$ KBE pro ml Speichel und erhielt eine Sensitivität von 0,50 sowie eine Spezifität von 0,96. Krankheit wurde als ≥ 2 neue kariöse Läsionen während dieses Zeitraums definiert. Stecksén-Blicks[16] kombinierte bei Achtjährigen über einen Zeitraum von einem Jahr die Zahl von Laktobazillen und *S. mutans* (Screeningkriterium $\geq 10^5$ Laktobazillen und ≥ 20 KBE *S. mutans* auf der Agarplatte). Die Sensitivität war 0,38 und die Spezifität 0,91. Krankheit wurde als ≥ 3 neue Läsionen während des Beobachtungszeitraumes definiert.
Die gründlichste Analyse über die Möglichkeit, Karies im Milchgebiß mit Hilfe

Tabelle 9-6
Zum Zwecke der Kariesprognose wurden 143 nichterkrankte (-) und erkrankte (+) dreijährige Kinder bezüglich ihrer Ernährungs- und Mundhygienegewohnheiten in neun Klassen eingeteilt. Aus Schröder & Granath[15].

Mund-hygiene	dmfs >0	Ernährungsgewohnheiten		
		D3	D2	D1
O3	+	8	6	2
	–	1	2	3
O2	+	21	11	1
	–	9	12	14
O1	+	2	2	1
	–	10	26	12

D3 ≥ 2, D2 = 1 bis 2 und D1 ≤ 1 süße Zwischenmahlzeiten pro Tag; O3 = generalisierte Gingivitis mit Blutung nach Provokation, O2 = partielle oder generalisierte Gingivitis ohne Blutung nach Provokation und O1 = praktisch ohne klinische Zeichen einer Gingivitis; ——— = Screeninglevel, bei dem Sensitivität (0,89) und Spezifität (0,70) gleichzeitig die höchsten Werte hatten; siehe Text.

einer Anzahl kariesbezogener Faktoren vorauszusagen, wurde von Sullivan & Schröder[17] bei einer Gruppe von 105 Kindern im Alter von 5 bis 7 Jahren durchgeführt. Die Variablen waren der Gingivazustand als Ausdruck der Mundhygiene, S. mutans und Laktobazillen im Speichel, Speichelfließrate und Pufferkapazität des Speichels. Krankheit wurde als > 0 neue Läsionen während des Beobachtungszeitraumes definiert. Um das Screeninglevel herauszufinden, bei dem für Sensitivität und Spezifität gleichzeitig die höchsten Werte erreicht wurden, analysierte man alle möglichen Screeninglevels systematisch durch stufenweises Testen aufeinanderfolgender Skalenwerte jeder einzelnen Variablen sowie für die Kombination von Variablen. Für jedes Screeninglevel mit einer Kombination an Variablen waren zwei Alternativen zu testen: die Gruppe mit nur günstigen Werten gegen die restliche Gruppe und die Gruppe mit nur ungünstigen Werten gegen die restliche Gruppe.

Die beste Kombination von Sensitivität (0,41) und Spezifität (0,83) für eine einzelne Variable wurde mit S. mutans (Screeninglevel > 5 KBE auf einer Agarplatte) erzielt. Die beste Kombination zweier Variablen waren der Gingivastatus und S. mutans (Screeninglevel: generelle Gingivitis mit Blutung auf Sondierung und > 5 KBE) mit einer Sensitivität von 0,53 und einer Spezifität von 0,74. Die beste Kombination von drei Variablen waren Gingivazustand, S. mutans und Laktobazillen (Screeninglevel für Laktobazillen > 10^5, die anderen wie oben). Sensitivität und Spezifität waren dieselben wie bei zwei Variablen.

Leider muß man den Schluß ziehen, daß unsere gegenwärtigen Möglichkeiten, die Kariesentwicklung vorherzusagen, ziemlich begrenzt sind, was wahrscheinlich auf Meßungenauigkeiten der angewendeten Methoden sowie auf unbekannte Confounder oder modifizierende Effekte des Systems zurückzuführen ist. Vielleicht muß man neue Wege beschreiten.

Kosten-Nutzen-Analyse präventiver Maßnahmen

Die Planung von Aktivitäten auf dem Feld der Gesundheitsfürsorge sollte auf folgenden Punkten basieren: 1. Krankheitsprävalenzen, 2. objektive Behandlungsnotwendigkeiten, 3. öffentliche Forderungen (subjektive Behandlungsnotwendigkeiten, Verbrauch an Fürsorgeressourcen) und 4. die Kosten, die eine strikte epidemiologische Analyse verlangen. Das Kosten-Wirkungs-Verhältnis[7] kann zum Beispiel wie folgt ausgedrückt werden:

$$\frac{\text{durchschnittliche Kosten der präventiven Versorgung pro Person pro Jahr}}{\text{Kosten für die konservierende Behandlung der durchschnittlichen Zahl durch Präventivmaßnahmen gesund gebliebener Zahnflächen pro Person pro Jahr}}$$

Solche Berechnungen müssen natürlich auf der sorgfältigen Schätzung der Wirkung präventiver Methoden basieren. Bezüglich basispräventiver Maßnahmen, die auf die gesamte Bevölkerung oder eine Gruppe zielen, können strikte Kosten-Wirkungs-Prinzipien angewendet werden, die unumstrittene Entscheidungen zulassen. Für die zusätzliche oder individuelle Prävention sollte eine Kosten-Nutzen-Perspektive auch den Wert einbeziehen, gesund zu sein.

In einer Studie von Petersson et al.[11] wurden die Kosten berechnet, die bei der Auswahl von Patienten für individuelle Karies-Präventivprogramme wie auch für die Durchführung solcher Programme entstünden. Drei verschiedene Selektionswege und zwei verschiedene Programme wurden bewertet. Keines der Screening- und Präventivprogramme war in der Lage, öffentliche Gelder einzusparen, da sie am Ende teurer waren, als die alternative restaurative Versorgung.

Das folgende modifizierte Beispiel aus der Veröffentlichung von Petersson et al.[11] kann dies verdeutlichen. Der Laktobazillen-Test (Dentocult-LB, Vivadent, Schaan/Liechtenstein) kann dazu benutzt werden, um Patienten mit einem hohen Kariesrisiko herauszufinden (Schwellenwert >10^5 KBE/ml Speichel). In einer Gruppe von 107 Kindern wurde der Karieszuwachs innerhalb eines Jahres mit 89 Kavitäten vorausgesagt. Zwanzig Kinder hatten wahrscheinlich ein hohes Kariesrisiko. Man nahm an, daß vier jährliche Prophylaxesitzungen eine 50%ige Kariesreduktion ergäben.

Kosten

Screeningmaterial	1400 SEK
vier Prophylaxesitzungen für 20 Kinder	4100 SEK
Kosten für die Zeit der Kinder	500 SEK
Kosten für einen Mißerfolg	300 SEK
Gesamtkosten	6300 SEK

Einsparung

Kosten für die Restaurationen	4500 SEK
Kosten für die Zeit der Kinder	200 SEK
Kosten für einen Mißerfolg	400 SEK
Gesamteinsparung	5100 SEK

Einsparung minus Kosten   –1200 SEK

Jedoch wurden Kosten und Einsparungen nur für ein Jahr berechnet. Nicht berücksichtigt wurden Einsparungen durch den langfristigen Wert gesunder Zähne, durch das verringerte Risiko parodontaler Probleme wie auch das verringerte Risiko von Sekundärkaries oder dadurch, was dem Einzelnen an Unannehmlichkeiten und Sorgen erspart bleibt. All diese Faktoren sollten berücksichtigt werden, wenn ähnliche Screening- und Präventivprogramme geplant und durchgeführt werden.

Zitierte Literatur

1. Ashley FP, Mainwaring PJ, Emslie RD, Naylor MN. Clinical testing of a mouthrinse and a dentifrice containing fluoride. A two-year supervised study in school children. *Br Dent J* 1977; **143**: 333 – 8.
2. Crossner C-G. Salivary lactobacillus counts in the prediction of caries activity. *Community Dent Oral Epidemiol* 1981; **9**: 182 – 90.
3. Granath L, McHugh WD. Basic prevention for the individual. In: Granath L, McHugh WD (Hrsg.) *Systematized prevention of oral disease: Theory and practice.* Boca Raton, Florida: CRC Press, 1986: 129 – 44.
4. Granath L, McHugh WD. Individualized prevention. In. Granath L, McHugh WD (Hrsg.) *Systematized prevention of oral disease: Theory and practice.* Boca Raton, Florida: CRC Press, 1986: 161 – 79.
5. Granath L-E, Rootzén H, Liljegren E, Holst K, Köhler L. Variation in caries prevalence related to combinations of dietary and oral hygiene habits and chewing fluoride tablets in 4-year-old children. *Caries Res* 1978; **12**: 83 – 92.
6. Holm AK, Blomquist H K-son, Crossner C-G, Grahnén H, Samuelson G. A comparative study of oral health as related to general

health, food habits and socioeconomic conditions of 4-year-old Swedish children. *Community Dent Oral Epidemiol* 1975; **3**: 34 – 9.

7. Horowitz HS, Heifetz SB. Methods for assessing the cost-effectiveness of caries preventive agents and procedures. *Int Dent J* 1979; **29**: 106 – 17.

8. Marthaler TM. Explanations for changing patterns of disease in the Western world. In: Guggenheim B. (Hrsg.) *Cariology today: International congress in honour of Professor Dr Hans R Mühlemann*. Zürich, September 2 – 4, 1983. Basel: Karger, 1984; 13 – 23.

9. Miettinen O. Confounding and effect-modification. *Am J Epidemiol* 1974; **100**: 350 – 3.

10. Norell S. Epidemiologisk metodik. Studie uppläggning, tillförlitlighet, effektivitet. Lund, Sweden: Studentlitteratur, 1987.

11. Petersson T, Löfgren C, Holm A-K. Selektering av riskpatienter inom barn- och ungdomstandvården. En modell för samhällsekonomisk lönsamhetsberäkning. *Tandläkartidningen* 1983; 75: 885 – 91.

12. O'Mullane DM. Efficiency in clinical trials of caries preventive agents and methods. **Community Dent Oral Epidemiol** 1976; 4: 190–4.

13. Poulsen S, Granath L, Gustavsson K-H. Selektering av cariesrisikoindivider. In: Grahnén H, Granath L. (Hrsg.) Epidemiologisk forskning inom barn- och ungdomstandvården. Rapport från internordiskt seminarium. Umeå: 1980; 37 – 42.

14. Poulsen S, Holm A-K. The relation between dental caries in the primary and permanent dentition of the same individual. *J Public Health Dent* 1980; 40: 17 – 25.

15. Schröder U, Granath L. Dietary habits and oral hygiene as predictors of caries in 3-year-old children. *Community Dent Oral Epidemiol* 1983; **11**. 308 – 11.

16. Stecksén-Blicks C. Salivary counts of lactobacilli and Streptococcus mutans in caries prediction. *Scand J Dent Res* 1985; **93**: 204–12.

17. Sullivan Å, Schröder U. Systematic analysis of gingival state and salivary variables as predictors of caries for 5 to 7 years of age. *Scand J Dent Res* 1989; **97**: 25 – 32.

18. Vecchio TJ. Predictive value of a single diagnostic test in unselected populations. *N Engl J Med* 1966; **274**: 1171 – 3.

Kapitel 10

Karies: Behandlung

*Die Beziehung zwischen präventiver und konservierender Zahnheilkunde
Behandlungsplanung
Diagnose und Behandlung initialer Schmelzläsionen
Behandlung tiefer Läsionen
Amalgam, Komposit, Glasionomerzement
Traditionelle restaurative Methoden
Spezielle Behandlungen bei Milchzähnen
Spezielle Behandlung von Grübchen und Fissuren*

Die sechziger Jahre dieses Jahrhunderts waren in vielen westlichen Ländern das Jahrzehnt, in dem die Prävention als ein integraler Bestandteil der Kariestherapie anerkannt wurde. Dies führte in den letzten 20 Jahren zu einem dramatischen Rückgang der Kariesinzidenz. In den siebziger Jahren veranlaßte dies einige Propheten dazu, den gänzlichen Untergang der konservierenden Zahnheilkunde vorherzusehen, die damals geringer geschätzt wurde als die präventive Behandlung. Dies frustrierte viele Kliniker und schuf eine gewisse Grundlage des passiven Widerstandes gegenüber weiteren präventiven Aktivitäten. In den achtziger Jahren wurde es ziemlich offensichtlich, daß die totale Auslöschung der Karies aus praktischen, psychologischen, sozialen und ökonomischen Gründen ein utopischer Traum ist. Gleichzeitig zeigt die Literatur ein steigendes Interesse am Fortschritt der konservierenden Zahnheilkunde. Biomechanik und Toxikologie stehen im Blickpunkt; als ein Beispiel hierfür kann die Suche nach Alternativen für das Amalgam angesehen werden.

Ausgehend von diesen Prämissen besteht die Absicht dieses Kapitels darin, eine umfassende Übersicht über moderne Methoden der konservierenden Behandlung der Karies im Milch- und Wechselgebiß zu geben. Dabei muß man sich an allgemein akzeptierte Grundsätze der konservierenden Zahnheilkunde halten und diese entsprechend der Anatomie und Physiologie der Milchzähne sowie der kontinuierlichen geistigen und körperlichen Entwicklung von Kindern modifizieren.

Die Beziehung zwischen präventiver und konservierender Zahnheilkunde

Über die möglichen Folgen der konservierenden Zahnheilkunde hat man eine große Zahl von Erkenntnissen gesammelt. Diese können als indirekte Faktoren bei der Entwicklung neuer Erkrankungen definiert werden. Faktoren wie defekte Ränder, eine ungenügende präventive Extension, eine unzureichende Füllung und nachteilige Effekte der Füllungs- und Befestigungsmaterialien können Ursache für neue kariöse Läsionen, parodontale Erkrankungen und Pulpaschäden sein. Wie diese Erkenntnisse effektiv genutzt werden können, wurde in drei Statements von Granath & McHugh[11] ausgedrückt.

1. Es ist sicherzustellen, daß die konservierende Behandlung ein integraler Bestandteil des individuellen Präventivprogramms ist.

2. Die restaurative Zahnheilkunde ist gemäß biomechanischen Prinzipien durchzuführen, das bedeutet ein Gleichgewicht zwischen den Anforderungen an den effektiven Nutzen des Restaurationsmaterials gegenüber den biologischen Faktoren herzustellen, wobei soviel Zahnhartsubstanz wie möglich geschont wird.

3. Jede Art der Überbehandlung (overtreatment) ist zu vermeiden.

Während die Primärprävention eine lange Geschichte hat, veränderte sich in der konservierenden Zahnheilkunde im selben Zeitraum sehr wenig, und es ist sogar weniger Aufmerksamkeit darauf verwendet worden, präventive und konservierende Therapie zu koordinieren. Als Grundlage der Entwicklung in diesem Bereich wurden zwei weitere Statements aufgestellt.

1. Prävention ist die Grundlage tatsächlich aller konservierenden Maßnahmen. Dies umfaßt die Primär-, Sekundär- und Tertiärprävention, das bedeutet, die Verhütung von Krankheiten *per se*, die Entdeckung und Behandlung früher Schäden und die Sanierung fortgeschrittener Schäden.

2. Zwischen präventiver und konservierender Versorgung gibt es keinen Konflikt. Beide Formen sind wesentliche Komponenten eines koordinierten Systems. Die Wirkung primärpräventiver Maßnahmen wird niemals vollständig erreicht werden, wenn man sich nicht auch mit den vorhandenen Schäden beschäftigt. Analog dazu hat die Behandlung etablierter Schäden wenig Chancen, dauerhafte Resultate zu erzielen, wenn sie nicht mit der Primärprävention kombiniert wird.

Neue Entwicklungen der konservierenden Zahnheilkunde sollten mit der Sekundär- und Tertiärprävention verbunden werden. Dieses Kapitel berücksichtigt solche Aspekte.

Akzeptiert man obige Statements, könnte man einige Fragen stellen, die offenbar großen Einfluß auf die Behandlung von Kindern und Jugendlichen haben.

1. Ist die Therapie in einem objektiven Sinn (dem des Zahnarztes) und/oder einem subjektiven Sinn (dem des Patienten) gerechtfertigt aus a) physiologischer Sicht, und b) psychologischer und ästhetischer Sicht?

2. Wird die Therapie ein direktes oder indirektes Risiko bezüglich einer weiteren Krankheit oder eines weiteren Schadens mit sich bringen?

3. Schützt die Therapie vor weiterer Erkrankung oder weiterem Schaden?

Gesetzt den Fall, daß diese Fragen korrekt beantwortet werden können, wird sich die Therapie auf die *Risiko- und Präventionskonzepte* richten, und nach physiologischen, psychologischen und ästhetischen Prinzipien unter angemessener Berücksichtigung der subjektiven Meinung des Patienten geplant werden, wobei eine Überbehandlung vermieden werden sollte.

Behandlungsplanung

Allgemeine Richtlinien für konservierende Maßnahmen im Milchgebiß

Der Zahnarzt sieht sich oft mit der Frage konfrontiert, warum Milchzähne, die ja doch ausfallen, behandelt werden sollten. Dies ist besonders dann der Fall, wenn das Krankheitsniveau gering ist und die jeweiligen ökonomischen Bedingungen dies vorzuschreiben scheinen. Die Antwort auf diese Frage begründet sich auf eine Reihe miteinander verknüpfter Fakten, deren fundamentale Aussage darin besteht, daß man einen pathologischen Zustand nicht unbeachtet lassen sollte.

1. Das Kind sollte vor Zahnschmerzen bewahrt werden und fähig sein, ohne Zahnschmerzen zu essen und zu trinken. Die Gründe dafür liegen einfach auf menschlicher und ernährungsbedingter Ebene. Tatsächlich führen stark zerstörte Zähne selten oder nie zu funktionellen Störungen des Kauapparates. Extensive kariöse Läsionen können jedoch die Ernährungsgewohnheiten des Kindes weit mehr beeinflussen als eine Verringerung der Zahnzahl. Unter den Kindern mit schmerzhaften offenen Läsionen gibt es solche, die sich weigern zu essen und gelegentlich auch unterernährt sind.

2. Unbehandelte kariöse Läsionen können allgemeinmedizinische Erkrankungen auslösen und dentale (fokale) Komplikationen verursachen. Kinder, die zum Beispiel eine Bluterkrankung oder eine Krankheit haben, die mit einer geschwächten Abwehr gegen Infektionen einhergeht, unterliegen einem größeren Risiko, in Verbindung mit Infektionen der Pulpa oder der Kieferknochen allgemeine gesundheitliche Komplikationen zu bekommen als andere. Entzündliche Geschehnisse im Kiefer schaffen auch ein potentielles Risiko für die sich entwickelnden Zahnkeime.

3. Die Behandlung kariöser Zähne ist Bestandteil und Voraussetzung für eine gute Mundhygiene. Wenn bakterielle Krankheitsherde, wie etwa das proteolysierte Dentin in offenen Kavitäten oder schwer zu erreichenden Retentionsstellen nicht entfernt werden, kann der Patient aus den Mundhygienemaßnahmen keinen wirkungsvollen Nutzen ziehen.

4. Das Kariesrisiko bleibender Zähne sollte dadurch vermindert werden, daß man die neu durchgebrochenen Zähne vor dem Kontakt mit kariösen Milchzähnen schützt. Verglichen mit neu durchgebrochenen Zähnen ist die Kariesanfälligkeit bei jenen Zähnen geringer, die schon für einen längeren Zeitraum mit Speichel umspült worden sind, der mit Kalziumphosphat und Spurenelementen übersättigt ist. Dies wird einem posteruptiven Anstieg von Mineralien im oberflächlichen Schmelz zugeschrieben, wie etwa von Phosphaten, die sich aufgrund ihres Fluoridgehalts nur schwer lösen, aber auch von Metallen wie Zinn und Blei. Für die bleibenden Zähne ist daher unmittelbar nach ihrem Durchbruch der Kontakt mit kariösen Milchzähnen besonders kritisch. Deshalb sollte dieser vermieden werden.

5. Um den Platz in den Zahnbögen des bleibenden Gebisses zu erhalten, sollten die horizontalen Gebißdimensionen bewahrt werden. In bestimmten Fällen gilt dies auch für die vertikalen Dimensionen. Traditionsgemäß wird jedoch der Wert restaurativer Maßnahmen auf den aktuellen Entwicklungsstand des Gebisses bezogen. Eine reduzierte vertikale Höhe im Milchgebiß wieder herzustellen, ist nur in Verbindung mit orthodontischen Maßnahmen angezeigt.

6. Es gibt auch psychologische Gründe für eine Behandlung. Ein Kind wird sich, genauso wie jeder Erwachsene, mit schönen Zähnen und einem netten Lächeln zufriedener fühlen.

Behandlungsprioritäten im Milchgebiß

Unter Pädodonten herrscht die allgemeine Meinung vor, daß die Behandlung des Milchgebisses umfassend sein sollte. Dies ist im großen und ganzen richtig, wenn unter „vollständig" verstanden wird, daß man sich im Falle einer Erkrankung oder anderer Veränderungen generell um alle Teile des stomatognathen Systems kümmern sollte. Jedoch für Behandlungsprinzipien einzutreten, die für das bleibende Gebiß zutreffen, wäre nicht in allen Fällen klug. Dies einfach deswegen, weil der Wert des einzelnen Milchzahnes mit der Entwicklungsphase des Kiefers und der Zähne variiert. Deshalb sollten durch eine differenzierte konservierende Zahnheilkunde Prioritäten gesetzt werden, die im Prinzip darauf abzielen, *dem einzelnen Milchzahn eine Behandlung zuteil werden zu lassen, die bezüglich seines Wertes in der aktuellen Phase der Gebißentwicklung nicht perfekter als gefordert ist.* Dies bedeutet, daß das Ziel nicht in der *maximalen*, sondern in der *optimalen* Behandlung liegt.

Wenn man von der offenkundigen Voraussetzung ausgeht, daß man sich um kariöse Läsionen kümmern sollte, werden die Prioritäten dadurch geregelt, daß man eine ungünstige Wanderung der Milchzähne verhindert und/oder eine günstige Wanderung durch geeignete Maßnahmen provoziert. Zwei Phasen der Gebißentwicklung sind kritisch:

1. wenn das Milchgebiß vollständig ist (ca. mit 2 bis 2 1/2 Jahren); und
2. wenn die Okklusion der ersten bleibenden Molaren hergestellt ist.

Die erste Phase bedeutet, daß die Milchschneidezähne nicht mehr so wichtig sind, die zweite, daß der Wert der Milchmolaren sinkt.

Es ist bisher nicht bewiesen worden, daß unter sonst normalen Bedingungen weder der Verlust der Milchschneidezähne bei vollständiger Entwicklung des Milchgebisses den Umfang der Zahnbögen verringert noch der Verlust der Milchmolaren nach dem siebten Lebensjahr.[17,18,36] Dies bedeutet, daß man nur bis etwa zum dritten bzw. siebten Lebensjahr den Umfang der Zahnbögen in der Schneidezahn- und Molarenregion mittels traditioneller konservierender Zahnheilkunde aufrechterhalten muß. Dadurch werden die Voraussetzungen für eine differenzierte konservierende Zahnheilkunde geschaffen.

Ein Abweichen von der normalen Gebißentwicklung kann es erforderlich machen, den Zeitraum für traditionelle Behandlungsmaßnahmen auszudehnen. Dies könnte der Fall bei einem zu kleinen Oberkiefer und einer Tendenz zum frontalen Kreuzbiß sein. Die Länge des oberen Zahnbogens muß in der Zeit der Konsolidierung der Okklusion sorgfältig überwacht werden, während eine Verkürzung des unteren Bogens wahrscheinlich sogar wünschenswert ist, jedenfalls soweit, wie dies der mesiodistale Unterschied zwischen den Milchmolaren und ihren nachfolgenden bleibenden Zähnen zuläßt. Ein anderes Beispiel ist der Fall eines tiefen Bisses, bei dem es den unteren bleibenden Schneidezähnen an der vertikalen Abstützung durch die oberen Schneidezähne fehlt und sie deshalb durch das Wachstum des Unterkiefers nach lingual gedrückt werden. Ein Verlust der horizontalen Abstützung, die ein erster Milchmolar normaler mesiodistaler Breite dem Milcheckzahn bietet, kann die Situation beeinträchtigen.

Wahl der Behandlungsalternativen

Milchzähne – Die Behandlungsalternativen für Milchzähne sind traditionelle Füllungen, Stahlkronen, modifizierte (atypische) Füllungen, Ausschleifen und Extraktionen. Bezüglich der Kavitätenpräparation bei Milchzähnen wird der Behandler mit Problemen konfrontiert, die bei bleibenden Zähnen nicht so ausgeprägt sind. Milchzähne sind kleiner als bleibende Zähne, haben aber eine vergleichsweise größere Pulpenkammer und folglich dünnere Schmelz- und Dentinschichten. Dadurch steht für Füllungen weniger Raum zur Verfügung. Dies ist besonders bei Klasse II Füllungen wichtig, für die eher die traditionellen Konzepte von Form und Größe der Kavität eingehalten werden sollten. Die zunehmende Verwendung von Komposits in Verbindung mit der Schmelz-Ätz-Technik hat zu Modifikationen in der Kavitätenpräparation der Klassen I, III und V geführt, die bei der Behandlung von bleibenden Zähne beschrieben werden.

Es gibt Indikationen für Stahlkronen in Fällen, bei denen die unten beschriebenen, modifizierten Füllungen oder das Ausschleifen als Ersatz für traditionelle Füllungen nicht gut genug sind. In der Praxis treten solche Situationen bei der Wiederherstellung der Bißhöhe als Teil der orthodontischen Frühbehandlung auf. Manchmal kann es auch nötig sein, die mesiodistale Breite eines Zahnes mittels einer Stahlkrone wiederherzustellen.

Wenn eine Klasse II Kavität nach traditionellen Normen präpariert wird, darf die kariöse Läsion nur ein mittleres Ausmaß haben. Je größer die Läsion ist, desto eher weicht das Ergebnis von einer Standardkavität ab. Oft sind die Retentionsmöglichkeiten nach der Exkavation ungenügend. Die verbliebenen Kavitätenwände können unterminiert sein, was ein Frakturrisiko schafft. Deshalb muß das restaurative Design modifiziert werden. Dies ist besonders bei Zähnen mit einer klinisch gesunden Pulpa aber ausgedehnten, kariösen Läsionen kompliziert. Es kann schwierig sein, die mesiodistale Breite des Zahnes zu bewahren. Den Platzgewinn im Seitenzahngebiet nach dem Zahnausfall sollte man sich deshalb im voraus zu Nutze machen.

Das Ausschleifen der Karies als Ersatz für eine oder in Kombination mit einer Restauration schließt einen weiteren Schritt der Vereinfachung ein. Der Nutzen des Ausschleifens wird am besten anhand eines Falles verdeutlicht, der die Beziehung zwischen konservierender und präventiver Zahnheilkunde einerseits und präventiver Kieferorthopädie andererseits darstellt, wobei die Physiologie des Wechselgebisses berücksichtigt wird.[11] Die Abbildung 10-1 zeigt das Wechselgebiß eines siebenjährigen Kindes mit einer „Angle Klasse I Okklusion",

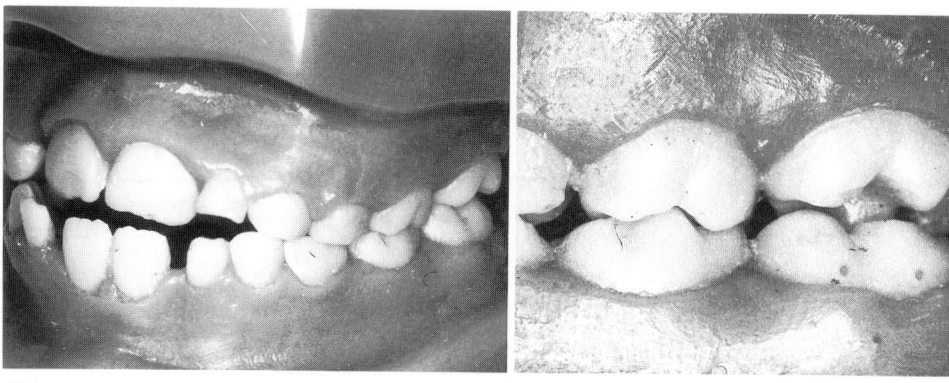

Abb. 10-1 „Angle Klasse I Okklusion" mit einem geraden Abschluß der Postlaktealebene bei einem siebenjährigen Kind, welches das Risiko eines anterioren Kreuzbisses besitzt.

die zu der Untergruppe gehört, die einen geraden Abschluß der Postlaktealebene besitzt, was eine Höcker-zu-Höcker-Beziehung zwischenden Sechsjahrmolaren bedingt. Der Oberkiefer war verhältnismäßig klein, wodurch das potentielle Risiko der Entwicklung eines anterioren Kreuzbisses bestand. Die Milchmolaren wiesen einige kariöse Approximalläsionen auf. Da im Oberkiefer der horizontale Platz auf jeden Fall bewahrt werden mußte, um einen anterioren Kreuzbiß zu vermeiden, mußten die oberen Milchmolaren mit konventionellen Klasse II Füllungen versorgt werden. Im Unterkiefer jedoch war eine Verringerung der Zahnbogenlänge erwünscht. Da die gesamte mesiodistale Breite der Unterkiefermilchmolaren in einem Quadranten ca. 3 mm größer als die gesamte Breite ihrer Nachfolger ist und 1 mm für die größere Breite des bleibenden Eckzahnes bewahrt werden sollte, kann man aus den verbleibenden 2 mm einen angemessenen Nutzen ziehen. Normalerweise ist die Natur so klug, die zweiten Milchmolaren im Unterkiefer vor denen des Oberkiefers exfolieren zu lassen, was durch eine leichte Mesialdrift der Unterkieferzähne zu einer neutralen Okklusion zwischen den Sechsjahrmolaren führt. Um mit der Natur in Einklang zu treten, wurde beim zweiten Milchmolaren statt einer distookklusalen Klasse II Füllung ein therapeutisches Ausschleifen durchgeführt.

Diese Methode hat einige Vorteile. Mögliche Folgen wie Sekundärkaries und Amalgamfrakturen werden vermieden. Der kariespräventive Effekt auf die Mesialfläche des Sechsjahrmolaren ist beträchtlich. Ein neu durchgebrochener Zahn besitzt eine höhere Kariesanfälligkeit als später im Leben. Wenn zudem der bleibende Molar kurz nach einer konventionellen Behandlung des Milchmolaren mit einer Klasse II Füllung zu versorgen ist, muß die Höhe des approximalen Anteils an die niedrige klinische Krone angepaßt werden. Später wird die zervikale Grenze des Amalgams im Kontaktbereich zum zweiten Prämolaren lokalisiert sein, was nachfolgend ein hohes Sekundärkariesrisiko bedeutet. Der Milchmolar wurde ebenfalls behandelt, was die Entwicklung einer neutralen Okklusion erleichtert. Somit wurde aus vielen theoretischen Komponenten eine praktische Vorgehensweise erstellt, die für die erfolgreiche klinische Praxis eine gesunde Basis darstellt.

Auf der Grundlage dessen, was zuvor über Prioritäten gesagt wurde, kann auch die Extraktion eine Alternative sein, insbesondere bei exponierten Pulpen schwer geschädigter Zähne.

Bleibende Zähne – Es galt einmal der Grundsatz, eine okklusale Kavität sollte ins Dentin gelegt werden. Während dieser Grundsatz für eine Klasse II Kavität relevant ist, deren Füllung Kaudrücken ausgesetzt ist, die einen Biegedruck verursachen und zu einer Isthmusfraktur führen können, trifft dies für die Klasse I Füllung nicht zu. Frakturen sind selten, hauptsächlich weil eine optimale Okklusion einfach zu erreichen ist und weil die umgebende Zahnmatrix Biegekräfte verhindert. Die Extension der Klasse I Kavität hängt deshalb von der Anatomie des Fissurensystems und den kariösen Läsionen ab, während die Tiefe ausschließlich durch die Läsion selbst bestimmt wird, unabhängig davon, welches restaurative Material benutzt wird.

Die Füllungsgrenze sollte grundsätzlich nicht in einer kariesanfälligen Fissur lokalisiert sein. Somit sollte das Prinzip der präventiven Extension angewendet werden, was bedeutet, daß in vielen Fällen eine Menge gesunder Zahnsubstanz entfernt wird. Mit der Einführung des Konzeptes der präventiven Kompositrestauration wurde dieses Problem in letzter Zeit bewältigt.[33,37] Dieses Konzept ist eine Kombination aus einer Kompositfüllung, die auf die kariöse Läsion beschränkt ist, und einer Fissurenversiegelung.

Indikationen für eine traditionelle Klasse II Füllung gelten weiterhin für die Approximalkaries von Molaren und Prämolaren, bei denen der Kontakt mit den benachbarten Zähnen ein einfacheres Kavitätendesign nicht erlaubt. Zu bestimmten Grundprinzipien nach G. V. Black muß man sich bekennen (Retention, Widerstand, Umrißform, Übersichtsform und präventive Extension). Die präventive Extension im Approximalbereich sollte bei geringer Kariesaktivität minimal sein, um gesunde Zahnsubstanz zu schonen. Wenn dagegen der Patient für eine kausale und resistenzsteigernde Therapie nicht geeignet ist, muß die Kavität bis in leicht erreichbare Bereiche extendiert werden.

Bei Molaren und Prämolaren, die keinen Kontakt mit einem Nachbarzahn haben oder bei denen der Nachbarzahn für eine Klasse II Füllung präpariert wird, kann versucht werden, die Therapie approximaler Läsionen zu modifizieren. Wenn die Läsion begrenzt und die Randleiste nicht unterminiert ist, kann eine Kompositfüllung mittels Schmelz-Ätz-Technik gelegt werden. In Verbindung mit einer modifizierten Kavitätenpräparation bestehen die Vorteile dieser Füllungsart in einem minimalen Risiko bei maximaler Prävention (Abb. 10-2). In Fällen einer fortgeschritteneren Läsion mit einem geringen Frakturrisiko der Randleiste, ist Glasionomerzement vorzuziehen.

Traditionelle Klasse III- und V Kavitäten basierten auf dem Konzept, daß die Kavitätenwände der Richtung der Schmelzprismen folgen sollten, wobei Kavitätenboden und Retentionsmulden im Dentin lokalisiert sind. Seitdem für die Behandlung von Glattflächenläsionen, die nicht zu Klasse II Füllungen gehören, Komposit mittels Schmelz-Ätz-Technik sowie Glasionomerzement die Füllungsmaterialien der Wahl sind, verfolgt heute die Kavitätenpräparation einen Kurs, der eher als biologisch zu bezeichnen ist, da Zahnhartsubstanz geschont wird. Die technischen Aspekte dieser und an-

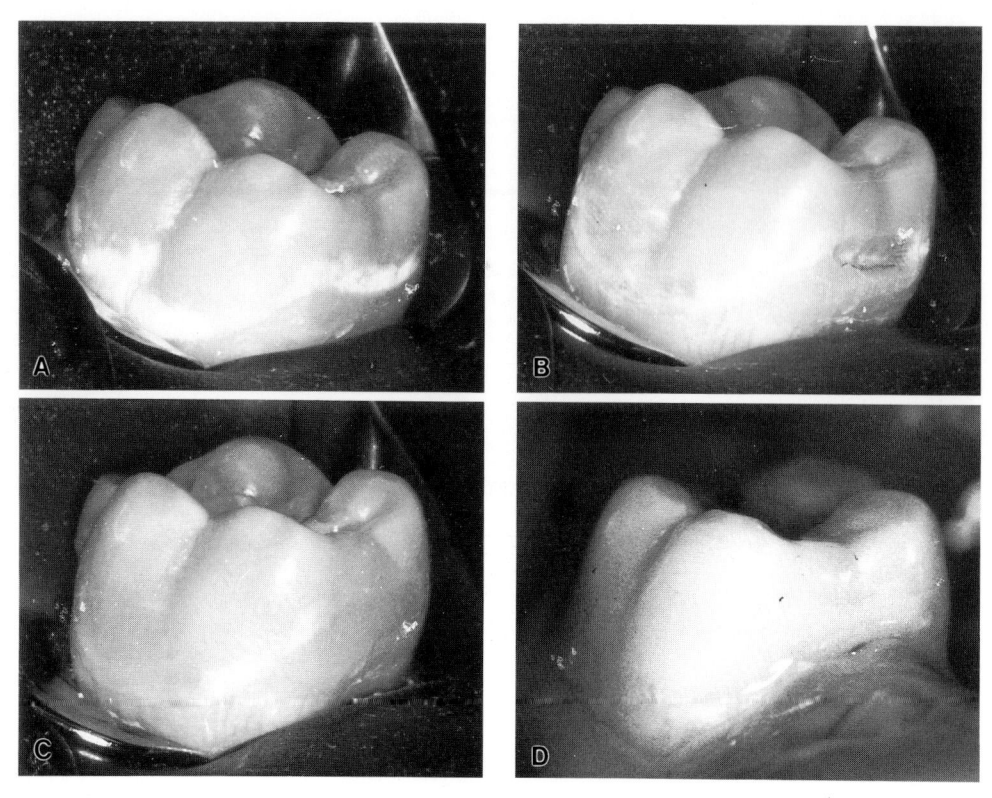

10 Karies: Behandlung

Abb. 10-2
A. Unterer Sechsjahrmolar mit mesialer und bukkaler Kavität in demineralisierten Bereichen;
B. Schmelz mit demineralisierter Glattfläche und exkavierter Karies und angeschrägten Kavitätenrändern;
C. Kavität, gefüllt mit Komposit nach der Schmelz-Ätz-Technik;
D. Nachuntersuchung nach zwei Jahren mit Remineralisation der „subsurface"-Läsion im mesiobukkalen Bereich.

derer oben erwähnter Behandlungsmethoden werden später in diesem Kapitel dargestellt.

Reihenfolge der Behandlungsschritte

Nachdem die Wahl der Behandlungsalternativen abgeschlossen worden ist, werden zunächst die dringlichen Behandlungsschritte durchgeführt, wie Extraktionen, Exkavation ausgedehnter kariöser Läsionen und deren Versorgung mit provisorischen Füllungsmaterialien. Dies soll die Mundhygienemaßnahmen erleichtern helfen. Man sollte sich jedoch darüber im klaren sein, daß psychologische Bedingungen dazu zwingen können, die Reihenfolge der Behandlungsschritte zu modifizieren.
Die Zähne werden dann nach Priorität behandelt, also zunächst jene, die endodontisch versorgt werden müssen,

danach jene Milchzähne, die für die weitere Gebißentwicklung wichtig sind. Im Wechselgebiß haben die bleibenden Zähne Vorrang, wenn nicht extreme orthodontische Bedingungen eine andere Therapie erfordern.

Diagnose und Behandlung initialer Schmelzläsionen

Glattflächenkaries

Demineralisierter Schmelz, d. h. eine beginnende Läsion (white spot = weißer Fleck) ohne Kavitätenbildung im eigentlichen Sinne, kann, wie in Kapitel 8 beschrieben, remineralisiert werden, was natürlich voraussetzt, daß sie als solche bei der Befunderhebung und Behandlungsplanung erkannt wird. Das erste klinisch erkennbare Stadium ist die „subsurface"-Läsion mit noch intakter Oberfläche; unter dieser befindet sich in 25 bis 30 µm der Mineralverlust.[42] Die Tiefe der Läsion beträgt wahrscheinlich höchstens 300 µm.[22] Die Porösität im darunterliegenden Schmelz erklärt den Verlust an Transluzenz und die Bildung eines weißen Flecks. Die Oberfläche selbst ist noch glänzend. Im zweiten klinischen Stadium der Kariesentwicklung breitet sich die Läsion sowohl auf tiefere Teile des Schmelzes als auch auf die oberflächliche Schicht aus. Die Oberfläche glänzt nicht mehr, ist kalkig und rauh, dies kann mit einer Sonde ertastet werden.

Eine zutreffende, experimentell unterstützte Erklärung der „subsurface"-Läsion wurde von Moreno & Zahradnik[28] gegeben; Abbildung 10-3 stellt diese dar. Bei einer bestimmten Säurekonzentration mit initialem Abfall des pH Wertes werden die obersten Schmelzschichten leicht angelöst. Es kommt zu einer Ausfällung von Fluorapatit und Kalziumhydrogenphosphatdihydrat, was durch

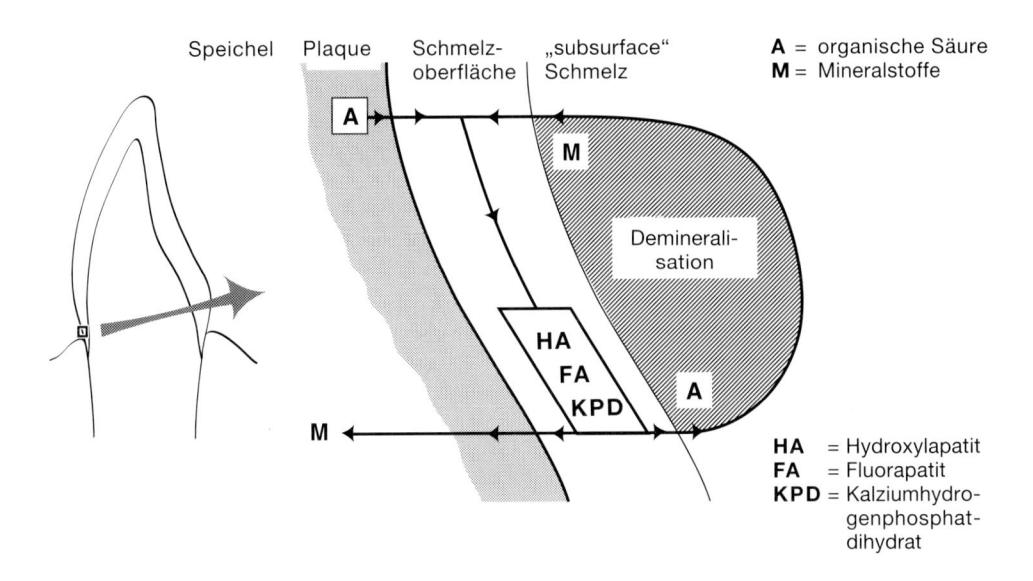

Abb. 10-3 Modell einer Demineralisation unter der Schmelzoberfläche (subsurface) nach Moreno & Zahradnik[28].

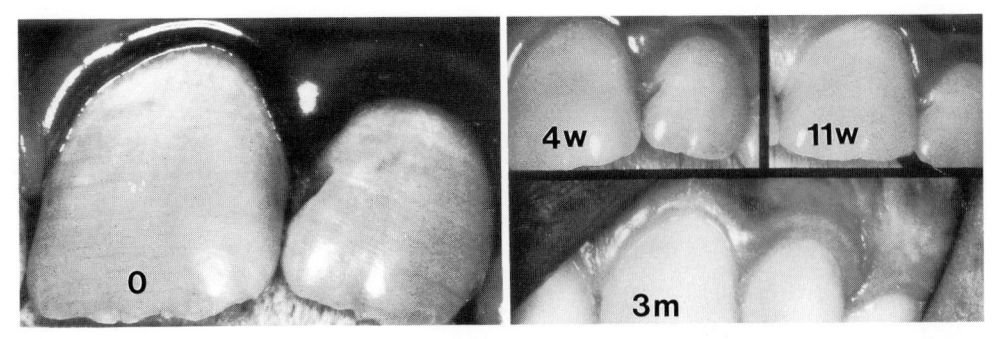

Abb. 10-4 Oberer permanenter Schneidezahn mit einer „subsurface"-Läsion im gingivalen Drittel der bukkalen Glattfläche (Tag 0); Remineralisation mit Verschwinden der weißen Flecken nach vier und elf Wochen guter Mundhygiene und lokaler Anwendung von Fluorid; Ergebnisse nach drei Monaten; bemerkenswert ist der verbesserte gingivale Status.

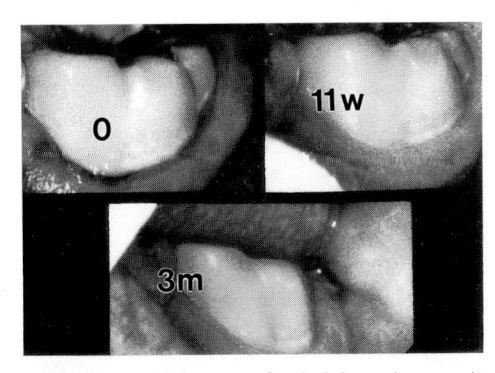

Abb. 10-5 Unterer Sechsjahrmolar mit „subsurface"-Läsion und bukkaler Glattflächendemineralisation im gingivalen Drittel (Tag 0); Remineralisation mit partiellem Verschwinden der weißen Flecken nach elf Wochen guter Mundhygiene und lokaler Fluoridanwendung; Ergebnis nach drei Monaten; bemerkenswert ist der verbesserte gingivale Status.

die Wirkung der Fluoride des oberflächlichen Schmelzes begünstigt wird. Diese zwei Phasen sowie das eigentliche Hydroxylapatit befinden sich mit der Lösung in den Poren der Oberflächenschicht in einer Art Gleichgewicht. Verbunden mit einer weiteren Diffusion der Säure aus der Plaque in die Oberflächenschicht, dringt diese von dieser Schicht aus in den inneren Schmelz vor. Die Säurebestandteile im inneren Anteil des Schmelzes werden durch die Auflösung der Mineralstoffe neutralisiert, wodurch Grundbestandteile in die entgegengesetzte Richtung diffundieren. Somit wird das Gleichgewicht im Oberflächenschmelz aufrechterhalten, da der Mineralverlust in dieser Schicht durch den Transport von Mineralstoffen aus dem inneren Anteil des Schmelzes kompensiert wird. Auf diese Weise kann man dieses Modell als einen Pumpmechanismus ansehen: der Oberflächenschmelz wird kontinuierlich regeneriert und unterhalb der Oberfläche entsteht eine Läsion („subsurface"-Läsion).

Wenn die Läsion fortschreitet, sinkt die Ausfällungsrate, da die Quantität der Auflösung im Kern der Läsion sinkt und der Diffusionsweg zunimmt. Wenn der Transfer von Mineralstoffen aus der Oberfläche zum Speichel größer als die Ausfällungsrate in derselben ist, kollabiert das System, und das zweite klinische Stadium der Kariesläsion entwickelt sich, an deren Ende die Bildung einer Kavität steht.

Die dünne Oberflächenschicht, die eine „subsurface"-Läsion bedeckt, ist verwundbar und sollte deshalb vorsichtig behandelt werden. Um die Remineralisation der Läsion zu erleichtern, sollte die Oberfläche vor einer Fluoridbehandlung behutsam gereinigt werden. Die fortgeschrittenere Läsion mit einer demineralisierten Oberfläche wird auf ähnliche Weise behandelt. Nach der Remineralisation jedoch, die die Oberflächenschicht mechanisch stabiler macht, sollte die Oberfläche mit einer milden abrasiven Paste poliert werden, um sie zu glätten und dadurch die Plaqueretentionsneigung zu vermindern. Die Remineralisation von „subsurface"-Läsionen läßt sich dadurch erkennen, daß die weißen Flecken verschwinden. Somit läßt sich optisch die Heilung verfolgen (Abb. 10-4). Nach der Remineralisation bleiben die ehemals demineralisierten Oberflächen opak, was den Behandler dahingehend verunsichert, ob nun die Remineralisation wirklich stattgefunden hat. Da in der Nachbarschaft demineralisierter Oberflächen oft „subsurface"-Läsionen auftreten, kann die visuell sichtbare Remineralisation dieser Läsionen eine Wirkung auf die gesamte Zahnfläche bedeuten (Abb.10-5).

Die Remineralisation der fortgeschritteneren Läsionen (das zweite klinische Stadium) erreicht aus verschiedenen Gründen nur eine bestimmte Tiefe. Nach langer Zeit kann eine solche zum Stillstand gekommene Läsion als weißer Fleck erscheinen, der von einer harten, glänzenden Oberflächenschicht bedeckt ist (Abb. 10-6). Dann hat sich ein zweiter Typ der „subsurface"-Läsion entwickelt; die glänzende Oberfläche kann wahrscheinlich auch durch Abrasion entstanden sein.

Was oben beschrieben wurde, ist zunächst einmal für Bukkal- und Oral-

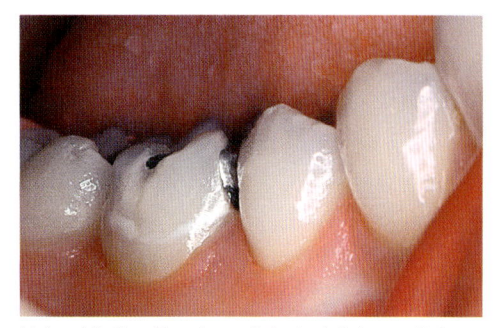

Abb. 10-6 Remineralisierte Läsion mit hartem und glänzendem Schmelz auf der bukkalen Glattfläche eines unteren Sechsjahrmolaren; bemerkenswert der Abstand der Läsion vom Gingivalsaum.

flächen relevant. Wenn Approximalflächen betroffen sind, verändert sich die Lage.

Bei einer makroskopischen Kavität, die in direktem Kontakt mit einer Approximalfläche steht, ist die Wahl der Behandlung einfach. Wenn das Fortschreiten der kariösen Läsion gestoppt werden soll, muß die Kavität im Prinzip beseitigt werden. Die Progression ist unvermeidlich und kann sehr schnell sein, wenn nicht die Bakterien in der Kavität von der Versorgung mit fermentierbaren Kohlenhydraten abgeschnitten werden, was aber eher eine Ausnahme ist. Bei benachbarten Approximalflächen kann es jedoch schwierig sein, eine kleine Kavität zu diagnostizieren. Dies stellt besonders dann ein Problem dar, wenn im dazugehörenden Röntgenbild eine Transluzenz festgestellt wird, die bis ins Dentin reicht. Skandinavische Studien haben gezeigt, daß bei einer allein im Schmelz sichtbaren Transluzenz bei 15%[1] bis 60%[24] der Approximalflächen eine klinische Kavität vorliegt. Diese unterschiedlichen Ergebnisse können dadurch erklärt werden, daß zum einen für die klinische Diagnose einer Kavität ver-

Tabelle 10-1
Prozentuale Progression von röntgenologisch nachweisbaren Approximalläsionen. Aus Granath et al. [9]

Gröndahl et al. 1977[13]		1974					
		01	02	03	F		
1971 (16jährige)	01	37,8	26,8	12,9	22,5		n = 770
	02		18,1	18,8	63,1		n = 469
Gröndahl & Hollender 1979[14]		1977					
		01	02	03	F		
1971 (16jährige)	01	25,9	22,6	11,9	38,7		n = 333
	02		13,5	7,6	77,8		n = 284
Granath et al. 1980[10]		1977					
		01	02	03	F	R	
1975 (12 bis 13jährige)	01	29	43	11	13	4	n = 236
	02		35	10	48	7	n = 160
Modéer et al. 1984[27]		nach drei Jahren					
		01	02	03	F	R	
Beginn (14jährige)	01	32	30	8	23	7	n = 306
	02		21	11	66	2	n = 82

01 = Aufhellung in der äußeren Hälfte des Schmelzes
02 = Aufhellung in der inneren Hälfte des Schmelzes
03 = Aufhellung im Dentin
F = gefüllte Fläche
R = remineralisierte Läsion (Reversal)
n = Anzahl der untersuchten Flächen

schiedene Techniken eingesetzt wurden und zum anderen die Kinder in den Studien unterschiedlich alt waren. Offenbar weisen die Approximalflächen junger bleibender Prämolaren und Molaren mit einer Transluzenz in der inneren Hälfte des Schmelzes öfter eine klinische Kavität auf, verglichen mit den korrespondierenden Oberflächen älterer Teenager.[25] Diese Beobachtung stimmt mit der höheren Kariesprogressionsrate bei jungen bleibenden Zähnen im Vergleich mit älteren überein (Tabelle 10-1).

Das klinische Röntgenbild kann nur unzureichend kleine Massendifferenzen darstellen. Eine approximale „subsurface"-Läsion ist nicht sichtbar. Deshalb zeigt eine Transluzenz zumindest das zweite klinische Stadium der Demineralisation. Wenn man sich zudem die konische Form der Läsion vor Augen führt, verringert sich der bukkoorale Querschnitt der Läsion zum Dentin hin, während gleichzeitig der gesamte Querschnitt des Zahnes zunimmt. Dies führt unvermeidlich dazu, daß Karies in einem geringeren Umfang diagnostiziert wird. Darüber hinaus ist die Kariesprogressionsrate bei jungen Zähnen viel höher, wie dies in Tabelle 10-1 zu sehen ist. All dies macht die komplexe Diagnostik von Approximalkaries deutlich. Folgende Empfehlungen können gegeben werden:[39]

1. Eine klinisch sichtbare Kavität sollte gefüllt werden.

2. Eine kariöse Läsion, die auf dem Röntgenbild als eine Transluzenz ohne deutliche Ausbreitung ins Dentin und klinisch nicht zu diagnostizieren ist, wird gemäß den Grundsätzen der Remineralisation behandelt.

3. Eine kariöse Läsion, die sich im Röntgenbild deutlich bis ins Dentin ausbreitet, sollte restaurativ behandelt werden, unabhängig davon, ob klinisch eine Kavität entdeckt werden kann oder nicht.

Grübchen- und Fissurenkaries

Grübchen und Fissuren sind Bereiche, in denen die mikrobielle Plaque durch Mundhygienemaßnahmen kaum zu beseitigen ist. Deshalb sind sie kariesanfällig, besonders bei Molaren, von denen viele schon kurz nach dem Durchbruch Zeichen einer frühen Kariesentwicklung aufweisen. Die Diagnose einer frühen Grübchen- und Fissurenkaries ist schwierig und von Form und Spitze der Sonde, dem ausgeübten Druck und der Fissurenanatomie abhängig. Bedingt durch die Anatomie sind tiefe Fissuren kariesanfälliger als flache.[16]

Karies beginnt gewöhnlich in den Wänden unter dem Eingang des Grübchens oder der Fissur. Sie breitet sich primär zum Dentin hin aus sowie entlang der Schmelzdentingrenze. Dies erklärt, warum eine ausgedehnte Dentinkaries und unterminierter Schmelz anzutreffen sind, wenn scheinbar harmlose kariöse Grübchen oder Fissuren mit einem Schleifkörper eröffnet werden. Das zeigt deutlich, daß bei kariesanfälligen Individuen eine frühe präventive Behandlung von Grübchen und Fissuren äußerst wichtig ist. Es gibt jedoch auch Hinweise darauf, daß durchbrechende Zähne wahrscheinlich eher Karies entwickeln und daß viele solcher Läsionen zum Stillstand kommen, wenn die Zähne in okklusalen Kontakt treten.[2]

Behandlung tiefer Läsionen

Bei einer ausgedehnten kariösen Läsion muß zuerst der unterminierte Schmelz beseitigt werden, um eine gute Übersicht über die Ausdehnung der Läsion zu erhalten. Proteolysiertes Dentin wird dann mit einem Löffelexkavator entfernt, das darunterliegende erweichte Dentin mit einem Rosenbohrer, dessen Größe der Kavität angemessen sein muß, um eine akzidentelle Eröffnung der Pulpa zu vermeiden. Bei geringer Progressionsrate der Läsion kann die Pulpa der Milchzähne große Mengen von Sekundärdentin (Reizdentin) bilden. Dies kann zu großen Unterschieden bezüglich der Tiefe des Kavitätenbodens führen; deshalb muß vorsichtig exkaviert werden.

Nachdem die Kavität klinisch kariesfrei ist, wird die Präparation nach den im nächsten Abschnitt beschriebenen Grundsätzen vollendet. Die Kavität wird mit Wasserspray gereinigt, schließlich auch mit einem Wattebausch, der mit einem milden Reinigungsmittel getränkt ist. Die mit der Pulpa verbundenen Dentinkanäle werden mit einem Liner oder einem Isolierungszement abgedeckt. In tiefen Kavitäten ist es empfehlenswert, auf die tiefsten Stellen ein Gemisch aus reinem Kalziumhydroxid und Wasser oder ein Kalziumhydroxidzement aufzutragen. Um eine stabile Basis zu schaffen, wird der Liner mit einem Phosphat- oder Glasionomerzement bedeckt. Die Gründe für die Anwendung des Kalziumhydroxids sind folgende:[1] Kalziumhydroxid kann Pulpairritationen verringern, die durch das Füllungsmaterial und durch die orale Umgebung induziert sind.[2] Aufgrund seines antibakteriellen Effektes kann Kalziumhydroxid dazu beitragen, daß der Inhalt der Dentintubuli präzipitiert, wodurch die Diffusion möglicher schädlicher Noxen reduziert wird.[3] Schließlich kann Kalziumhydroxid, sofern es nahe der Pulpa appliziert wird, die Pulpa so stimulieren, daß sie Sekundärdentin bildet.[30,43]

Wenn bei der Entfernung des erweichten Dentins die Gefahr einer Pulpaeröffnung besteht, sollte die Behandlung unterbrochen werden. Der Zahn wird, wie oben beschrieben, mit Kalziumhydroxid behandelt und eine provisorische Füllung mit Zinkoxideugenolzement gelegt, um in einem Zeitraum von 4 bis 6 Monaten die Bildung von Sekundärdentin abzuwarten. Dann wird die Kavität wieder eröffnet, das verbliebene kariöse Dentin entfernt und die Füllungstherapie beendet.

Wenn das Dentin gleich zu Anfang nur noch unbedeutend erweicht ist, kann man es belassen. Solches Dentin enthält nur wenige Mikroorganismen.[4] Die Pulpa von Milchzähnen, genauso wie die junger bleibender Zähne, kann sich in bemerkenswerter Weise durch die Bildung von Sekundärdentin wieder erholen, sofern das reizauslösende Agens entfernt wird. Man kann dann davon ausgehen, daß der Zahn keine Symptome einer chronischen Pulpitis ausbildet, wie es in Kapitel 11 beschrieben wird.

Amalgam, Komposit und Glasionomerzement

Während der letzten fünf bis zehn Jahre wurde die Anwendung von Amalgam vom toxikologischen Gesichtspunkt aus stark in Frage gestellt. Obwohl nicht abgestritten werden sollte, daß es möglich ist, gegen Quecksilber allergisch zu werden, so hat es sich doch gezeigt, daß dies ziemlich selten vorkommt. Chronische Vergiftungserscheinungen wurden nur beim zahnärztlichen Personal gefunden, wahrscheinlich aufgrund des unangemessenen Umgangs mit dem Material.[38] Eine positive Seite der Debatte besteht darin, daß zunehmend die Anwendung alternativer plastischer Materialien diskutiert und in Verbindung mit modifizierten Kavitätenpräparationen ausprobiert worden ist. Als Alternativen kommen die Komposite und Glasionomerzemente in Betracht.

Selbst wenn diese Materialien im Vergleich zum Amalgam weniger geeignet sind für Füllungen, die dem Kaudruck ausgesetzt sind, da sie aufgrund chemischer Degradierung im Speichel nur über eine unzureichende Verschleißresistenz und Formbeständigkeit verfügen, gibt es doch Situationen, bei denen deren Einsatz sinnvoll sein kann.[40]

1. Bei kleinen Klasse I Füllungen, bei denen die auf die Okklusalfläche ausgeübte mechanische Belastung nicht allzu groß ist.

2. Bei Klasse II Füllungen, für die dasselbe wie unter 1. gilt. Zudem sollte die Füllung leicht zugänglich und einfach zu kontrollieren sein, was bedeutet, daß die Risikofaktoren als gering eingestuft werden und Defekte schon in einem frühen Stadium erkannt werden können.

3. Bei Restaurationen kleiner Höckerfrakturen, für die dasselbe wie unter 1. gilt. Zudem muß sichergestellt sein, daß die Restauration ausreichend retentiv ist.

Die Wahl zwischen Glasionomerzement und Komposit sollte auf folgenden Überlegungen basieren:

1. Bezüglich Festigkeit, Oberflächenstruktur und Ästhetik, sind Komposite den Glasionomerzementen überlegen. Die Adhäsionskraft zu angeätztem Schmelz liegt weit über jener des Glasionomerzements zu Schmelz und Dentin. Dies zeigt, daß Komposite in okklusionstragenden Zahnbereichen bevorzugt werden sollten oder wenn die Ästhetik wichtig ist, immer unter der Voraussetzung, daß die Füllung gemäß der Schmelz-Ätz-Technik gelegt werden kann.

2. Bei vitalen Zähnen muß das Dentin unter dem Komposit abgedeckt werden, während der Glasionomerzement die Pulpa nur in sehr tiefen Kavitäten irritiert. Daher muß berücksichtigt werden, ob die Tiefe der Kavität ein sicheres Abdecken aller Dentinbereiche gestattet.

3. Bei Patienten mit hoher Kariesaktivität sollte Glasionomerzement aufgrund seines fluoridfreisetzenden Effektes bevorzugt werden. Ebenso ist bekannt, daß die Plaqueretention auf Kompositmaterialien größer ist.

4. Der kariespräventive Effekt des Glasionomerzements kann in bestimmten Kontaktbereichen ausgenutzt werden, z. B. wenn Karies sich an den Approximalflächen eines zweiten Milchmolaren und eines bleibenden ersten Molaren entwickelt. Eine Glasionomerzementfüllung im Milchmolaren kann das Fortschreiten des kariösen Prozesses am bleibenden Molaren verhindern.

Traditionelle restaurative Methoden

Klasse I Füllungen

Die Klasse I Kavität für Amalgam wird mit einem birnenförmigen Diamanten präpariert. Breite und Tiefe werden durch die Größe der kariösen Läsion bestimmt. Die okklusale Konvergenz für die Retention erreicht man durch leichtes Abkippen des Diamanten. Alle kariesanfälligen Fissuren werden in die Präparation mit einbezogen.
Für Komposit- oder Glasionomerzementkavitäten ist die Vorgehensweise dieselbe mit der Ausnahme, daß man aufgrund der Haftfähigkeit des Glasionomerzements keine besondere Retentionsform anlegen muß und daß beim Komposit der Schmelz der Kavitätenwände angeätzt wird.

Klasse II Füllungen

Die Modifikationen von *G. V. Blacks* Grundsätzen für die Klasse II Kavität, die die moderne Forschung vertritt, können so zusammengefaßt werden, daß eine Kavität gegebener Größe eine Form haben sollte, die die Kräfte bei verschiede-

10 Karies: Behandlung

mesioapproximaler Kasten

- bukkale und orale Wände
- axiale Wand des approximalen Kastens
- bukko- und orozervikale Winkel

zentraler mesiodistaler Abschnitt

- pulpaler Boden des okklusalen Kasten
- bukkale Wand
- Winkel zwischen okklusalem Kavitätenboden und pulpoaxialer Wand
- axiale Wand des approximalen Kastens
- gingivaler Boden des approximalen Kastens

okklusale Umrißform

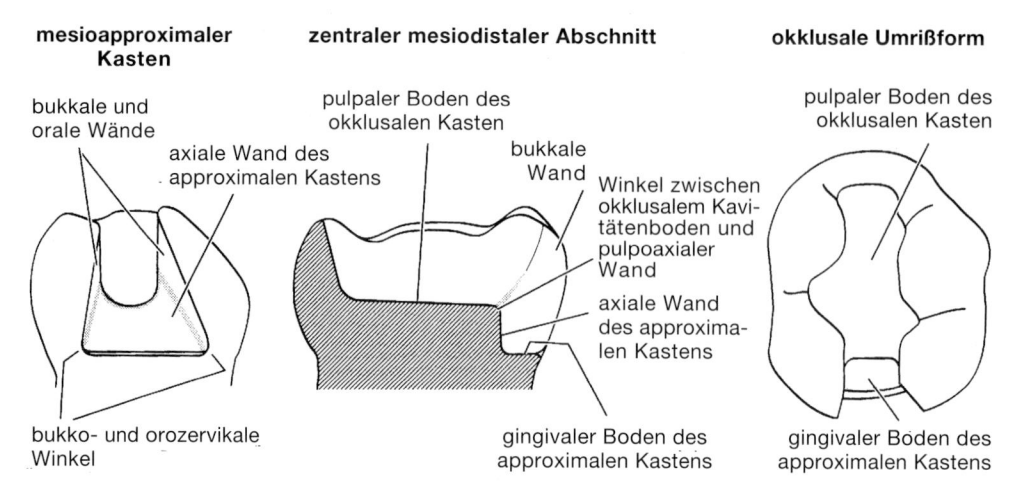

- pulpaler Boden des okklusalen Kasten
- gingivaler Boden des approximalen Kastens

Abb. 10-7 Schemazeichnungen einer Klasse II Kavität für einen unteren zweiten Milchmolaren. Aus Granath[8].

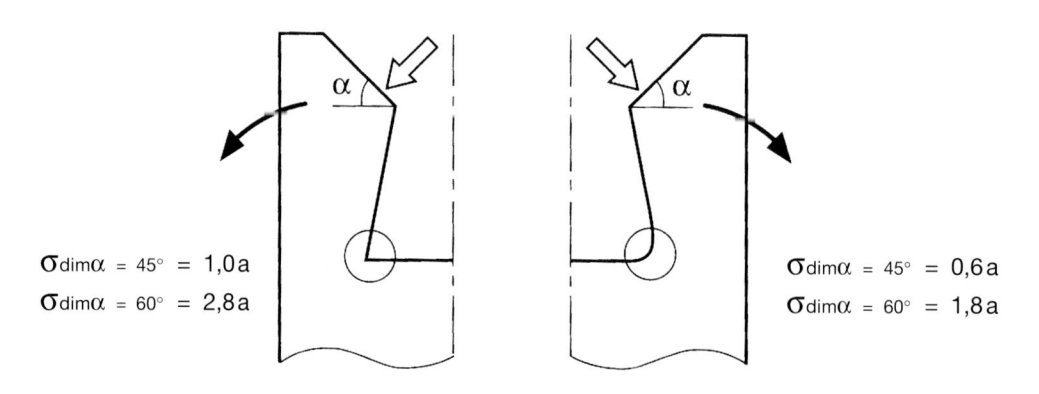

$\sigma_{dim\alpha} = 45° = 1{,}0a$
$\sigma_{dim\alpha} = 60° = 2{,}8a$

$\sigma_{dim\alpha} = 45° = 0{,}6a$
$\sigma_{dim\alpha} = 60° = 1{,}8a$

Abb. 10-8 Vergleich der Effekte von spitzen und abgerundeten inneren Winkeln auf Belastung. Diese Werte wurden in Photoelastizitätsexperimenten gewonnen, bei denen orale und bukkale Kavitätenwände nach Trennung belastet wurden; Zugspannungen wurden bei verschiedenen Höckerneigungen als dimensionslos definiert. Aus Granath[8].

nen klinischen Belastungen sowohl in der verbliebenen Zahnhartsubstanz als auch in der Füllung selbst angemessen weiterleitet.[7] Die beste Form muß, vom mechanischen Standpunkt aus betrachtet, nötigenfalls gemäß den morphologischen Bedingungen modifiziert werden. Das optimale biomechanische Kavitätendesign für Milchmolaren ist in den Abbildungen 10-7 und 10-8 dargestellt. Das typische Beispiel einer unzweckmäßigen Kavitätenform sind die scharfen inneren Winkel des okklusalen Kastens. Der Unterschied des frakturinduzierenden Effektes zwischen einer scharfen und einer abgerundeten Kavität wird in Abbildung 10-8 deutlich.
Aus Gründen der Retention und der

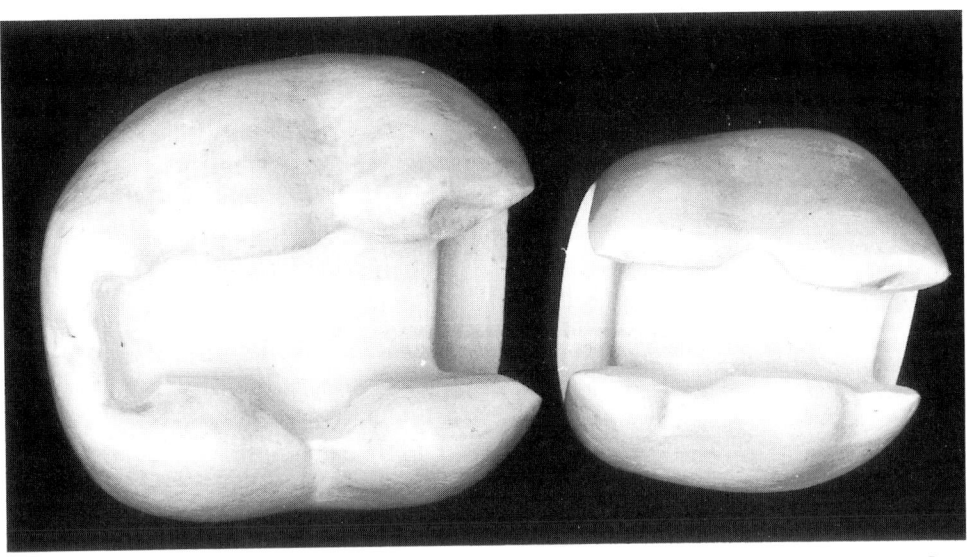

Abb. 10-9 Okklusale Ansicht von Klasse II Modellkavitäten unterer Milchmolaren. Aus Granath[8].

Festigkeit der Füllung muß die Kavität bis ins Dentin hinein präpariert werden. Bei ersten Molaren des Unterkiefers und zweiten Molaren des Oberkiefers, die eine intakte *Crista transversa* haben und bei welchen eine ausreichende Retention ohne Einbeziehung der *Crista transversa* in die Präparation erzielt werden kann, sollte die Extension auf die Fissuren beschränkt werden. Die Extension wird in Abbildung 10-9 gezeigt, die auch darstellt, wie der okklusale Teil der Kavität sanft in den approximalen Teil übergeht.

Die Dicke des okklusalen Teils der Füllung sollte 1,5 bis 2 mm betragen. Man muß jedoch bedenken, daß die Tiefe vom Eingang der Fissur zum Boden der Kavität mit dieser Messung nicht gleichzusetzen ist. Daher müssen meist antagonistische Höcker reduziert werden, damit die Füllung eine ausreichende Dicke erreicht. Wenn man in die Kavität weiches Wachs füllt und den Patient zubeißen läßt, kann man sich ein gutes Bild über die Okklusion verschaffen und darüber, ob die antagonistischen Höcker gekürzt werden müssen. Die okklusale Breite der Kavität, wie etwa der Bereich des Isthmus der Füllung, sollte etwa ein Viertel der bukkooralen Breite oder die Hälfte der Breite zwischen den Höckern betragen.

Die günstigste Form des quergeschnittenen, okklusalen Anteils der Kavität besteht aus einem semizirkulären Boden und zur Okklusalfläche hin leicht konvergierenden Wänden (Abb. 10-10), gemäß dem Verlauf der Schmelzprismen. Eine Alternative, die denselben quergeschnittenen Bereich betrifft, wäre eine Kavität, die einen planen Boden geringer Tiefe mit abgerundeten inneren Winkeln und ähnlich konvergierenden Wänden kombiniert. Vom klinischen Standpunkt aus sind die beiden Alternativen hinsichtlich der äußeren Verbiegung der bukkalen und oralen Kavitätenwände bei Belastung gleichwertig.[12] Eine fortlaufende Retentionsform führt

10 Karies: Behandlung

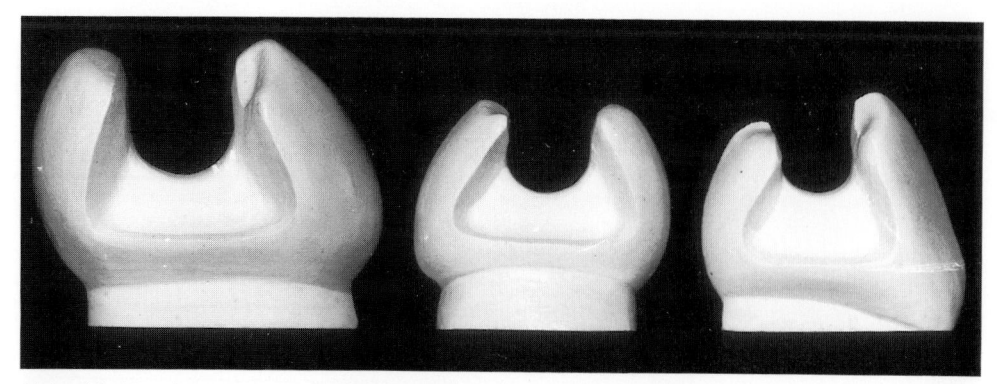

Abb. 10-10 Approximale Ansicht von Klasse II Modellkavitäten unterer Milchmolaren. Aus Granath[8].

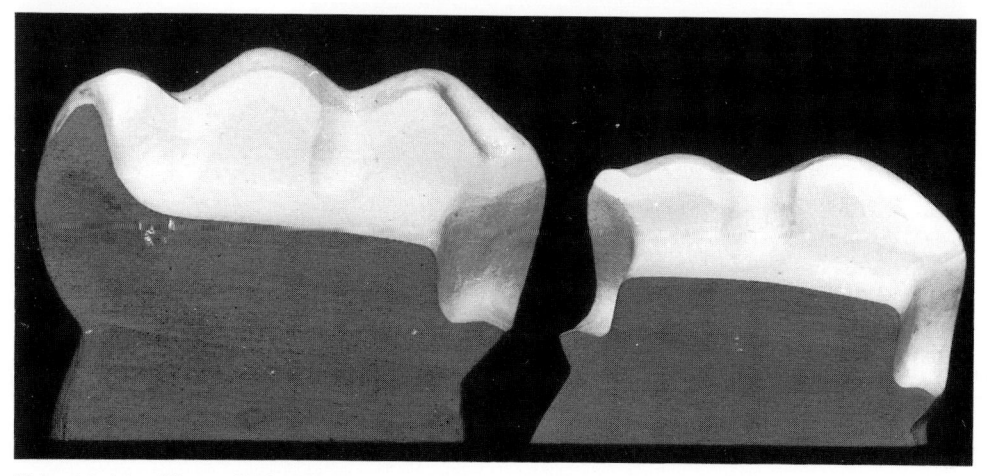

Abb. 10-11 Klasse II Kavitäten unterer Milchmolarenmodelle nach Durchtrennung in mesiodistaler Richtung. Aus Granath[8].

zu einer besseren Abstützung des Schmelzes, verglichen mit lokalisierten Unterschnitten im Dentin, die wegen der mäßigen Tiefe der Kavität einen unterminierenden Effekt haben können. Solange die Kavität dem Fissurenverlauf folgt, und die Empfehlungen über Tiefe und Breite eingehalten werden, wird sich die Füllung der Anatomie der Pulpenkammer gut anpassen. Besonders sollte die Ausdehnung des mesiobukkalen Pulpenhorns berücksichtigt werden.

Die bukkalen und oralen Kavitätenwände des approximalen Kastens sollten mit den Approximalflächen des Zahnes einen 90°-Winkel bilden. Andernfalls würde der Schmelz nicht vom Dentin unterstützt sein, was zu einer Fraktur führen kann. Die präventive Extension ist Bedingung. Die Extension ist jedoch, wie bereits erwähnt, ein relatives Konzept. Indem man die bukkalen und oralen Wände des approximalen Kastens so gestaltet, daß sie in Richtung der axialen Wände des Kastens und auch okklusalwärts konvergieren, so daß die äußere

Kavitätengrenze mehr oder weniger parallel mit der Zahnkontur verläuft, erreicht man, daß der Schmelz durch das Dentin in Längsrichtung der Prismen unterstützt wird. Ferner ist eine solche Kavitätenform anzustreben, da der kariesanfällige Teil der Approximalfläche zwischen der zervikalen Grenze des Kastens und dem Kontaktbereich mit dem Nachbarzahn lokalisiert ist, während eine neue Läsion selten in der Gegend oberhalb des Kontaktpunktes auftritt. Im Kontaktbereich ist daher die Forderung nach präventiver Extension sehr eingeschränkt (Abb. 10-10). Die bukko- und orozervikalen Winkel sollten abgerundet werden.

Der gingivale Boden des approximalen Kastens sollte leicht unterhalb des Gingivarandes gelegt werden. Aus kariespräventiver Sicht muß der Kontakt zum Nachbarzahn entfernt werden. Zwischen der Kavitätengrenze und dem Gingivarand sollte kein für die Reinigung unzugänglicher Bereich zurückgelassen werden. Aufgrund der zervikalen Krümmung der Molarenkronen und des Risikos einer Verletzung des parodontalen Gewebes, sollte jedoch der Boden nicht tiefer präpariert werden. Zudem ist es eine irreführende Vorstellung, daß die okklusalen und approximalen Anteile einer Klasse II Kavität um jeden Preis verschiedene Tiefen aufweisen müssen. Schließlich sollte der approximale Boden pulpawärts um 5 bis 10° abfallen (Abb. 10-11). Durch diese sogenannte Bronner-Neigung soll verhindert werden, daß die Füllung aufgrund plastischer Verformung während okklusaler Belastung aus der Kavität rutscht. Die Tiefe im mesialen und distalen Kasten sollte ca. 1 mm für den ersten und 1,5 mm für den zweiten Milchmolar betragen.

Der Winkel zwischen okklusalem Kavitätenboden und pulpoaxialer Wand sollte abgerundet werden (Abb. 10-11), um dessen Keilwirkung bei Belastung der Randleiste zu reduzieren.[8a] Ein zu starkes Abrunden kann zu frakturinduzierenden Bewegungen der Füllung führen und zur akzidentellen Eröffnung der Pulpa.

Instrumentarium: Bei begrenzten kariösen Läsionen wird empfohlen, mit der Präparation des okklusalen Kastens zu beginnen, wodurch man einen guten Überblick gewinnt und das Risiko einer traumatischen Öffnung der Pulpa verringert. Die Fissuren bis hinunter zum Dentin werden mit einem an der Spitze abgerundeten, zylindrischen Diamanten geeigneter Größe eröffnet. Mit demselben Schleifkörper wird der approximale Kasten präpariert, um die obere Breite und die vertikale und mesiodistale Tiefe zu korrigieren. Die Bronner-Neigung wird dadurch erreicht, daß man den Diamanten kippt, ohne in der axialen Wand Zahnsubstanz zu entfernen. Der okklusale Kasten wird fertiggestellt, wie dies bei der Präparation einer Klasse I Kavität beschrieben ist. Mit einem dünnen birnenförmigen Diamanten oder Hartmetallbohrer wird der endgültige Umriß des approximalen Kastens präpariert. Derselbe Schleifkörper wird für die Präparation des Winkels zwischen dem abfallenden gingivalen Boden und der axialen Wand verwendet. Das Abrunden der pulpoaxialen Kavitätenwand führt man mit einem Meißel durch.

In Abbildung 10-12 wird die Anwendung obiger Prinzipien gezeigt.

Klasse III-, IV- und V Füllungen

Die Karies der Glattflächen wird mit Rosenbohrern entfernt. Den Zugang zu

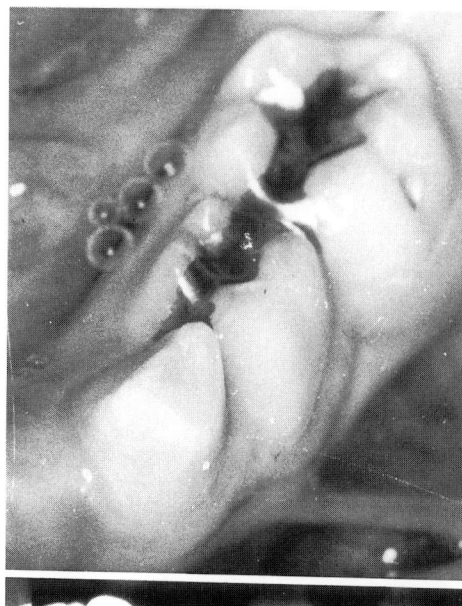

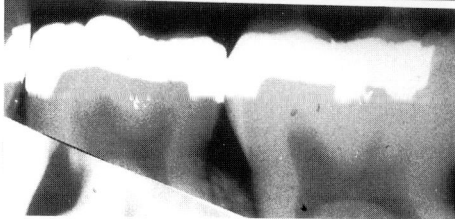

Abb. 10-12 Klasse II Restaurationen unterer Milchmolaren.

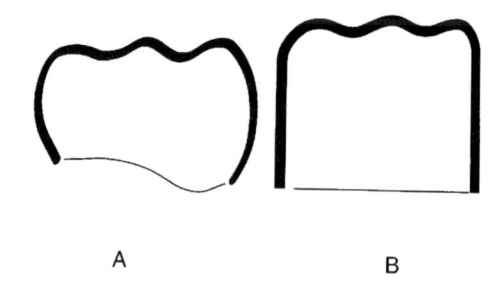

Abb. 10-13
A) Vorgeformte Stahlkronen;
B) Standardkronen.

kariösen Approximalflächen verschafft man sich von der bukkalen oder oralen Seite, an der man am wenigsten gesunde Zahnsubstanz entfernen muß. Die Größe der Kavität wird durch die Ausdehnung der Läsion bestimmt.

Wenn als Füllungsmaterial ein Komposit benutzt wird, sollte der Kavitätenrand mit einem kleinen spitzen Diamanten angeschrägt werden. Man folgt dabei der Richtung der Schmelzprismen und vergrößert dadurch die Schmelzfläche, die angeätzt wird. Die Anschrägung sollte durchweg 30 bis 45° betragen.

Komposit ist das Material der Wahl für Klasse IV Füllungen, sowohl im Milchgebiß als auch im bleibenden Gebiß und für Klasse III Füllungen und Klasse V Füllungen im Frontzahnbereich bei bleibenden Zähnen. Glasionomerzement ist die Alternative für Klasse III- und V Füllungen bei Milchzähnen und kann auch bei bloibondon Zähnon boi Pationton mit hoher Kariesaktivität benutzt werden.

Spezielle Behandlungen bei Milchzähnen

Stahlkronen

Stahlkronen sind Füllungen aus Amalgam und alternativen Materialien in vielerlei Hinsicht überlegen, besonders bei stark zerstörten Milchmolaren. Retrospektive Studien haben gezeigt, daß, verglichen mit traditionellen mehrflächigen Füllungen die Häufigkeit der Erneuerung solcher Kronen gering ist.[3,5,32] Die Versorgung mit Kronen kann daher kostengünstiger sein.

Die Kronen werden aus austenitischem (unmagnetischem, chemisch sehr widerstandsfähigen) rostfreien Stahl hergestellt; sie enthalten Eisen als Hauptelement, außerdem Chrom und Nickel. In einem Produkt ist Nickel der Haupt-

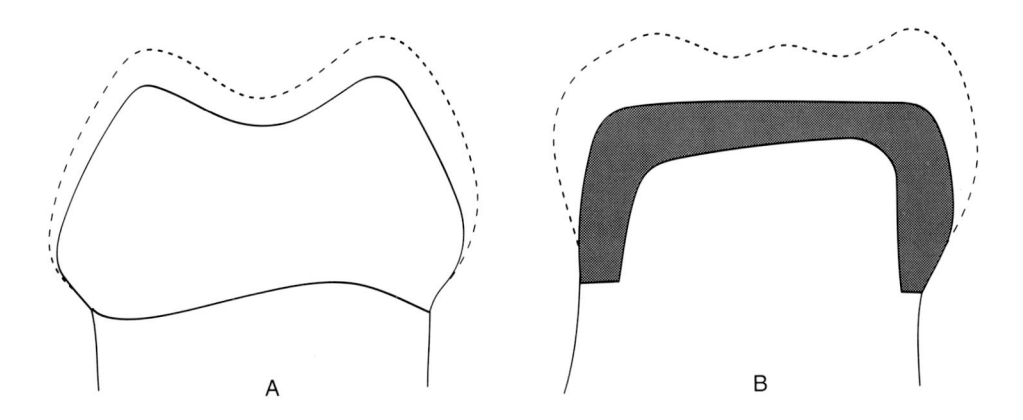

Abb. 10-14
A) Retention einer Stahlkrone im zervikalen Bereich;
B) große kariöse Defekte, die zunächst mit Glasionomerzement restauriert wurden; danach ist die Krone der Aufbaufüllung angepaßt worden.

bestandteil. Unlängst ist berichtet worden, daß bei Kindern mit solchen Kronen die Prävalenz der Nickelsensibilität ansteigt.[6]

Es stehen zwei Arten von Kronen zur Verfügung, vorgeformte Kronen und Standardkronen, die einen sind an den Zervikalrändern nach innen gebördelt, die anderen nicht (Abb. 10-13). Die vorgeformten Kronen kann man im allgemeinen gingival leichter anpassen.

Indikationen

1. Milchzähne mit extensiver Karies, bei denen die Prognose mit anderen Restaurationsarten schlecht ist.

2. Hypomineralisierte Molaren, besonders bleibende erste Molaren, bei denen die Stahlkrone im Wechselgebiß eine ausgezeichnete intermediäre Restauration darstellen kann.

Technik – Bei der Reduktion gesunder Zahnhartsubstanz sollte man zurückhaltend sein. Für die Retention der Krone können sich kleine Unterschnitte als vorteilhaft erweisen. Insbesondere sollte die gingivale Kontur der Bukkal- und Oralflächen erhalten werden (Abb. 10-14A). Das gesamte kariöse Gewebe wird entfernt; tiefe Bereiche werden mit einem biokompatiblen Liner abgedeckt. Die Okklusalfläche wird entsprechend der Okklusion reduziert und die Approximalbereiche werden gerade soweit abgetragen, daß die Krone die Kontaktpunkte passieren kann. Die Präparation der oralen und vestibulären Flächen sollte nicht bis in den gingivalen Sulkus extendiert werden, auch wenn der Kronenrand dieses nahelegt. Die Elastizität der Krone erlaubt es nämlich, daß sie über den Präparationsrand in eine gingivale Tasche gedrückt wird. In Fällen, in denen sich die Karies weit unterhalb des Gingivarandes ausgedehnt hat, muß man, bevor die Krone angepaßt wird, den Defekt füllen, um einen adäquaten Randschluß zu gewährleisten. Für diesen Zweck ist Glasionomerzement

10 Karies: Behandlung

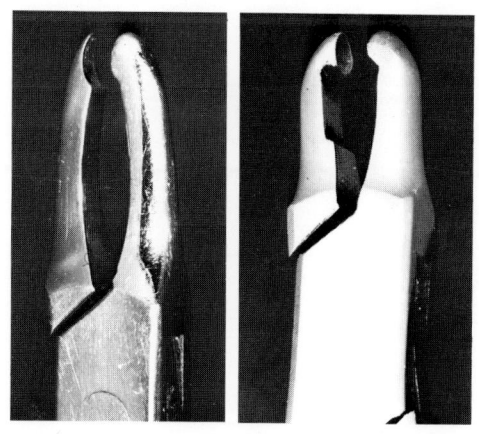

Abb. 10-15 Zangen zur Umformung (Kaltverformung) von Stahlkronen. *Links* Nr. 114. *Rechts* Nr. 112.

geeignet. Der Rand der Stahlkrone mag dann eher der Aufbaufüllung als dem Kavitätenrand angepaßt werden (Abb. 10-14B).

Die Auswahl der Krone erfolgt dadurch, daß man mittels eines Meßzirkels die Distanz zwischen den Kontaktpunkten der Nachbarzähne mißt oder die Distanz von der Mesial- zur Distalfläche im Gingivabereich des präparierten Zahnes bestimmt. Aus dem Sortiment wird dann die Krone mit der entsprechenden mesiodistalen Distanz ausgewählt. Wenn eine vorgeformte Krone verwendet wird, kann es sein, daß diese erst dann über die Präparationsgrenze gleitet, wenn der Stumpf in seiner Höhe reduziert worden ist. Unabhängig von der Art der Krone wird diese mit einer Kronenschere oder einem Stein gekürzt. Der Kronenrand sollte im gingivalen Sulkus so verlaufen, daß er auf die parodontale Membran keinen Druck ausübt. Die Krone muß auf der Okklusalfläche ruhen, und die Position muß stabil und reproduzierbar sein, ehe man die Krone konturiert.

Der Zweck der Konturierung liegt meist darin, am Gingivarand einen guten Randschluß herzustellen, um gingivale Reizungen zu vermeiden. Es kann auch notwendig sein, die Krone dem antagonistischen Zahn dadurch anzupassen, daß man die Kontaktpunkte und die Okklusalfläche verändert. Hierfür gibt es verschiedene Zangen (Abb. 10-15).

Schließlich wird der Kronenrand mit ei-

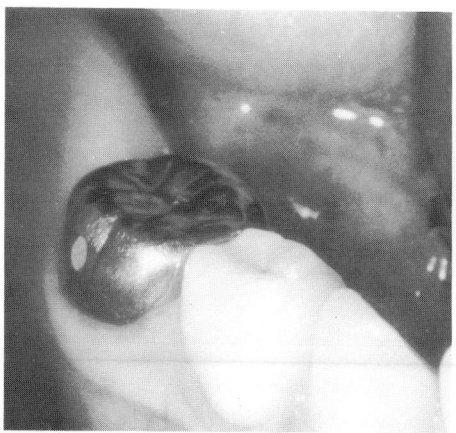

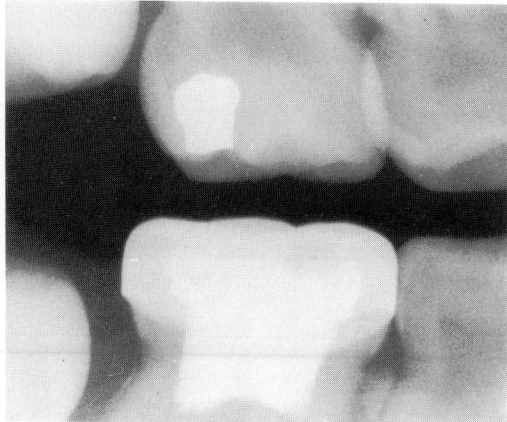

Abb. 10-16 Stahlkrone auf einem pulpaamputierten unteren zweiten Milchmolaren mit einer Amalgamfüllung auf der bukkalen Seite. Diese dient der Verbesserung der Retention.

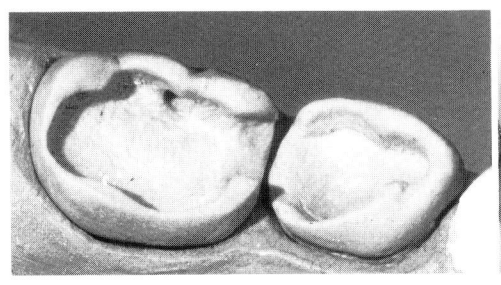

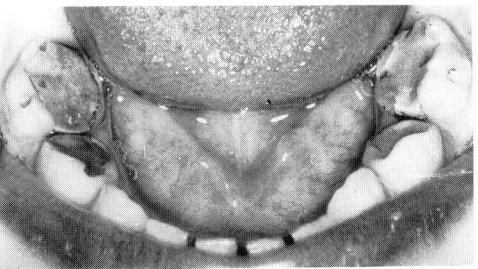

Abb. 10-17 Modifizierte (atypische) Klasse II Restaurationen unterer Milchmolaren.

nem Gummirad poliert und mit Phosphat- oder Polykarboxylatzement zementiert. Glasionomerzement bereitet bei der Entfernung der Überschüsse enorme Schwierigkeiten und sollte deshalb nicht verwendet werden. In Abbildung 10-16 ist ein klinischer Fall dargestellt.

Modifizierte Füllungen

Wie schon im Kapitel Behandlungsplanung diskutiert wurde, können stark zerstörte Milchmolaren, sofern keine Stahlkrone verwendet wird, bezüglich ihrer horizontalen und vertikalen Dimensionen nur sehr schwer zu restaurieren sein. Um das Risiko einer Fraktur der Zahnhartsubstanz zu verringern, müssen dünne Wände in ihrer Höhe reduziert werden. Um die Wirkung des Kaudruckes zu vermindern, muß die Füllung in Höhe und Breite modifiziert werden. Diese atypische, aus Amalgam oder Glasionomerzement bestehende Füllung ist daher flach geneigt (Abb. 10-17).

In den 80er Jahren wurden andere modifizierte Behandlungen für Approximalläsionen an Milchmolaren diskutiert, z. B. Tunnelpräparationen, die sich von der Okklusal- zur Approximalfläche erstrecken und die sogenannten Minimalkavitäten (kugelförmige, approximale Kavitäten, die die Randleistenbereiche einschließen). Als Füllungsmaterial verwendet man Glasionomerzement. Da es an Langzeitstudien mangelt, werden diese Behandlungsformen nicht genauer dargestellt.

Ausschleifen

Das Ausschleifen wurde zuvor als Teil einer präventiven kieferorthopädischen Maßnahme beschrieben, ebenso als eine Vereinfachung einer atypischen Füllung. Nach Separierung vom Nachbarzahn durch Legen eines Keils wird die kariöse Approximalfläche in bukkooraler und okklusozervikaler Richtung abgerundet, so daß die größte mesiodistale Breite zentral und zervikal lokalisiert ist. Dies wird mit einem dünnen, konusförmigen Diamanten derart durchgeführt, daß die Approximalfläche stufenlos in die Okklusalfläche übergeht. Wenn nach dem Ausschleifen kariöse Zahnhartsubstanz verbleibt, wird nach Exkavation eine Klasse I Füllung mit Amalgam oder Glasionomerzement gelegt (Abb. 10-18 und 10-19).

Ein besonderer Fall einer Indikation für

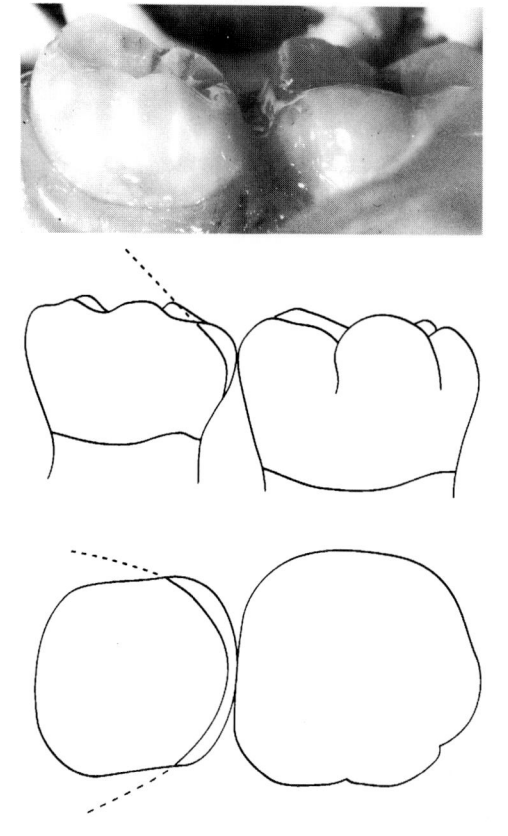

das Ausschleifen liegt dann vor, wenn der zweite Milchmolar extrahiert wurde und der erste Milchmolar eine Approximalkaries hat, die die Randleiste unterminiert. Normalerweise sollte dann eine Klasse II Füllung gelegt werden. Da eine Klasse III Füllung nicht geeignet ist, wird die Approximalfläche abgeschrägt und eine modifizierte Klasse I Füllung mit Amalgam oder Glasionomerzement gelegt (Abb. 10-19). Die Behandlung ist schnell und einfach. Das Risiko einer Fraktur bei einer konventionellen Klasse II Füllung kann sich aus der geänderten Okklusion nach der Extraktion des zweiten Milchmolaren ergeben.

Abb. 10-18 Therapeutisches Ausschleifen der Distalfläche eines unteren zweiten Milchmolaren; siehe Diskussion zu dem Fall in Abbildung 10-1.

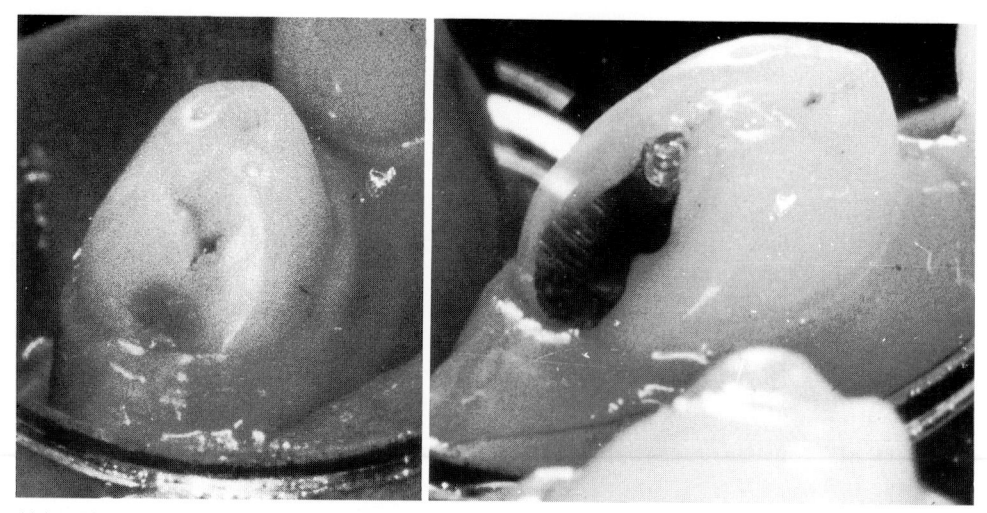

Abb. 10-19 Therapeutisches Ausschleifen (links) und einflächige Restauration (rechts) als modifizierte Behandlung einer approximalen Läsion eines unteren ersten Milchmolaren. Alternative zu einer Klasse II Restauration nach Extraktion des zweiten Milchmolaren.

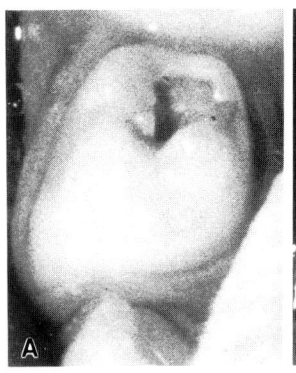

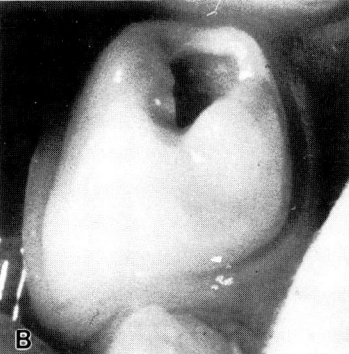

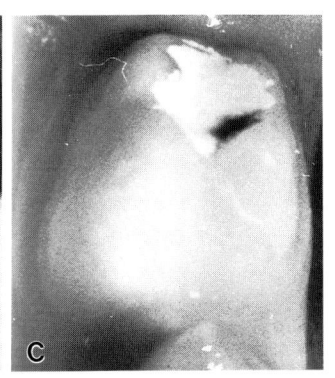

Abb. 10-20 Provisorische Versorgung einer fortgeschrittenen Karies eines unteren ersten Milchmolaren.
A) vor der Behandlung;
B) nach Exkavation des proteolysierten sowie des größeren Anteils des erweichten Dentins;
C) nach Applikation des provisorischen Füllungsmaterials.

Behandlung fortgeschrittener Läsionen in einem frühen Alter

In der frühen Kindheit sieht sich der Zahnarzt bei kariösen Läsionen, die sich schnell entwickeln, meist mit der Kooperationsunwilligkeit des Kindes konfrontiert: Das Kind ist noch nicht reif genug, um zahnerhaltende Maßnahmen zu akzeptieren. Zunächst ist die Schneidezahnregion betroffen, aber oft auch die ersten Milchmolaren. Die Läsionen sind meist ausgedehnt und unregelmäßig und beziehen alle Flächen der Schneidezähne und die Okklusalfläche der ersten Molaren ein. Der gesamte kariöse Schmelz, das proteolysierte sowie der überwiegende Teil des erweichten Dentins wird mit einem Löffelexkavator entfernt. Unterminierter Schmelz wird für die mechanische Retention belassen und die Kavität wird mit Glasionomer- oder Zinkoxideugenolzement gefüllt (Abb. 10-20). Der Boden sehr tiefer Kavitäten sollte mit einem Kalziumhydroxidmaterial abgedeckt werden. Um die Retention des Liners und des Füllungsmaterials zu gewährleisten, kann am Zahn ein orthodontisches Band angepaßt und mit einem Glasionomerzement einzementiert werden (Abb. 10-21). Wenn das Kind reifer geworden ist, kann die Behandlung in konventioneller Art und Weise beendet werden.

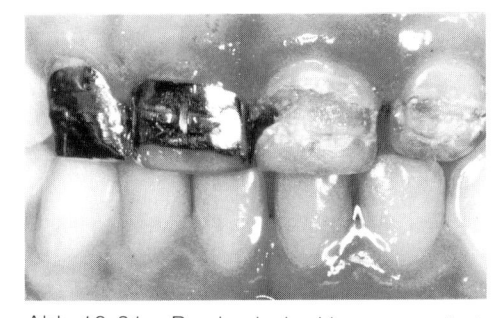

Abb. 10-21 Provisorische Versorgung fortgeschrittener kariöser Läsionen oberer Milchschneidezähne; orthodontische Bänder helfen nach Exkavation die Retention des Liners und des provisorischen Füllungsmaterials zu verbessern.

Prothetik

In der Kinderzahnheilkunde können viele Arten der prothetischen Therapie relevant sein, zum Beispiel Zahnprothesen, Klebebrücken, Gußkronen und Verblendschalen (Veneers). Dieser Abschnitt beschäftigt sich mit Zahnprothesen im Milchgebiß. Die Versorgung mit Kronen und Brücken bei bleibenden Zähnen wird in den Kapiteln 13 und 14 beschrieben.

Die Gründe für eine prothetische Behandlung bei Vorschulkindern können Zahnverlust durch Karies, Traumen oder Entwicklungsstörungen sein. Die Gründe für den Ersatz verlorengegangener Zähne liegen in ihrem Einfluß auf die Ästhetik, die Sprachfunktion sowie die Funktion der Lippen, der Zunge und Wangen, die Kau- und Schluckfunktionen, die Position der verbleibenden Zähne und die Beziehung zwischen den Kiefern.[21] Von diesen Faktoren stellen die beiden ersten die wichtigsten Indikationen dar. Schon Kinder werden sich der Bedeutung der Ästhetik bewußt; Kleidung, Frisur, Schmuck usw. sind dabei wichtige Ausdrucksformen. Auch ein gesundes Gebiß gehört dazu. Deshalb sollte man den psychologischen Effekt fehlender Zähne nicht unterschätzen, auch nicht bei Vorschulkindern. Der zahnärztliche Berufsstand sollte darauf stolz sein, da dies ein Ergebnis erfolgreicher präventiver Fürsorge ist. Die korrekte Aussprache der Buchstaben S und T hängt von den oberen Schneidezähnen ab. Fehlen diese Zähne, muß das Kind dies durch „falsche" Habits kompensieren, welche später nur schwer beseitigt werden können.

Prothesen werden im allgemeinen bei drei- bis vierjährigen Kindern hergestellt, die aufgrund einer schnell fortschreitenden Karies ihre Schneidezähne und ersten Molaren verloren haben (Abb. 10-22). Die Eckzähne und zweiten Molaren sind für eine solche frühe Karies weniger anfällig. Da diese Zähne für eine normale Entwicklung der Okklusion sehr wichtig sind, wird normalerweise alles getan, um diese zu erhalten. Außer ästhetischen und funktionellen Gründen, sollte die Prothese auch als Platzhalter für die Prämolaren fungieren.

Von beiden Kiefern werden Alginatabdrücke sowie ein Wachsbiß genommen, um die Modelle in einem Okkludator zu positionieren. Um eine ausreichende Stabilität zu gewährleisten, wird die Prothese gingival gelagert. Posterior reicht die Prothese gewöhnlich bis zur Distalfläche des zweiten Molaren. Die Eckzähne und zweiten Molaren werden entweder mit Adams- oder C-Klammern versehen. Künstliche Milchzähne werden gewöhnlich aus Kunststoffzähnen hergestellt, die eigentlich für bleibende Zähne gedacht waren. Sie müssen sehr weiß sein und steil mit kleinen Zahnzwischenräumen aufgestellt werden, um auch im Milchgebiß zu überzeugen.

Bei Patienten mit Prothesen muß eine gute Mundhygiene sichergestellt sein, damit Karies und parodontale Erkrankungen verhindert werden. Die Prothese muß nach jeder Mahlzeit mit Zahnbürste und Zahnpasta gereinigt werden. Die verbleibenden Zähne müssen sorgfältig zweimal am Tag gereinigt werden, gewöhnlich nach dem Frühstück und dem Abendessen.

Die Prothese wird normalerweise beim Durchbruch der bleibenden Zähne im Alter von sechs Jahren entfernt. Kindern dieser Altersgruppe fehlen im allgemeinen die Schneidezähne, so daß die Ästhetik nicht mehr die vorrangige Rolle spielt. Auch findet in dieser Zeit eine erhöhte Kieferwachstumsrate statt. Zwar beeinflußt eine Prothese das Wachstum

Spezielle Behandlungen bei Milchzähnen

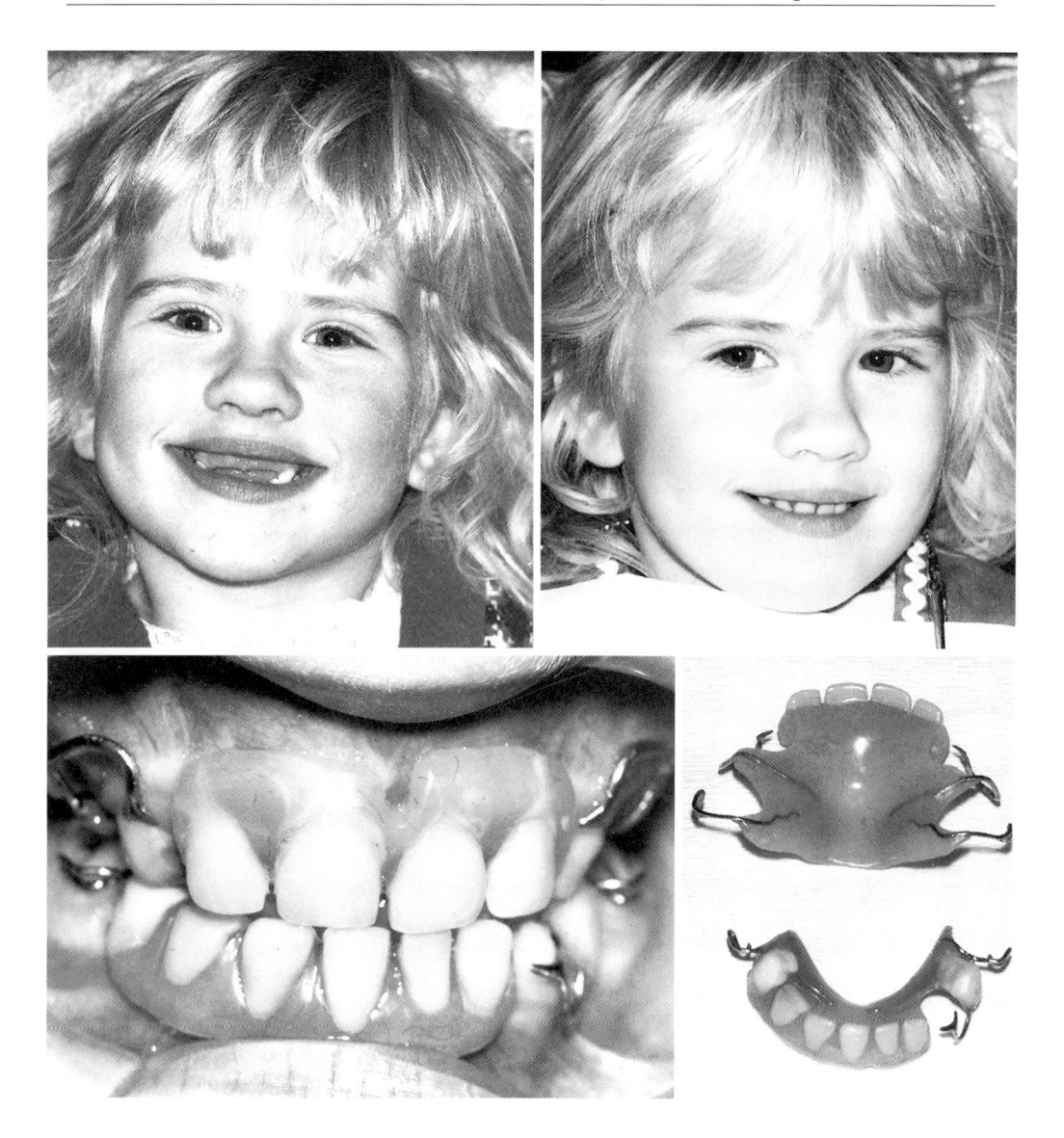

Abb. 10-22　Ein vierjähriges Mädchen mit oberer und unterer partieller Prothese.

nicht, doch liegt das Problem darin, daß sie nicht mehr richtig paßt, wenn die Tragezeit verlängert wird.

Wenn man Kinder motiviert, scheinen sie die Prothese gut anzunehmen. Die Anpassung ist bei ihnen besser als bei Erwachsenen, sie haben einen guten Muskeltonus, der die Retention erleichtert. Wie bei Erwachsenen, scheinen ästhetische Motive für sie sehr wichtig zu sein.

Spezielle Behandlung von Grübchen und Fissuren

Aspekte der Okklusalfläche bleibender Molaren

Während in den letzten 20 Jahre im allgemeinen der Kariesrückgang bei skandinavischen Kindern beträchtlich war, sind die Okklusalflächen der bleibenden Molaren immer noch kariesanfällig. Die Gründe hierfür liegen in der meist komplexen Fissurenanatomie, die es schwierig macht, diese sorgfältig zu reinigen. Zudem scheinen Fluoride in Zahnpasten und Mundspülungen auf diesen Oberflächen weniger wirkungsvoll zu sein.[19] Daher sind besondere Präventivmaßnahmen erforderlich, wie die Applikation von Fluoridlack und Fissurenversieglern.

Wenn man sich für Präventivmaßnahmen entscheidet, so sollten bestimmte Faktoren in Betracht gezogen werden:
1. die allgemeine Kariesaktivität des Kindes
2. die Fissurenanatomie und
3. die seit dem Zahndurchbruch vergangene Zeit.

Wenn das Kind beim Durchbruch der bleibenden Molaren keine oder nur wenig Karies ausgeprägt hat, kann man sich fragen, ob bei diesen Zähnen besondere Präventivmaßnahmen nötig sind. Bei Kindern mit geringer Kariesprävalenz muß bei solchen Maßnahmen eine Kosten-Nutzen-Analyse aufgestellt werden.

Um aus Präventivmaßnahmen den größten Nutzen zu ziehen, sollte der Zahn sobald wie möglich nach dem Durchbruch behandelt werden. Man sollte berücksichtigen, daß ein Zahn, der schon vor einigen Jahren durchgebrochen ist und noch keine Karies entwickelt hat, weniger wahrscheinlich Karies bekommen wird und deshalb im allgemeinen keiner besonderen zusätzlichen Prävention bedarf, außer der täglichen Fluoridversorgung durch Zahnpasta.

Während des Durchbruchs können die Molaren distal mit einer gingivalen Kapuze bedeckt sein, einem sogenannten Operkulum. Dies kann für eine wirkungsvolle Fissurenversiegelung ein Hindernis darstellen, da man ja ein trockenes Behandlungsfeld haben will. In solchen Fällen ist die Behandlung mit einem Fluorid- oder Chlorhexidinlack die Alternative.

Die Anwendung von Fluoridlack

Der am häufigsten verwendete Lack ist Duraphat (Woelm ICN Pharmaceutical, Eschwege, BRD). In Studien konnte bei Okklusalflächen bleibender erster Molaren eine Kariesreduktion zwischen 30 und 75% erzielt werden.[1,29] Die unterschiedlichen Ergebnisse beruhen auf verschiedenen Versuchsdesigns, wie etwa dem Zeitpunkt der Applikation nach Zahndurchbruch, Zahl der Applikationen, Vorgehen bei der Applikation sowie der Kariesaktivität der Kinder. Der Grund für den kariespräventiven Effekt bei Fissuren liegt, verglichen mit ande-

Tabelle 10-2
Indikationen (+) für Fissurenversiegelungen. Übereinkunft auf einer nordischen Konferenz aus dem Jahre 1983. Modifiziert aus Mejàre et al.[23]

Individuelles Kariesrisiko	Anatomie des Fissurensystems	
	flache Fissur (geringes Kariesrisiko)	tiefe Fissur (enger Eingang, mögliches Kariesrisiko)
gering	−(*)	+(**)
hoch	+	+

*   Indikationen für Fluoridlack
** Alternative: Fluoridlack

ren Arten von lokal anzuwendenden Fluoriden, in der verlängerten Expositionszeit, sowie in der Bildung von Kalziumfluorid, das als ein System wirkt, das nur langsam Fluoridionen abgibt.[45] In einer Studie[16] bei schwedischen Kindern, in der frisch durchgebrochene bleibende erste Molaren dreimal innerhalb von sechs Monaten behandelt wurden, betrug die Reduktion nach einem Beobachtungszeitraum von zweieinhalb Jahren 56%. Im Vergleich dazu betrug die Kariesprävalenz der Okklusalflächen in der Kontrollgruppe 80%. Die Studie zeigte auch, daß die Wirkung bei engen Fissuren besser war, verglichen mit klinisch leicht zugänglichen Fissuren.
Der Vorteil der Applikation eines Fluoridlacks gegenüber einer Versiegelung liegt darin, daß der Lack gegenüber Speichelkontamination nicht so empfindlich ist wie ein Versiegelungskomposit. Die beste Wirkung ist bei frisch durchgebrochenen Zähnen zu erwarten.

Methode – Die Oberfläche wird vor dem Auftragen gereinigt und getrocknet. Um die Fissureneingänge zu säubern, müssen eventuell diese mit einer Sonde leicht angerauht kann. Um den Lack in engen Kontakt mit der Schmelzoberfläche zu bringen, kann man ihn mit einer stumpfen Sonde in die Fissureneingänge treiben. Damit er schneller aushärtet, können nach der Applikation einige Tropfen Wasser auf den Lack gegeben werden. Das Kind wird angewiesen, keine harten Nahrungsmittel zu sich zu nehmen und die lackierten Oberflächen am selben Tag nicht zu putzen. Die Applikation sollte möglichst ein bis zweimal innerhalb von sechs Monaten wiederholt werden.
Indikationen für die Anwendung von Fluoridlacken in bezug auf Fissurenanatomie und Kariesaktivität werden in Tabelle 10-2 dargestellt.

Fissurenversiegelung

Die Fissurenversiegelung ist eine anerkannt wirksame und sichere Methode zur Prävention und Behandlung initialer Karies in Grübchen und Fissuren.[31] Die Methode basiert auf der Schmelz-Ätz-Technik, bei der Komposit so wirkungsvoll mit dem Schmelz verbunden wird, daß die darunterliegende Fissur randdicht gefüllt und dadurch die kariogene Mikroflora von der Substratversorgung abgeschnitten wird (Abb. 10-23).

Technik – Um das bestmögliche Ätzmuster des Schmelzes zu erhalten, muß man die Plaque und das Pellikel entfernen. Dazu kann man einen Gummikelch mit einem Bimsstein-Wasser-Gemisch verwenden oder ein luftgetriebenes Reinigungsinstrument (z. B. Prophy Jet, De Trey Dentsply, Wiesbaden, BRD),

10 Karies: Behandlung

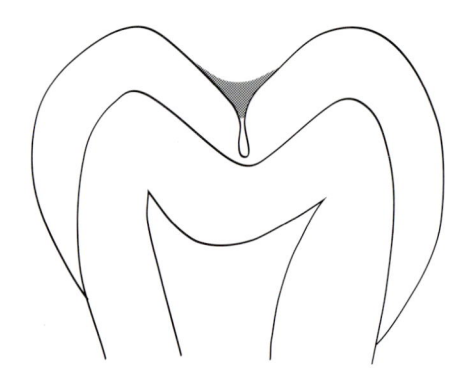

Abb. 10-23 Eine Fissurenversiegelung verhindert den Zugang zu den darunterliegenden Fissurenanteilen.

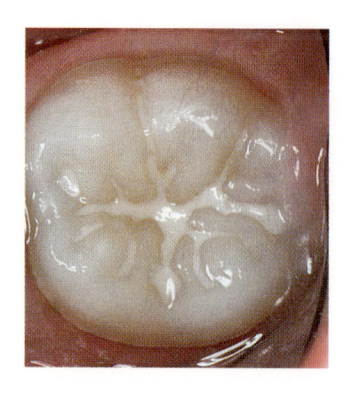

Abb. 10-24 Eine Fissurenversiegelung verhindert in allen Teilen der Fissur ein Eindringen von schädlichen Noxen.

das sich bei der Reinigung tiefer Anteile der Fissuren als besser herausgestellt hat.[41] Das Bimsstein-Wasser-Gemisch muß mittels Wasserspray entfernt werden. Idealerweise sollte die Isolierung des Zahnes mit Kofferdam erfolgen. Da aber die Zähne häufig gerade erst durchgebrochen sind, kann die Klammer das Zahnfleisch schädigen und schmerzhaft für das Kind sein. Watterollen oder Feuchtigkeit absorbierende Polster in Verbindung mit einem Speichelsauger können ebenso empfohlen werden. Dabei ist es wichtig, stets die Kontrolle über jede Bewegung der Zunge und der Wangen zu haben, um eine mögliche Kontamination der zu versiegelnden Zahnfläche zu verhindern. Das Ätzmittel wird mit einem kleinen Wattepellet oder einem Pinsel derart aufgetragen, daß der Rand der Versiegelung auf alle Fälle rundherum auf dem geätzten Schmelz liegt. Die Ätzzeit beträgt etwa eine halbe Minute. Die Säure wird dann mit einem starken Wasserspray abgespült, wobei ein großer Suktor nahe an den Zahn gehalten werden sollte, um Schluckreflexe zu verhindern, die die Isolation des Zahnes stören könnten. Die geätzte Oberfläche darf nicht mit Speichel kontaminiert werden. Nach Trocknen der geätzten Fläche mit Druckluft wird der Versiegler mit einem Instrument, einem Pinsel oder einem Applikator aufgetragen, je nach Art des Versieglerkomposits und der Erfahrung des Behandlers. Alle Grübchen und Fissuren müssen bedeckt sein. Um Randundichtigkeiten zu verhindern, müssen die Ränder des Versieglers fest am angeätzten Schmelz haften (Abb. 10-24). Die Zeit, die für die Isolierung benötigt wird, hängt vom Typ des Versieglers ab; lichthärtende Mittel sind schneller zu verarbeiten als chemisch härtende. Bevor der Patient entlassen wird, muß die Versiegelung bezüglich Retention und Okklusion kontrolliert werden.

Die Versiegelung sollte in regelmäßigen Abständen bezüglich ihrer Retention überprüft werden. Bei partiellem oder totalem Versieglerverlust kann eine Wiederholung der Versiegelung erforderlich sein.

Wirksamkeit – Die Wirksamkeit von Fissurenversiegelungen wird mittels zweier Parameter bewertet: 1. Retention und 2. kariespräventiver Effekt. Mit diesen beiden Gesichtspunkten befassen sich eine ganze Reihe von Studien; die Ergebnisse zeigen jedoch eine große Spannweite.[34,35]

Für eine wirksame Kariesprävention ist eine vollständige Retention des Versieglers in allen Fissurenbereichen notwendig. Auch wenn experimentell gezeigt wurde, daß zurückbleibende Kompositzapfen, die nach dem Verlust des Versieglers noch im Schmelz hängen, Karies verhüten können, ist dessen klinische Bedeutung unbekannt. Es wurde beobachtet, daß Karies bei völligem oder besonders nach partiellem Verlust des Versieglers entstehen kann. Wie häufig der gesamte Versiegler noch in situ ist, stellt daher ein Maß für dessen kariespräventiven Effekt dar. Mit zunehmender Beobachtungsdauer zeigen alle Studien eine abnehmende Retentionsrate. Nach zwei bis acht Jahren liegen die Ergebnisse zwischen 3 und 97%, wobei der Hauptteil zwischen 40 und 80% liegt. Der Hauptgrund für diese große Spannweite liegt wahrscheinlich in den unterschiedlichen klinischen Bedingungen, unter denen die Versiegler aufgetragen wurden. Einige Studien wurden im Rahmen kollektivprophylaktischer Programme unter Verwendung einer transportablen und primitiven Ausrüstung durchgeführt. In einer schwedischen Studie jedoch betrug die Häufigkeit einer vollständigen Retention nach acht Jahren 80%; nach zehn Jahren waren noch 95% der versiegelten Flächen gesund.[44]

Die meisten Studien, die sich mit dem kariespräventiven Effekt der Fissurenversiegelung beschäftigen, sind nach der Split-mouth-Technik durchgeführt worden. Dabei wird ein Zahn eines homologen Zahnpaares versiegelt und der kontralaterale als Kontrollzahn verwendet. Grundlage für diese Versuche ist die Tatsache, daß im Individuum Karies gewöhnlich symmetrisch auftritt. Indem man nach verschiedenen Beobachtungszeiträumen die Anzahl kariöser unversiegelter und versiegelter Zähne vergleicht, drückt sich der kariesreduzierende Effekt als der prozentuale Unterschied zur Anzahl kariöser unversiegelter Zähne aus. In den veröffentlichten Studien variiert dies zwischen 12 und 90%, mit einem durchschnittlichen Wert von ca. 50% nach vier Jahren. Verschiedene Faktoren beeinflussen die kariespräventive Wirkung, unter anderem die Retention sowie die Kariesprävalenz in der Bevölkerung. Wenn in der untersuchten Bevölkerungsgruppe die Häufigkeit einer vollständigen Retention und die Prävalenz der Fissurenkaries hoch sind, ist gewöhnlich der kariespräventive Effekt ausgezeichnet.

Der kariespräventive Effekt kann auch als *Nettogewinn* ausgedrückt werden, nämlich als Anzahl von Zähnen, die vor Karies geschützt wurden, bezogen auf die Anzahl Zähne, die versiegelt wurden. Bei den publizierten Studien streut dieser Wert zwischen 8 und 48%; der durchschnittliche Wert beträgt nach vier Jahren 27%, was bedeutet, daß bei der Versiegelung von 100 Zähnen 27 Zähne vor Karies geschützt werden. Da der Nettogewinn die Anzahl versiegelter Zähne berücksichtigt, gibt er für die Kosten-Nutzen-Analyse eines Versiegelungsprogramms relevante Informationen.

Indikationen – Viele Autoren empfehlen, alle Zähne mit Grübchen und Fissuren routinemäßig zu versiegeln, ohne das Risiko ihrer Kariesanfälligkeit zu beurteilen. Wegen der verringerten Kariesprävalenz in den skandinavischen Ländern ist dies unnötig und teuer, weil der Nettogewinn offenbar sehr gering ist. Besonders die Grübchen und Fissuren der Prämolaren zeigen eine geringe Kariesaktivität. Würde man sie alle versiegeln, wären die meisten der Versiegelungen überflüssig. Die bleibenden ersten und zweiten Molaren sind für Fissurenkaries anfälliger. Das Kariesrisiko dieser Zähne muß man sowohl anhand der individuellen Kariesaktivität als auch der Fissurenanatomie beurteilen. Bei einer Konferenz der nordischen Länder[23] wurden die in der Tabelle 10-2 aufgelisteten Indikationen vorgeschlagen.

Milchmolaren werden weniger häufig versiegelt, obwohl es sich gezeigt hat, daß die Retention gut sein kann, sofern die Fissuren genügend gesäubert und getrocknet werden. Da sich aber normalerweise Fissurenkaries an diesen Zähnen entwickelt, wenn die Kinder sehr jung und unkooperativ sind, kann die Applikation schwierig sein.

Bei behinderten Patienten und Patienten mit Allgemeinerkrankungen ist die Zahngesundheitsfürsorge wichtiger als bei anderen. Daher sollte die Versiegelung, sofern möglich, verstärkt angewendet werden. Dasselbe gilt für Zähne mit bestimmten Entwicklungsstörungen, z. B. Invaginationen, bei denen eine frühe Versiegelung die Invasion von Mikroben in die Pulpa verhindern kann.

Versiegelung kariöser Läsionen – Die Fissurenanatomie macht es unmöglich, vor dem Versiegeln auch die tiefsten Stellen zu säubern, so daß man immer eine mikrobielle Flora unterhalb der Versiegelung beläßt (Abb. 10-23). Auch ist die Diagnose einer frühen Karies schwierig, und aktive kariöse Prozesse werden oft unbewußt versiegelt.

Viele Studien haben sich damit beschäftigt, was geschieht, wenn die Karies auf diesem Weg versiegelt wird. Bei den meisten Experimenten wurde der Versiegler über offensichtlich kariöse Schmelz- oder Dentinläsionen aufgetragen, nach verschiedenen Beobachtungszeiträumen wieder entfernt und die entsprechenden Stellen klinisch und mit Hilfe mikrobiologischer Methoden untersucht. Die Beobachtungszeiträume beliefen sich auf bis zu fünf Jahre. Die Ergebnisse überzeugten dahingehend, daß Versiegler in der Lage sind, solche Läsionen zum Stillstand zu bringen.[26, 15] Die Anzahl lebensfähiger Bakterien wurde auf ein Minimum reduziert, und die Läsion veränderte sich in einen typisch trockenen, lederartigen und zum Stillstand gekommenen Prozeß.

Daher kann als Indikation für die Versiegelung die Kariesprävention intakter Fissuren angesehen werden, genauso aber auch die Hemmung initialer kariöser Läsionen. Über letztere Indikation kann man sich streiten, da viele Zahnärzte vor dem Versiegeln lieber das kariöse Gewebe entfernen (siehe nächster Abschnitt). Doch inwieweit eine Versiegelung über initialen kariösen Läsionen sicher ist, hängt zunächst einmal vom diagnostischen und technischen Standard ab. Wenn die Läsion klein ist und die klinische Vorgehensweise beim Auftragen des Versieglers strikt befolgt wird, besteht nur eine geringe Gefahr, daß die Läsion fortschreitet.

Therapeutische Versiegelungen

Den Ausdruck therapeutische Versiegelung verwendet man für die Behandlung früher kariöser Läsionen von Grübchen und Fissuren, wobei das kariöse Gewebe entfernt und diese Kavität mit einem Komposit gefüllt wird; alle Grübchen

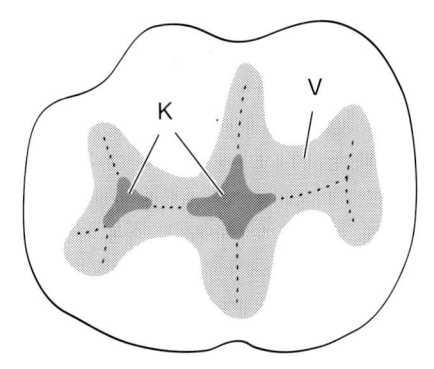

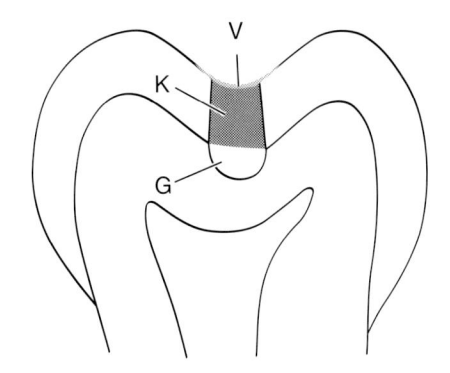

Abb. 10-25 Therapeutische Versiegelung; K = Kompositfüllung, G = Glasionomerzement, V = Versiegelung.

und Fissuren werden zusätzlich mit einem Versiegler bedeckt (Abb. 10-25). Der Sinn dieser Vorgehensweise liegt darin, bei Fällen mit begrenzten kariösen Läsionen möglichst zahnschonend vorzugehen.[33, 37]
Es wird nur die Fissuren- einschließlich jeglicher Dentinkaries mittels eines rotierenden Instrumentes entfernt. Mit langsam rotierenden Schleifkörpern kann man zahnschonender präparieren, als dies mit hochtourigen Geräten der Fall ist. Es wird nur soviel Schmelz entfernt, wie dies für einen Zugang notwendig ist. Man muß keine Unterschnitte präparieren, da die Retention auf der Schmelz-Ätz-Technik beruht. Der gesunde Anteil der Fissur wird nicht in die Präparation einbezogen. Wenn Dentin freigelegt ist, muß es mit einem biokompatiblen Material abgedeckt werden, zum Beispiel einem Kalziumhydroxidpräparat oder einem Glasionomerzement. Letzteres Material sollte man in normalen Kavitäten bevorzugen, da es sowohl an Dentin als auch am nachfolgenden Kompositmaterial haftet, wohingegen Kalziumhydroxidpräparate bei einer Caries profunda-Behandlung appliziert werden sollten. Nach dem Ätzen des Schmelzes wird die Kavität mit einer dünnen Schicht flüssigen Haftvermittlers (bonding) benetzt und mit einem Seitenzahnkomposit gefüllt. Um zu gewährleisten, daß alle benachbarten Grübchen und Fissuren versiegelt werden, wird schließlich die Okklusalfläche mit einem Versiegler bedeckt, der auf dem gleichen Typ Polymer basieren sollte wie das Seitenzahnkomposit. Wird ein lichthärtendes Material verwendet, erfolgt die Aushärtung nach jedem Schritt. In kleinen Kavitäten und bei Läsionen, die nur im Schmelz liegen, kann man zur Vereinfachung ein verdünntes Komposit als kombiniertes Füllungs- und Versieglungsmaterial verwenden.[33] Bei größeren Kavitäten mit Dentinkaries braucht man ein Füllungsmaterial mit verbesserten physikalischen Qualitäten, und dafür sind die Seitenzahnkomposite geeigneter.

Die therapeutische Versiegelung ist eine Alternative zur Amalgamfüllung. Die Hauptvorteile sind das zahnschonende Kavitätendesign und die ansprechendere Ästhetik. Man sollte jedoch bedenken, daß diese Technik Patientenmanagement und Feuchtigkeitskontrolle verlangt und daß diese Methode nicht eingesetzt werden sollte, wenn der Behandler diese Voraussetzungen nicht erfüllen kann.

Zitierte Literatur

1. Bille J, Thylstrup A. Radiographic diagnosis and clinical tissue changes in relation to treatment of approximal carious lesions. *Caries Res* 1982; **16**: 1 – 6.

2. Carvalho JC, Ekstrand KR, Thylstrup A. Dental plaque and caries on occlusal surfaces of first permanent molars in relation to stage of eruption. *J Dent Res* 1989; **68**: 773 – 9.

3. Dawson LR, Simon JF, Taylor PP. Use of amalgam and stainless steel restorations for primary molars. *J Dent Child* 1981; **48**: 420–2.

4. Edwardsson S. Bacteriological studies on deep areas of carious dentine. *Odontol Revy* 1974; 25: Suppl. **32**: 1 – 143.

5. Eriksson A-L, Paunio P, Isotupa K. Restoration of deciduous molars with ion-crowns: retention and subsequent treatment. *Proc Finn Dent Soc* 1988; **84**: 95 – 9.

6. Feasby WH, Ecclestone ER, Grainger RM. Nickel sensitivity in paediatric patients. *Pediatr Dent* 1988; **10**: 127 – 9.

7. Granath L-E. Photoelastic model experiments on Class II cavity restorations of dental amalgam. *Odontol Revy* 1965; 16: Suppl. **9**: 1 – 38.

8. Granath L-E. Operativ kariesterapi. In: *Nordisk lärobok i pedodonti*. 3. Aufl. Stockholm: Sveriges Tandläkarförbunds Förlagsförening u p a, 1976; 191 – 224.

8a. Granath L-E, Edlund J. The role of the pulpo-axial line angle in the origin of isthmus fracture. *Odontol Revy* 1968; **19**: 317 – 34.

9. Granath L, Holm A-K, Matsson L, Schröder U. Tidiga approximala kariesskador i permanenta tänder. Ett diagnostiskt och terapeutiskt problem? *Tandläkartidningen* 1985; 77: 68 – 72.

10. Granath L, Kahlmeter A, Matsson L, Schröder U. Progression of proximal enamel caries in early teens related to caries activity. *Acta Odontol Scand* 1980; **38**: 247 – 51.

11. Granath L, McHugh WD. The relation between preventive and operative dentistry. In: Granath L, McHugh WD, Hrsg. *Systematized prevention of oral disease: Theory and practice*. Boca Raton, Florida: CRC Press, 1986; 9 – 16.

12. Granath L, Svensson A. Elastic outward bending of loaded buccal and lingual premolar walls in relation to cavity size and form. *Scand J Dent Res* 1991; **99**: 1 – 7.

13. Gröndahl H-G, Hollender L, Malmcrona E, Sundquist B. Dental caries and restorations in teenagers. II. A longitudinal radiographic study of the caries increment of proximal surfaces among urban teenagers in Sweden. *Swed Dent J* 1977; **1**: 51 – 7.

14. Gröndahl H-G, Hollender L. Dental caries and restorations. IV. A six-year longitudinal study of the caries increment of proximal surfaces. *Swed Dent J* 1979; **3**: 47 – 55.

15. Handelman SL, Leverett DH, Espeland M, Curzon J. Retention of sealants over carious and sound tooth surfaces. *Community Dent Oral Epidemiol* 1987; **15**: 1 – 5.

16. Holm GB, Holst K, Mejàre I. The caries-preventive effect of a fluoride varnish in the fissures of the first permanent molar. *Acta Odontol Scand* 1984; **42**: 193 – 7.

17. Høffding J, Kisling E. Premature loss of primary teeth: I. The overall effect on occlusion and space in the permanent dentition. *J Dent Child* 1978; **45**: 279 – 83.

18. Høffding J, Kisling E. Premature loss of primary teeth: II. The specific effects on occlusion and space in the permanent dentition. *J Dent Child* 1978; **45**: 284 – 7.

19. Koch G. Effect of sodium fluoride in dentifrice and mouthwash on incidence of dental caries in schoolchildren. *Odontol Revy* 1967; **18**: Suppl. 12: 57 and 83.

20. Koch G, Petersson LG. Caries preventive effect of a fluoride-containing varnish (Duraphat®) after 1 year's study. *Community Dent Oral Epidemiol* 1975; **3**: 262 – 6.

21. Krasse M. Prosthetic rehabilitation in preschool children. *Odontol Revy* 1957; **8**: 37 – 56.

22. Mannerberg F. The incipient carious lesion as observed in shadowed replicas ('en face pictures') and ground sections ('profile pictures') on the same teeth. *Acta Odontol Scand* 1964; **22**: 343 – 63.

23. Mejàre I, Koch G, Axelsson P, Sundström F. Symposium om fissurförsegling. *Tandläkartidningen* 1983; **175**: 1015 – 32.

24. Mejàre I. Malmgren B. Clinical and radiographic appearance of proximal carious lesions at the time of operative treatment in young permanent teeth. *Scand J Dent Res* 1986; **94**: 19 – 26.

25. Mejàre I, Malmgren B. Clinical tissue changes in advanced proximal lesions related to age. *J Dent Res* 1987; **67**: 756 (ScADR Abstr. No. 29).

26. Mertz-Fairhurst EJ, Schuster GS, Fairhurst CW. Arresting caries by sealants: results of a clinical study. J Am Dent Assoc 1986; **112**: 194 – 7.

27. Modéer T, Twetman S, Bergstrand F. Three-year study of the effect of fluoride varnish (Duraphat) on proximal caries progression in teenagers. Scand J Dent Res 1984; **92**: 400 – 407.

28. Moreno EC, Zahradnik RT. Chemistry of enamel subsurface demineralization in vitro. J Dent Res 1974; **53**: 226 – 35.

29. Murray JJ, Winter GB, Hurst CP. Duraphat fluoride varnish. A 2-year clinical trial in 5-year-old-children. Br Dent J 1977; **143**: 11–7.

30. Möller B. Reaction of the human dental pulp to silver amalgam restorations. The modifying effect of treatment with calcium hydroxide. Acta Odontol Scand 1975; **33**: 233 – 8.

31. National Institutes of Health. Dental sealants in the prevention of tooth decay. NIH Consensus Development Conference Statement. J Dent Educ 1984; **48**: No. 2 suppl: 126 – 31.

32. Nielsen LA, Daugaard-Jensen J, Ravn JJ. En klinisk-radiologisk evaluering af praefabrikerede stålkroner. Tandlaegebladet 1978; **82**: 183 – 6.

33. Raadal M. Follow-up study of sealing and filling with composite resins in the prevention of occlusal caries. Community Dent Oral Epidemiol 1978; **6**: 176 – 80.

34. Raadal M. Fissurforsegling. Kariesprofylakse og terapi. Nor Tannlaegeforen Tid 1986; **96**: 51 – 8.

35. Rock WP. The effectiveness of fissure sealant resins. J Dent Educ 1984; **48**: No. 2 suppl: 27 – 31.

36. Rönnerman A, Thilander B. A longitudinal study on the effect of unilateral extraction of primary molars. Scand J Dent Res 1977; **85**: 362 – 72.

37. Simonsen RJ. Preventive resin restorations: three-year results. J Am Dent Assoc 1980; **100**: 535 – 9.

38. Socialstyrelsen. Kvicksilver/amalgam, hälsorisker. Rapport från socialstyrelsens expertgrupp med uppgift att utreda effekter av lågdosexponering för kvicksilver (With an English summary). Stockholm: Socialstyrelsen redovisar 1987: **10**.

39. Socialstyrelsen. Socialstyrelsens allmänna råd om diagnostik, registering och behandling av karies. Stockholm: SOSFS 1988: 30.

40. Socialstyrelsen. Val av tandfyllningsmateial för tuggytor. Stockholm: Meddelandeblad 1989: **8**.

41. Strand GV, Raadal M. The efficiency of cleaning fissures with an air-polishing instrument. Acta Odontol Scand 1988; **46**: 113 – 7.

42. ten Cate JM, Arends J. Remineralization of artifical enamel lesins in vitro. III. A study of the deposition mechanism. Caries Res 1980; **14**: 351 – 8.

43. Warfvinge J, Rozell B, Hedström K-G. Effect of calcium hydroxide treated dentine on pulpal responses. Int Endod J 1987; **20**: 183 – 93.

44. Wendt L-K, Koch G. Fissure sealant in permanent first molars after 10 years. Swed Dent J 1988; **12**: 181 – 5.

45. Ögaard B, Rölla G, Helgeland K. Uptake and retention of alkali soluble and alkali insoluble fluoride in sound enamel in vivo after mouthrinses with 0.05 % or 0.2 % NaF. Caries Res 1983; **17**: 520 – 4.

Kapitel 11

Endodontie

Diagnose des Zustandes der Pulpa
Heilung
Gewebereaktionen
Behandlung bei Eröffnung der Pulpa bei Milchzähnen und bleibenden Zähnen mit nicht abgeschlossenem Wurzelwachstum
Komplikationen

Endodontie in der Kinderzahnheilkunde bedeutet die Pulpabehandlung von Milchzähnen und jungen bleibenden Zähnen. Das Ziel bei Milchzähnen ist es, diese bis zur Exfoliation gesund und funktionell zu erhalten, oder zumindest so lange, wie sie für die Gebißentwicklung von Bedeutung sind. Die Behandlung junger bleibender Zähne zielt darauf ab, eine – wenn möglich – kontinuierliche Wurzelentwicklung aufrechtzuerhalten und den Zahn innerhalb der Zahnreihe funktionell zu stabilisieren. Die Endodontie in der Kinderzahnheilkunde hat ihre eigenen Charakteristika, welche besondere Vorgehensweisen und Überlegungen verlangen.
Psychologische, medizinische, kieferorthopädische oder kariologische Faktoren können Therapiewahl und Wundverbände beeinflussen. Die Behandlung von Milchzähnen ist normalerweise auf vitale Pulpen beschränkt, entweder indem man die Pulpawunde direkt abdeckt oder indem man ein Pulpenhorn oder die gesamte koronale Pulpa entfernt. Der Zustand des belassenen Gewebes sollte normal oder nahezu normal sein, da kein Medikament irgendeinen Heilungseffekt auf chronisch entzündetes Pulpagewebe ausübt. Deshalb hängt die erfolgreiche Behandlung von einer korrekten Pulpendiagnostik ab. Man muß differenzieren, und zwar nicht nur zwischen vitaler und devitaler Pulpa, sondern auch zwischen gesundem und entzündetem Pulpengewebe sowie zwischen partieller und totaler chronischer Pulpitis. Traumen junger bleibender Zähne verlangen eine spezielle Herangehensweise, sowohl was das Erkennen einer Pulpanekrose als auch die Wurzelbehandlung des noch unreifen Zahnes betrifft.

Diagnose des Zustandes der Pulpa

Wenn die Pulpa durch ein Trauma oder akzidentell während einer Kavitätenpräparation freigelegt wird, so kann sie als gesund angesehen und durch entsprechende Behandlung gesund erhalten werden.
Der Karies ausgesetzte Pulpen sind im-

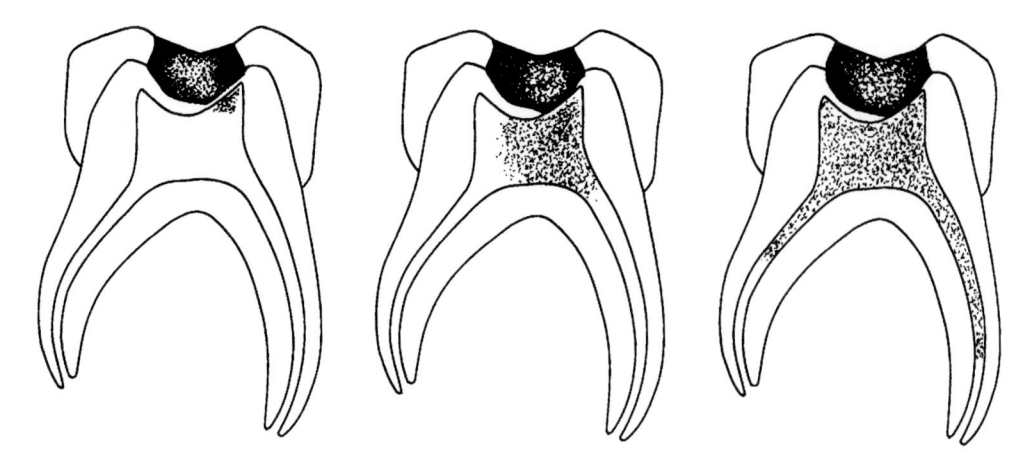

Abb. 11-1 Ausdehnung einer chronischen Entzündung in der Pulpa infolge tiefer Karies (links), koronaler (Mitte) und totaler chronischer Pulpitis (rechts).

mer partiell oder total chronisch entzündet, oder sie sind nekrotisch.
Pulpen, deren apikale Gefäße verletzt sind, werden manchmal nekrotisch.
Aufgrund unzureichender Kommunikation können beim kindlichen Patienten diagnostische Probleme auftreten. Desweiteren können Milchzähne, bei denen klinisch keine Pulpitis festgestellt wurde und die ohne subjektive Symptome sind, trotzdem tiefgreifende Pulpaveränderungen aufweisen.
Eine korrekte Diagnose kann besonders bei Pulpen schwierig sein, die durch Karies verändert sind. Daher sollte eine sehr sorgfältige Untersuchung erfolgen, die alle anamnestischen, klinischen und röntgenologischen Informationen einbezieht. In den meisten Fällen dürfte dies eine genaue Diagnose erlauben. In Tabelle 11-1 sind die zu berücksichtigenden Faktoren dargestellt. Die Diagnose *partielle chronische Pulpitis* bei einer durch Karies veränderten Pulpa trifft zu, wenn keine Symptome oder Anzeichen einer totalen chronischen Pulpitis vorliegen. Diese diagnostischen Kriterien sind in Tabelle 11-2 aufgelistet. Gibt es negative/fragliche Symptome, so lautet die Diagnose *totale chronische Pulpitis* (Tabelle 11-2). In einer Studie konnte zwischen der klinisch-röntgenologischen Einschätzung und den histologischen Befunden eine Übereinstimmung von 80% erreicht werden.[19]

Im allgemeinen sind die diagnostischen Kriterien für Milchzähne und bleibende Zähne dieselben. Jedoch kann ein junger bleibender Zahn, der ein gut vaskularisiertes periapikales Gewebe besitzt, sowohl mit Entzündungen als auch mit Traumen besser fertig werden.

Eine *partielle* oder *totale Nekrose* kann Folge einer unbehandelten Karies, einer Karies infolge einer Invagination des Schmelzes oder einer traumatisch geschädigten Pulpa sein.

Eine Kolliquationsnekrose, die man nach einer Infektion beobachten kann, verursacht starke Irritationen des angrenzenden Gewebes mit der Folge einer apikalen Parodontitis oder einer externen

Tabelle 11-1
Faktoren, die bei der klinischen Diagnose der Pulpenverhältnisse zu beachten sind.

Anamnese

Schmerz, kurz andauernd oder persistierend, ausgelöst durch Kälte, Wärme oder Süßes beim Kauen, bzw. plötzlicher Schmerz während der Nacht
Empfindlichkeit
Schlechter Geschmack oder fauliger Geruch aus dem Mund
Früheres Trauma im Kiefer-, Gesichtsbereich
Allgemein- und zahnmedizinische Anamnese

Status präsens

Schwellung, Fistel, Sensibilität
Empfindlichkeit auf Palpation und Perkussion
Gesteigerte Beweglichkeit des Zahnes
Verlust der Randleiste, Füllungsfraktur, -verlust oder alte Füllung
Lage und Ausdehnung einer Pulpenfreilegung

Tabelle 11-2
Diagnostische Kriterien für die Unterscheidung einer partiellen (koronalen) und totalen Pulpitis.

Diagnostische Faktoren	Diagnostische Kriterien für eine chronische Pulpitis	
	koronal	total
Beweglichkeit	+	–
Klopfempfindlichkeit	+/–	–
Sensibilität	+	+
Röntgen	+	–
Lage der Eröffnung	koronal	koronal/ zervikal
Blutung	+	–
Zahnschmerz	+/–	–

+ = normal / positiver diagnostischer Faktor
– = pathologisch / negativer diagnostischer Faktor

Wurzelresorption. Die Nekrose kann sich auch nach der Luxation eines Zahnes entwickeln, bei der die apikale Blutversorgung beeinträchtigt oder unterbrochen wurde.
Eine plötzliche Unterbrechung der Blutversorgung der Pulpa führt zu einem Pulpeninfarkt, zu einer Koagulationsnekrose, die im Gegensatz zur Kolliquationsnekrose nur leichte Irritationen verursacht. Ein solch nekrotisches Pulpagewebe kann dadurch wiederhergestellt werden, daß Gewebe einwächst, das schließlich mineralisiert wird. Dieser Typ der Nekrose kann sowohl bei Milchzähnen wie auch bei bleibenden Zähnen beobachtet werden.
Klinisch zeigt gewöhnlich der devitale Zahn keine Sensibilität. Gräuliche Farbänderungen unterstützen die Diagnose einer pulpalen Nekrose. Röntgenbilder geben wichtige Hinweise; oft ist mehr als nur eines notwendig. Erweiterte Parodontalspalten mit einer diffus umsäumten oder unterbrochenen Knochenkortikalis sind röntgenologisch sichtbare pathologische Veränderungen, die auf eine nekrotische Pulpa hinweisen. Weitere röntgenologische Zeichen sind die fehlende Verengung des Pulpenlumens, verglichen mit früheren Befunden und/oder das stagnierende Wurzelwachstum eines unreifen Zahnes.
Bei Luxationen mit Pulpanekrose kann man eine externe Wurzelresorption mit Osteolyse beobachten. Die Ursache ist meist eine Reizung des verletzten Parodontiums durch das nekrotische Pulpengewebe.

11 Endodontie

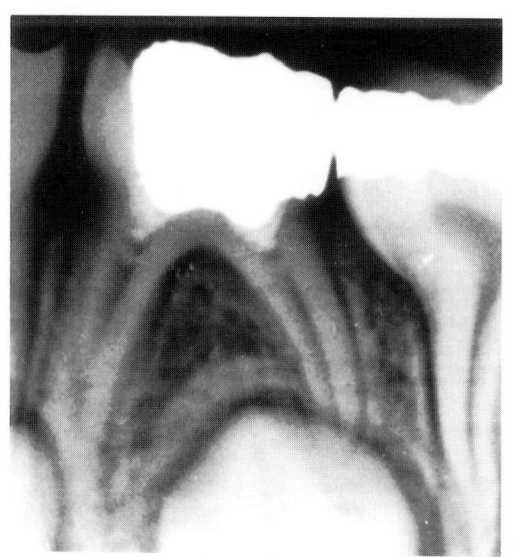

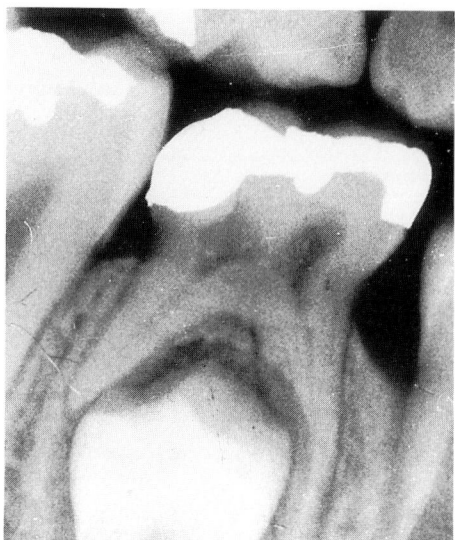

Abb. 11-2 Klinisch erfolgreiche koronale Amputation (links) und partielle Amputation (rechts). Hartgewebsbildung in der Grenzschicht zur Pulpa und keine pathologischen periradikulären Prozesse.

Heilung

Klinisch ist dann eine Pulpa als ausgeheilt zu betrachten, wenn weder klinische noch röntgenologische Anzeichen eines pathologischen Prozesses festzustellen sind, was aber noch nicht bedeutet, daß die Restpulpa wirklich gesund ist. Biologisch gesehen ist das *Kriterium der Heilung, daß in der Restpulpa weder chronisch entzündetes Gewebe noch nekrotisches Gewebe vorhanden ist*. Voraussetzungen für die Heilung sind: eine gesunde Restpulpa, eine behutsames Vorgehen des Behandlers, eine korrekte Wundbehandlung, ein geeigneter Wundverband sowie die wirksame Verhinderung einer Sekundärinfektion der Pulpa.
Bedroht wird die Heilung der Pulpa in erster Linie durch eine bakterielle Kontamination und Infektion. Die Bildung einer Hartgewebsbarriere stellt einen Hinweis auf Wundheilung dar. Dies ist jedoch nicht notwendigerweise dasselbe wie eine Heilung der Restpulpa. Deshalb muß man zwischen der Wundheilung als solche und der Heilung möglicher entzündlicher Veränderungen in der Restpulpa unterscheiden (Abb. 11-2).

Gewebereaktionen

Amputationstechnik

Empfohlen wird eine Technik, bei der man hochtourige Diamantschleifkörper verwendet, die mit steriler Kochsalzlösung gekühlt werden, um nicht die vitale

Pulpa zu kauterisieren. Für die Restpulpa hat sich diese Vorgehensweise experimentell und klinisch als fast atraumatisch erwiesen (Abb. 11-3).

Wundbehandlung – vitale Pulpa

In experimentellen wie auch klinischen Studien[18,20] zeigte sich, daß geronnenes Blut zwischen der Wunde und dem Wundverband signifikant die Heilung der Pulpa beeinträchtigt und auch eine chronische Entzündung der Restpulpa induzieren kann. Die Erklärung hierfür könnte sein, daß das Koagulum als bakterieller Nährboden fungiert und dadurch Entzündungen induzieren oder verstärken kann.

Daher sollte die Wunde ständig behutsam mit steriler Kochsalzlösung gespült werden, um eine Blutstillung mit einer sauberen Wunde ohne extrapulpales Blutkoagulum zu erreichen (Abb. 11-4). Wenn die Blutung andauert, kann die Beimischung von Kalziumhydroxid zur Kochsalzlösung die Blutstillung beschleunigen.

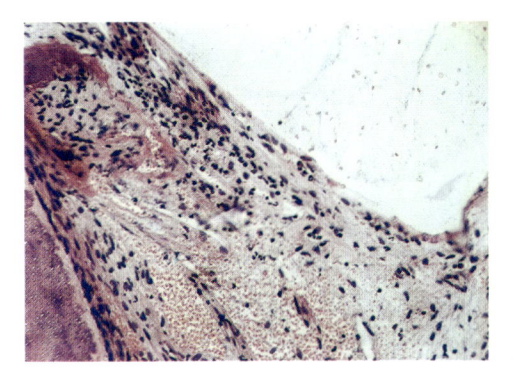

Abb. 11-3 Atraumatische Pulpenamputationswunde, erzeugt durch einen runden Diamanten bei hoher Umdrehungszahl und ständiger Berieselung mit steriler Kochsalzlösung.

Wundverband – vitale Pulpa

Der Wundverband sollte keine bleibenden pathologischen Veränderungen der Restpulpa induzieren, sondern sollte sie im günstigsten Fall dadurch schützen, daß die Bildung einer Hartgewebsbarriere induziert wird. Kalziumhydroxid ist hierfür ein geeigneter Wundverband.

Kalziumhydroxid – Kalziumhydroxid ist stark alkalisch mit einem pH-Wert von etwa zwölf, was zunächst die Pulpa chemisch schädigt. Die initiale Ätzwirkung des Kalziumhydroxids auf die freigelegte Pulpa führt zu einer oberflächlichen Dreischichtennekrose, wobei zum vitalen Pulpagewebe hin eine Koagulationsnekrose vorliegt.

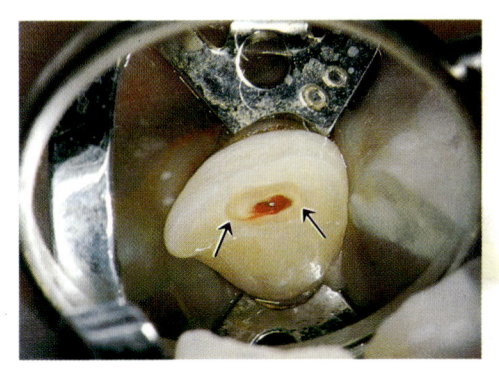

Abb. 11-4 Klinisches Bild einer amputierten Pulpa, die Blutung steht. Zu beachten ist, daß die Amputation das umgebende Dentin mit einbezieht.

Die Koagulationsnekrose verursacht eine leichte Reizung und stimuliert die Pulpa, sich zu verteidigen und zu regenerieren. Die Gewebeantwort ist für verletztes Bindegewebe charakteristisch. Um das irritierende Agens zu kontrollieren und zu eliminieren, antwortet das

Gewebe zunächst mit einer vaskulären und entzündlichen Reaktion. Danach folgt der Reparaturprozeß mit Zellproliferation und Bildung von neuem Kollagen. Wenn die Pulpa vom irritierenden Agens durch das zunächst knochenähnliche Gewebe getrennt ist, differenzieren sich Odontoblasten und das neu gebildete Gewebe übernimmt die Aufgabe von Dentin; somit ist die Funktion der Pulpa wiederhergestellt.[21] Die Mineralisation der Barrierezone beginnt mit einer dystrophischen Kalzifikation der nekrotischen Schicht, was in dem neu gebildeten Kollagen zu einer Ablagerung von Mineralstoffen führt (Abb. 11-5). Bei Verwendung von aushärtenden Kalziumhydroxidpräparaten wurde eine geringere Hartgewebsbildung beobachtet, wenn sie in direkten Kontakt zur Pulpa gebracht werden. Dies deutet darauf hin, daß deren Ätzwirkung auf pulpales Gewebe geringer ist als jene durch *reines* Kalziumhydroxid. Dieser Unterschied mag in einem unterschiedlichen pH-Wert und einer geringeren Freisetzungsrate der Hydroxylionen begründet sein.

Die Pulpareaktion auf das Kalziumhydroxid kann nicht als spezifisches Charakteristikum des Medikamentes betrachtet werden, sondern eher als Reaktion auf eine leichte Reizung. Es ist deshalb sehr wahrscheinlich, daß jedes Medikament oder jede operative Technik, die denselben leichten Reizungsgrad induzieren kann, ähnliche Reaktionen des Pulpagewebes hervorruft. Dies wurde in experimentellen Studien gezeigt, bei denen andere Überkappungsmaterialien verwendet wurden.[8]

Die Bildung einer Hartgewebsbarriere als Kriterium der Wundheilung muß in einem Organ wie der Pulpa, dem ja das Epithel fehlt, was normalerweise zur Heilung beiträgt, als günstig angesehen

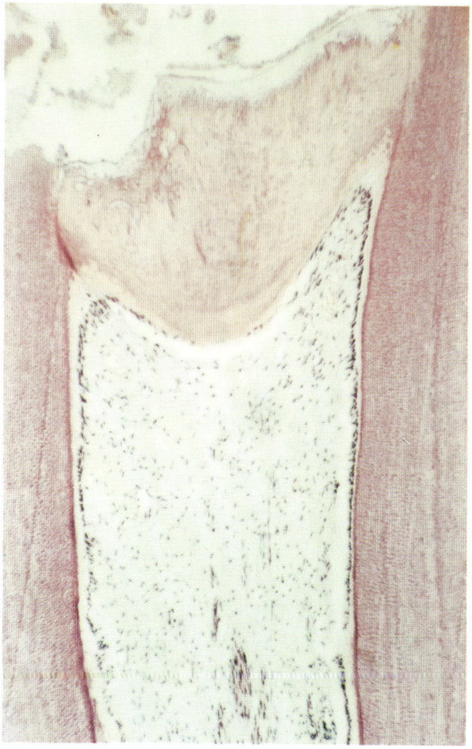

Abb. 11-5 Heilung einer Amputationswunde, Bildung einer Hartgewebsschicht nach Amputation und direkter Überkappung mit Kalziumhydroxid.

werden. Selbst wenn die Hartgewebsbarriere nicht vollständig ist, verleiht sie doch der Wunde mechanischen Schutz und ist deshalb klinisch besonders wichtig.

Da die Wirkung des Kalziumhydroxids auf Pulpengewebe darauf beschränkt ist, eine Hartgewebsbildung zu induzieren, sollte es nur in Fällen einer klinisch gesunden Restpulpa verwendet werden. Das Hauptziel muß darin bestehen, einen biologischen Wundverband zu wählen; doch bei Milchzähnen muß man manchmal Ausnahmen machen. Für Milchzähne, die für die Gebißentwick-

Gewebereaktionen

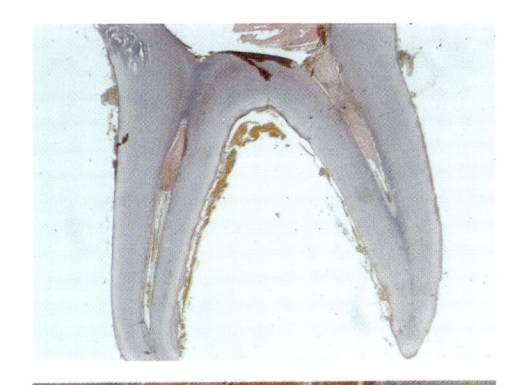

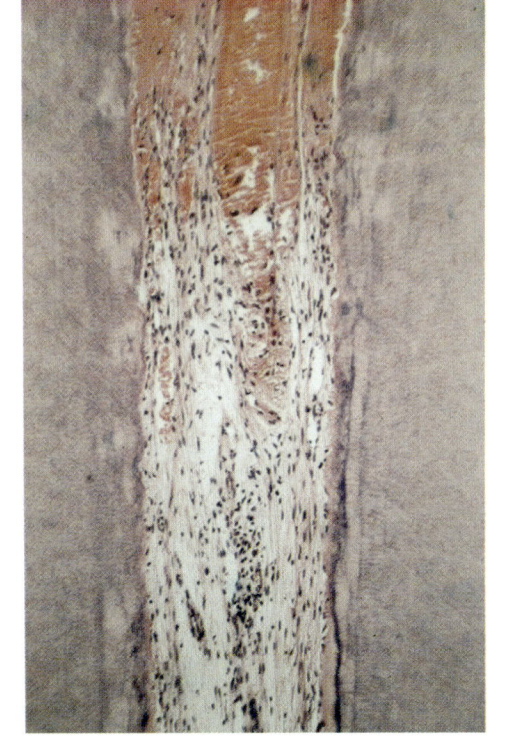

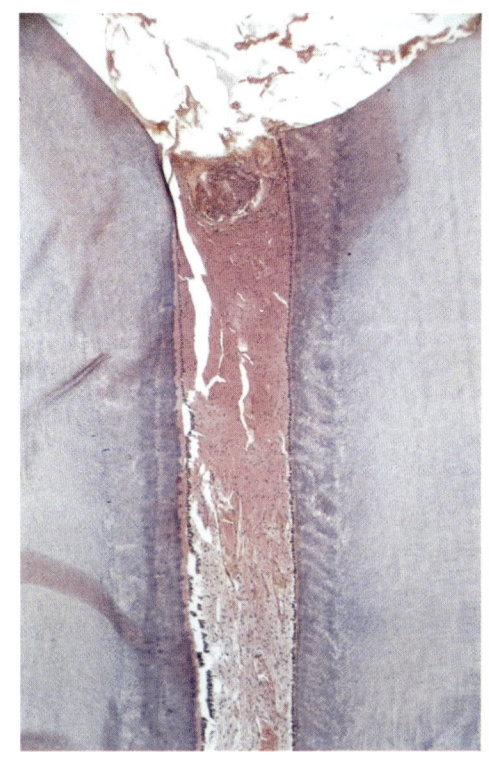

Abb. 11-6 Histologisches Bild eines amputierten Milchmolaren, überkappt mit Formokresol, klinisch ohne pathologische Symptome (links oben); devitalisiertes (fixiertes) Pulpengewebe, bei dem eine zelluläre Differenzierung nicht mehr möglich ist (rechts); Schicht zwischen devitalisiertem und chronisch entzündeten Wurzelpulpengewebe (links unten).

lung besonders wichtig sind, deren pulpaler Zustand aber nicht die Kriterien einer partiellen chronischen Pulpitis erfüllt, müssen andere Wundverbände und endodontische Therapien gewählt werden. Diese können eine Devitalisierung der Restpulpa oder eine Pulpektomie und Füllung der Wurzelkanäle mittels eines resorbierbaren Materials sein.

Formokresol – Der devitalisierende Stoff im Formokresol ist das Formaldehyd. Die wäßrige Lösung des Gases Formaldehyd wird in histologischen Studien für die Gewebsfixierung verwendet, da es keine Koagulation des Gewebes hervorruft, was bedeutet, daß das Gewebe seine Struktur behält. Denselben Vorgang kann man *in vivo* beobachten.

Es zeigte sich, daß der Penetrationsgrad von Formokresol dosis- und zeitabhängig ist.[15] Klinisch-histologische Untersuchungen haben jedoch gezeigt, daß dieses Medikament öfter chronische Entzündungen oder sogar partielle Nekrosen der Restpulpa hervorruft[16] (Abb. 11-6). Bei Tierstudien stellte man eine systemische Absorption des Formaldehyds fest. Es hat bekanntermaßen ein immunogenes, toxisches, mutagenes und karzinogenes Potential, was es als Wundverband bei Milchzähnen als bedenklich erscheinen läßt.[13]

Es gibt verschiedene Therapieformen, bei denen die Dauer der Applikation und die Konzentration des Medikamentes verändert werden. Trotz der histologisch beobachteten Gewebereaktionen verursacht die Formokresolbehandlung in den folgenden zwei bis drei Jahren sehr selten subjektive oder objektive Symptome.

Zusammenfassend kann man sagen, daß formaldehydhaltige Medikamente nicht die Heilung in einem biologischen Sinn fördern, sondern pathologische Veränderungen der Restpulpa hervorrufen. Die Anwendung von formaldehydhaltigen Wundverbänden sollte deshalb zurückhaltend gehandhabt werden.

Glutaraldehyd – Glutaraldehyd wurde als Ersatz für Formokresol vorgeschlagen. Es wurde über ähnliche Gewebereaktionen und klinische Ergebnisse berichtet.[9] Aufgrund seiner chemischen Struktur – es ist ein größeres Molekül – kann es schlechter diffundieren, aber höchstwahrscheinlich besitzt es ähnliche Nachteile bezüglich seines immunogenen, toxischen, mutagenen und karzinogenen Potentials wie formaldehydhaltige Medikamente.

Zinkoxideugenol – Zinkoxideugenol wurde als Wundverband für die koronale Pulpotomie bei Milchzähnen verwendet. Dabei sind klinisch-röntgenologisch günstige Ergebnisse erzielt worden. Histologische Studien[14] zeigten jedoch chronische Entzündungen, interne Resorptionen und auch Pulpanekrosen (Abb. 11-7). Das Medikament ist für Milchzähne kein idealer Wundverband, doch kann es bei Pulpektomien verwendet werden.

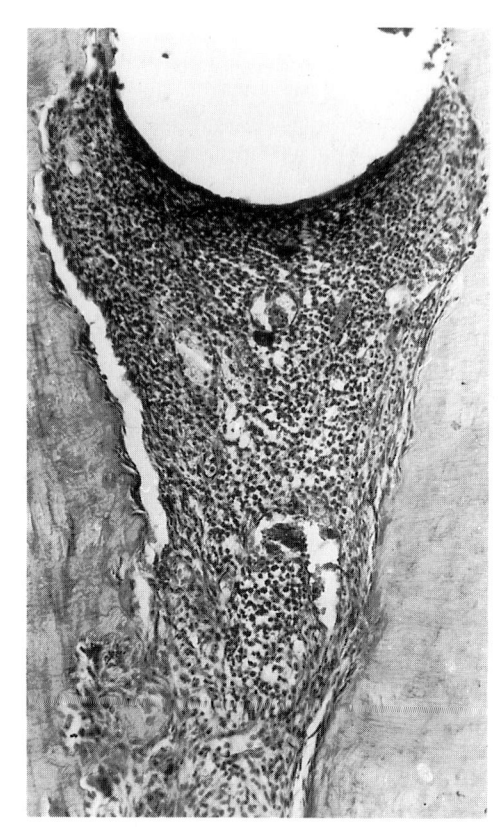

Abb. 11-7 Chronisch entzündete Pulpa nach Amputation und Überkappung mit Zinkoxideugenolzement.

Im folgenden werden die verschiedenen Therapieformen bezüglich Zustand der Pulpa und des Gebisses diskutiert, wie auch bezüglich der ätiologischen Faktoren Karies und Trauma.

Behandlung bei Eröffnung der Pulpa bei Michzähnen und bleibenden Zähnen

Therapie	Indikation
Schrittweise Exkavation	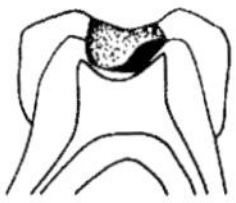 Tiefe kariöse Läsion. Das kariös erweichte Gewebe geht bis nahe an die Pulpa, aber erreicht sie nicht. Keine klinischen und röntgenologischen Zeichen einer Pulpitis.
Direkte Überkappung	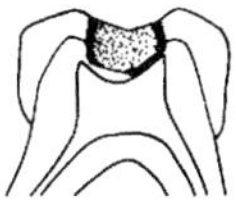 Akzidentelle kleine Eröffnung einer gesunden Pulpa während der Präparation oder nach Trauma. Geringe oder keine Kontamination des eröffneten Bereichs.
Partielle Pulpotomie	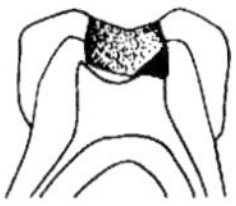 Akzidentelle Eröffnung – gesunde Pulpa. Karies bis zur Pulpa – partielle chronische Pulpitis.
Pulpotomie	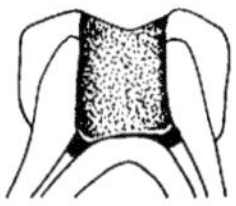 Karies bis zur Pulpa – partielle /totale chronische Pulpitis.

Abb. 11-8 Endodontie im Milchgebiß.

Behandlung bei Eröffnung der Pulpa bei Michzähnen und bleibenden Zähnen mit nicht abgeschlossenem Wurzelwachstum

Definitionen

Das schrittweise Exkavieren wird bei Zähnen mit tiefen kariösen Läsionen aber ohne Pulpitissymptomen angewendet. Nach Entfernen des Hauptteils der kariösen Substanz wird das demineralisierte Dentin mit Kalziumhydroxid abgedeckt und der Zahn provisorisch gefüllt. Das schrittweise Exkavieren ist nicht gleichzusetzen mit der indirekten Überkappung, bei der kariöse Substanz ständig unter der Füllung belassen wird.

Direkte Pulpenüberkappung bedeutet, daß das Pulpagewebe nicht entfernt wird, sondern die freigelegte Pulpa lediglich mit einem Überkappungsmittel bedeckt wird.

Partielle Pulpotomie bedeutet das Entfernen eines oberflächlichen Teils der koronalen Pulpa, das heißt, die Wundfläche liegt in der koronalen Pulpa.

Pulpotomie, Vitalamputation, bedeutet das Entfernen der koronalen Pulpa; die Wundflächen liegen im Bereich der Wurzelkanaleingänge (Abb. 11-8).

Pulpektomie bedeutet Entfernung des Hauptteils der Pulpa. Die Wundfläche liegt im apikalen Teil des Wurzelkanals, 1 bis 2 mm entfernt vom apikalen Foramen.

Wurzelkanalbehandlung bedeutet die Behandlung von Zähnen mit nekrotischer Pulpa.

Milchgebiß

Zunächst sollte der Wert des Zahnes festgelegt werden. Der Zustand der Pulpa bestimmt die Wahl der endodontischen Behandlung.

Die direkte Pulpenüberkappung sowie die partielle oder totale Pulpotomie sind die häufigsten endodontischen Therapien. Die Pulpektomie wird seltener durchgeführt, weil die Aufbereitung und das Füllen der Wurzelkanäle ohne Verletzung des darunterliegenden Zahnkeimes schwierig ist.

Die gesunde Pulpa – Die Freilegung einer gesunden Pulpa kann akzidentell während der Exkavation einer tiefen Karies auftreten. Um eine akzidentelle Pulpaeröffnung bei symptomlosen Zähnen zu vermeiden, kann die Karies schrittweise exkaviert werden. Das gesamte erweichte kariöse Dentin wird entfernt, der Boden der Kavität mit Kalziumhydroxid abgedeckt und die Kavität mit einer provisorischen Füllung verschlossen, zum Beispiel IRM. Nach vier bis sechs Monaten wird die Kavität wieder eröffnet, das restliche kariöse Dentin entfernt und der Zahn definitiv gefüllt. Während dieses Zeitraums kann sich auf der Seite des Kavitätenbodens, die der Pulpa zugewandt ist, Sekundärdentin bilden, wodurch beim Entfernen des restlichen kariösen Dentins das Risiko einer akzidentellen Freilegung vermindert wird.

Eine gesunde Pulpa – gesund in dem Sinne, daß vermutlich das Pulpengewebe nicht chronisch entzündet ist – kann bei akzidenteller und traumatischer Freilegung der Pulpa ein Kandidat für eine endodontische Behandlung sein. In solchen Fällen ist die direkte Überkappung mit Kalziumhydroxid oder die partielle Pulpotomie die Therapie der Wahl.

Die direkte Überkappung der Pulpa ist bei minimaler mechanischer Freilegung indiziert, während die partielle Pulpotomie dann erfolgen sollte, wenn eine Kontamination mit infektiösem Material oder eine intrapulpale Blutung beobachtet wird. Das Wundgebiet kann dann besser kontrolliert werden, wenn man es in einen gesunden Gewebebereich legt. Beide Therapien zeigten klinisch und röntgenologisch eine günstige Prognose, mit einer Erfolgsrate von etwa 80 %. Die Vorgehensweise bei der partiellen Pulpotomie ist im Anhang 11-1 dargestellt.

Traumatische Pulpaeröffnungen der Milchschneidezähne sind selten. Eventuell kann eine partielle Pulpotomie durchgeführt werden. Da der Wert der Schneidezähne für die Gebißentwicklung beschränkt ist, wird die Extraktion oft die Therapie der Wahl sein.

Partielle chronische Pulpitis – Bei Milchzähnen, bei denen aufgrund von Karies die Pulpa freigelegt ist, und bei denen eine partielle chronische Pulpitis diagnostiziert wird, ist eine partielle Pulpotomie die Therapie der Wahl. Die Prognose einer koronalen Pulpotomie von Milchmolaren mit partieller chronischer Pulpitis ist weniger günstig als für eine partielle Pulpotomie: Erfolgsraten von 67% gegenüber 83% werden angegeben.[20,22]

Die Gründe hierfür können unterschiedlich sein. Das histologische Bild einer partiellen chronischen Pulpitis zeigt in den meisten Fällen, daß die chronische Entzündung auf den Bereich beschränkt ist, der an die eröffnete Stelle grenzt. Da zudem die partielle Pulpotomie keine großen Gefäße einbezieht, ist die Blutung leichter zu kontrollieren, wodurch eher ein extrapulpales Blutkoagulum vermieden wird.

Bei Fällen, in denen einige Symptome für eine koronale und einige für eine totale Pulpitis sprechen, muß die Wundfläche tiefer in die Wurzelpulpa gelegt werden, oder man muß eine Pulpektomie erwägen. Auch in diesem Fall kann man Kalziumhydroxid als Wundverband bzw. provisorisches Wurzelfüllmaterial verwenden. Die Prognose kann als günstig bezeichnet werden. Die Vorgehensweise bei der Pulpotomie ist im Anhang 11-2 dargestellt.

Totale chronische Pulpitis – Wenn der Zahn für die okklusale Entwicklung sehr wertvoll ist, kann man eine Pulpotomie versuchen. Kalziumhydroxid kann nicht appliziert werden, weil es, wie im übrigen auch andere Medikamente, keinen Heilungseffekt auf eine chronisch entzündete Pulpa hat.
Die Wurzelpulpa kann mit Formokresol bzw. Glutaraldehyd devitalisiert werden, doch sollten die Indikationen hierfür sehr eng gefaßt sein. Man sollte sich auch der schädlichen Nebenwirkungen dieses Medikamentes erinnern. Sofern eine andere Therapie indiziert ist, sollten Formokresol und Glutaraldehyd vermieden werden.
Von einigen Autoren wird Zinkoxideugenol empfohlen, das aber auch Entzündungen hervorruft. Dieses Medikament kann aber dabei helfen, den Zahn lange genug zu erhalten, um Komplikationen in der Stützzone zu vermeiden.
Ein Molar mit einer totalen chronischen Pulpitis sollte jedoch lieber pulpektomiert werden. Als Wurzelfüllungsmaterial verwendet man eine resorbierbare Paste, zum Beispiel Kalziumhydroxid.
Auch sollte in Betracht gezogen werden, einen Milchmolaren mit einer totalen Pulpitis zu extrahieren und für die Zahnlücke einen Platzhalter anzufertigen.

Pulpennekrose – In Skandinavien werden im allgemeinen Milchzähne mit nekrotischen Pulpen extrahiert und wenn es aus orthodontischen Gründen notwendig erscheint, wird ein Platzhalter eingesetzt. Aus biologischer Sicht gibt es für nekrotische Milchzähne keine wirklich vernünftige endodontische Behandlung. Eine der Schwierigkeiten dabei ist, daß die Aufbereitung der Wurzelkanäle eines Milchzahnes immer das Risiko in sich birgt, direkt oder indirekt den bleibenden Zahnkeim zu schädigen. Dies trifft besonders für Milchmolaren zu, deren Wurzelkanäle bandförmig und gekrümmt sind. Eine zweite Schwierigkeit besteht darin, ein Wurzelfüllmaterial zu finden, das schrittweise mit der physiologischen Resorption des Zahnes resorbiert wird. Hierfür wird eine Kalziumhydroxidpaste empfohlen. Bei Nichtanlage eines zweiten Prämolaren sollte man die Kanäle konventionell mit Guttapercha füllen.
Einen Milchzahn mit einer nekrotischen Pulpa unbehandelt zu lassen, vielleicht aus dem vagen Wunsch der Platzerhaltung heraus, ist ein Kunstfehler. Kein orthodontisches Prinzip kann an dem Grundsatz rütteln, daß eine Pulpennekrose entweder eine Wurzelkanalbehandlung oder die Extraktion des Zahnes erfordert.

Bleibendes Gebiß

Der Inhalt dieses Abschnittes wird sich auf die Behandlung bleibender Zähne mit nicht abgeschlossenem Wurzelwachstum konzentrieren, deren Pulpa durch Karies oder Trauma freigelegt ist.
Nach dem Durchbruch des Zahnes setzt sich am apikalen Teil der Wurzel das Wachstum für mindestens drei Jahre fort. Während dieser Zeit ist das apikale Foramen weit offen, was für eine gute Kommunikation zwischen Pulpengewebe und Parodontium und damit auch für eine zufriedenstellende Blutver-

sorgung der Pulpa sorgt. Für eine mögliche Heilung der Pulpa sind dies günstige Bedingungen. Jedoch birgt jede Verletzung der epithelialen Wurzelscheide die Gefahr in sich, daß das Wurzelwachstum gehemmt wird. Das Entfernen des Wurzelgewebes führt ebenfalls zu einem sofortigen Stillstand der Dentinbildung, wodurch im entsprechenden Bereich die natürliche Verengung der Pulpenkavität unterbleibt. Dies bedeutet eine reduzierte Widerstandskraft des Zahnes und im Falle eines Traumas ein erhöhtes Frakturrisiko.

Gesunde Pulpa – Bei bleibenden Zähnen mit nicht abgeschlossenem Wurzelwachstum sind die Indikationen für ein schrittweises Exkavieren dieselben wie bei Milchzähnen.

Eine direkte Überkappung mit Kalziumhydroxid kann bei bleibenden Zähnen mit geringer akzidenteller Pulpeneröffnung durchgeführt werden. Die Kavität sollte sofort mit einer definitiven Füllung verschlossen werden, um eine Kontamination von der Mundhöhle her und damit eine Infektion der Wunde zu vermeiden. Unter diesen Umständen hat erwiesenermaßen die direkte Überkappung sowohl klinisch als auch röntgenologisch eine hohe Erfolgsrate; sie liegt nach fünf Jahren bei 82%.[12]

Wenn aufgrund von Randundichtigkeiten die Gefahr einer Wundinfektion besteht, sollte man eine partielle Pulpotomie bevorzugen, da diese Methode einen wirkungsvolleren Verschluß für den überkappten Pulpenbereich bietet. Das Vorgehen ist im Anhang 11-1 beschrieben.

Vitale, von Karies betroffene Pulpen – Junge bleibende Zähne mit partieller oder auch totaler chronischer Pulpitis und nicht abgeschlossenem Wurzelwachstum werden pulpotomiert; Kalziumhydroxid dient als Wundverband. Das Vorgehen ist im Anhang 11-2 beschrieben. Man kann zunächst eine partielle Pulpotomie versuchen. Wenn die Blutung jedoch schwer zu kontrollieren ist, so kann die Entzündung der Pulpa schon weiter als erwartet fortgeschritten sein, was eine tiefere Amputation der Pulpa erforderlich macht. Die Wundfläche sollte im gesunden Pulpagewebe liegen.

Aufgrund der günstigen arteriovenösen Versorgung kann eine Heilung auch bei Pulpen mit totaler chronischer Pulpitis erwartet werden: das Wurzelwachstum geht weiter, und die Wurzelkanäle verengen sich.

Eine koronale Pulpotomie bleibender Molaren mit nicht abgeschlossenem Wurzelwachstum, bei denen zum Zeitpunkt der Behandlung eine chronische Pulpitis vorlag, kann oft jedoch zu einer Obliteration der Wurzelkanäle führen. Dadurch ist eine zukünftige endodontische Behandlung sehr erschwert. Die Pulpotomie junger bleibender Zähne sollte daher nur als vorübergehende Behandlung betrachtet werden. Sobald die Wurzeln voll ausgebildet sind und sich das Wurzelkanallumen auf seine normale Größe verengt hat, sollte die Pulpektomie erfolgen. Es ist zweckmäßig, die zu erwartende Wurzellänge des Zahnes vor der Behandlung abzuschätzen. Wenn die Wurzeln oder auch nur eine Wurzel vollständig entwickelt sind, ist die Pulpektomie die Therapie der Wahl. Kalziumhydroxid wird als vorübergehendes Wurzelfüllmaterial verwendet und später durch Guttapercha ersetzt.

Die Pulpotomie und die Überkappung mit Kalziumhydroxid sind bei bleibenden Zähnen mit nicht abgeschlossenem Wurzelwachstum erfolgreiche Behand-

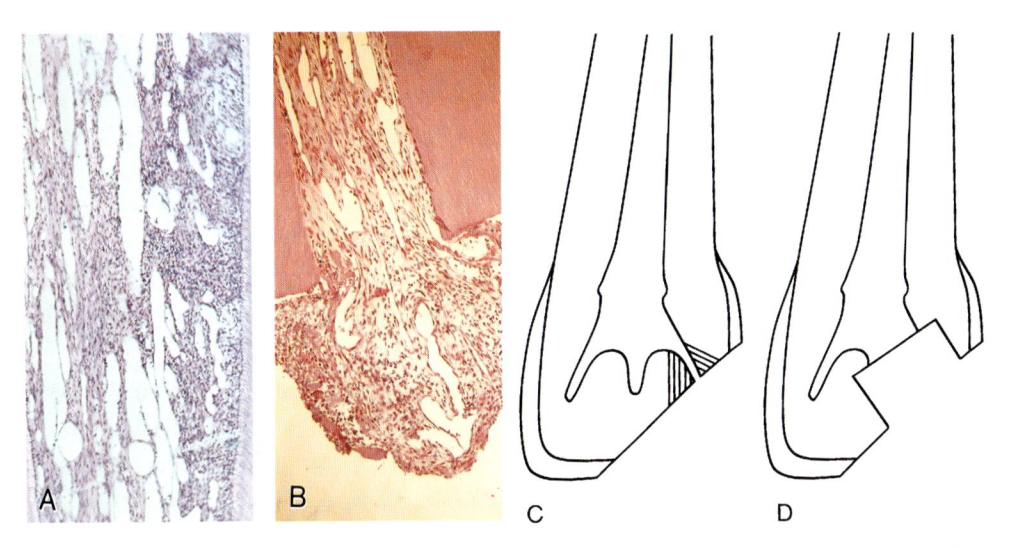

Abb. 11-9 Pulpeneröffnung bei Affenzähnen durch Kronenfraktur; A) Entzündung im Bereich der eröffneten Dentintubuli; B) Pulpapolyp an der Eröffnungsstelle; C) schematische Darstellung, die die Beziehung zwischen der Tiefe der Pulpareaktion und den betroffenen Dentintubuli zeigt; D) Entfernung des betroffenen Gewebes durch eine partielle Amputation.

lungsmethoden, da Wurzelwachstum und physiologische Verengung des Wurzelkanals weitergehen.

Traumatisch freigelegte Pulpen (komplizierte Kronenfrakturen) – Die Pulpa, die aufgrund einer komplizierten Kronenfraktur freigelegt wurde, ist verletzt und steht in direktem Kontakt mit der oralen Umgebung. Eine Spontanheilung kann nicht erwartet werden, da die Infektion zur Entzündung und Nekrose führt. Histologische Studien zeigen, daß die exponierte Pulpa bis zu einer Tiefe von ca. zwei bis drei Millimetern chronisch entzündet, darunter jedoch gesund ist.[4,10] Bei den meisten Kronenfrakturen der Schneidezähne findet eine hyperplastische Gewebsreaktion statt, und es bildet sich ein Pulpapolyp (Abb. 11-9). Die Bildung eines Abszesses oder einer Nekrose wird sehr selten beobachtet. Warum eine Proliferationsreaktion vorherrscht, kann dadurch erklärt werden, daß zum einen die freigelegte Pulpa permanent durch Speichel bespült wird und zum anderen der frakturierte Zahn keines oder nur wenig infektiöses Material retiniert, so daß dieses nicht in Kontakt mit der freigelegten Pulpa gerät.

Die partielle Pulpotomie ist die bevorzugte Behandlung, aber in einigen Fällen kann auch eine direkte Pulpaüberkappung, eine Pulpotomie oder sogar eine Pulpektomie in Betracht gezogen werden.

Die partielle Pulpotomie (Anhang 11-1) hat eine sehr hohe Erfolgsrate, unabhängig von der Größe der Freilegung, dem Grad der Wurzelentwicklung und dem Zeitintervall zwischen Trauma und Behandlung.[3] Diese Resultate, die in einer klinisch-röntgenologischen Studie

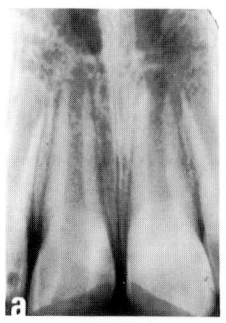

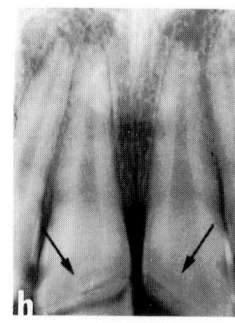

Abb. 11-10 Zahn 11 und Zahn 12 mit komplizierten Kronenfrakturen; a) zum Zeitpunkt des Traumas; b) drei Jahre nach partieller Amputation mit Hartgewebsbarriere und normalem Abschluß der Wurzelentwicklung.

beobachtet wurden, werden auch durch experimentelle Studien an Affenzähnen erhärtet.[11]
Eine mit der Pulpaeröffnung einhergehende Luxation des Zahnes kann sich nachteilig auf den Heilungsprozeß nach partieller Pulpotomie auswirken. Bei einer Luxation sind stets die apikalen Gefäße verletzt, wodurch die Blutversorgung der Pulpa beeinträchtigt ist. Ein Zahn mit nicht abgeschlossenem Wurzelwachstum hat verglichen mit einem bereits voll entwickelten Zahn eine größere Chance, ein solches Trauma zu überstehen. Daher sollte eine partielle Pulpotomie immer in Erwägung gezogen werden.
Die partielle Pulpotomie bietet eine Reihe von Vorteilen. Bei einem jungen Zahn ist es wichtig, daß die natürliche Zahnentwicklung weitergeht, damit die volle Wurzellänge erreicht und die gesamte Pulpenkavität physiologisch verengt wird. Dadurch wird ein mechanisch stärkerer Zahn geschaffen, der weiteren Traumen besser widersteht (Abb. 11-10). Histologische Studien zeigten, daß partiell pulpotomierte Schneidezähne relativ unveränderte und gesunde Pulpen aufweisen.[4]
Die Pulpa kann überkappt werden, wenn die Pulpaschädigung minimal ist und der Zahn sofort nach dem Trauma behandelt wird. Die Indikation für die direkte Überkappung basiert auf der Annahme, daß die Pulpaverletzung nur oberflächlich ist und durch den initialen Effekt des Kalziumhydroxids ausheilt. Die Mißerfolge bei direkten Überkappungen nach komplizierten Kronenfrakturen sind meist auf Wundinfektionen infolge eines unzureichenden Wundverschlusses zurückzuführen.
Die Pulpotomie hat einige klare Nachteile. Die Pulpenkammer kann sich nicht physiologisch verengen und den Zahn auf seine Sensibilität zu testen, ist im Grunde unmöglich. Wenn eine Wurzelkanalbehandlung erforderlich ist, kann es schwierig sein, den Wurzelkanaleingang zu finden.
Bei luxierten Zähnen, deren Wurzelwachstum abgeschlossen ist, sollte pulpektomiert werden. Bei Zähnen mit nicht abgeschlossenem Wurzelwachstum muß immer zuerst eine partielle Pulpotomie versucht werden.
Zusammenfassend kann gesagt werden, daß die partielle Pulpotomie die bevorzugte Pulpabehandlung bei Zähnen mit komplizierten Kronenfrakturen ist; die Erfolgsrate liegt bei 94 bis 96%.

Pulpennekrose – Wenn eine Infektion/Karies oder ein Trauma eine Pulpennekrose mit oder ohne apikale Parodontitis verursacht hat, muß dieser Zahn wurzelkanalbehandelt werden.
Zunächst wird sämtliches nekrotisches Pulpengewebe entfernt. Bei Zähnen mit nicht abgeschlossenem Wurzelwachstum muß man deren Anatomie berücksichtigen (Anhang 11-3). Bei diesen Zähnen ist der Wurzelkanal möglichst

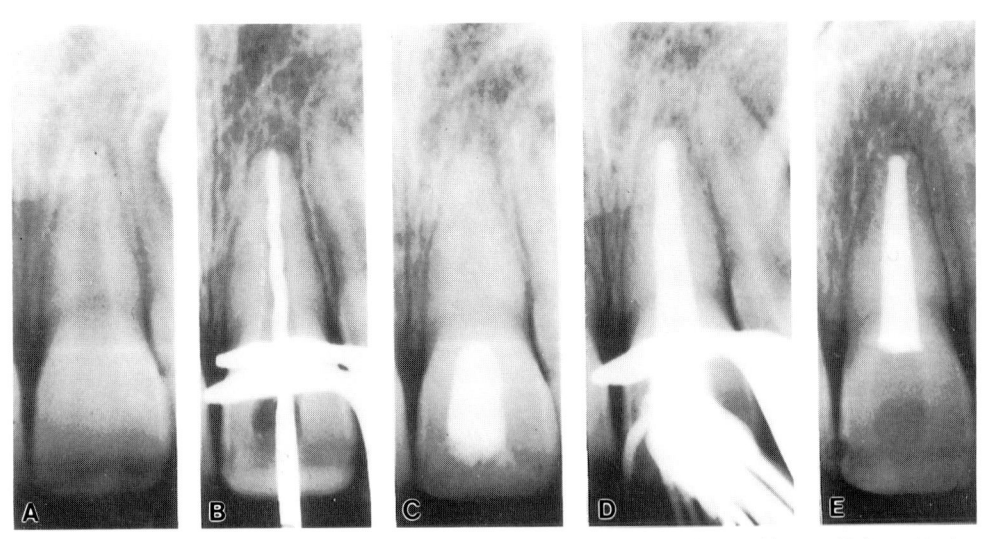

Abb. 11-11 Pulpennekrose nach Trauma im Alter von neun Jahren, A) zum Zeitpunkt des Traumas; B) endodontische Behandlung; C) Wurzelkanal gefüllt mit Kalziumhydroxid; D) zum Zeitpunkt der Wurzelfüllung mit Guttapercha; E) zwei Jahre danach.

dicht mit Kalziumhydroxid zu füllen, um sowohl apikal eine Hartgewebsbildung zu induzieren als auch alles Pulpengewebe aufzulösen, das unbeabsichtigt zurückgelassen wurde.

Der Zustand der Wurzel sollte alle drei bis sechs Monate überprüft werden. Die Kalziumhydroxidfüllung, die die gleiche Röntgenopazität wie das Dentin hat, sollte erneuert werden, wenn das Kalziumhydroxid vom apikalen Teil des Wurzelkanals resorbiert wurde. Gewöhnlich muß man zwei- bis dreimal das Kalziumhydroxid erneuern, ehe sich apikal eine Hartgewebsbarriere gebildet hat und eine apikale Parodontitis und/oder externe Resorption ausgeheilt ist (Abb. 11-11). Danach wird der Wurzelkanal definitiv gefüllt. Beim Füllen muß kein Druck aufgewandt werden, da die Krone gewöhnlich intakt ist und eine Restauration meist keine Verankerung im Wurzelkanal benötigt. Selbst bei einer apikalen Parodontitis und/oder einer entzündlichen externen Wurzelresorption ist die Erfolgsquote sehr hoch: Sie liegt nach vier Jahren bei 95%.

Komplikationen

Interne Dentinresorption bei Milchzähnen

Nach Pulpotomie eines Milchzahnes beobachtet man häufig eine interne Dentinresorption (Abb. 11-12).

Früheren Berichten zufolge wurde Kalziumhydroxid als die wahrscheinlichste Ursache einer ausgedehnten internen Dentinresorption angesehen. Eine realistischere Erklärung besteht darin, daß die interne Resorption aufgrund einer chronischen Entzündung in der Restpulpa auftritt, die der Diagnose zum Zeitpunkt der Behandlung entgangen war. Zudem kann sich ein extrapulpales Blutkoagulum zwischen Wundfläche und

11 Endodontie

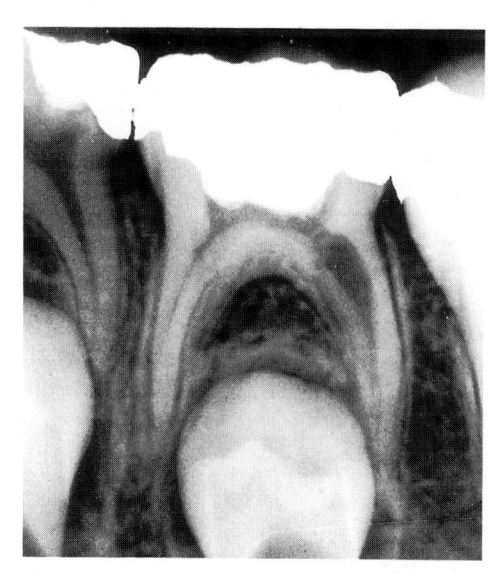

Abb. 11-12 Pulpotomierter Milchmolar mit interner Dentinresorption in der distalen Wurzel.

Medikament gebildet haben.[17,18] Wie zuvor erwähnt, verhindert ein Blutkoagulum zwischen Wundfläche und -verband die Heilung und induziert in der Restpulpa, selbst unter optimalen experimentellen Bedingungen, eine chronische Entzündung.

Des weiteren wurde histologisch bei praktisch allen nicht ausgeheilten pulpotomierten Zähnen, die einige Zeit nach der Pulpotomie exfolierten oder extrahiert wurden, eine interne Resorption beobachtet, unabhängig von der Art des Wundverbandes. Interne Dentinresorptionen nach Überkappung mit Kalziumhydroxid treten meist innerhalb von sechs bis zehn Monaten nach der Behandlung auf. Eine röntgenologisch diagnostizierte interne Dentinresorption weist auf eine chronische Entzündung der Restpulpa hin; der Zahn sollte häufig kontrolliert oder extrahiert werden, wenn der darunterliegende bleibende Zahnkeim gefährdet ist.

Komplikationen nach Traumen unter besonderer Berücksichtigung der endodontischen Behandlung

Externe Wurzelresorption – Die externe Wurzelresorption, die auf Luxationen folgt, kann eine Oberflächenresorption, eine Ersatzresorption (Ankylose) oder eine entzündliche Resorption sein, die durch Pulpennekrose entstanden ist. In allen Fällen hängt die Resorption von einer Verletzung des Parodontiums durch das Trauma ab. In diesem Zusammenhang wird nur die entzündliche Resorption behandelt; für weitere Informationen wird der Leser auf Kapitel 13 verwiesen.

Eine externe Wurzelresorption und eine Osteolyse des Alveolarknochens, eine sogenannte entzündliche Resorption, wird als Folge einer Luxation beobachtet, die sowohl eine Pulpennekrose als auch eine Verletzung des Parodontiums verursacht. Toxine und Bakterien der nekrotischen Pulpa können über die Dentintubuli im verletzten Parodontium Entzündungen und nachfolgend eine progressive externe Wurzelresorption verursachen.

Die endodontische Behandlung ist dieselbe wie für Zähne mit nekrotischen Pulpen.

Für die Heilung ist das sorgfältige Entfernen des gesamten nekrotischen Pulpengewebes unerläßlich. Die Wahl des Wurzelfüllmaterials ist von geringerer Bedeutung.[2] Bei Zähnen mit nicht abgeschlossenem Wurzelwachstum wird jedoch Kalziumhydroxid bevorzugt, da es jedes versehentlich zurückgelassene nekrotische Pulpengewebe auflöst und dadurch jede weitere Reizung des Parodontiums beseitigt und apikal die Bildung einer Hartgewebsbarriere stimuliert. Wenn die Resorption die Wurzel perforiert hat, stimuliert Kalziumhydroxid, das in Kontakt mit dem parodontalen Gewebe tritt, die Hartgewebsbildung.

Das Vorgehen ist im Anhang 11-3 beschrieben.

Eine Ausheilung erfolgt sehr häufig (96%) und ist dadurch charakterisiert, daß die Resorption zum Stillstand kommt und ein röntgenologisch normales Parodontiums wieder hergestellt wird (Abb. 11-13).

Obliteration der Pulpa mit nachfolgender Pulpennekrose – Der häufigste Typ einer auf ein Trauma folgenden Obliteration ist jener, bei der die Hartgewebsablagerung beschleunigt ist, wobei das Pulpenlumen gleichmäßig zurückgeht und manchmal röntgenologisch sogar ganz verschwindet. Die überwiegende Mehrheit dieser Zähne weist selbst nach vielen Jahren keine periapikalen pathologischen Komplikationen auf. Histologische Studien obliterierter Pulpen zeigten keine pathologischen Veränderungen, die eine endodontische Behandlung erforderlich machten. Die Häufigkeit einer apikalen Parodontitis ist sehr niedrig: 13% in den darauffolgenden sechzehn Jahren.

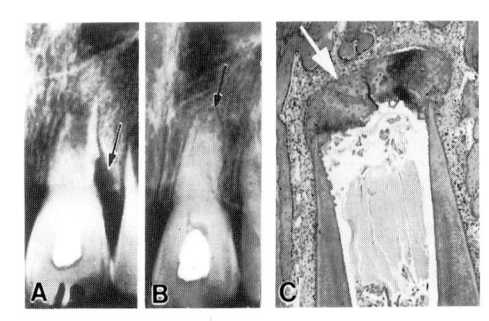

Abb. 11-13 Pulpanekrose bei einem Zahn mit nicht abgeschlossenem Wurzelwachstum nach einem Luxationstrauma; A) zwei Monate nach initialer Wurzelkanalbehandlung mit Kalziumhydroxid; B) apikale Hartgewebsbildung und normale periradikuläre Verhältnisse, ein Jahr später; C) histologisches Bild der Hartgewebsbarriere. Der Zahn war dennoch verlorengegangen durch ein erneutes Trauma, welches eine Wurzelfraktur im Zervikalbereich zur Folge hatte.

Wenn periapikale Entzündungen auftreten, so ist eine endodontische Behandlung möglich. Dies haben klinisch-röntgenologische Studien bewiesen: die Prognose dieser Behandlung ist mit ei-

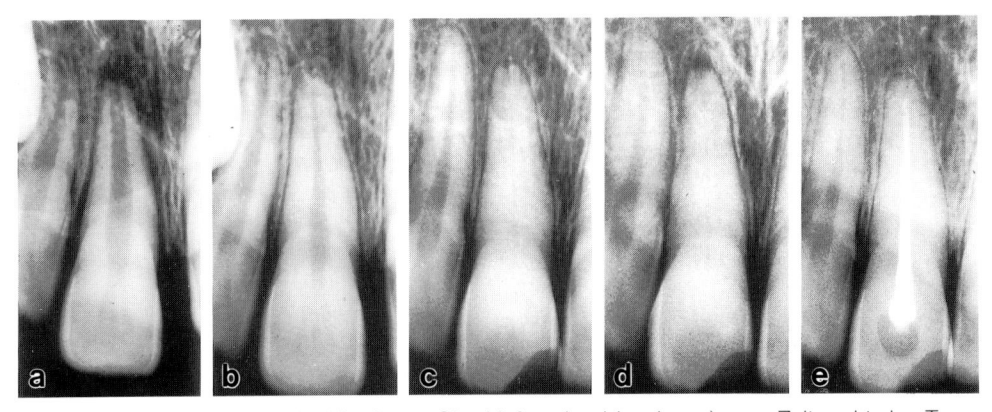

Abb. 11-14 Luxierter und obliterierter Oberkieferschneidezahn; a) zum Zeitpunkt des Traumas und b) sechs Jahre später; c) zum Zeitpunkt eines zusätzlichen erneuten Traumas bei dem die Krone frakturierte; d) sechs Monate später, periapikale Aufhellung; e) wiederum vier Jahre später nach endodontischer Behandlung, periapikale Ausheilung (mit freundlicher Genehmigung von Dr. M. Cvek).

ner Erfolgsrate von 80% nach vier Jahren als günstig anzusehen (Abb. 11-14). Daher muß man bei obliterierten Pulpen von Schneidezähnen keine präventive endodontische Behandlung durchführen.

Zähne mit verfärbten Kronen – Bleichen

Das Bleichen von Zähnen, die sich durch nekrotisches Gewebe verfärbt haben, ist normalerweise eine erfolgreiche Methode. Der Zahn kann sich vor der Wurzelkanalbehandlung verfärbt haben, oder aber durch einen Fehler bei unvollständiger Ausräumung der Pulpenhörner. Voraussetzung für das Bleichen ist, daß der Zahn eine dichte Guttaperchawurzelfüllung hat und mittels Kofferdam von der Mundhöhle isoliert ist, da die Bleichmittel äußerst ätzend sind. Zunächst entfernt man im koronalen Teil der Pulpakammer jegliches Gewebe und Füllungsmaterial. Das verfärbte Dentin wird soweit als möglich sorgfältig entfernt, ohne die Zahnkrone zu sehr zu schwächen. Danach wird das Wurzelfüllmaterial bis zum Bereich der Schmelzzementgrenze entfernt, und mit einer ein bis zwei Millimeter dicken Zinkphosphatzementschicht isoliert, um ein Durchsickern des Bleichmittels via Dentintubuli in die befestigte Gingiva zu verhindern.

Das Dentin wird dann sorgfältig mit gepufferter Phosphorsäure behandelt, um die Dentinkanäle zu öffnen. Nachfolgend wird mit Chloroform oder Azeton das organische Material herausgelöst. Das Bleichmittel, eine 30%ige H_2O_2-Lösung, wird sowohl in der Pulpenkammer als auch außen auf die Schmelzoberfläche appliziert. Schließlich bestrahlt man den Zahn für fünf bis zehn Minuten mit UV-Licht oder Wärme. Dies wird drei- bis viermal wiederholt, wonach ein mit 30%igem H_2O_2 getränktes Wattepellet in das Pulpenlumen gelegt wird. Die Kavität wird dann sorgfältig mit langsam abbindendem Zinkoxideugenol- und Phosphatzement verschlossen und der Zahn für drei bis fünf Tage so belassen. Manchmal muß der Vorgang wiederholt werden, ehe ein befriedigendes Resultat erreicht wird. Ist dies schließlich der Fall, so wird die Pulpenkammer mit Säure geätzt und mit einem Komposit, dessen Farbe so hell wie möglich ist, gefüllt. Eine andere Bleichmethode, die Natriumperborat verwendet, ist ebenfalls geeignet. Näheres ist in Anhang 11-4 beschrieben.

Komplikationen beim Bleichen von Zähnen sind zervikale externe Resorptionen.[5] Kalziumhydroxid kann diesen in vielen Fällen aufgrund seiner neutralisierenden Wirkung vorbeugen. Gründe für die externe Resorption sind zahlreich. Erstens sollte der Zahn unter möglichst sicheren Bedingungen gebleicht werden, um z. B. zu vermeiden, daß das Ätzmittel durch den Kofferdam hindurchsickert. Zum zweiten sollte der Zahn nach der Behandlung sehr sorgfältig gespült werden, um sicherzugehen, daß kein Bleichmittel zurückbleibt. Es besteht auch die Möglichkeit, daß das Parodontium durch das Trauma verletzt wurde; somit kann das Bleichmittel via Dentintubuli eventuell das Wurzelzement schädigen.

Zitierte Literatur

1. Cvek M. Treatment of non-vital permanent incisors with calcium hydroxide. I. Follow-up of periapical repair and apical closure of immature roots. *Odontol Revy* 1972; **23**: 27 – 44.

2. Cvek M. Treatment of non-vital permanent incisors with calcium hydroxide. II. Effect on external root resorption in luxated teeth compared with effect of root filling with guttapercha. A follow-up. *Odontol Revy* 1972; **23**: 343 – 54.

3. Cvek M. A clinical report on partial pulpotomy and capping with calcium hydroxide in permanent incisors with complicated crown fracture. *J Endod* 1978; **4**: 232 – 7.

4. Cvek M, Lundberg M. Histological appearance of pulps after exposure by a crown fracture, partial pulpotomy, and clinical diagnosis of healing. *J Endod* 1983; **9**: 8 – 11.

5. Cvek M, Lindwall A-M. External root resorption following bleaching of pulpless teeth with oxygen perixode. *Endod Dent Traumatol* 1985; **1**: 56 – 60.

6. Cvek M, Cleaton-Jones PE, Austin JC, Andreasen J. Pulp reactions to exposure after experimental crown fractures or grinding in adult monkeys. *J Endod* 1982; **8**: 391 – 7.

7. Cvek M, Granath L, Lundberg M. Failures and healing in endodontically treated non-vital anterior teeth with post-traumatically reduced pulpal lumen. *Acta Odontol Scand* 1982; **40**: 223 – 8.

8. Cvek M, Granath L, Cleaton-Jones P, Austin J. Hard tissue barrier formation in pulpotomized monkey teeth capped with cyanoacrylate or calcium hydroxide for 10 and 60 minutes. *J Dent Res* 1987; **66**: 1166 – 74.

9. Fuks A, Bimestéin E, Michaeli Y. Glutaraldehyde as a pulp dressing after pulpotomy in primary teeth of baboon monkeys. *Pediatr Dent* 1986; **8**; 32 – 6.

10. Heide S, Mjör I. Pulp reactions to experimental exposures in young permanent monkey teeth. *Int Endod J* 1983; **16**: 11 – 9.

11. Heide S, Kerekes K. Delayed direct pulp capping in permanent incisors of monkeys. *Int Endod J* 1987; **20**: 65 – 74.

12. Hørsted P, et al. A retrospective study of direct pulp capping with calcium hydroxide compounds. *Endod Dent traumatol* 1985; **1**: 29 – 34.

13. Lewis BB, Chestner SB. Formaldehyde in dentistry: a review of mutagenic and carcinogenic potential. *J Am Dent Assoc* 1981; **103**: 429 – 34.

14. Magnusson B. Therapeutic pulpotomy in primary molars – clinical and histological follow-up. Zinc oxide-eugenol as wound dressing. *Odontol Revy* 1971; **22**: 45 – 54.

15. Mèjare I, Hasselgren G, Hammarström LE. Effect of formaldehyde-containing drugs on human dental pulp evaluated by enzyme histochemical technique. *Scand J Dent Res* 1976; **84**: 29 – 36.

16. Rølling I, Hasselgren G, Tronstad L. Morphologic and enzyme histochemical observations on the pulp of human primary molars 3 to 5 years after formocresol treatment. *Oral Surg* 1976; **42**: 518 – 28.

17. Schröder U, Granath L-E. On internal dentine resorption in deciduous molars treated by pulpotomy and capped with calcium hydroxide. *Odontol Revy* 1971; **22**: 179 – 88.

18. Schröder U. Effect of an extra-pulpal blood clot on healing following experimental pulpotomy and capping with calcium hydroxide. *Odontol Revy* 1973; **24**: 257 – 69.

19. Schröder U. Agreement between clinical and histologic findings in chronic coronal pulpitis in primary teeth. *Scand J Dent Res* 1977; **85**: 583 – 7.

20. Schröder U. A 2-year follow-up of primary molars, pulpotomized with a gentle technique and capped with calcium hydroxide. *Scand J Dent Res* 1978; **86**: 273 – 8.

21. Schröder U. Effects of calcium hydroxide-containing pulp-capping agents on pulp cell migration, proliferation, and differentiation. *J Dent Res* 1985; **64** (Spec Iss): 541 – 8.

22. Schröder U, Szpringer-Nodzak M, Janicha J, Wacinska M, Budny J, Mlosek K. A one-year follow-up of partial pulpotomy and calcium hydroxide capping in primary molars. *Endod Dent Traumatol* 1987; **3**: 304 – 6.

11 Endodontie

Anhang 11-1
Partielle Pulpotomie

Voraussetzungen – Der Zahn muß anästhesiert worden und mit Kofferdam versehen sein. Die Behandlung sollte unter sterilen Kautelen stattfinden.

Status praesens der Pulpa – gesund/partiell chronische Pulpitis

Maßnahme	Methode	Erklärung – Kommentare
Entfernung von Pulpengewebe	Ausgehend von der Eröffnung werden ein bis zwei Millimeter des Pulpengewebes mit einem hochtourig laufenden runden Diamanten entfernt, der permanent mit steriler physiologischer Kochsalzlösung gekühlt wird.	Durch histologische Studien konnte gezeigt werden, daß diese Technik die am wenigsten traumatische ist.
	Der Diamant sollte groß genug sein, um im Hartgewebe zu arbeiten und gleichzeitig das Pulpengewebe zu schneiden.	Um Abstützung für einen glatten Schnitt zu erhalten.
Blutstillung	Berieselung mit steriler physiologischer Kochsalzlösung. Trocknung mit sterilen Wattepellets. Überprüfung, daß keine Pulpengewebereste mehr vorhanden sind.	Eine glatte Schnittfläche in gesundem Pulpengewebe wird nur geringfügig bluten. Gewebefetzen können die Blutung verlängern.
	Kalkwasser (übersättigte $Ca(OH)_2$-Lösung) kann als Hämostyptikum verwendet werden. Wenn die Blutung persistiert, muß an eine chronische Entzündung gedacht werden.	Die Kalziumionen steigern die Blutstillung. Im Gegensatz zu anderen blutstillenden Mitteln schädigen sie weder das Gewebe noch induzieren sie Nachblutungen. Entferne noch mehr Pulpengewebe oder überdenke die Wahl der Therapie.
Applikation von Kalziumhydroxid	Bedecke die Pulpenwunde mit einer ein Millimeter dicken Schicht aus Kalziumhydroxid! Achte sorgfältig darauf, daß es nicht blutet!	Ein Blutgerinnsel zwischen der Wundoberfläche und dem Überkappungsmittel verschlechtert die Heilungschancen erheblich.
Applikation der Unterfüllung	Appliziere eine Schicht langsam abbindenden Zinkoxideugenolzements! Bedecke die Dentinbereiche mit einem aushärtenden Kalziumhydroxidpräparat! Lege die definitive bzw. provisorische Füllung!	Versiegelt bakteriendicht. Die Unterfüllung verhindert Druckausübung auf die Pulpenwunde.

Anhang 11-2
Pulpotomie

Voraussetzungen – Der Zahn muß anästhesiert worden und mit Kofferdam versehen sein. Die Behandlung sollte unter sterilen Kautelen stattfinden. Ein Röntgenbild des Zahnes ist erforderlich.

Status praesens der Pulpa – partielle/totale chronische Pulpitis

Maßnahme	Methode	Erklärung – Kommentare
Eröffnung der Pulpenkammer	Lege eine okklusale Kavität an, die der Größe der Pulpenkammer entspricht!	Es besteht keine Notwendigkeit, die Höckerspitzen zu unterminieren oder zu reduzieren.
	Beseitige das gesamte kariöse Dentin!	Um die bakterielle Kontamination zu vermindern.
	Mit einem zylindrischen Diamanten in einem hochtourigen Winkelstück wird das Dach der Pulpenkammer perforiert. Entferne das Dach vollständig! Überzeuge dich mit der Sonde, daß keine Überhänge zurückgeblieben sind!	Um optimale Übersichtlichkeit und den Zugang für die vollständige Entfernung des koronalen Pulpengewebes zu erzielen.
Entfernung der Kronenpulpa	Der Großteil der Kronenpulpa wird mit einem hochtourigen Diamanten entfernt, der mit physiologischer Kochsalzlösung gekühlt wird.	
	Verwende eine ausreichende Absauganlage! Alternativ ist es möglich, die Kronenpulpa mit einem scharfen Löffelexkavator zu entfernen.	Die Blutung kann ausgeprägt sein und damit die Sicht verschlechtern. Geringeres Risiko der Überextension der Kavität oder der akzidentellen Perforation.
	Suche die Lage der Wurzelkanaleingänge!	Im Unterkiefer – eine in bukkolingualer Richtung erweiterte Wurzelkanalöffnung in jeder Wurzel. Im Oberkiefer – drei Öffnungen liegen im allgemeinen an den Ecken eines rechtwinkligen Dreiecks, der rechte Winkel am bukkodistalen Kanal.

Maßnahme	Methode	Erklärung – Kommentare
Erzeuge eine glatte Wundfläche	Die Wurzelpulpen werden in Höhe der Kanaleingänge mit einem hochtourigen runden Diamanten amputiert, der mit steriler physiologischer Kochsalzlösung gekühlt wird. Der Diamant sollte einen Durchmesser haben, der etwas größer ist, als die lichte Weite des Wurzelkanals.	Es wird eine fast atraumatische Wunde erzeugt. Diese Methode setzt ein kooperatives Kind voraus.
	Eine glatte Schnittfläche kann auch mit einem kleinen scharfen Exkavator erzielt werden.	Beseitigt das Risiko einer Perforation, wobei aber auch das Gewebe aus dem Wurzelkanal herausgezogen werden kann.
Blutstillung	Berieselung mit steriler physiologischer Kochsalzlösung. Vorsichtige Trocknung mit sterilen Wattepellets. Überprüfung, daß keine Pulpagewebereste mehr vorhanden sind.	Eine glatte Schnittfläche in gesundem Pulpengewebe wird nur geringfügig bluten. Gewebefetzen können die Blutung verlängern.
	Kalkwasser (übersättigte $Ca(OH)_2$ Lösung) kann als Hämostyptikum verwendet werden. Wenn die Blutung persistiert, muß an eine chronische Entzündung gedacht werden.	Die Kalziumionen steigern die Blutstillung. Überprüfe die Wahl des Überkappungsmittels/die Wahl der Behandlungsmaßnahme!

Maßnahme	Methode	Erklärung – Kommentare
A. Die Kalziumhydroxidtechnik		
Applikation des Überkappungsmittels	Plaziere eine Kalziumhydroxidpaste in einer Schichtdicke von einem Millimeter auf jedem Kanaleingang! Verdichte und glätte vorsichtig die Schicht mit einem Wattepellet!	
	Achte sorgfältig darauf, daß es aus den Pulpenstümpfen nicht blutet!	Ein Blutgerinnsel zwischen der Wundoberfläche und dem Überkappungsmittel verschlechtert die Heilungschancen erheblich.
	Bedecke den gesamten Furkationsbereich mit einem aushärtenden Kalziumhydroxid in einer Schichtdicke von einem Millimeter!	
Unterfüllung	Bedecke den Bereich der Wurzelkanaleingänge und die Furkation mit einer kleinen Portion eines langsam aushärtendem Zinkoxideugenolzements!	Kleine Portionen, um einen dichten Verschluß ohne Hohlräume zu garantieren und um Nachblutungen zu verhindern. Zinkoxideugenolzement ermöglicht einen bakteriendichten Verschluß.
	Lege die definitive bzw. provisorische Füllung!	
B. Formokresoltechnik		
Applikation von Formokresol	Plaziere ein mit Formokresol getränktes Wattepellet unter leichtem Druck für fünf Minuten auf die Wurzelkanaleingänge!	Das Formokresol fixiert das Pulpengewebe. Keine weitere Blutung wird beobachtet.
	Vermeide ein „Durchtränken" des Furkationsbereiches mit Formokresol!	Zur Vermeidung interradikulärer Irritationen. Der Furkationsbereich besitzt oft akzessorische Verbindungskanäle.
Unterfüllung	Siehe oben, Kalziumhydroxidtechnik. Überkappungsmittel Zinkoxideugenolzement mit oder ohne Formokresol.	

Anhang 11-3

Wurzelkanalbehandlung von bleibenden Schneidezähnen mit nicht abgeschlossenem Wurzelwachstum

Voraussetzungen – Der Zahn muß mit Kofferdam versehen sein. Die Behandlung sollte unter sterilen Kautelen stattfinden. Ein Röntgenbild des Zahnes ist erforderlich.

Status praesens der Pulpa – Pulpennekrose

Maßnahme	Methode	Erklärung – Kommentare
	Präpariere hochtourig mit einem zylindrischen Diamantschleifkörper eine dreieckige Kavität bis ins Dentin!	Die Form der Kavität sollte die Ausdehnung der Pulpenkammer haben.
	Richte den Diamanten auf und schräge die Basis des Dreiecks an!	Diese beiden Schritte sind notwendig, um einen direkten Zugang zur Pulpenkammer und zum Wurzellumen zu haben.
	Richte den Diamanten noch mehr auf und präpariere in der Schneidekante eine Rille!	

Maßnahme	Methode	Erklärung – Kommentare
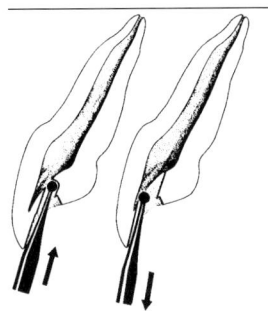	Eröffne niedertourig die Pulpa mit einem Rosenbohrer! Bewege den Rosenbohrer inzisalwärts von der Innenseite der Pulpenkammer und dann nach außen zu den Spitzen der Pulpenhörner!	Eröffnung in apikaler Richtung verhindert Perforationen im labialen Bereich. Indem man von der Innenseite der Pulpenkammer her arbeitet, wird Dentin nur am Pulpenkammerdach entfernt.
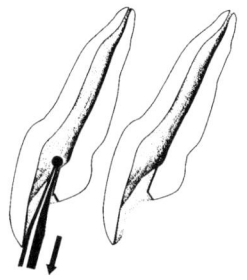	Wechsle nun zu einem Rosenbohrer mit einem langen Schaft! Plaziere den Bohrer am palatinalen Dentinvorsprung und bewege ihn entlang der Kavitäteninnenseite heraus!	Die im Dentinvorsprung resultierende Rille sollte nur so groß sein, um den Zugang für die passenden Wurzelkanalinstrumente zu ermöglichen.
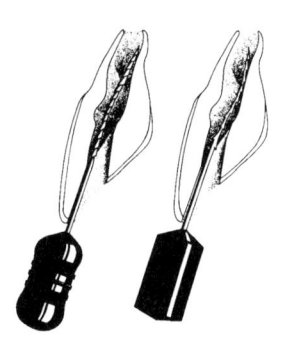	Reinige den Kavitäteneingang! Benutze hierzu eine vorgebogene Feile und Exstirpationsnadeln!	Um die Unregelmäßigkeiten des Wurzelkanals erreichen zu können.
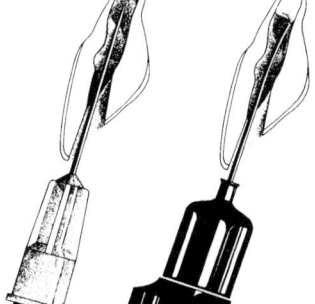	Spüle mit 15 bis 20 ml einer 0,5%igen sterilen physiologischen Kochsalzlösung! Trockne den Kanal mit dicken Papierspitzen!	Zur mechanischen und chemischen Entfernung von Gewebsresten.
	Fülle den Kanal schrittweise mit Kalziumhydroxidpaste aus einer Carpulenspritze!	Zur Desinfektion, zur temporären dichten Füllung des Kanallumens und um einen apikalen Verschluß zu erreichen.
	Dabei muß sichergestellt sein, daß die Paste mit vitalem apikalen Gewebe in Kontakt tritt!	Notwendig, um eine Hartgewebsschicht zu erzeugen.

Maßnahme	Methode	Erklärung – Kommentare
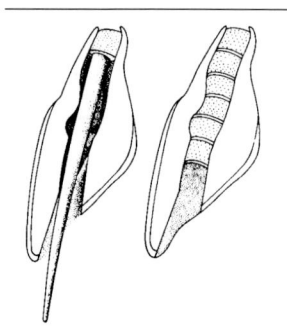	Kondensiere das Kalziumhydroxid schrittweise mit dem breiten Ende einer dicken Papierspitze! Verschließe die gereinigte Kavität mit einer 4 mm dicken IRM-Zementfüllung!	Um überschüssige Feuchtigkeit zu eliminieren. Die Radioopazität eines dicht gefüllten Kanals entspricht der von Dentin.
Kontrollperiode	Kontrolliere alle drei bis sechs Monate mit Röntgenaufnahmen, ob das apikale Drittel des Wurzelkanals leer ist und fülle es mit Kalziumhydroxidpaste wieder auf!	Der Erfolg eines vollständigen apikalen Hartgewebsverschlusses wird nach 12 bis 18 Monaten klinisch sowie durch eine Röntgenaufnahme gesichert.
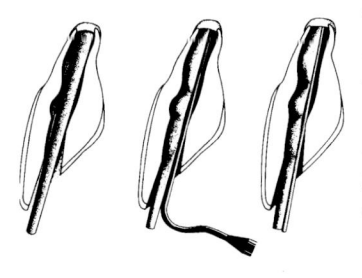	Wurzelfüllung mit einer dicken umgekehrten Guttaperchaspitze und lateraler Kondensation und zusätzlichen Points, die bis zur Hartgewebsbarriere eingebracht werden.	Man muß sich darüber im klaren sein, daß die labiopalatinale Dimension des Kanals sehr groß sein kann.
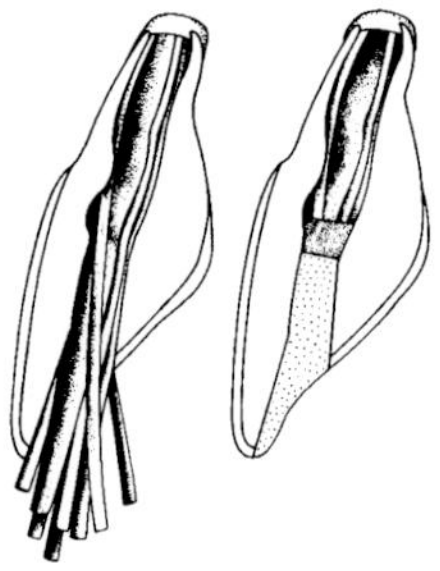	Decke die Wurzelfüllung mit Phosphatzement ab; die Trepanationsöffnung einschließlich der inzisalen Rille wird mit Komposit verschlossen.	Röntgenkontrolle nach 6 bis 12 Monaten, danach jährlich über einen Zeitraum von vier Jahren.

Anhang 11-4

Bleichen von devitalen verfärbten Zähnen

Voraussetzungen – Der Zahn muß eine lege artis Wurzelfüllung haben und ist sorgfältig mit Kofferdam isoliert; vor dem Bleichen erfolgt eine sorgfältige Reinigung mit Bimsstein.
Ein Röntgenbild sollte ebenfalls vorhanden sein.

Maßnahme	Methode	Erklärung – Kommentare
A. Bleichen mit 30%igem Wasserstoffperoxid		
Einen Zugang zur Pulpenkammer schaffen	Entferne alle Füllungsmaterialien und soviel wie möglich vom verfärbten Dentin, ohne jedoch den Zahn unnötig zu schwächen!	Vermeide die Möglichkeit, daß Bleichmittel penetrieren kann!
Ausräumen der Wurzelfüllmasse	Entferne Guttapercha bis zur Schmelzzementgrenze! Lege eine 1 bis 2 mm dicke Zinkoxideugenolzementfüllung!	Um eine Ausbreitung in den Wurzelkanal und/oder in den Parodontalspalt via Dentintubuli zu verhindern.
Vorbehandlung der Kavität	Sorgfältige Ätzung des Dentins. Reinigung mit Chloroform oder Azeton.	Um jegliches Fett zu lösen und zu entfernen.
Bleichen	Trocknung der Kavität. Appliziere eine Wattekugel mit 30%igem H_2O_2 in die Pulpenkammer und auf der labialen Oberfläche des Zahnes!	Entferne jeglichen Überschuß, um ein Leakage durch den Kofferdam zu vermeiden!
	Bestrahle mit UV-Licht oder Wärme für 5 bis 10 Min., halte die Watte für diesen Zeitraum feucht! Wiederhole diesen Vorgang drei- bis viermal oder bis ein befriedigender Erfolg eingetreten ist!	Es ist sinnvoll, den Zahn stärker aufzuhellen, da er mit der Zeit nachdunkelt.
Spülung der Kavität	Spülung mit Äthanol oder Chloroform	Um den Bleichungseffekt zu verlängern.

Maßnahme	Methode	Erklärung – Kommentare
Provisorische Versorgung der Kavität	Ein Wattepellet, getränkt mit 30%igem H_2O_2, wird in die Kavität gelegt und verschlossen mit einer Zinkoxid- und Phosphatzementfüllung zwischen den einzelnen Behandlungsterminen.	Um eine Mikroleckage mit der Mundhöhle zu verhindern.
Spülung des gingivalen Sulkus	Sorgfältige Spülung mit Wasser.	Um eine Schädigung der Weichgewebe durch chemische Einflüsse zu verhindern wie auch das Risiko von zervikalen externen Resorptionen zu verringern.
Endgültige Füllung	Entferne die Reste des Bleichmittels. Spüle die Kavität mit Wasser und schließlich mit Chloroform. Ätze die Kavität, trockne sie und fülle den Zahn mit dem hellsten Komposit!	Um den Bleicheffekt zu steigern.

B. Bleichen mit Natriumperborat

Die selbe Vorgehensweise wie bei A. bis zum „Bleichen"		
Zubereitung der Bleichpaste	Mische Natriumperborat mit 3%igem H_2O_2 zu einer dicken Paste!	
Applikation der Paste	Fülle die Pulpenkammer mit der Paste!	Lasse genug Platz für eine ausreichende Füllung! Entferne sorgfältig alle Bleichpastenreste von den Schmelzrändern!
Füllung	Verschließe die Kavität mit Zinkoxid- und Phosphatzement zwischen den Behandlungsterminen! Wenn nötig, wiederhole das Prozedere 1 bis 3 mal je Woche!	
Endgültige Füllung	Siehe A.	

Kapitel 12

Parodontale Erkrankungen

Epidemiologie
Das gesunde Parodontium
Pathogenese
Ätiologie
Diagnose
Behandlung
Prävention
Gingivale Wucherungen
Akut nekrotisierende, ulzerierende Gingivitis (ANUG)
Traumatisch ulzerierende Gingivaläsion

Epidemiologie

Der bei Kindern und Jugendlichen vorherrschende Typ einer parodontalen Erkrankung wird meist kaum von subjektiven Symptomen begleitet. Daher besteht die Gefahr, die frühen Stadien zu übersehen. Daten über Prävalenz und Schweregrad der Gingivitis in der Kindheit und im Jugendalter sind etwas widersprüchlich. Dies ist teilweise auf Unterschiede in den verwendeten Definitionen und Kriterien zurückzuführen. Im allgemeinen ist die Landbevölkerung stärker betroffen als die Stadtbevölkerung. Kinder aus Familien mit niedrigem sozioökonomischen Status haben bei parodontalen Erkrankungen eine höhere Prävalenz. In allen Bevölkerungsgruppen scheinen sozioökonomische Faktoren bedeutsamer zu sein als erbliche Unterschiede. Longitudinal- und Querschnittsstudien bei Kindern zeigen, daß Prävalenz und Schweregrad der Gingivitis mit dem Alter zunehmen und bei zehn bis zwölf Jahren das Maximum erreicht wird. Bei nahezu 4% der skandinavischen Jugendlichen ist heutzutage eine parodontale Erkrankung festzustellen, die durch einen geringen Verlust an Bindegewebe und Alveolarknochen charakterisiert ist; dieser Wert steigt mit zunehmenden Alter.

Aktuelle Prävalenzen bezüglich Plaque, Zahnstein und Gingivitis bei skandinavischen Kindern und Jugendlichen sind in Tabelle 12-1 dargestellt.

Das gesunde Parodontium

Milchgebiß

Die Gingiva beginnt nach dem Zahndurchbruch zu keratinisieren, doch bleibt die keratinisierte Schicht während der Gebrauchsperiode des Milchgebisses dünn. Daher sind die Gefäße des Bindegewebes durch die Epithelschicht sichtbar, und verleihen der Gingiva, genau wie dem Rest der Mundschleimhaut, ein eher rötliches Aussehen und ein schlafferes Erscheinungsbild als bei Erwachsenen. Die typische Stippelung,

12 Parodontale Erkrankungen

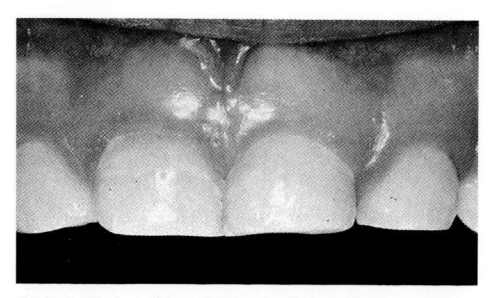

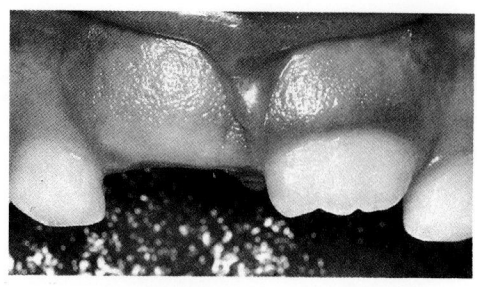

Abb. 12-1 Die gingivale Stippelung prägt sich langsam bei Vorschulkindern aus und ist im frühen Schulalter abgeschlossen.

die normalerweise bei gesundem Zahnfleisch auftritt, entwickelt sich langsam vom zweiten oder dritten Lebensjahr an (Abb. 12-1).

Der Gingivalsaum erscheint eher wulstig und rund. Dies ist auf den ausgeprägten Zervikalrand der Milchzahnkrone zurückzuführen. Bei Milchzahndiastemata ist das Interdentalgewebe sattelförmig. Wenn die Molaren in Kontakt zu ihren Nachbarzähnen getreten sind, ist der Zahnzwischenraum vollständig durch die Interdentalpapille ausgefüllt, die entsprechend dem Kontaktbereich eine zeltdachähnliche Einziehung besitzt, was als *Col* bezeichnet wird. Das Bindegewebe hat ein – verglichen mit dem Erwachsenen – weniger gut entwickeltes Netz aus Kollagenfasern. Auch später, wenn die Milchzähne durchgebrochen sind, gibt es weniger Faserbündel und sie erscheinen weniger dicht.

Auf Röntgenbildern hat der Alveolarknochen, der die Milchzähne umgibt, eine scharf umrissene, aber dünne Lamina dura und ein vergleichsweise breites Desmodont. Es gibt wenige Trabekel und große Knochenmarksräume, die reich vaskularisiert sind. Das Wurzelzement ist ebenfalls dünn und oft zellulär.

Bleibendes Gebiß

Während des langsamen passiven Durchbruchs, bei dem sich das marginale Weichgewebe langsam zurückzieht, hat das Saumepithel bei Kindern eine beträchtliche Länge. Das Saumepithel entwickelt sich vermutlich schon früh aus dem reduzierten Schmelzepithel. Als Folge der Eigenart des ehemaligen Stratum intermediums, nämlich sofort aufzubrechen, kann eine Sonde tief in den Gingivasulkus eingeführt werden, wobei sie in das eigentliche Gewebe eindringt und eine „Eruptionstasche" simuliert.

Unter normalen Bedingungen ist der

Tabelle 12-1
Individuen (%), die Plaque, supra- und subgingivalen Zahnstein und Gingivitis an einem oder mehreren Zähnen aufweisen. Aus skandinavischen Studien.

Altersgruppe	sichtbare Plaque	Zahnstein supragingival	Zahnstein subgingival	Gingivitis
5	80	5	–	64
10	98	20	–	97
15	97	30	4	74

Gingivasulkus eine flache Furche, die ihren Boden nahe dem Gingivarand hat. Obwohl Instrumente leicht tiefer entlang der Zahnoberfläche eingeführt werden können, sind unnötige Sondierungen, die das Saumepithel schädigen können, zu unterlassen. Der Gingivasulkus des bleibenden Zahn ist tiefer als jener des Milchzahnes.

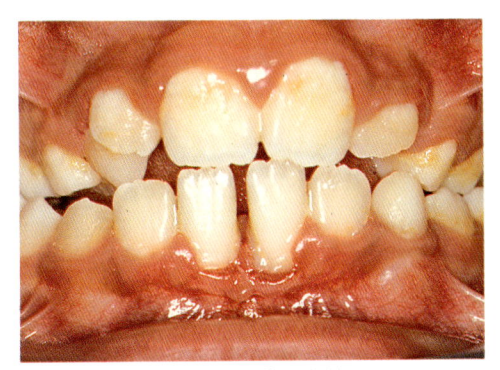

Abb. 12-2 Manifeste Gingivitis.

Pathogenese

Eines der Hauptprobleme beim Verständnis der Pathogenese der Parodontalerkrankung ist die Schwierigkeit, eindeutig zwischen normalen und pathologischen Verhältnissen zu unterscheiden. Selbst wenn das gingivale Gewebe plaquefrei gehalten wird, kann man Leukozyten finden, die durch das Saumepithel zum Gingivasulkus wandern. Auch kann man im Bindegewebe einige Lymphozyten finden.

Entscheidend für den Schweregrad der Erkrankung ist das Gleichgewicht zwischen dem Grad der Irritation und der individuellen phagozytären Kapazität sowie den immunologischen Fähigkeiten. Wenn der Plaquebefall gering ist und die Abwehrmechanismen normal arbeiten, sind keine klinischen Symptome festzustellen. Stärkere Plaqueansammlungen oder Defekte im Abwehrsystem führen zu klinischen Symptomen und einem Fortschreiten der parodontalen Erkrankung.

Klinisches Bild

Der klinisch „normale" gingivale Sulkus beherbergt Entzündungszellen und produziert Exsudat. Aber klinisch erkennbare Zeichen einer Entzündung treten erst auf, wenn die Gefäßreaktionen einen bestimmten Grad erreicht haben. Die freie marginale Gingiva rötet sich, schwillt an und die Papillen ragen aus den Approximalräumen hervor (Abb. 12-2). Die Oberfläche ist aufgetrieben und glänzend. Aus dem Sulkus tritt klinisch sichtbares Exsudat hervor, besonders wenn auf die freie Gingiva leichter Druck ausgeübt wird. In zunehmendem Maße kommt es nach Sondierung zu Zahnfleischblutungen. Die vaskulären und zellulären Reaktionen in der freien Gingiva sollten primär als natürliche Abwehrreaktion gegenüber Mikroorganismen betrachtet werden. Da der verursachende Faktor die Plaque ist, wird eine effiziente Mundhygiene die klinischen Symptome schnell beseitigen. Jedoch wird eine schlechte Mundhygiene den alten Zustand wiederherstellen. Über lange Zeiträume hinweg können sich subklinische Reaktionen und klinisch sichtbare Gingivitiden abwechseln. Da bei gesunden Kindern gingivale Erkrankungen nur oberflächlich sind, muß ein Zahnarzt, der bei einem Kind im Vorschul- oder frühen Schulalter eine generalisierte parodontale Erkrankung mit Knochenverlust feststellt und nicht weiß,

12 Parodontale Erkrankungen

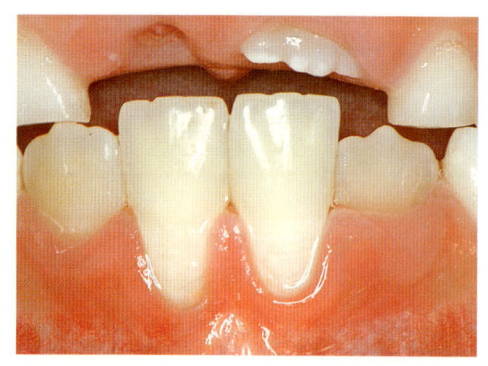

Abb. 12-3 Gingivarezession an einem unteren bleibenden Schneidezahn.

ob dessen Körperabwehr geschwächt ist, dieses Kind zu einer allgemeinmedizinischen Untersuchung überweisen.

Altersabhängige Unterschiede

Bei einer großen Mehrheit der Kinder ist und bleibt der Prozeß der gingivalen Entzündung nur oberflächlicher Natur. Bis zur Pubertät scheint eine lokale Resistenz eine mögliche Erkrankung von Parodontium und Alveolarknochen zu verhindern. Bei Erwachsenen jedoch breitet sich die entzündliche Reaktion aus, wobei der Abbau von Kollagen sich fortsetzt und das Epithel entlang der Wurzeloberfläche nach apikal wandert und so Taschen entstehen.

Der Grund für diese altersabhängigen Unterschiede bezüglich des Schweregrades der parodontalen Erkrankung wird noch nicht vollständig verstanden. In der mikrobiellen Plaque von Kindern werden geringere Mengen von *Spirochäten*, *Porphyromonas gingivalis* sowie *Prevotella intermedia* nachgewiesen. Außerdem entwickeln Kinder nicht in demselben Maße wie Erwachsene Zahnstein, eine Tatsache, die auf die physiologischen Eigenschaften ihres Speichels zurückzuführen ist und von Bedeutung sein kann. Diese Behauptung bedarf noch der wissenschaftlichen Bestätigung.

Das Bindegewebe hat eine größere Gefäßdichte; die – verglichen mit Erwachsenen – höhere Zellproliferation und schnellere Erneuerungsrate des Kollagens können ebenso von Bedeutung sein. Auch hat sich herausgestellt, daß bei Kindern die Zahl von Plasmazellen im entzündeten gingivalen Gewebe gering ist, was auf altersabhängige Unterschiede in der Immunantwort hindeutet.

Gingivarezession

Eine lokalisierte Gingivarezession wird bei nahezu 10% aller Teenager gefunden (Abb. 12-3). Bei Kleinkindern erscheint die Läsion meist an den Labialflächen der Unterkieferschneidezähne, während bei älteren Teenagern die Bukkalflächen der oberen Molaren und Prämolaren am häufigsten betroffen sind. Solche Rezessionen werden oft bei Labialstellung der Zähne gesehen, bei einem Zahnputztrauma, nach kieferorthopädischer Behandlung oder schlechter Plaquekontrolle (Entzündung). Ein anderer Prädispositionsfaktor für eine Rezession ist die hohe Anheftung eines Lippenbändchens.

Der entscheidende Faktor für die Ausbildung einer Rezession ist das Vorhandensein einer Dehiszenz oder Fenestration des Knochens. Wird z. B. bei einem oder mehreren Zähnen im Verlauf einer kieferorthopädischen Behandlung eine Dehiszenz erzeugt, so kann bei Umkehrung der Bewegung der Knochen in diesem Bereich regenerieren. Die oben aufgeführten Faktoren haben modulierenden Einfluß.

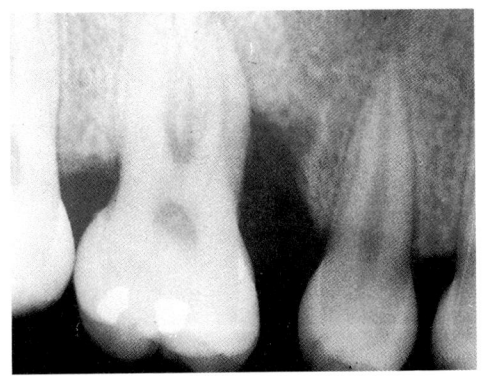

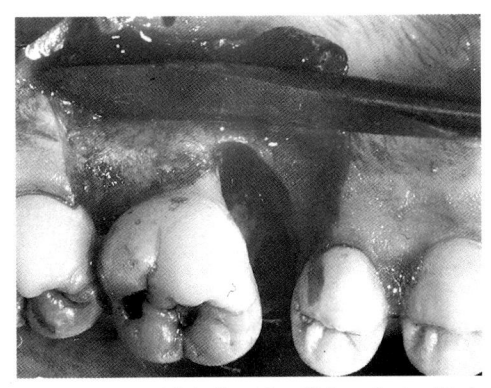

Abb. 12-4 Lokalisierte juvenile Parodontitis. Links: Röntgenbild. Rechts: Chirurgische Freilegung der Knochentasche.

Langsam fortschreitende Parodontitis

Bei Jugendlichen ist dies die häufigste Form der parodontalen Erkrankung. Kennzeichen sind ein geringer Verlust an bindegewebigem Attachment sowie ein Rückgang des Alveolarknochens im Interdentalbereich der Seitenzähne. In diesen Bereichen tritt Plaque und Gingivitis am häufigsten auf. Das Saumepithel wächst allmählich nach apikal, und es bildet sich eine pathologische parodontale Tasche. Es wurde beobachtet, daß die Zunahme der Taschentiefe und der röntgenologisch sichtbare Rückgang des Alveolarknochens mit einer Verschiebung der subgingivalen Mikroflora einhergehen: *Porphyromonas gingivalis; Prevotella intermedia* (früher: *Bacteroides gingivalis, Bacteroides intermedius*) und andere anaerobe Stäbchen sind hierbei die dominanten, anzüchtbaren Mikroorganismen.

Präpubertäre Parodontitis

Sie ist eine Erkrankung des Milchgebisses und geht mit einer schnellen Zerstörung des Zahnhalteapparates einher. Sie beginnt im Alter von zwei bis vier Jahren; es werden zwei verschiedene Formen unterschieden. Die lokalisierte scheint offenbar gesunde Kinder zu betreffen, während Patienten, die unter der generalisierten Form der präpubertären Parodontitis leiden, oft eine systemische Erkrankung aufweisen. In der jüngeren Literatur wird ein angeborener Leukozytenadhäsionsdefekt mit der Erkrankung in Verbindung gebracht. Die Lokalisation der parodontalen Defekte ist ähnlich der der lokalisierten juvenilen Parodontitis. Aber auch generalisierte Destruktionen des Parodonts werden beobachtet (siehe Faktoren, die das Abwehrsystem verändern).

Lokalisierte juvenile Parodontitis

Dies ist eine schnell fortschreitende Form der Parodontitis, deren Beginn normalerweise kurz vor der Pubertät liegt. Bei dieser Krankheit können ausgeprägte klinische Zeichen einer gingivalen Entzündung fehlen.
Bei der Taschensondierung kommt es jedoch zu massiven Blutungen. Röntgenologisch hat die Knochenzerstörung

12 Parodontale Erkrankungen

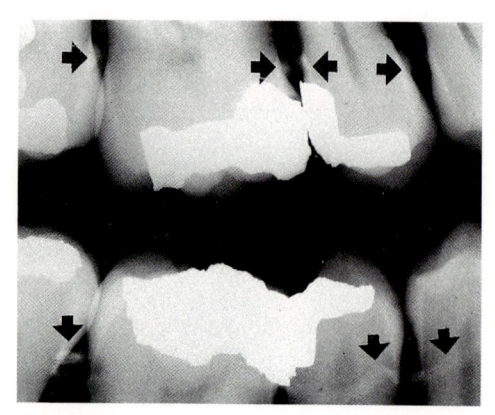

Abb. 12-5   Bißflügelaufnahmen, die subgingivalen Zahnstein zeigen.

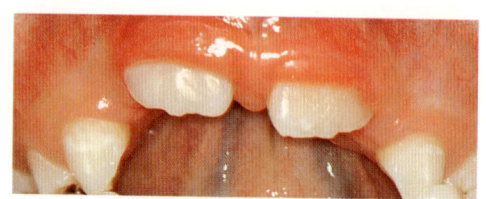

Abb. 12-6   Eine sogenannte Eruptionsgingivitis.

ein vertikales Erscheinungsbild, das hauptsächlich um die 1. Molaren und mittleren Schneidezähne herum lokalisiert ist (Abb. 12-4). Die subgingivale Mikroflora ist durch Anaerobier geprägt, als Leitkeim gilt *Actinobacillus actinomycetemcomitans*.

Ätiologie

Es herrscht völlige Einigkeit darüber, daß eine chronische marginale Gingivitis durch die mikrobielle Plaque verursacht wird. Trotzdem muß die Gingivitis als multifaktorielle Erkrankung angesehen werden; eine große Zahl interner und externer Faktoren beeinflussen deren Schweregrad. In der normalen dentogingivalen Region bei Kindern mit einem Milchgebiß, bei denen gram-positive Kokken der häufigste Morphotyp sind, scheint im allgemeinen die Verteilung der vorherrschenden kultivierbaren Organismen dieselbe wie bei Erwachsenen zu sein.

Faktoren, die die Plaquebildung beeinflussen

Wenn die mikrobielle Plaque von der Zahnoberfläche nicht entfernt wird, kann sie mineralisieren und zu Zahnstein werden. Die Oberfläche der verkalkten Beläge ist rauh und fördert die bakterielle Kolonisierung. Supra- und subgingivaler Zahnstein ist aus diesem Grund für die parodontale Gesundheit schädlich (Abb. 12-5).

Die Exfoliation der Milchzähne und der Durchbruch der bleibenden Zähne kann die Plaqueakkumulation verstärken, besonders wegen der Empfindlichkeit beim Zähneputzen. Die sogenannte Durchbruchsgingivitis sollte nicht als eigenständiges Zustandsbild betrachtet werden (Abb. 12-6). Diese Läsionen korrelieren auch direkt mit der Menge an akkumulierter Plaque.

Störungen der Schmelzmineralisation können rauhe Oberflächen bedingen, die die Plaqueakkumulation fördern. Die frühen Phasen des klinischen Durchbruchs hypoplastischer Zähne können von einer ausgeprägten Gingivi-

Ätiologie

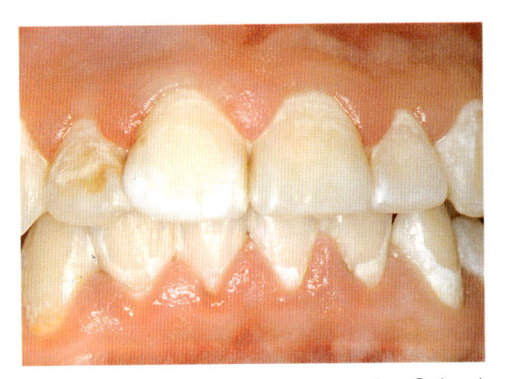

Abb. 12-7 Gingivitis an bleibenden Schneidezähnen mit kariösen Läsionen.

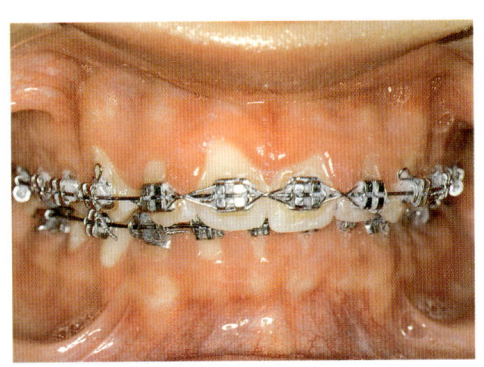

Abb. 12-8 Einer festsitzenden kieferorthopädischen Behandlung sollte ein adäquates Mundhygienetraining vorausgehen und diese begleiten, um die Entwicklung einer Gingivitis zu verhindern.

tis begleitet sein, die später verschwindet, wenn der zervikale Teil des Zahnes intakten Schmelz aufweist.

Zahn- und Kieferfehlstellungen spielen bei der Ätiologie von Parodontalerkrankungen keine dominante Rolle, doch kann Zahnengstand die Mundhygiene erschweren. Es gibt Hinweise, daß Zahnengstand eher mit der Gingivitis bei Kindern in Verbindung steht als mit der Parodontitis bei Erwachsenen.

Karies – Die manifeste kariöse Läsion fördert die Plaqueakkumulation und beeinträchtigt nach und nach die Mundhygiene. Zervikale kariöse Läsionen sind fast ausnahmslos von einer lokalen Gingivitis begleitet (Abb. 12-7).

Füllungen – Der Zahnarzt, der die erste zervikale oder approximale Füllung legt, trägt für die zukünftige parodontale Gesundheit des Patienten eine große Verantwortung. Defekte Ränder, unzulängliche Oberflächenstrukturen und mangelhafte Approximalkontakte sind bei Kindern allzu oft die Ursache einer chronischen Gingivitis. Über eine Veränderung der gingivalen Flora durch parodontalpathogene Keime wird das Entstehen einer Parodontitis gefördert. Ein lokalisierter Knochenverlust kann ebenfalls mit defekten Füllungen vergesellschaftet sein.

Kieferorthopädische Geräte – Festsitzende Geräte können die normalen Mundhygienemaßnahmen beeinträchtigen. Bänder und Brackets akkumulieren Plaque und herausnehmbare Platten können eine Prothesenstomatitis verursachen (Abb. 12-8). Jede mögliche Schädigung der Stützgewebe, die durch die Geräte verursacht wird, muß entsprechend behandelt und kontrolliert werden.

Tabak – Rauchen scheint die Anfälligkeit für eine Parodontalerkrankung zu erhöhen.
Ob dies nun durch Unterschiede in der Menge und Qualität der Plaque oder durch Veränderungen der Abwehrmechanismen bedingt ist, steht noch zur Debatte.

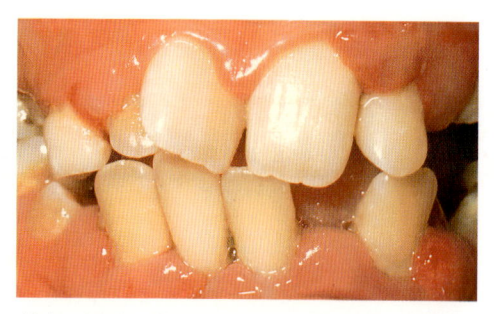

Abb. 12-9 Parodontitis bei einem Patienten mit schlecht eingestelltem Diabetes.

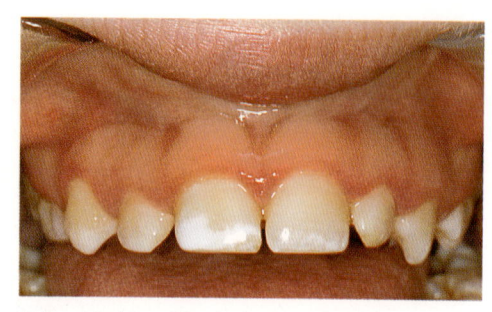

Abb. 12-10 Gingivale Verhältnisse bei einem Kind, das unter Herzproblemen mit peripherer Zyanose leidet.

Faktoren, die das Abwehrsystem verändern

Diabetes mellitus – Es ist allgemein bekannt, daß Jugendliche und junge Erwachsene mit einem Diabetes mellitus eher zu einer Parodontitis neigen. Warum das so ist, wird noch nicht vollständig verstanden, doch werden eine Dysfunktion der polymorphkernigen Leukozyten sowie vaskuläre Veränderungen vermutet. Kinder mit Diabetes scheinen für eine Parodontalerkrankung anfälliger zu sein als gesunde Kinder. Bei Kindern mit schlecht eingestelltem Diabetes scheint diese Tendenz am ausgeprägtesten zu sein (Abb. 12-9). Daher sollte man Kinder mit einem Diabetes schon früh in effizienter Plaquekontrolle trainieren und motivieren.

Leukämie – Die häufigste Form in der Kindheit, die akute Lymphoblastenleukämie, wird während des Krankenhausaufenthaltes und der zytostatischen Behandlung oft von schweren oralen Symptomen begleitet. Die geringe Resistenz der Gewebe gegenüber Infektionen wird dadurch erklärt, daß die Medikamente nicht nur die Zahl der zirkulierenden Leukozyten verringern, sondern auch die Erneuerung der Epithelzellen stören. Daher ist die Plaquekontrolle sowohl vor als auch während der Chemotherapie wichtig. Eine zusätzliche Anwendung von Chlorhexidin ist hierbei zur Plaqueinhibition sehr geeignet und ist dringend zu empfehlen.

Agranulozytose – Diese bösartige Form der Neutropenie sieht man bei Kindern selten. Doch wie bei einer zyklischen und chronischen Neutropenie sind orale Ulzerationen und parodontale Erkrankungssymptome häufig. In chronischen Fällen wird die Gingiva durch granulomatöse Veränderungen hyperplastisch.

Sichelzellenanämie – In Skandinavien sieht man diese Erkrankung selten. Sie tritt besonders bei der schwarzen amerikanischen Bevölkerung auf. Auch die Thalassämie, die vor allem bei Personen mediterranen Ursprungs zu finden ist, stellt in den nordischen Ländern eine Seltenheit dar. Die Behandlung besteht in Plaquekontrolle und palliativen Maßnahmen.

Ätiologie

Herzerkrankungen – Der Schweregrad oraler Manifestationen ist direkt proportional zur allgemeinen Zyanose. Die Gingiva hat einen bläulichroten Farbton. Da die erniedrigte Gewebeatmung die Abwehr von Mikroorganismen schwächt, haben Kinder mit peripheren Zyanosen eine hohe Gingivitisprävalenz (Abb. 12-10). Besonders bei der parodontalen Behandlung dieser Patienten kann eine Endokarditis verursacht werden. Es besteht eine Indikation zur Antibiotikaprophylaxe, dargestellt in Kapitel 17.

Mundatmung – oder mangelnder Lippenschluß kann in den anterioren Regionen zur häufigen Austrocknung der Gingiva führen. Man glaubt, daß Vasokonstriktion und verminderte Abwehr die Folge sein können. Klinische Beobachtungen zeigen, daß zwischen einer hyperplastischen Gingiva und Mundatmung eine Beziehung besteht, doch liegen bislang keine schlüssigen epidemiologischen Studien vor.

Hormone – Bewiesen ist die Tatsache, daß hormonelle Veränderungen während der Schwangerschaft die Anfälligkeit gegenüber Zahnfleischerkrankungen erhöhen können. Analog dazu wurde eine spezifische „pubertäre Gingivitis" mit starken Ödemen der freien Gingiva beschrieben (Abb. 12-11). Epidemiologische Studien zeigten, daß die Gingivitisinzidenz bei Mädchen ihren Höhepunkt zwei bis drei Jahre früher erreicht als bei Jungen; dies stimmt ungefähr mit dem Beginn der Pubertät überein. Diese Befunde deuten darauf hin, daß die Sexualhormone während der Pubertät den Zustand der Gingiva beeinflussen. Neuere Studien belegen, daß zwischen einem erhöhten Hormonlevel (besonders Östrogene) und der

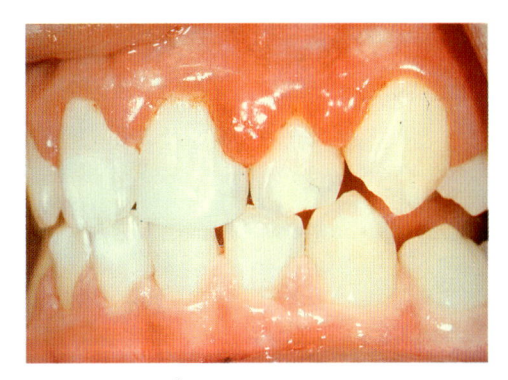

Abb. 12-11 Ödematöse Gingivitis während der Pubertät.

Zunahme bestimmter Prevotella- und Porphyromonasarten ein Zusammenhang besteht. Jedoch variiert auch in der Pubertät das Engagement für die persönliche Mundhygiene.

Lokalisierte juvenile Parodontitis

Die Ätiologie der schweren Formen einer juvenilen Parodontitis ist noch nicht vollständig geklärt. Die Mikroflora in den parodontalen Taschen wird von gram-negativen Spezies dominiert, z. B. *Actinobacillus actinomycetemcomitans*. Es ist gezeigt worden, daß dieses Bakterium sowohl in die Gingiva eindringen als auch für die Leukozyten toxische Substanzen produzieren kann. Dies sind Fähigkeiten, die dieses Bakterium zu einem potentiellen „Parodontal-Pathogen" machen. Zudem belegen neuere Untersuchungen, daß auch Wirtsfaktoren, wie etwa die reduzierte chemotaktische und phagozytäre Antwort polymorphkerniger Leukozyten oder Monozyten eine Rolle spielen.

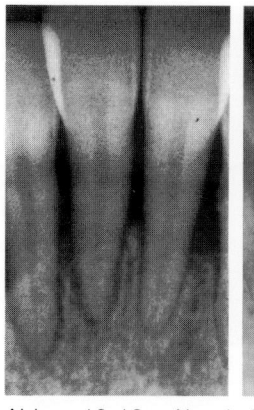

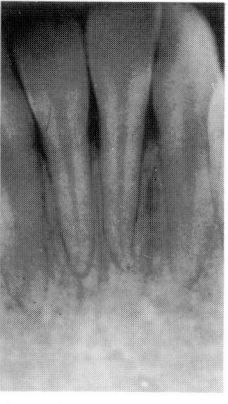

Abb. 12-12 Alveolarknochenverlust bei Kindern mit Down-Syndrom.
Links: Ein achtzehnjähriges Mädchen, daß unter Herzproblemen mit peripherer Zyanose leidet. Rechts: Ein achtzehnjähriger Junge.

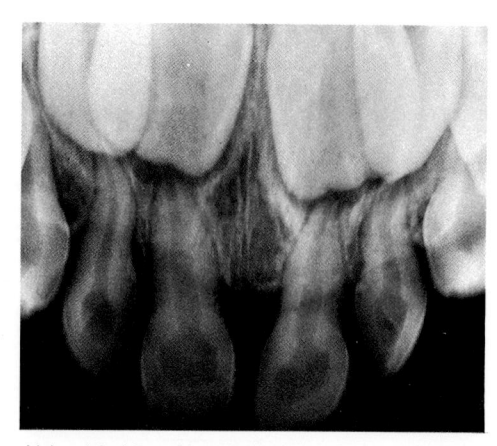

Abb. 12-13 Alveolarknochenverlust bei einem Kind mit Hypophosphatasie.

Syndrome mit juveniler Parodontitis

Down-Syndrom – Kinder mit Down-Syndrom (Mongolismus) haben außergewöhnlich oft eine hohe Parodontalerkrankungsprävalenz. Der Verlust an Alveolarknochen ist in den vorderen Segmenten ausgeprägter, besonders im Unterkiefer (Abb. 12-12). Die Gründe für die hohe Anfälligkeit gegenüber Parodontalerkrankungen bei Kindern mit einem Down-Syndrom liegen wahrscheinlich darin begründet, daß – kombiniert mit einer schlechten Mundhygiene – die phagozytäre Funktion der neutrophilen Granulozyten und Monozyten gestört ist.

Hypophosphatasie – Dies ist ein erbliches Stoffwechselsyndrom, bei dem die Aktivität der alkalischen Phosphatase im Serum erniedrigt ist. Symptome sind unter anderem rachitisähnliche Knochenveränderungen sowie ein Verlust von Alveolarknochen, der hauptsächlich auf die Gegend der anterioren Milchzähne begrenzt ist (Abb. 12-13). Dies führt zu einer frühzeitigen Exfoliation dieser Zähne. Im Mikroskop weisen solche Zähne Aplasien und Hypoplasien des Zementes, große Pulpenkammern sowie die Bildung interglobulären Dentins auf.

Akatalasie – Dabei fehlt es an dem Enzym Katalase, was zu chronischen Ulzera der Mundschleimhaut und Zerstörung der tieferen Gewebe führt. Das Blut ist nicht in der Lage, das von Bakterien produzierte Wasserstoffperoxid aufzuspalten.

Chediak-(Steinbrinck)-Higashi-Syndrom – Leukozytendefekte und Störungen der Pigmentierung sowie die geistige Retardierung führen zu einem frühen Ausbruch von Parodontalerkrankungen. Die Erkrankung verläuft im Kindesalter meist schon tödlich.

Histiozytose X (Retikuloendotheliose) – Diese Erkrankung kann ausgehend von Prozessen im Kieferknochen zu weitreichenden Zerstörungen des Alveolarknochens führen. Ein eosinophiles Granulom (Histiozytose des Knochens) ist häufiger im Unter- als im Oberkiefer anzutreffen. Die Hand-Christian-Schüller-Krankheit (chronisch dessiminierte Histiozytose) kann zu starker Knochenzerstörung führen, die sich um die Wurzeln erstreckt und Zahnausfall verursacht. Die Behandlung dieser Erkrankung mit Kortikosteroiden, Bestrahlungen und Zytostatika kann im Parodontium Sekundäreffekte verursachen.

Papillon-Lefèvre-Syndrom – Dies ist eine seltene genetische Erkrankung, die die Hände und Füße betrifft (*Keratoma palmare et plantare*) und zu fulminanter Parodontitis mit schneller Knochenzerstörung führt. Die oralen Symptome beginnen unmittelbar nach dem Durchbruch der Milchzähne und enden nach dem vorzeitigen Verlust aller Milchzähne, um nach dem Durchbruch der bleibenden Zähne erneut zu beginnen.

Diagnose

In der klinischen Praxis ist es wohl ausreichend zu registrieren, ob die Zahnoberflächen Plaque aufweisen oder nicht. Der VPI = Visible Plaque Index wird nach der Anzahl positiver Befunde in Prozent der Anzahl untersuchter Flächen berechnet.
Die frühen Phasen gingivaler Entzündung können histologisch verifiziert werden oder indem man die Menge des Sulkusfluids mißt. Klinisch sichtbare Symptome, wie Rötung, Schwellung und Blutungstendenz können auch verschiedene Hinweise zur Behandlungsplanung liefern.
Klinisch ist es sinnvoll, die Diagnosekriterien für Läsionen der marginalen Gingiva zu vereinfachen. Die Blutungstendenz der Gingiva kann als Indikator für deren Zustand angesehen werden. Der Gingiva-Blutungs-Index (GBI), von Ainamo & Bay erneut eingeführt, beruht auf einem einfachen Kriterium: blutet die marginale Gingiva bei vorsichtiger Sondierung oder nicht. Der Index wird als der Prozentsatz blutender Gingivaeinheiten in Bezug zur Anzahl untersuchter Einheiten berechnet.

Behandlung
Gingivitis

Eine ödematöse Gingivitis mit Befall des marginalen und papillären Gewebes ist mittels Plaquekontrolle reversibel und heilt ohne bleibende Veränderungen der normalen Gewebekonfiguration aus. Jedoch müssen bei Vorschulkindern deren Eltern die Verantwortung für die Plaquekontrolle tragen. Bei einer marginalen Gingivitis ist eine vereinfachte Bass-Technik mit einer weichen Zahnbürste angebracht. Bei der Behandlung einer Gingivitis sollte man auch wiederholt über die Ätiologie dieser Krankheit aufklären.

Gingivarezession

Der erste Schritt bei der Behandlung einer lokalisierten Rezession liegt in der Identifizierung der verursachenden und prädisponierenden Faktoren. Wenn die Gingivarezession mit einer hohen Anheftung des Lippenbändchens einhergeht, das bei angespannten Lippen die freie Gingiva zurückzieht, sollte eine Frenektomie durchgeführt werden. Oft kann man die Rezession dadurch aufhalten, daß man den Patienten zu einer angemessenen Zahnputztechnik und Plaquekontrolle instruiert und motiviert. Einige Fälle kann man erfolgreich nur chirurgisch mittels eines freien Gingivatransplantates behandeln. Das Hauptziel dabei ist, die befestigte Gingiva zu verbreitern und deren Dicke zu erhöhen, mit dem Ziel, gegenüber mechanischer Traumatisierung (durch die Zahnbürste) resistenteres Gewebe zu bekommen, was auch zu einer wirkungsvolleren Plaquekontrolle führt.

Langsam fortschreitende Parodontitis

Das erste Anzeichen dieser Erkrankung kann in der späten Pubertät entdeckt werden. Die Patienten haben oft mehrere parodontale Taschen mit einer Sondierungstiefe über 3 mm. Scaling und Wurzelglättung sind wirkungsvolle Methoden zur Taschenbeseitigung, wobei sowohl supra- als auch subgingivaler Zahnstein und Plaque eliminiert werden. Die klinische Behandlung wird immer mit einem Präventivprogramm kombiniert, um eine erneute Plaqueakkumulation zu verringern. Es ist bewiesen worden, daß Scaling, zusammen mit Mundhygienemaßnahmen, die Höhe des Attachments erhält und eine weitere Zunahme der Taschentiefe verhindert. Zusätzlich müssen auf den einzelnen Patienten abgestimmte Plaquekontrollprogramme eingerichtet werden, z. B. alle drei Monate nach der initialen Behandlung. Beim Recall muß das Risiko eines Rezidivs dadurch eingeschätzt werden, daß man die Mundhygiene des Patienten, seinen gingivalen Zustand, die Sondierungstiefe und die Höhe des Attachments registriert.

Präpubertäre Parodontitis

Die generalisierte Form ist oft schwer beherrschbar. Um den pathogenen Keimen die Nische zu entziehen, scheint die Elimination der Tasche entweder durch Extraktion des Zahnes oder radikale chirurgische Parodontaltherapie angezeigt. Gegebenenfalls sollte, in Abwägung von Nutzen und Risiko, das Antibiotikum Tetrazyklin in die Therapieüberlegungen mit einbezogen werden, obgleich dieses für Kinder kontraindiziert ist. Eine möglichst professionell unterstützte Plaquekontrolle ist obligatorisch. Die Behandlung der präpubertären Parodontitis ist wichtig, da jüngste Studien zeigen, daß zwischen dieser Parodontitis und der juvenilen Form des bleibenden Gebisses ein starker Zusammenhang besteht.

Lokalisierte juvenile Parodontitis

Daten, die die Wirkung einer Behandlung der juvenilen Parodontitis beschreiben, sind rar. Die Behandlung zielt darauf ab, pathogene Bakterien wie *A. actinomycetemcomitans* zu beseitigen. Es scheint, daß diese Organismen nicht durch mechanische Methoden wie Scaling allein ausgemerzt werden können, da sie nicht nur in den parodontalen Taschen vorhanden sind, sondern auch im Gingivagewebe selbst. So belegen klinische Studien, daß die subgingivale Kürettage oder Lappenoperation in Verbindung mit der Gabe von Antibiotika eine gute therapeutische Methode ist. Tetrazyklin ist das Antibiotikum der Wahl, das systemisch über einen Zeitraum von drei Wochen gegeben wird. Die Wirkung eines Breitbandantibiotikums wie Tetrazyklin beruht wahrscheinlich darauf, daß gerade *A. actinomycetemcomitans* in den meisten

Fällen darauf anspricht. Der Patient muß einmal alle drei Monate einem speziellen Plaquekontrollprogramm unterzogen werden, wobei jedesmal die Mundhygiene des Patienten, sein gingivaler Zustand, die Höhe des Attachments sowie jede Veränderung der Knochendefekte bewertet werden sollte.

Bei dieser Gelegenheit sollten bakteriologische Proben der subgingivalen Plaque genommen werden.

Prävention

Bis vor kurzem nahm man an, daß wirklich jeder eine schwere generalisierte Parodontitis bekommen kann, sofern seine Mundhygiene unzulänglich ist. Man nahm an, daß die Erkrankung linear von einer Gingivitis zur Parodontitis fortschreitet. Der gegenwärtige Wissensstand ist der, daß die Erwachsenenparodontitis mit Aktivitätsschüben und Ruheperioden einhergeht, es aber auch Parodontien mit langsamem, kontinuierlichem Attachmentverlust oder „stabile" Zähne mit Exazerbations- und Remissionsphasen der Parodontitis gibt. Jedoch wurde noch über keine Parodontitis berichtet, der keine Gingivitis voranging. Bislang gibt es noch keine Prädiktoren, um Patienten mit einem hohen Risiko für das Fortschreiten der Krankheit zu identifizieren. Daher ist ganz klar die Verhinderung der Gingivitis der sinnvollste Weg, einer Parodontitis vorzubeugen.

Mechanische Plaquekontrolle

Die mechanische Entfernung der Plaque mittels Mundhygiene führt zu einem Rückgang der Gingivitis. Plaquekontrolle ist daher für die Aufrechterhaltung gingivaler Gesundheit entscheidend. Es wurde gezeigt, daß Eltern die Zähne ihrer Kinder zumindest bis zum Schulalter putzen müssen, um eine optimale Mundhygiene zu gewährleisten. Eltern kommen besonders bei kleinen Kindern am besten mit einer einfachen geradlinigen Technik klar. Die vereinfachte Bass-Technik, also die horizontale Bewegung der Zahnbürste entlang der Außen- und Innenseite der Zahnbögen, ist für Kinder und Eltern gleichermaßen wirkungsvoll. In Abbildung 8-7 ist eine praktikable Methode dargestellt, wie Eltern die Zähne ihres Kindes putzen sollten. Ein systematisches Reinigen aller Zahnoberflächen ist wichtig. Die für Kinder empfohlene Zahnbürste sollte klein und weich sein und einen breiten Griff haben, den das Kind leicht halten kann. Die Qualität der Mundhygiene ist wichtiger als die Häufigkeit. Hastig durchgeführtes und willkürliches Zähneputzen trägt wenig zur Mundhygiene bei. Wesentlich ist es, die Eltern und Kinder im Zähneputzen zu trainieren und dies in regelmäßigen Abständen mit Hilfe von Plaquefärbemitteln zu überwachen. Zweimal täglich sollten die Zähne geputzt werden, nämlich am Morgen und abends vor dem Zubettgehen. Man sollte eine möglichst altersgemäße Putztechnik empfehlen, also nicht z. B. für ein fünfjähriges Kind die modifizierte Bass-Technik.

Zahnhölzchen – Die Anwendung von Zahnhölzchen wird bei Kindern nur in Spezialfällen empfohlen und nur nach sorgfältiger Unterweisung durch einen

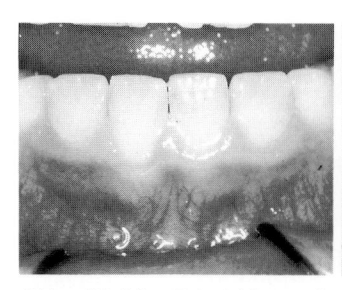

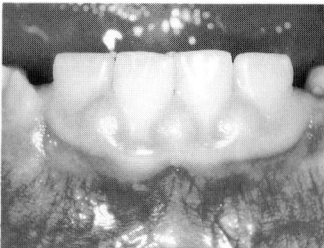

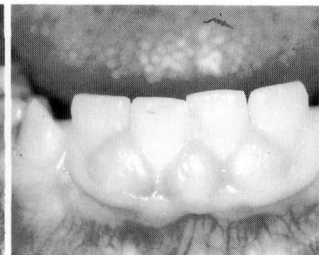

Abb. 12-14 Entwicklung einer durch Phenytoin verstärkten Gingivahyperplasie. Das klinische Erscheinungsbild zu Beginn der medikamentösen Therapie und nach sechs und zwölf Monaten.

Zahnarzt oder eine Dentalhygienikerin. Da bei Kindern das Zahnfleisch meist die Zahnzwischenräume ausfüllt, kann die Verwendung von Zahnhölzchen zu einer Retraktion der Papille und einer unnötigen Freilegung der Approximalflächen führen.

Zahnseide – Am wenigsten sind beim Zähneputzen die Approximalräume zu erreichen. Zur Reinigung dieser Flächen wird daher Zahnseide empfohlen. Studien zeigten, daß bei Patienten mit guter Mundhygiene und gesunder Gingiva die Anwendung von Zahnseide die Situation nicht verbessert. Wenn Zahnseide jedoch vorschriftsgemäß angewendet wird, kann sie denen nützen, deren gingivale Gesundheit weniger zufriedenstellend ist; zudem kann sie die Entwicklung einer Gingivitis verhindern.

Chemische Plaquekontrolle

In den letzten Jahren konzentrierte man sich besonders auf die Entwicklung und Anwendung chemischer Antiplaquemittel, deren Wirkung entweder auf Hemmung der Plaquebildung oder Hemmung des Plaquestoffwechsels beruhte. Beide Arten können parodontalen Erkrankungen vorbeugen oder diese in ihrem Schweregrad vermindern. Die am gründlichsten untersuchte Substanz ist das Chlorhexidin. In vielen Ländern sind Chlorhexidinpräparate in Form von Spüllösungen und Gelen erhältlich. In Fällen, bei denen keine anderen effektiven Mundhygienemaßnahmen Wirkung zeigen, kann eine regelmäßige oder zeitweilig unterbrochene Langzeitanwendung von Chlorhexidin gerechtfertigt sein. Gegenwärtig versucht man verstärkt, Zahnpasten zu entwickeln, die die gingivale Gesundheit verbessern und erhalten können.

Gingivale Wucherungen

Bei Kindern ist die chronische marginale Gingivitis normalerweise durch deutliche vaskuläre Reaktionen und Gewebeödeme gekennzeichnet. Bei einer unkomplizierten marginalen Gingivitis ist das Ödem auf die freie Gingiva begrenzt. Gingivawucherungen, die von Ödemen bestimmt werden, sieht man während der Pubertät sowie bei Kindern mit einer peripheren Zyanose. Eine Vergrößerung des Gingivalsaumes als Folge von Mundatmung ist ebenfalls zu beobachten.

Medikamentös induzierte Gingivawucherung

Medikamente wie Kalzium-Antagonisten (Nifedipine), Immunsuppressiva (z. B. Zyklosporin A) und krampflösende Mittel (z. B. Phenytoin) können eine Gingivawucherung verstärken bzw. induzieren (Abb. 12-14). Bei 30% der Patienten, die Zyklosporin A benutzen, entwickelt sich eine Gingivawucherung. Es gibt Beweise, daß dieser Nebeneffekt dosisabhängig ist.

Phenytoin – Bei der Epilepsie wird auch ohne eine medikamentöse Therapie bei manchen Patienten eine Gingivawucherung beobachtet. Dies deutet darauf hin, daß die Erkrankung selbst eine Modifizierung der Reaktion der gingivalen Fibroblasten verursacht und daß die Medikamente (besonders Phenytoin) nur eine Verstärkerfunktion besitzen. Phenytoin wird bei Kindern mit „Grand mal" verwendet, aber auch bei Patienten mit psychomotorischen Anfällen. Reaktionen des Bindegewebes sind eine häufige Folge dieser antiepileptischen Therapie. Die durch Phenytoin verstärkte Gingivawucherung tritt bei Kindern häufiger als bei Erwachsenen auf. Veröffentlichungen zufolge sollen auch die Natriumsalze der antiepileptisch wirksamen Valproinsäure ähnliche Effekte zeigen.

Klinisches Erscheinungsbild – Die Entwicklung beginnt mit einer lappenförmigen Vergrößerung der Interdentalpapillen. Wenn vor oder zu Beginn einer Phenytointherapie ein Plaquekontrollprogramm installiert wird, kann die Gingivawucherung minimiert, aber nicht völlig verhindert werden. Bei ambulant betreuten Patienten nimmt die marginale Gingiva in bukkooraler Richtung an Dicke zu, besonders in der anterioren Region. Nahezu 50% der Kinder, bei denen die Mundhygiene nicht kontrolliert wird, entwickeln eine gingivale Wucherung in Form von Pseudotaschen (Sondierungstiefe > 4mm). Bei einigen wenigen Patienten kommt es zu einer schweren Form der Gingivawucherung, bei der das gingivale Gewebe mehr als 60% der anatomischen Kronen überdeckt. In solchen Fällen ist ein chirurgischer Eingriff angezeigt. Gleichzeitig muß ein intensives Präventivprogramm installiert werden, um das Risiko eines Rezidivs zu minimieren. Verglichen mit normaler Gingiva weist das Gewebe von Gingivawucherungen bezüglich seiner Zusammensetzung Veränderungen auf: es enthält einen größeren Anteil an nichtkollagener Matrix mit einem erhöhten Gehalt an Glykosaminoglykanen (GAG).

Fibröse Hyperplasie der Gingiva
(fibromatosis gingivae)

Eine spezielle Form einer diffusen, nicht entzündlichen Gingivawucherung stellt die idiopathische oder erbliche Fibromatose der Gingiva dar (Abb. 12-15). Die Fibrose des Gingivagewebes, die generalisiert oder lokal auf die Molarenregion begrenzt ist, tritt normalerweise symmetrisch auf und betrifft das gesamte Zahnfleisch bis zur mukogingivalen Grenzlinie. Die Ausdehnung kann so groß sein, daß die Gesichtskonturen verändert sind. Die Krankheit setzt früh ein und wird oft in Verbindung mit einem verzögertem Zahndurchbruch diagnostiziert. Die Wucherung ist sehr derb und farblich blaß. Mittels Lappenoperation und keilförmigen Exzisionen können diese Wucherungen reduziert werden.

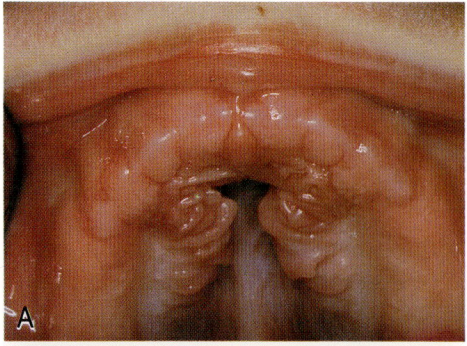

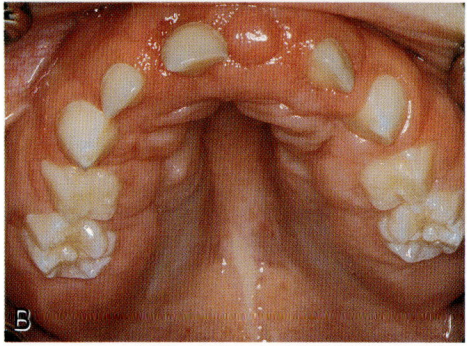

Abb. 12-15 Fibromatosis gingivae bei einem Kind:
A) im Alter von sechs Monaten,
B) im Alter von sechs Jahren.

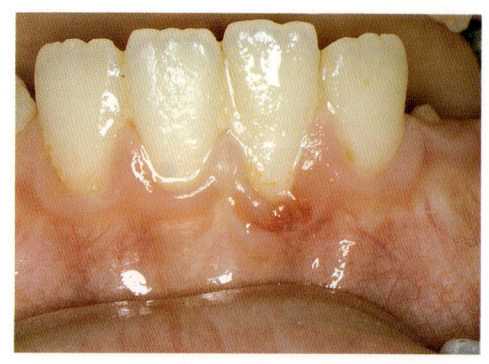

Abb. 12-16 Akute ulzerierende Gingivitis.

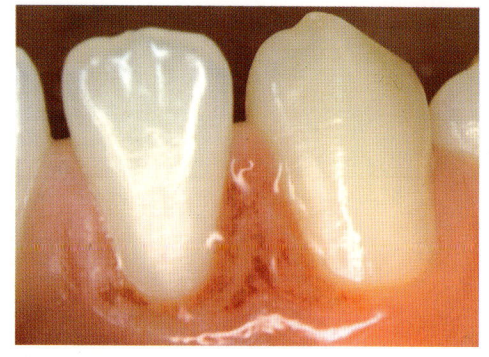

Abb. 12-17 Eine traumatisch bedingte ulzerierende Gingivaläsion

Akute nekrotisierende, ulzerierende Gingivitis (ANUG)

ANUG ist eine schnell ausbrechende Erkrankung, die durch schmerzhafte, nekrotisierende, ulzerierende Gingivaläsionen charakterisiert ist, die die Interdentalpapillen betreffen (Abb. 12-16). Gelegentlich kann sich die nekrotisierende, ulzerierende Läsion bis in die befestigte Gingiva und Mundschleimhaut ausbreiten und ist von gräulich-weißen Pseudomembranen bedeckt.

ANUG wird meist bei Kindern beobachtet, die an Unterernährung leiden. In den entwickelten Ländern ist sie heute selten anzutreffen. Die Hauptbakterien, die mit ANUG assoziiert sind, sind *Spirochäten* und *Fusobakterium nucleatum* sowie *Prevotella intermedia*. Die alleinige bakterielle Ätiologie scheint fragwürdig. Neuere Untersuchungen deuten auf eine vorangegangene Infektion mit dem Zytomegalievirus hin. Bei Kindern ist eine Lokalbehandlung, das heißt Plaqueentfernung, angezeigt. Gleichzeitig werden Mundspülungen mit 0,5%igem Wasserstoffsuperoxid oder 0,1%igem Chlorhexidin verordnet. In Fällen mit generalisierten Symptomen, bei massiven Gingivanekrosen oder einer untypischen

Ausbreitung der Infektion müssen Antibiotika gegeben werden. Eine lokal unterstützende Salbenbehandlung mit Kortison kann in Abhängigkeit vom Alter des Patienten diskutiert werden.

Traumatische ulzerierende Gingivaläsionen

Diese Läsionen beginnen an der marginalen Gingiva und werden durch eine bakterielle Superinfektion eines traumatisierten Gingivagewebes ausgelöst. Ein solches Trauma ist überwiegend das Ergebnis eines zu intensiven Gebrauchs der Zahnbürste oder einer schlechten Zahnputztechnik. Die bakterielle Infektion wird durch die normale Mischflora der Mundhöhle verursacht. Die Ulzera sind mit einem dünnen gelblichen oder gräulichen Exsudat bedeckt, und die Patienten beklagen sich oft über Schmerzen in der betreffenden Region. Die Läsionen sind in der bukkalen Gingiva lokalisiert, und es tritt keine Nekrose der Interdentalpapillen wie bei der ANUG auf und auch keine Vesikel, wie bei Herpes-simplex-Virusinfektionen (Abb. 12-17). Zunächst werden die Zähne gereinigt und der Patient angewiesen, für etwa zehn Tage das Zähneputzen zu unterlassen. Während dieser Zeit sollte das Kind seinen Mund zweimal täglich mit 0,1%iger Chlorhexidinlösung spülen. Zudem sollte eine Anleitung für eine geeignete Zahnputztechnik erfolgen.

Hintergrundliteratur

Aass AM, Albander J, Aasenden R, Tollefsen T, Gjermo P. Variation in prevalence of radiographic alveolar bone loss in subgroups of 14-year-old schoolchildren in Oslo. *J Clin Periodontol* 1988; **15**: 130-3.

Friis-Hansen B (Hrsg.). Nordisk Lærebog i Pædiatri. København: Munksgaard, 1985.

Hugoson A, Koch G, Rylander H. Prevalence and distribution of gingivitis-periodontitis in children and adolescents. *Swed Dent J* 1981; **5**: 91-103.

Lindhe J. *Textbook of clinical periodontology*. 2. Aufl., Copenhagen: Munksgaard, 1989.

Matsson L. *Development of experimental gingivitis at different ages in young individuals*. Thesis, Malmö 1979.

Modéer T, Dahllöf G. Development of phenytoin-induced gingival overgrowth in non-institutionalized epileptic children subjected to different plaque control programs. *Acta Odontol Scand* 1987; **45**: 81-5.

Kapitel 13

Traumen

Epidemiologie
Ätiologie
Anamnese
Klinische Untersuchung
Klassifikation
Bleibende Zähne: Behandlung und Prognose
Milchzähne: Behandlung und Prognose
Verletzungen der Zahnkeime bleibender Zähne
Verletzungen der knöchernen Strukturen
Verletzungen der Gingiva und der Mundschleimhaut
Vorbeugung gegen Zahnverletzungen

Epidemiologie

Zahnärzte, die Kinder behandeln, sehen sehr häufig Zahntraumen. So zeigten zwei prospektive Studien aus Skandinavien, daß 30% der Kinder Traumen im Milchgebiß erlitten hatten und 22% im bleibenden Gebiß.
Die Inzidenz der Milchzahn-Verletzungen ist zwischen dem ersten und dritten Lebensjahr am höchsten. Im bleibenden Gebiß liegt die unfallträchtige Zeit zwischen dem achten und elften Lebensjahr. Jungen scheinen Verletzungen der bleibenden Zähne zweimal so häufig wie Mädchen zu erleiden. Auch bei Vorschulkindern liegt die Zahl der Jungen höher.
Gewöhnlich sind bei Zahnverletzungen ein oder zwei Zähne betroffen, wobei die mittleren oberen Schneidezähne am häufigsten beteiligt sind.
Die Verteilung der verschiedenen Zahnverletzungen bei Kindern ist in den Tabellen 13-1 und 13-2 dargestellt.

Ätiologie

Bei einem kleinen Kind, das lernt, zu laufen und zu rennen, sind Koordination und Einschätzungsvermögen noch unvollständig entwickelt und Verletzungen beim Fallen kommen häufig vor. Traumen im orofazialen Bereich können aber oft auch ein Hinweis auf Kindesmißhandlung sein. Das mißhandelte Kind ist im allgemeinen sehr jung, mit vielen blauen Flecken am ganzen Körper bedeckt, aber auch Wunden im Mundschleimhautbereich und traumatisierte Zähne fallen auf.
Wenn das Kind das Schulalter erreicht, sind Unfälle auf dem Schulhof sehr häufig. Die meisten Verletzungen geschehen durch Stürze und Zusammenstöße beim Spielen und Rennen. Auch Verletzungen, die von Fahrradunfällen herrühren, treten in dieser Altersgruppe

Tabelle 13-1
Verteilung der Traumen im bleibenden Gebiß nach Ravn & Rossen[3].

Art des Traumas	%
Infraktion der Krone	8
unkomplizierte Kronenfraktur	64
komplizierte Kronenfraktur	5
Wurzelfraktur	1
Konkussion	7
Subluxation	10
Luxation	2
Exartikulation	2
sonstige Traumen	1

Tabelle 13-2
Verteilung der Traumen im Milchgebiß nach Andreasen & Ravn[1].

Art des Traumas	%
Kronenfraktur	19
Wurzelfraktur	1
Konkussion, Subluxation und Luxation	69
Exartikulation	7
unbekannt	4

häufig auf. Kinder mit einer maxillären Protrusion sind für Zahnverletzungen fünfmal anfälliger als Kinder mit einer neutralen Verzahnung. Schließlich treten bei Teenagern Verletzungen oft beim Sport auf, z. B. beim Eishockey, Fußball, Football oder Basketball.

Anamnese

Eine Unfallanamnese und eine gründliche Untersuchung sollten in jeder Situation erfolgen. Um sicherzugehen, daß alle relevanten Daten erhoben wurden, ist ein spezielles Formular für Zahntraumen empfehlenswert.
Der Patient wird nach folgendem befragt: Zeit, die nach der Verletzung verstrichen ist und wo und wie die Verletzung zustande kam.

Allgemeinbefinden – Verursachte das Trauma Bewußlosigkeit, Amnesie, Kopfschmerzen, Erbrechen, Erregung oder Schwierigkeiten beim Fokussieren. Wenn eins dieser Symptome auftritt, muß eine Hirnschädigung befürchtet und der Patient in ärztliche Obhut überwiesen werden. Der Patient oder seine Eltern müssen über das Vorliegen medizinischer Komplikationen befragt werden, besonders über Blutgerinnungsstörungen, Epilepsie oder allergische Reaktionen.

Symptome – Schmerzen beim Kauen können auf eine Verletzung des Parodontiums hinweisen. Eine gestörte Okklusion deutet auf Zahnluxationen oder eine Kieferfraktur hin. Eine Hyperämie der Pulpa ist wahrscheinlich, wenn Reaktionen auf Temperaturänderungen auftreten.

Eine frühere Verletzung – des Zahnes (oder der Zähne) muß erfragt werden. Wiederholte Verletzungen sind nicht ungewöhnlich. Bei diesen Patienten ist die Prognose möglicherweise ungünstiger.

Klinische Untersuchung

In Fällen kombinierter schwerer Verletzungen sollte eine allgemeine Untersuchung erfolgen, unter Berücksichtigung von Anzeichen eines Schocks (kalte, blasse Haut, kalter Schweiß, unregelmäßiger Puls), einer Gehirnerschütterung oder Kieferfrakturen.

Extraorale Untersuchung

Eine Limitierung der Unterkieferbewegung oder eine mandibuläre Abweichung beim Öffnen oder Schließen des Mundes deuten darauf hin, daß der Kiefer gebrochen sein könnte. Auch sollte man auf Weichteilverletzungen im Gesicht oder an den Lippen achten. Wenn eine Wunde unterhalb des Kinns vorhanden ist, sollte die Möglichkeit einer Kieferfraktur in Betracht gezogen werden. Auch sollte man an Kronen-Wurzel-Frakturen denken, besonders in der Prämolaren- und Molarenregion. Wenn der Patient eine Kronenfraktur erlitten hat, können Zahnfragmente in die Lippe dringen und darin steckengeblieben sein. In diesem Fall ist eine geschwollene Lippe verdächtig und sollte klinisch und röntgenologisch untersucht werden (Abb. 13-3).

Intraorale Untersuchung

Die Untersuchung muß systematisch erfolgen. Dabei sollten folgende Befunde aufgezeichnet werden: Weichteilverletzungen, Blutergüsse, Schwellungen der Mundschleimhaut und der Gingiva. Okklusionsstörungen, Zahnluxationen, frakturierte Kronen oder Schmelzrisse. Besondere Aufmerksamkeit sollte man folgenden Faktoren widmen:

Beweglichkeit – Der Grad der Beweglichkeit wird sowohl in der horizontalen als auch der vertikalen Richtung bewertet, dabei beachte man, daß bleibende Zähne mit noch nicht abgeschlossenem Wurzelwachstum und Milchzähne, die der Wurzelresorption unterliegen, eine recht große physiologische Mobilität aufweisen. Wenn sich mehrere Zähne „en bloc" zusammen bewegen lassen, muß mit einer Fraktur des Alveolarfortsatzes gerechnet werden.

Perkussionstest – Mit dem Griff eines Mundspiegels wird sanft gegen die Zähne in horizontaler und vertikaler Richtung geklopft. Der kontralaterale unverletzte oder ein anderer vergleichbarer Zahn dienen als Kontrolle.

Zahnfarbe – Verfärbungen können fast sofort nach der Verletzung auftreten. Um die Farbveränderungen sobald wie möglich zu entdecken, muß besonders auf die palatinale (linguale) Oberfläche des gingivalen Drittels der Krone geachtet werden.

Sensibilitätstests

Um den Zustand der Pulpa einzuschätzen, werden gewöhnlich Temperaturtests mit erhitzter Guttapercha oder Chloräthyl vorgenommen. Der elektrische Test scheint jedoch eine zuverlässigere diagnostische Hilfe zu sein, vorausgesetzt, daß der Behandler akkurat vorgeht, in der Technik erfahren ist und der Patient eine gewisse Kooperation zeigt. Der Zahnarzt muß den Nutzen des Tests sowie die zu erwartenden Reaktionen erklären. Wenn ein Kind mit dem Verfahren nicht vertraut ist, sollte der Zahnarzt es am Daumen des Kindes vorführen.

Unmittelbar nach einem Unfall sollte man weder negativen noch positiven Sensibilitätszeichen vertrauen. Es wird behauptet, daß ein positiver Test die beste Voraussetzung für eine fortgesetzte Pul-

13 Traumen

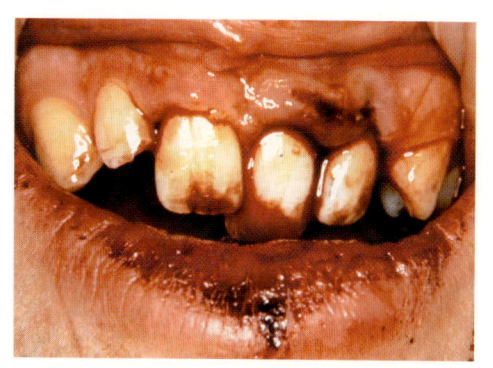

Abb 13-1 Ein dreizehnjähriger Junge mit schwerer Dislokation von drei oberen Schneidezähnen nach einem Fahrradunfall.

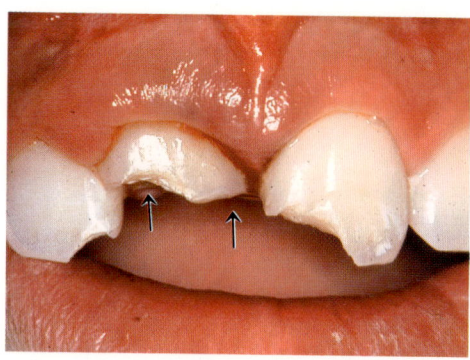

Abb. 13-2 Typische unkomplizierte Kronenfraktur, die beide mesialen Ecken bzw. die gesamte Schneidekante betrifft. Obendrein ist der rechte mittlere Schneidezahn noch von einem intrusiven Trauma betroffen (siehe Pfeile).

penvitalität ist. Jedoch sollte man den Verlust der Vitalität zu einem späteren Zeitpunkt nicht ausschließen. Obwohl eine sofortige negative Antwort normalerweise einen Pulpaschaden anzeigt, muß dies nicht notwendigerweise eine nekrotische Pulpa bedeuten. Die negative Reaktion rührt oft von einer Schädigung des apikalen Nervengeflechts. In solchen Fällen kann die Pulpa eine normale Blutversorgung haben, aber sie wird auf Stimuli nicht reagieren.

Röntgenuntersuchung

Einzelheiten über Untersuchung, Technik und Analyse sind in Kapitel 5 nachzulesen.

Klassifikation

Bei Zahntraumen wurden eine Reihe von Klassifikationen propagiert. In diesem Kapitel wird die Klassifikation verwendet, die von der Weltgesundheitsorganisation vorgeschlagen und von Andreasen[2] modifiziert wurde.

Verletzungen der Zahnhartgewebe und der Pulpa

Infraktur der Krone – Eine unvollständige Fraktur (Riß), die sich auf den Schmelz beschränkt ohne Verlust von Zahnhartsubstanz.

Unkomplizierte Kronenfraktur – Eine Fraktur, die auf Schmelz oder das Dentin beschränkt ist; die Pulpa ist nicht eröffnet.

Komplizierte Kronenfraktur – Eine Fraktur, die Schmelz und Dentin betrifft; die Pulpa ist eröffnet.

Unkomplizierte Kronen-Wurzel-Fraktur – Eine Fraktur, die Schmelz, Dentin und Zement betrifft, aber nicht die Pulpa.

Komplizierte Kronen-Wurzel-Fraktur
– Eine Fraktur, die Schmelz, Dentin und Zement betrifft; die Pulpa ist eröffnet.

Wurzelfraktur – Eine Fraktur, die Dentin, Zement und Pulpa betrifft.

Verletzungen der Parodontalgewebe

Konkussion – Eine Verletzung des Zahnhalteapparates, ohne anormale Lockerung des Zahnes oder Luxation, aber mit einer deutlichen Perkussionsempfindlichkeit.

Subluxation – Eine Verletzung des Zahnhalteapparates, mit anormaler Lockerung, aber ohne Luxation des Zahnes.

Extrusive Luxation – Partielle Luxation des Zahnes aus seiner Alveole.

Laterale Luxation – Luxation des Zahnes in eine andere Richtung als die axiale.

Intrusive Luxation – Luxation des Zahnes in den Alveolarknochen.

Exartikulation – Vollständige Luxation des Zahnes aus seiner Alveole.
Bei Traumen kann auch der umgebende Knochen beteiligt sein, z. B. Splitterbrüche oder Frakturen der Alveole, des Alveolarfortsatzes und des Unter- oder Oberkiefers.
Verletzungen der Zähne werden oft von folgenden Verletzungen der Gingiva oder der Mundschleimhaut begleitet: Rißwunden (eine flache oder tiefe Wunde in der Schleimhaut), Kontusionen (eine Quetschung, die normalerweise einen submukösen Bluterguß verursacht) oder Abschürfungen (eine oberfläch-

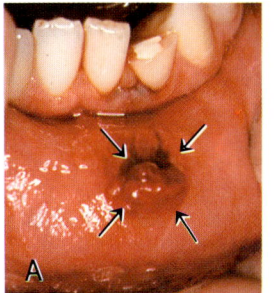

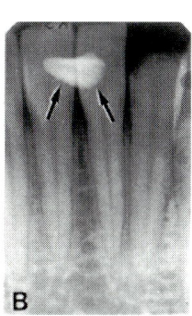

Abb. 13-3 A. Tiefgreifende Kronenfraktur des unteren seitlichen Schneidezahnes und Verletzung der Unterlippe (siehe Pfeile).
B. Das Röntgenbild zeigt ein Stück des frakturierten Zahnes, versteckt in der verletzten Lippe (siehe Pfeile).

liche Wunde, die normalerweise eine rauhe, blutende Oberfläche hinterläßt).

Bleibende Zähne: Behandlung und Prognose

Verletzungen, die die bleibenden Zähne betreffen, können auf den ersten Blick sehr schwer erscheinen, besonders wenn sie mit einem Trauma der Stützgewebe einhergehen (Abb. 13-1). Glücklicherweise können die meisten traumatisierten Zähne erfolgreich behandelt werden. Jedoch nur eine sofortige und ordnungsgemäße Notfallbehandlung kann das Risiko von Komplikationen mindern.
Der anfänglichen Behandlung folgt eine Beobachtungsphase. Jeder Verletzung ist eine spezielle Prognose eigen (Tabelle 13-3). Patienten mit traumatisierten Zähnen sollten daher einem engen und strikten Recall unterzogen werden, um sobald wie möglich jede Komplikation zu entdecken und zum rechten Zeitpunkt einschreiten zu können. Die Inter-

Tabelle 13-3
Art und Häufigkeit von Komplikationen nach verschiedenen Typen von Traumen an bleibenden Schneidezähnen. Aus skandinavischen Nachuntersuchungen bei Kindern und Jugendlichen.

	Pulpennekrose (Ankylose)	Kanalobliteration	entzündl. Resorption	Ersatzresorption
Infraktion der Krone	3%	–	–	–
Schmelzfraktur	1%	–	–	–
Schmelz-Dentinfraktur	3%	–	–	–
Wurzelfraktur	20%	69%	2%	–
Konkussion	3%	5%	–	–
Subluxation	6%	10%	1%	–
extrusive Luxation	26%	49%	6%	–
laterale Luxation	58%	31%	3%	1%
intrusive Luxation	68%	32%	47%	5%
Replantation	81%	15%	30%	41%

valle zwischen den Nachuntersuchungen hängen von der Schwere des Traumas und der zu erwartenden Komplikation ab. Trotzdem kann das folgende Zeitschema als Richtschnur dienen: Untersuchungen nach 1, 3, 6 Wochen und nach 3, 6 und 12 Monaten. In den darauffolgenden vier bis fünf Jahren einmal jährlich.

Bei Nachuntersuchungen sollten Sensibilitäts-, Perkussions- und Beweglichkeitstests sowie eine Bewertung der Zahnfarbe durchgeführt werden.

Mit Hilfe von Röntgenbildern sollte man die apikale Region und Veränderungen des Pulpenlumens untersuchen.

Infraktur der Krone

Infrakturen sind unvollständige Frakturen ohne Verlust von Zahnhartsubstanz. Die Frakturlinie endet vor oder an der Schmelz-Dentin-Grenze. Infrakturen stellen sich auf der Labialfläche der Krone als vertikale, horizontale oder divergierende Linien dar. Diese Läsionen kommen häufig vor, aber ohne geeignete Beleuchtung werden sie leicht übersehen.

Sie bedürfen keiner aktiven Behandlung. Jedoch kann in diesen Fällen die Energie des Traumas auf das parodontale Gewebe oder die Pulpa übergegangen sein, was zu einer Pulpanekrose führte (Tabelle 13-3). Daher sind regelmäßige Recalls erforderlich.

Unkomplizierte Kronenfraktur

Einige typische Beispiele zeigen die Abbildung 13-2 bis 13-4. Unkomplizierte Kronenfrakturen können auch gemeinsam mit Subluxationen oder Luxationen auftreten (Abb. 13-2).

Schmelzfraktur – Minimale Mengen an Zahnsubstanz sind verloren gegangen; eine Füllung ist nicht notwendig. Meist wird ein leichtes Konturieren der frakturierten Ecke eine gute ästhetische Wir-

Bleibende Zähne: Behandlung und Prognose

kung haben. Um die Symmetrie der Zähne wiederherzustellen, kann der kontralaterale Zahn in ähnlicher Weise abgerundet werden.

Schmelz- und Dentinfraktur – Ist das Dentin betroffen, so sind eine Reihe von Dentintubuli freigelegt. Bakterielle Produkte der Plaque, die sich auf der frakturierten Oberfläche bilden, können durch diese Tubuli in die Pulpa gelangen.

Um die Pulpa vor externen Reizen zu schützen, wird so bald als möglich ein Kalziumhydroxidliner auf das freigelegte Dentin aufgetragen. Bei frakturierten Zahnkronen scheint in den meisten Fällen eine Kompositrestauration mittels der Schmelz-Ätz-Technik die Behandlung der Wahl zu sein. Mit dieser Technik können frakturierte Zähne ästhetisch und funktionell erfolgreich restauriert werden. Mit den neuen verbesserten Kompositsystemen können solche Restaurationen auch eine dauerhafte Behandlungsmaßnahme sein. Einzelheiten der Schmelz-Ätz-Technik sind in Kapitel 10 diskutiert worden.

Wenn das abgebrochene Zahnfragment gefunden und zur Klinik mitgebracht wurde, sollte man immer in Erwägung ziehen, das Fragment an die abgebrochene Zahnkrone wieder anzusetzen (Abb. 13-4). Das koronale Fragment muß mit einem Diamantschleifkörper ausgehöhlt werden, damit man das Fragment optimal auf dem Wundverband reponieren kann. Es ist keine weitere Präparation notwendig. Man sollte jedoch genau darauf achten, die Schmelzränder nicht zu verletzen, weil der intakte Schmelz wichtig ist, um für das exakte Reponieren eine Führung zu haben. Nach Ätzen, Abspülen und Trocknen wird lichthärtendes Kompositmaterial auf die angeätzte Oberfläche

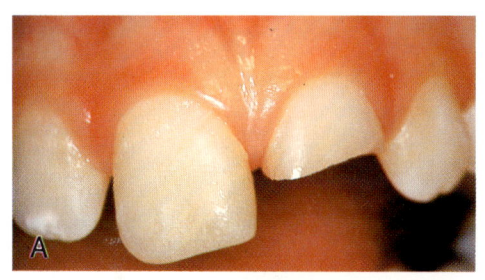

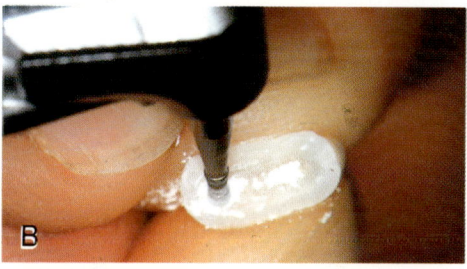

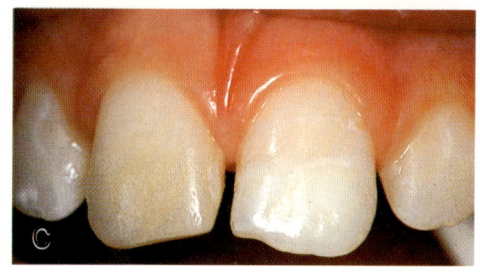

Abb. 13-4 Wiederherstellung des traumatisierten Schneidezahnes unter Verwendung des frakturierten Kronenfragmentes.
A. Schmelz-Dentinfraktur des linken mittleren Schneidezahnes. Das freigelegte Dentin ist mit einem Kalziumhydroxidliner abgedeckt.
B. Ein Teil des Dentins des frakturierten Kronenfragmentes wird mit einem Diamanten abgetragen, um Platz für das Kalziumhydroxid zu schaffen. C. Frakturiertes Kronenfragment in korrekter Position wiederbefestigt.

aufgetragen. Das Fragment wird reponiert und solange festgehalten, bis das Material mittels Licht gehärtet ist.

Eine Voraussetzung für die Schmelz-Ätz-Technik ist ein trockenes Arbeitsfeld. Da ausgedehnte Frakturen oft bei

13 Traumen

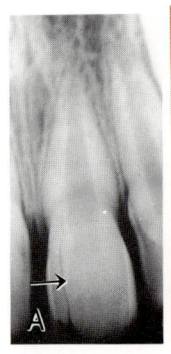

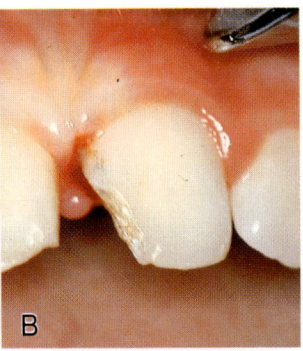

Abb. 13-5 A. Vertikale unkomplizierte Kronen-Wurzelfraktur eines linken mittleren Schneidezahnes (siehe Pfeil). B Klinischer Zustand nach Entfernung des losen Fragmentes.

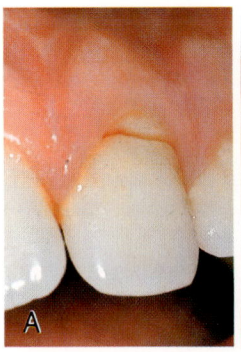

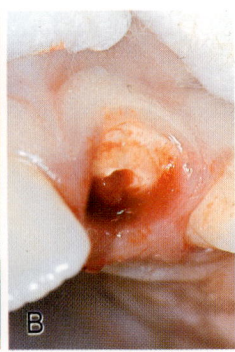

Abb. 13-6 Komplizierte Kronen-Wurzelfraktur eines linken mittleren Schneidezahnes. A. Die Frakturlinie liegt ca. 2 mm inzisalwärts vom Gingivalrand entfernt. B. Entfernung des koronalen Fragmentes zur Begutachtung der Frakturfläche.

Schneidezähnen auftreten können, die nooh nicht voll durchgebrochen sind, kann das Legen von Kofferdam schwierig sein. In solchen Fällen wird ein vorgeformtes orthodontisches Band oder der inzisale Teil einer Stahlkrone dem Zahn angepaßt und zementiert. Diese provisorischen Restaurationen dienen als Stütze für den Dentinwundverband. Sobald der weitere Durchbruch erfolgt ist, wird der Zahn mit einer ästhetisch befriedigenden Kompositrestauration versehen.

Prognose nach Infraktur und unkomplizierter Kronenfraktur – Zähne ohne parodontale Verletzungen weisen bemerkenswert wenig Komplikationen auf (Tabelle 13-3). Zähne mit hohem Risiko zur Pulpennekrose scheinen jene mit tiefer Fraktur der Schneidekante zu sein.

Ehe eine Pulpennekrose eindeutig diagnostiziert werden kann, müssen außer einem negativen elektrischen Pulpentest noch andere klinische und/oder röntgenologische Parameter herangezogen werden. Als Zeichen einer definitiven Pulpennekrose bei Infrakturen und unkomplizierten Kronenfrakturen sind entweder eine periapikale Entzündung oder eine graue Verfärbung zu werten. Die meisten Nekrosen werden innerhalb von drei Monaten nach dem Unfall entdeckt.

Komplizierte Kronenfraktur

Das Hauptaugenmerk nach einer Pulpeneröffnung bei Zähnen mit nicht abgeschlossenem Wurzelwachstum sollte auf die Erhaltung der Vitalität gelegt werden, damit die weitere Wurzelentwicklung nicht gestört wird. Die verletzte Pulpa muß gegen Bakterien abgedichtet werden, damit sie während ihres Reparaturprozesses nicht infiziert wird. In den meisten Fällen ist eine partielle Pulpotomie (nach *Cvek*) das Mittel der Wahl.

Weitere Informationen zur endodontischen Vorgehensweise siehe Kapitel 11.

Kronen-Wurzel-Fraktur (unkompliziert und kompliziert)

Diese Verletzungen betreffen Schmelz, Dentin und Zement und werden oft durch die Eröffnung der Pulpa kompliziert. Die Frakturlinie verläuft manchmal vertikal, in der gleichen Richtung wie die Längsachse der Wurzel (Abb. 13-5). Ein typischerer Befund ist ein schräger Verlauf, wie in Abbildung 13-6 gezeigt. Die Frakturlinie verläuft dann normalerweise labial einige Millimeter inzisal vom Gingivalrand. Oral dehnt sie sich bis unter die Schmelz-Zement-Grenze aus.

Behandlung – Manchmal können Fragmente von im Kronen-Wurzel-Bereich frakturierten Zähnen mit Kompositmaterial nach der Schmelz-Ätz-Technik geschient werden, doch die Prognose ist sehr ungewiß. Frakturen, bei denen auch die Stützgewebe oder die Mundschleimhaut betroffen sind, weisen oft parodontale Einbrüche und Pulpennekrosen auf. Bei den meisten Kronen-Wurzel-Frakturen muß man daher die gelockerten Fragmente entfernen. Besonders genau muß man auf die mögliche Eröffnung der Pulpa achten. Behandlungsvorschläge bei der freigelegten Pulpa werden in Kapitel 11 gegeben. Ist die Pulpa nicht eröffnet, wird das Dentin abgedeckt. Die weitere Behandlung hängt davon ab, wie tief sich die Fraktur in die Wurzel ausdehnt. Wenn der verbliebene Wurzelrest nicht zu kurz ist, wird eine der folgenden Maßnahmen vorgeschlagen: a) ein parodontalchirurgischer Eingriff, um genügend Wurzelstruktur für eine Kronenrestauration freizulegen; b) Extrusion des Wurzelrestes (orthodontisch oder chirurgisch) bis soviel Zahnhartsubstanz freigelegt ist, daß eine konventionelle Kronenbehandlung erfolgen kann.

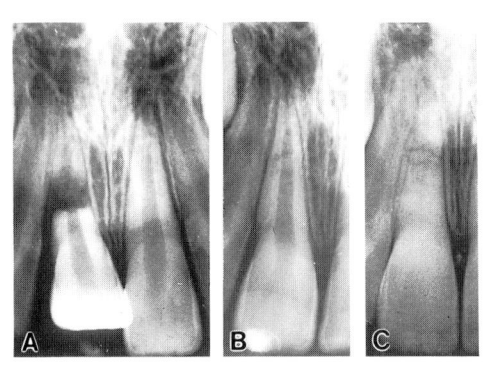

Abb. 13-7 A. Wurzelfraktur bei einem rechten mittleren Schneidezahn mit starker Dislokation des koronalen Fragmentes. B. Optimale Reposition innerhalb einer Stunde. C. Zustand nach zwei Jahren mit Ausheilung im Frakturbereich und mit fast völliger Obliteration des Wurzelkanals.

Prognose nach Kronen-Wurzel-Fraktur – Es gibt keine Studien, die den Langzeiteffekt dieser Methoden untersucht haben. Es scheint jedoch so, daß die Extrusion des Wurzelrestes stabile parodontale Verhältnisse schafft, wohingegen die chirurgische Freilegung der Frakturfläche zur Bildung von Granulationsgewebe innerhalb der Tasche führt. Nach einiger Zeit kommt es dadurch zur Wanderung des restaurierten Zahnes nach bukkal.

Wurzelfraktur

Wurzelfrakturen treten am häufigsten in der Mitte oder dem apikalen Drittel der Wurzeln auf und nur selten im zervikalen Drittel. Das koronale Fragment kann extrudiert oder in eine palatinale (linguale) Richtung verschoben sein.

Behandlung – Im Falle einer Luxation sollte sobald wie möglich versucht werden, das koronale Fragment zu reponieren (Abb. 13-7). Dies geht am besten

13 Traumen

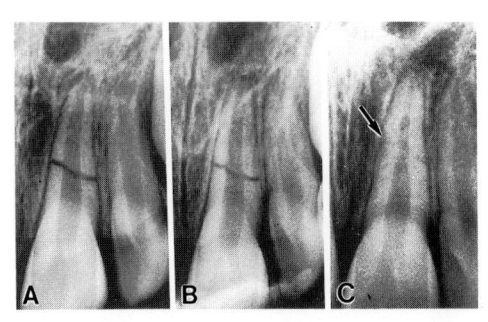

Abb. 13-8 Ausheilung nach Wurzelfraktur an einem linken mittleren Schneidezahn.
A. Zum Zeitpunkt des Traumas. B. Während der Schienungsperiode. C. Ein Jahr später mit einer fast nicht mehr sichtbaren Frakturlinie (siehe Pfeil).

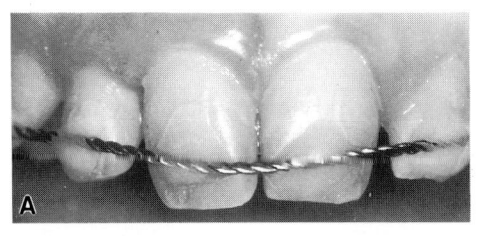

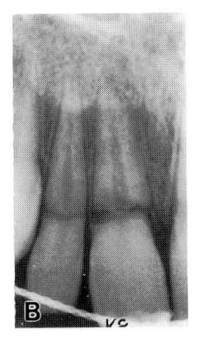

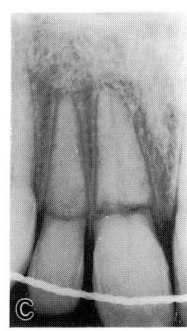

Abb. 13-9 Heilungen von Frakturen im zervikalen Wurzeldrittel.
A. Schienung frakturierter Schneidezähne mit Hilfe eines „gedrehten" kieferorthopädischen Drahtes, Komposit und der Schmelz-Ätz-Technik. B. Während der Schienungsperiode. C. Ein Jahr später. Die Frakturlinie ist noch deutlich sichtbar. Bemerkenswert ist die fast vollständige Obliteration des Pulpenkavums. (Geklebter palatinaler Retainer aufgrund geringer pathologischer Beweglichkeit).

durch sanfte Manipulation mit den Fingern. Wenn die bukkale Wand der Alveole ebenfalls frakturiert ist, muß man diesen Anteil verkleinern, ehe man versucht, das koronale Fragment wieder an seinen Platz zu rücken. Die Lage des Fragments sollte dann röntgenologisch überprüft werden. Nach dieser Maßnahme muß der Zahn für acht bis zwölf Wochen stabilisiert werden, damit eine Regeneration möglich ist (Abb. 13-9). In Fällen ohne Luxation sollte der Zahn ebenfalls sofort fest fixiert werden, da es in der anfänglichen Heilungsphase auf den dichten Kontakt zwischen den Fragmenten ankommt.

Schienungstechnik – Eine gute Schienung sollte sowohl wirkungsvoll als auch leicht herzustellen sein. Sie sollte weder das parodontale Gewebe zusätzlich traumatisieren noch die Okklusion stören. Trotz Schienung sollte es möglich sein, die Zähne auf ihre Sensibilität zu testen und wenn nötig eine endodontische Behandlung einzuleiten. Eine einfache Methode, die auf der Schmelz-Ätz-Technik basiert und die oben erwähnten Anforderungen erfüllt, ist in den Abbildungen 13-9 und 13-12 dargestellt. Praktisch geht man wie folgt vor: Ein oder zwei nicht traumatisierte Zähne auf jeder Seite der zu stabilisierenden Zähne werden mit Paste und Wasser gereinigt. Ein „gedrehter" orthodontischer Draht (Stärke 0,032") wird den Labialflächen der entsprechenden Zähne angepaßt. Die Zahnflächen werden sodann mit Phosphorsäure angeätzt. Zunächst wird der Draht an den nicht traumatisierten Zähnen befestigt. Um die Schiene zu fixieren, ist nur wenig Komposit nötig. Die traumatisierten Zähne werden dann ebenfalls mit dem Draht verbunden. Es muß darauf geachtet werden, daß sie sich in ihrer richtigen

Position befinden. Die Patienten werden angewiesen, ihren Mund zweimal am Tag mit einer 0,1%igen Chlorhexidinlösung zu spülen.

Prognose nach Wurzelfraktur – Bei ca. 80% aller Zähne mit Wurzelfraktur bleibt die Pulpa vital, und im Bereich der Fraktur kommt es zur Reparatur.
Obwohl die Reparaturmechanismen von Fall zu Fall variieren, sind drei Hauptkategorien definiert worden.

Reparatur mit kalzifiziertem Gewebe: unsichtbare oder kaum erkennbare Frakturlinie (Abb. 13-8).

Reparatur mit Bindegewebe: enge, im Röntgenbild sichtbare Frakturlinie und periphere Abrundung der Frakturkanten (Abb. 13-7).

Reparatur mit Knochen und Bindegewebe: Eine Knochenbrücke trennt die beiden Fragmente.
Zusätzlich zu Veränderungen im Bereich der Fraktur kann man oft eine *Obliteration des Pulpenkanals* beobachten (Tabelle 13-3).
Was die Reparatur betrifft, werden Frakturen im zervikalen Drittel der Wurzel im allgemeinen als weniger günstig angesehen. Solange jedoch keine Verbindung zwischen der Frakturlinie und dem gingivalen Sulkus besteht, ist die Prognose für eine Reparatur nicht gemindert (Abb. 13-9).

Pulpennekrose – Das Haupthindernis bei der Reparatur ist die Nekrose; sie tritt bei ca. 20% der Fälle auf. Starke Luxationen des koronalen Fragments erhöhen signifikant die Wahrscheinlichkeit, daß die Pulpa abstirbt.
Die meisten Nekrosen werden innerhalb von drei Monaten nach der Wurzelfrak-

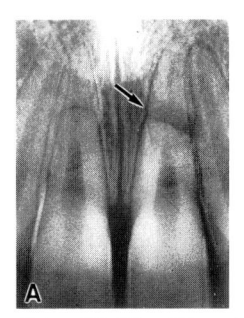

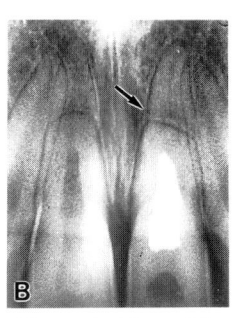

Abb. 13-10 Wurzelfrakturen beider mittlerer Schneidezähne.
A. Erhaltengebliebene Vitalität der Pulpa und sofortige Heilung beim rechten Schneidezahn; beim linken Schneidezahn deutet jedoch eine Aufhellung in Nachbarschaft der Frakturlinie (siehe Pfeil) auf die Nekrose der Pulpa hin. B. Zwei Jahre nach kompletter Wurzelkanalfüllung des linken Schneidezahnes. Die Verbindung beider Fraktursegmente ist sichtbar.

tur diagnostiziert. Bei Zähnen mit einer ständigen negativen Antwort auf die elektrische Reizung wird die Diagnose normalerweise durch Transluzenzen nahe der Frakturlinie abgesichert (Abb. 13-10).
Es ist hervorzuheben, daß das apikale Fragment fast immer vitales Pulpengewebe enthält. Bei Zähnen mit einer Fraktur in der Mitte oder im apikalen Drittel kann daher die endodontische Behandlung normalerweise auf das koronale Fragment beschränkt werden. Nach Beendigung der endodontischen Behandlung sind die Reparatur und die bindegewebige Verbindung zwischen den beiden Fragmenten ein häufiger Befund (Abb. 13-10).
Wenn Zähne mit Frakturen im zervikalen Drittel Nekrosen aufweisen, ist eine der folgenden Therapien anzuwenden:
a) Wurzelkanalfüllung beider Fragmente;
b) Extraktion des koronalen Fragments

13 Traumen

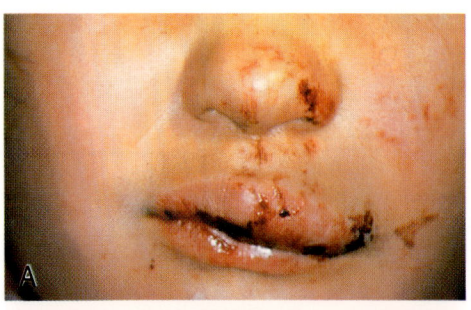

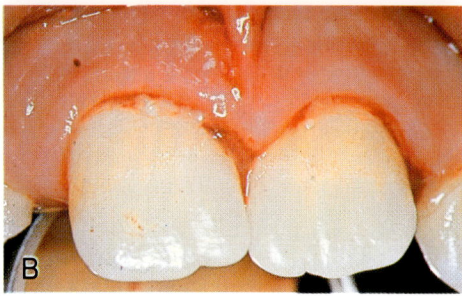

Abb. 13-11 A. Äußeres Weichgewebstrauma. B. Eine Blutung aus der nicht verletzten Gingiva deutet auf ein Trauma des parodontalen Gewebes hin.

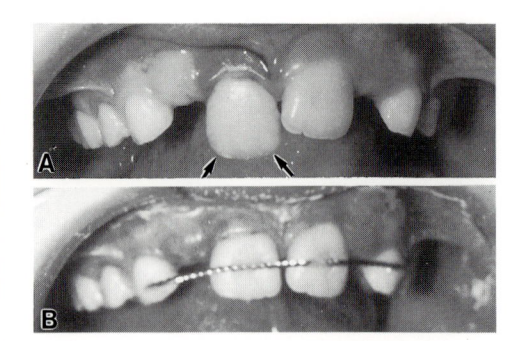

Abb. 13-12 A. Palatinale periphere Luxation eines rechten mittleren Schneidezahnes (siehe Pfeile). B. Reposition des Zahnes und Schienung mit einer Komposit-Draht-Konstruktion mit Hilfe der Schmelz-Ätz-Technik. Bemerkenswert ist, daß die lateralen Schneidezähne noch nicht durchgebrochen sind. Der „gedrehte" kieferorthopädische Draht ist so gebogen, daß er den Bukkalflächen der zentralen Schneide- und den Milcheckzähnen anliegt (mit freundlicher Genehmigung von Dr. K. Størmer, Oslo).

mit anschließender orthodontischer Extrusion des apikalen Fragments.
Die Wahl zwischen beiden Behandlungsmethoden hängt von der Wurzelentwicklung, der Höhe des Frakturspaltes in der Alveole und dem Abstand zwischen den Fragmenten ab.

Konkussion

Der betroffene Zahn ist perkussionsempfindlich und eine leichte Blutung am Gingivalrand kann auf eine Schädigung des parodontalen Gewebes hinweisen. Im allgemeinen sind nur wenige und geringfügige Symptome vorhanden. Konkussionen werden daher leicht übersehen, besonders weil sie oft zusammen mit mehr ins Auge springenden Diagnosen auftreten.

Es ist keine unmittelbare Behandlung erforderlich, aber man sollte den Zahn im Auge behalten.

Subluxation

Diese Art des Traumas ist durch erhöhte Beweglichkeit ohne Dislokation charakterisiert. Am Zahnfleischrand findet sich fast immer eine markante Blutung (Abb. 13-11).

Behandlung – Bislang ist es noch nicht bewiesen, daß eine Schienung die Überlebenschancen der Pulpa oder eine parodontale Reparatur erhöht. Wenn der Zahn extrem locker ist (Beweglichkeit in horizontaler und vertikaler Richtung), wird in den meisten zahnärztlichen Schulen jedoch eine Schienung für 1 bis 2 Wochen empfohlen. Sollte der Zahn nur leicht gelockert sein, reicht es aus, für die posttraumatische Phase weiche Kost zu empfehlen. Um eine optimale Plaquekontrolle zu erreichen, werden die Patienten angewiesen, ihren Mund zweimal täglich mit einer 0,1%igen Chlorhexidinlösung über einen Zeitraum von einer Woche zu spülen.

Extrusive Luxation

Bei diesem Luxationstyp handelt es sich um eine partielle Dislokation aus der Alveole heraus.

Behandlung – Wenn der Patient kurz nach dem Unfall erscheint, sollte in der Regel der extrusiv luxierte Zahn mit leichtem Fingerdruck reponiert und für zwei bis drei Wochen geschient werden.

Laterale Luxation

Eine laterale Luxation bedeutet eine Dislokation in entweder palatinaler, labialer, mesialer oder distaler Richtung; sie ist von einer Splitterfraktur oder einem Bruch der Alveole begleitet. Die häufigste ist die palatinale Luxation (Abb. 13-12).

Behandlung – Wenn der Patient kurz nach dem Unfall erscheint, sollte in der Regel der luxierte Zahn mit sanftem Fingerdruck reponiert werden. Wenn sich auch Knochenfragmente verschoben haben oder wenn die Wurzelspitze durch die faziale Knochenlamelle gedrängt wurde, muß diese durch das Knochenfenster ins Zahnbett zurückgedrückt werden. Auch der frakturierte kortikale Knochen sollte unter Fingerdruck an seinen Platz geschoben werden. Nach Reposition muß der betroffene Zahn für zwei bis vier Wochen geschient werden.

Wenn die Reposition nicht rechtzeitig erfolgt, findet man den Zahn aufgrund der Bildung eines Blutkoagulums in der Alveole normalerweise gefestigt in seiner neuen Position vor. In diesen Fällen können forcierte Manipulationen zusätzliche Verletzungen des parodontalen Gewebes bewirken. Man sollte dem Zahn eher die Möglichkeit geben, sich spontan zurückzubewegen, oder er sollte orthodontisch zurückgeführt werden. Beide Methoden scheinen weniger traumatisch zu sein als eine forcierte manuelle Reposition.

Intrusive Luxation

Die Intrusion ist die schwerste Form der Luxation. Der Zahn wird axial in die Alveole hineingetrieben (Pfählung), wodurch ein Splittern oder eine Fraktur derselben verursacht wird.

Behandlung – Es gibt drei Behandlungsmöglichkeiten: Man wartet auf einen spontanen Wiederdurchbruch des Zahnes, man führt eine orthodontische Reposition durch, oder man bringt den Zahn unter Anwendung einer Zange wieder in seine ursprüngliche Position.
Bei einer sofortigen und vollständigen Reposition besteht die Gefahr eines großen Knochenverlustes. Eine chirurgische Reposition sollte daher vermieden werden, es sei denn, der Zahn ist bis zum Nasenboden oder ins Weichgewebe des Vestibulums verlagert worden.
Die meisten intrudierten Zähne sollten entweder orthodontisch in Position gebracht werden, oder man wartet darauf, daß sie spontan wieder durchbrechen. Die Wahl zwischen beiden Behandlungsmöglichkeiten hängt vom Intru-

13 Traumen

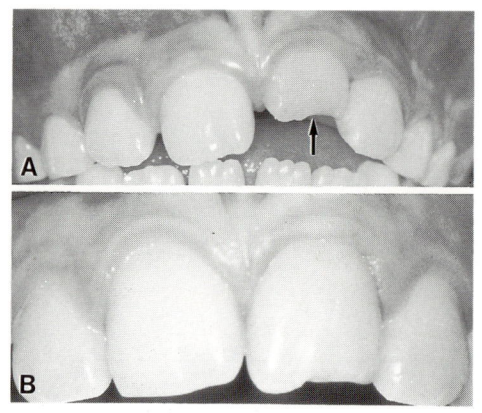

Abb. 13-13 A. Intrusionsluxation eines mittleren linken Schneidezahnes bei einem achtjährigen Mädchen (siehe Pfeil). B. Spontaner Wiederdurchbruch nach sieben Monaten. Die Reaktionen auf Sensibilität und Klopfempfindlichkeit sind normal.

sionsgrad ab. Sehr oft entwickelt sich eine Nekrose, und mit der endodontischen Behandlung muß dann innerhalb von drei bis vier Wochen begonnen werden. Wenn es möglich ist, trotz Intrusion einen Zugang zum Wurzelkanal zu erhalten, sollte man den spontanen Wiederdurchbruch abwarten (Abb. 13-3). Ansonsten muß man der Eruption durch orthodontische Kräfte nachhelfen, um eine endodontische Behandlung zu ermöglichen (Abb. 13-14).

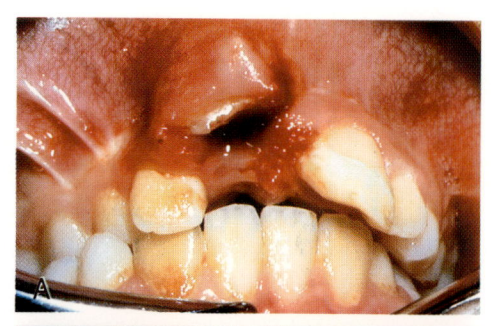

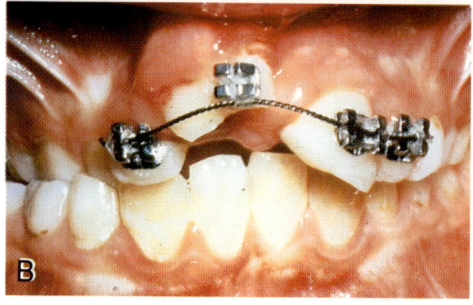

Abb. 13-14 A. Schwere Intrusionsluxation eines rechten mittleren Schneidezahnes bei einem achtjährigen Mädchen. B. Vier Wochen später. Der Zahn ist teilweise durch festsitzende Apparaturen repositioniert. Zu diesem Zeitpunkt mußte aufgrund einer externen entzündlichen Wurzelresorption eine endodontische Behandlung begonnen werden (mit freundlicher Genehmigung von Dr. A. Stenvik, Oslo).

Prognose nach Konkussion, Subluxation und Luxation

Nach der anfänglichen Behandlung besteht die Hoffnung, daß die pulpalen und parodontalen Regenerationsprozesse ohne Zwischenfälle verlaufen. Wie jedoch schon in Tabelle 13-3 aufgezeigt, kann sich eine Vielzahl von Komplikationen herausbilden.

Pulpennekrose – Nekrosen stellen die

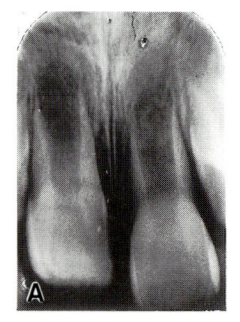

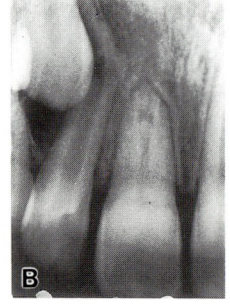

Abb. 13-15 A. Intrusionsluxation eines mittleren rechten Schneidezahnes mit nicht abgeschlossenem Wurzelwachstum.
B. Spontaner Wiederdurchbruch, Verschluß des apikalen Foramens und die Obliteration des Wurzelkanals sind festzustellen.

häufigsten posttraumatischen Komplikationen dar. Es ist schwierig, kurz nach dem Trauma die Schwere eines Pulpenschadens einzuschätzen und vorauszusagen, in welchen Fällen eine Pulpennekrose auftreten wird. Wie jedoch in Tabelle 13-3 dargestellt, hängen das Überleben oder Absterben des Pulpengewebes in erster Linie von der Schwere der parodontalen Verletzung ab.

Eine Reihe von Studien haben zudem gezeigt, daß Nekrosen weniger häufig bei Zähnen mit nicht abgeschlossenem Wurzelwachstum auftreten als bei solchen mit abgeschlossenem. Bei einer großen apikalen Öffnung führen anscheinend leichte Bewegungen der Wurzelpitze nicht dazu, daß Blutgefäße abgerissen werden. Auch wenn Zirkulationsstörungen auftreten, ist die Regenerationsfähigkeit einer jungen Pulpa sehr gut (Abb. 13-15).

Diagnose einer Nekrose – Während die meisten Pulpennekrosen innerhalb der ersten drei Monate nach der Verletzung diagnostiziert werden, können auch bis zu zwei Jahre vergehen, bis der Pulpentod festgestellt wird.

Sensibilitätstest – Mehr als die Hälfte der subluxierten und luxierten Zähne antworten bei der ersten Untersuchung nicht auf die elektrische Reizung. Es ist jedoch belegt, daß viele subluxierte Zähne später ihre Sensibilität wiedererlangen. Eine Rückkehr zur normalen Sensibilität findet man im allgemeinen in den ersten Monaten. Im Extremfall ist dies jedoch auch erst zwei Jahre nach dem Unfall beobachtet worden. Ein negativer Test allein sollte daher niemals als Beweis für eine Nekrose betrachtet werden.

Eine endodontische Behandlung wird daher solange zurückgestellt, bis sich

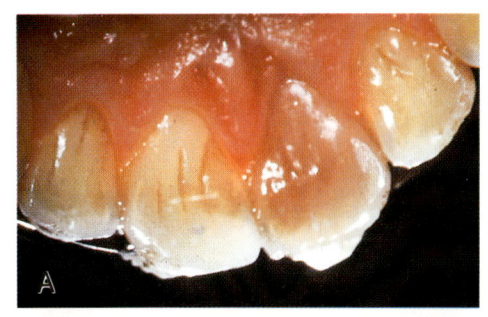

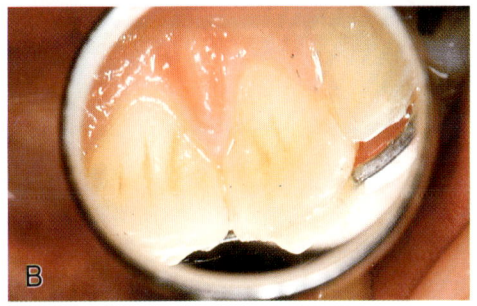

Abb. 13-16 A. Linker mittlerer verfärbter Schneidezahn eines zehnjährigen Jungen eine Woche nach einem Subluxationstrauma. B. Drei Monate später. Die Verfärbung ist verschwunden und der Zahn reagiert auf einen elektrischen Pulpentest normal.

wenigstens ein anderes klinisches und/oder röntgenologisches Zeichen einer Nekrose hinzugesellt.

Zahnverfärbung – Eine sofort auftretende rosane Verfärbung weist auf eine intrapulpale Blutung und nicht notwendigerweise auf den Tod der Pulpa hin. Man stellt sich vor, daß Verletzungen wie Quetschungen und Subluxationen die Venen am apikalen Foramen durchtrennen oder verschließen können. Wenn die Arterien nicht zerrissen sind, führt dies zu einem fortgesetzten Blutfluß ins Pulpenkavum und zur Penetration von Hämoglobin aus Rupturen des subodontoblastischen Plexus in die Dentintubuli. Sofort kann eine rosane Verfärbung beobachtet werden. Es besteht eine gute Chance, daß sich das Gefäßsystem regeneriert. In diesem Fall verschwindet die Verfärbung langsam und die Pulpa erhält ihre Sensibilität zurück (Abb. 13-16). Wenn sich die Zahnkrone jedoch allmählich grau verfärbt, sollte man an eine Nekrose denken. Eine Graufärbung, die erst einige Wochen oder Monate nach dem Trauma auftritt, wird als ein entscheidendes Zeichen für eine Nekrose angesehen. In diesem Falle bedeutet die graue Farbe den Abbau des nekrotischen Pulpengewebes.

Periapikale Entzündung – Nach einer Nekrose kann eine periapikale Osteolyse frühestens drei Wochen nach einem Trauma beobachtet werden. Häufig vergehen jedoch mehrere Monate, bis eine apikale Parodontitis diagnostiziert wird.

Behinderung der weiteren Wurzelentwicklung – Wenn eine Nekrose die epitheliale Wurzelscheide befällt, ehe die Wurzelentwicklung abgeschlossen ist, kann kein weiteres Wurzelwachstum stattfinden. Man sollte bedenken, daß eine Nekrose vom koronalen zum apikalen Teil der Pulpa fortschreiten kann. Apikal kann daher die Vitalität noch eine Weile fortbestehen, was zur Bildung einer kalzifizierten Barriere am weit geöffneten apikalen Foramen führt (Abb. 13-17).

Entzündliche Wurzelresorption (extern/pulpal) – Diese Art der Resorption ist ein sicheres Zeichen für eine Pulpanekrose, was eine sofortige endodontische Behandlung notwendig macht (Abb. 13-20). Die resorptiven Bereiche der Wurzeloberfläche sind normalerweise innerhalb von drei Wochen bis zu vier Monaten nach der Verletzung festzustellen.

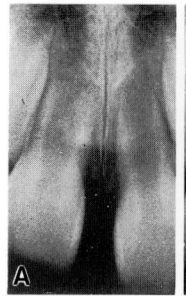

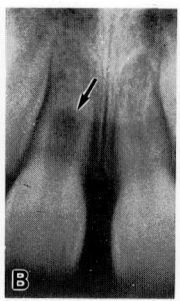

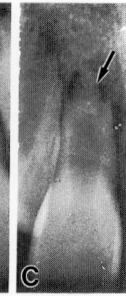

Abb. 13-17 Pulpennekrose eines rechten mittleren Schneidezahnes nach einem Intrusionstrauma.
A. Wiederdurchbruch nach drei Monaten.
B. Keine Weiterentwicklung der Wurzel. Apikale Hartgewebsbildung (siehe Pfeil) verbunden mit fortbestehender Vitalität. C. Ein Jahr nach dem Trauma Pulpennekrose, diagnostiziert durch röntgenologisch sichtbare periapikale Aufhellung (siehe Pfeil).

Obliteration des Pulpenkanals – Als Obliteration wird die schrittweise Hartgewebsneubildung innerhalb des Pulpenkavums bezeichnet. Auf dem Röntgenbild beobachtet man, daß allmählich die Pulpenkammer und der Wurzelkanal eingeengt werden. Dies führt entweder zur partiellen oder totalen Obliteration (Abb. 13-18 und 13-19). Aufgrund der Verkalkung wird man auf elektrische Reizung eine verringerte Reaktion feststellen oder gar einen vollständigen Sensibilitätsverlust. Eine weitere klinische Beobachtung ist eine leicht gelbliche Verfärbung der Krone.

Es ist unklar, wodurch die Odontoblasten und möglicherweise andere Zellen stimuliert werden, an der Wurzelkanalwand Hartgewebe zu bilden. Eine Obliteration wird besonders häufig bei Zähnen mit nicht abgeschlossenem Wurzelwachstum beobachtet. Sie tritt auch häufiger nach Extrusion, lateraler Luxation und Intrusion auf als nach Konkussion und Subluxation (Tabelle 13-3).

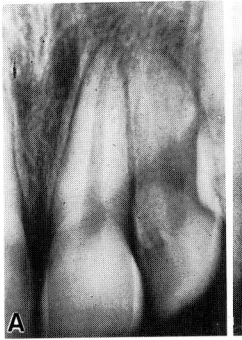

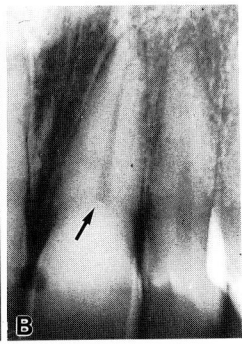

Abb. 13-18 Partielle Obliteration des Pulpenkanales bei einem linken mittleren Schneidezahn.
A. Zum Zeitpunkt des Traumas. B. Zustand fünfzehn Jahre später. Die Pulpenkammer ist vollständig obliteriert und der Wurzelkanal ist verengt (siehe Pfeil).

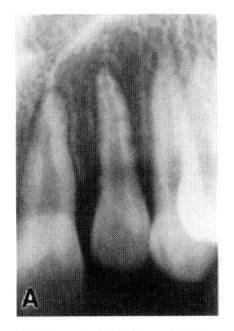

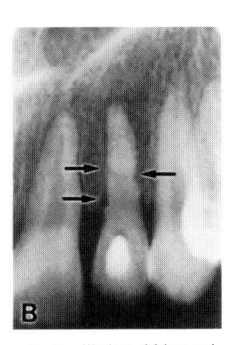

Abb. 13-20 Externe entzündliche Wurzelresorption eines intrudierten seitlichen Schneidezahnes.
A. Sechs Wochen nach dem Trauma. B. Während der endodontischen Behandlung. Die Pulpenkammer wurde temporär mit Kalziumhydroxid gefüllt. Die Defekte bleiben bestehen (siehe Pfeil), aber die Resorptionen schreiten nicht weiter fort.

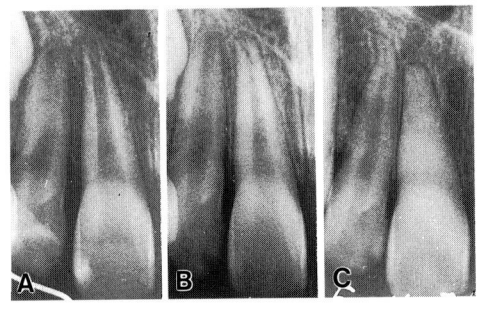

Abb. 13-19 Obliteration nach einer erfolgreichen Replantation eines rechten mittleren Schneidezahnes. Der Zahn wurde durch die Mutter des Jungen nach wenigen Minuten replantiert.
A. Normale Bedingungen nach drei Wochen. B. Das Röntgenbild zeigt nach sechs Monaten einen apikalen Verschluß. C. Sieben Jahre nach Replantation ist der Wurzelkanal vollständig obliteriert, und es gibt keine Anzeichen einer Wurzelresorption.

Obwohl das Röntgenbild den Anschein einer vollständigen Verkalkung erweckt, bleibt gewöhnlich ein schmaler Strang Pulpengewebe erhalten. Bei etwa 13% dieser Zähne wird die Pulpa nekrotisch, und es entwickelt sich eine periapikale Entzündung. Dies ist eine Spätkomplikation, die in der Regel 5 bis 15 Jahre nach der Verletzung auftritt. Die endodontische Behandlung dieser Fälle kann technisch schwierig sein. Daher ist eine prophylaktische endodontische Therapie jener Zähne zu empfehlen, die eine fortschreitende Hartgewebsneubildung zeigen. Andere Autoren lehnen jedoch solche Maßnahmen ab, hauptsächlich deswegen, weil eine Nekrose nur selten auftritt. Des weiteren ist trotz der exzessiven Verkalkung der Wurzelkanal nahezu immer einer konventionellen endodontischen Behandlung zugänglich (Kapitel 11).

Entzündliche Wurzelresorption (extern/parodontal) – Traumen, die die parodontale Struktur schädigen, können eine fortschreitende Wurzelresorption verursachen. Eine entzündliche Resorption ist der am weitesten verbreitete Typ dieser progredienten Wurzelresorption und wird am häufigsten nach intru-

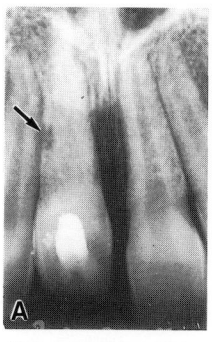

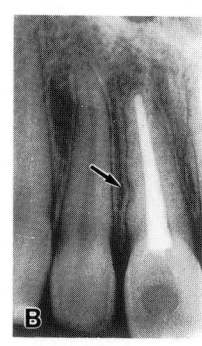

Abb. 13-21 Externe entzündliche Wurzelresorption nach intrusiver Luxation eines rechten mittleren Schneidezahnes.
A. Resorption im distalen Bereich (siehe Peil) acht Wochen nach dem Trauma. Temporäre Wurzelkanalfüllung mit Kalziumhydroxid.
B. Zwei Jahre später besteht die Resorptionslakune noch (siehe Pfeil), aber es ist kein Fortschreiten der Resorption zu erkennen.

siver Luxation und Replantation beobachtet (Tabelle 13-3). Eine solche Resorption entwickelt sich scheinbar dann, wenn die Zellen des Parodontiums und des Zementes durch das Trauma geschädigt werden und infiziertes nekrotisches Pulpengewebe vorhanden ist. Aus dem infizierten Wurzelkanal dringen bakterielle Produkte durch die Dentintubuli in den Parodontalspalt. Dadurch wird eine entzündliche Antwort ausgelöst, die zu einer weiteren Resorption der Wurzeloberfläche führt.

Die Diagnose wird röntgenologisch gestellt. Typische Befunde sind schüsselförmige Resorptionsgebiete mit Transluzenzen des benachbarten Knochens. Meist werden entzündliche Resorptionen in der Mitte oder im koronalen Wurzeldrittel festgestellt (Abb. 13-20 und 13-21).

Das erste Anzeichen für eine Resorption stellt sich frühestens drei Wochen nach dem Trauma ein. Die meisten Fälle entdeckt man innerhalb von vier Monaten.

Wenn sie nicht innerhalb eines Jahres nach der Verletzung auftritt, ist die Entwicklung einer entzündlichen Resorption eher unwahrscheinlich.

Bei ungehindertem Fortschreiten zerstört der resorptive Prozeß den Zahn vollständig innerhalb von wenigen Monaten. Die Behandlung der Wahl besteht daher in einer sofortigen Entfernung des nekrotischen Pulpengewebes, einer Aufbereitung des Wurzelkanals sowie einer Langzeitbehandlung mit Kalziumhydroxid. In der Mehrzahl der Fälle führt eine solche Behandlung zum Stillstand des Prozesses; auch eine Regeneration des Zementes findet statt (Abb. 13-21).

Wurzelresorption (intern) – Zusätzlich zu den posttraumatischen Komplikationen, die in Tabelle 13-3 aufgelistet sind, ist auch eine interne Wurzelresorption möglich. Dieser Resorptionstyp ist eine seltene Komplikation und wird wahrscheinlich durch eine chronische Pulpitis verursacht.

Die interne Resorption verläuft gewöhnlich ohne klinische Symptome und wird zuerst auf dem Röntgenbild diagnostiziert. Die Diagnose wird manchmal bald nach dem Trauma gestellt und auch erst Jahre später. Die Resorption kann sehr schnell verlaufen; eine endodontische Behandlung sollte beginnen, sobald die Diagnose gestellt ist. Wenn der betroffene Zahn behandelt wird, ehe die Resorption zur Perforation der Wurzeloberfläche führt, hat die Behandlung gute Aussicht auf Erfolg.

Exartikulation

Replantation total luxierter Schneidezähne – Die vollständige Luxation bleibender Schneidezähne ist ein recht ungewöhnliches Trauma, aber wenn sie auftritt, sollte nahezu immer eine Replantation versucht werden. Die Replantation total luxierter Zähne kann nur eine vorübergehende Lösung sein, da häufig eine externe Wurzelresorption auftritt (Tabelle 13-3). Selbst wenn jedoch eine Resorption auftritt, kann der replantierte Zahn für Jahre erhalten bleiben und als idealer Platzhalter dienen.

Eine Reihe von Faktoren können mit der nach Zahnreplantation beobachteten Wurzelresorption verbunden sein. Unter anderem scheint die Lagerung des total luxierten Zahnes vor der Replantation der kritischste zu sein. Es ist äußerst wichtig, daß das an der Wurzel haftende Desmodont feucht gehalten wird. Studien zeigten, daß die Zahl lebensfähiger Zellen im Desmodont umso schneller abnimmt, je länger der Austrocknungszeitraum war. Um eine Wurzelresorption zu verhindern, scheinen 20 bis 30 Minuten die erträgliche Grenze für einen total luxierten Zahn zu sein. Eine Lagerung des Zahnes in Leitungswasser ist genauso schädlich wie die trockene Aufbewahrung, wohingegen Speichel die Zeit bis zu zwei Stunden verlängert. Auch Milch wird von den parodontalen Zellen gut vertragen. Zähne, die bis zu sechs Stunden in Milch aufbewahrt wurden, zeigten den gleichen geringen Resorptionsgrad wie sofort replantierte.

Häufig wird der Zahnarzt über das Telefon informiert, daß ein Zahn ausgeschlagen wurde. Der beste Rat besteht darin, den Zahn sofort wieder in seiner Alveole zu plazieren und danach zahnärztliche Hilfe zu suchen. Wenn der Anrufer unwillig oder unfähig ist, diese Anweisungen zu befolgen, wird er angewiesen, den Zahn in Milch zu legen oder in den Mund des Kindes zwischen Unterlippe und Zähne und sofort einen Zahnarzt

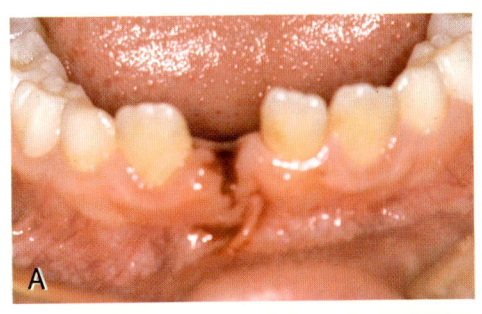

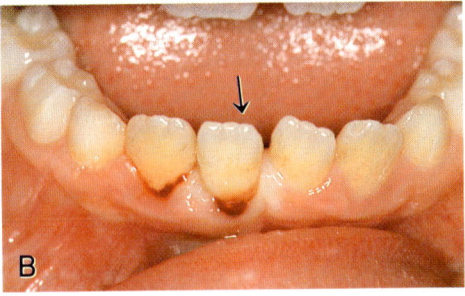

Abb. 13-22 Replantation eines ausgeschlagenen unteren mittleren Schneidezahnes (siehe Pfeil) 30 Minuten nach dem Trauma. Der Zahn wurde im Mund der Mutter des Kindes während der Fahrt zum Zahnarzt aufbewahrt. A und B. Zustand vor und kurz nach erfolgter Replantation.

aufzusuchen. Wenn das Kind zu aufgeregt ist, um mitzumachen, kann der Zahn auch im Mund eines Elternteils oder einer Begleitperson aufbewahrt werden.

Replantationsverfahren

– Spüle den Zahn mit physiologischer Kochsalzlösung!
– Reponiere unter leichtem Fingerdruck den Zahn in der Alveole (Abb. 13-22)!
– Überprüfe seine Position im Röntgenbild!
– Schiene den Zahn!
– Verschreibe ein Antibiotikum, um eine

13 Traumen

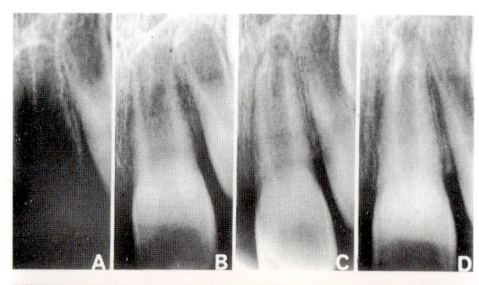

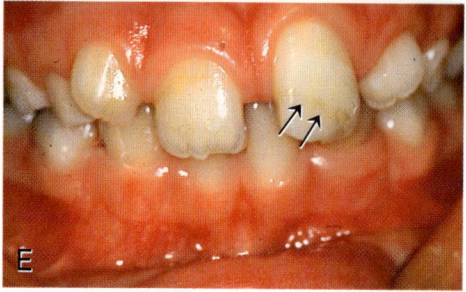

Abb. 13-23. Erfolgreiche Replantation eines linken mittleren Schneidezahnes (siehe Pfeile). Der Zahn wurde von der Mutter des Kindes für 15 Minuten im Mund aufbewahrt.
A, B und C. Röntgenbilder vor, zwölf Tage und sechs Monate nach Replantation.
D. Ein Jahr nach dem Unfall mit fortschreitender Wurzelentwicklung und Verengung des Pulpenkanales. E. Klinisches Bild ein Jahr nach der Replantation.

entzündliche Wurzelresorption und einen bakteriellen Befall der Pulpa zu verhindern!
– Denke an die Tetanus-Prophylaxe, wenn der Zahn oder die Wunde verschmutzt sind!
– Weise den Patienten an, zweimal täglich den Mund mit 0,1%iger Chlorhexidin-Lösung zu spülen!

Man hat beobachtet, daß eine Langzeitschienung das Risiko einer Ankylose erhöht. Es scheint, daß eine nur kurze Schienungszeit sowohl die parodontale als auch die pulpale Heilung fördert. Daher wird empfohlen, die Schiene nach ein bis zwei Wochen zu entfernen.

Prognose nach Replantation – Die Art und Häufigkeit von Komplikationen nach Replantation zeigt die Tabelle 13-3.

Bei einem geschlossenen apikalen Foramen ist es unwahrscheinlich, daß die Pulpa überlebt. Um eine entzündliche Wurzelresorption zu verhindern, muß daher mit der endodontischen Behandlung innerhalb von 1 bis 2 Wochen begonnen werden. Der Kanal sollte für sechs bis zwölf Monate provisorisch mit einer Kalziumhydroxid-Paste verschlossen werden.

Bei Zähnen mit einem großen offenen apikalen Foramen kann eine Revaskularisierung der Pulpa erwartet werden (Abb. 13-19 und 13-23). Das Pulpengewebe eines total luxierten Zahnes hat außerhalb seiner Alveole anscheinend eine Überlebensfähigkeit von bis zu drei Stunden. Daher wird bei Zähnen, die innerhalb von drei Stunden replantiert wurden, die endodontische Behandlung solange zurückgestellt, bis eine Pulpennekrose diagnostiziert wird. Solche Zähne muß man in kurzen Abständen reevaluieren. Bei Anzeichen einer Nekrose, z. B. einer entzündlichen Wurzelresorption, sollte mit der endodontischen Behandlung sofort begonnen werden. Es wird empfohlen, daß ein replantierter Zahn mit nicht abgeschlossenem Wurzelwachstum über drei Monate in monatlichem Abstand röntgenologisch untersucht wird, bis eine Pulpennekrose oder die Fortsetzung des Wurzelwachstums als sicher gelten.

Ersatzresorption (Ankylose) ist die schwerwiegendste Form einer externen Wurzelresorption. Diese Resorptionsart korreliert signifikant mit der Replantation total luxierter Schneidezähne, die einer länger dauernden trockenen extraalveolären Periode ausgesetzt waren (Tabelle 13-3). Diese Resorption wird durch eine ausgedehnte Zellschädigung des Parodontiums und des Zementes verursacht. Zwischen Alveole und Wurzeloberfläche kommt es zu einer knöchernen Verbindung (Ankylose), gefolgt von einer schrittweisen Zement- und Dentinresorption. Auf dem Röntgenbild stellt man fest, daß der normale Parodontalspalt verschwindet und die Zahnsubstanz allmählich durch Knochen ersetzt wird. Klinisch kann man diesen Resorptionstyp schon diagnostizieren, noch ehe er auf dem Röntgenbild sichtbar ist. Ein typischer Befund ist das hohe metallische Perkussionsgeräusch, welches sich deutlich von einem nicht traumatisierten Zahn unterscheidet. Offenbar werden die meisten Resorptionen innerhalb von zwei Monaten bis zu einem Jahr nach dem Unfall diagnostiziert.

Leider gibt es keine wirksame Behandlung für einen ankylosierten Zahn. Das Endresultat ist die vollständige Resorption der Wurzel. Jedoch verläuft die Resorption häufig langsam, und der Zahn kann für einige Jahre erhalten werden. Es kann fünf bis acht Jahre dauern, ehe die Wurzel vollständig resorbiert ist (Abb. 13-24).

Ein zu berücksichtigender Faktor ist, daß bei jungen Patienten die Ankylose das Wachstum des Alveolarfortsatzes stört (Abb. 13-25) und mit einer Infraposition des Zahnes einhergeht. Dies kann spätere prothetische Lösungen komplizieren. Daher kann eine Extraktion notwendig sein. In Knochenhöhe trennt man die Krone von der resorbierten Wurzel. Die ankylosierte Wurzel wird dann während des Umbauprozesses in Knochen umgewandelt.

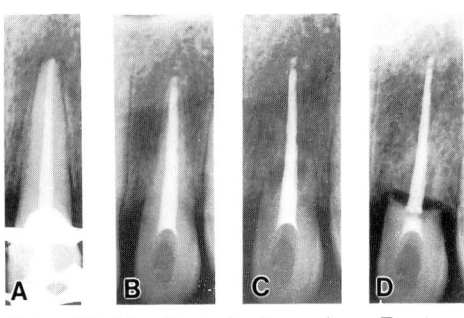

Abb. 13-24 Fortschreiten einer Ersatzresorption (Ankylose) nach Replantation eines linken seitlichen Schneidezahnes.
A, B und C. Röntgenbilder sechs Monate, zwei und vier Jahre nach dem Unfall. D. Zustand zum Zeitpunkt der Entfernung des lateralen Schneidezahnes sieben Jahre nach der Replantation.

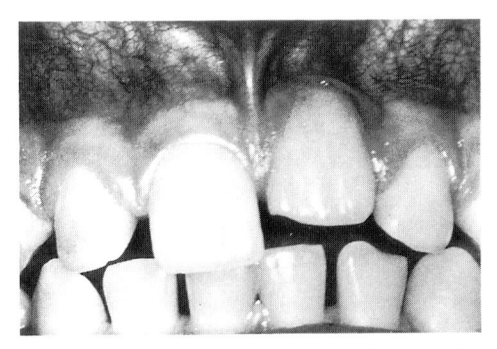

Abb. 13-25 Infraposition eines linken mittleren Schneidezahnes aufgrund einer Ersatzresorption (Ankylose).

Alternative Behandlungsmethoden nach Verlust von bleibenden Schneidezähnen

Wenn entschieden wurde, einen bleibenden Schneidezahn nicht zu replantieren oder wenn eine Extraktion nötig ist, sollte ein Kieferorthopäde zu Rate gezogen werden. Gewöhnlich besteht die weitere Behandlung entweder aus dem kieferorthopädischen Lückenschluß oder einer prothetischen Rekonstruktion. Schließlich sollte noch erwähnt

13 Traumen

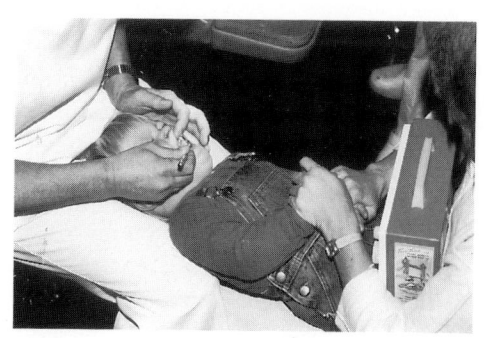

Abb. 13-26 Vorgehensweise zur Untersuchung des Mundes bei einem kleinen Kind (siehe Text).

werden, daß sich in Fällen total luxierter und verlorener Schneidezähne eine Autotransplantation von Prämolaren oder das Setzen von Implantaten als praktikabel erwiesen haben.

Milchzähne: Behandlung und Prognose

Während seiner frühen Entwicklung liegt der bleibende Schneidezahn palatinal und in enger Nachbarschaft zum Apex des Milchschneidezahns. Daher muß der Zahnarzt bei Verletzungen der Milchzähne immer die Möglichkeit einer Verletzung des darunterliegenden bleibenden Zahns in Betracht ziehen.

Die Verletzungsinzidenz bei Milchschneidezähnen ist zwischen dem ersten und dritten Lebensjahr am höchsten. Da in diesem Alter das Kind oft nicht kooperationsfähig ist, wird für die klinische Untersuchung folgende Vorgehensweise vorgeschlagen: Die Mutter (oder Vater) sollte auf einem normalen Stuhl sitzen und das Kind auf dem Schoß halten, mit Blickrichtung zur Mutter (oder zum Vater). Der Zahnarzt, der hinter dem Kind sitzt, nimmt den Kopf des Kindes in seinen Schoß und stützt ihn, während die Mutter die Arme und Beine des Kindes festhält (Abb. 13-26). Auf diese Weise kann man innerhalb weniger Minuten die oralen Strukturen gut untersuchen. Jedoch ist eine aktive Behandlung, wie z. B. die Schienung gelockerter Zähne extrem schwierig. Daher hat der Zahnarzt in der Mehrzahl der Fälle zu entscheiden, ob der traumatisierte Zahn am besten extrahiert werden soll oder ob er ohne längere Behandlung erhalten werden kann. Ein Milchschneidezahn sollte immer entfernt werden, wenn er den sich entwickelnden Zahnkeim gefährden würde.

Wenn man sich entschieden hat, einen traumatisierten Milchzahn zu erhalten, muß er sorgfältig auf klinische und röntgenologische Zeichen einer pulpalen oder parodontalen Komplikation untersucht werden. Röntgenaufnahmen sollten auch genau dahingehend betrachtet werden, ob in irgendeiner Weise der nachfolgende Zahn geschädigt ist (Abb. 13-36). Die Intervalle zwischen den Nachuntersuchungen hängen vom Verletzungstyp und der Schwere des Weichgewebeschadens ab. Nötigenfalls muß man das Kind einmal pro Woche einbestellen, bis die Weichgewebsverletzung verheilt ist. Danach sollten Nachuntersuchungen im ersten Jahr alle drei bis sechs Monate erfolgen und dann jährlich, bis der Milchzahn ausfällt und der Nachfolger an seinem Platz ist.

Unkomplizierte Kronenfraktur

Bei guter Mitarbeit des Kindes kann eine Schmelz-Dentin-Fraktur mit einem Kalziumhydroxidmaterial abgedeckt und der Zahn mit Komposit restauriert werden. Meist beschränkt sich jedoch die Behandlung auf das Glätten scharfer Zahnkanten.

Komplizierte Kronenfrakturen

Normalerweise ist die Extraktion die Behandlung der Wahl. Wenn das Kind jedoch kooperiert, kann das gleiche Verfahren – wie für bleibende Zähne beschrieben – durchgeführt werden.

Kronen-Wurzel-Frakturen

Bei diesen Frakturen sind Schmelz, Dentin und Zement betroffen. Häufig liegt auch die Pulpa frei. Eine restaurative Behandlung ist extrem schwierig; deswegen wird der Zahn am besten extrahiert.

Wurzelfraktur

Wenn das koronale Fragment stark disloziert ist, sollte der Milchzahn extrahiert werden. Jedoch sollte nicht versucht werden, das apikale Fragment zu beseitigen, weil dies möglicherweise den darunterliegenden bleibenden Zahn schädigen könnte. Ohne erkennbare Dislokation wird das koronale Fragment nur eine geringe Beweglichkeit zeigen; dann ist eine sofortige Extraktion nicht nötig. Der Zahn sollte beobachtet werden. Manchmal entwickelt sich im koronalen Fragment eine Nekrose, wohingegen der apikale Teil nahezu immer vital bleibt. Nach Entfernung des koronalen Fragments ist eine unkomplizierte Resorption des apikalen Fragments zu erwarten (Abb. 13-27).

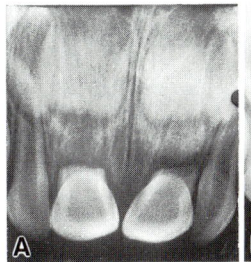

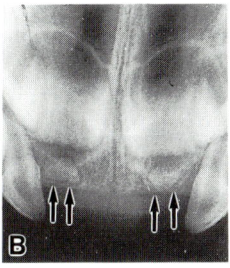

Abb. 13-27 A. Wurzelfrakturen bei mittleren Milchschneidezähnen mit Verlagerung der koronalen Fragmente. B. Sechs Monate nach Entfernung der koronalen Fragmente. Resorption der apikalen Fragmente (siehe Pfeile).

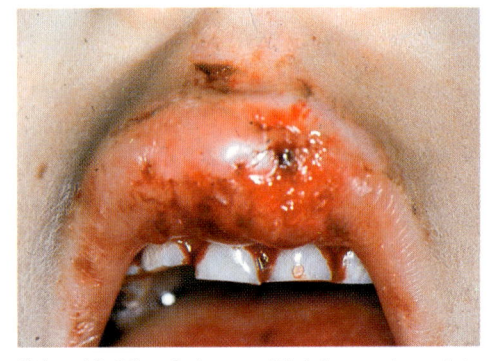

Abb. 13-28 Schwere Weichgewebsverletzung mit starkem Hämatom. Der mittlere und der linke seitliche Schneidezahn sind peripher luxiert und stark gelockert. Der rechte seitliche Schneidezahn weist eine leichte Subluxation auf.

Konkussion, Subluxation und Luxation

Im Milchgebiß dominieren diese Verletzungsarten. Häufig haben die Patienten auch ausgedehnte Weichgewebsverletzungen, wie z. B. geschwollene Lippen, Rißwunden und Blutergüsse der Mundschleimhaut und Gingiva (Abb. 13-28). Die Eltern werden angewiesen, den traumatisierten Bereich vorsichtig (zweimal täglich für 1 bis 2 Wochen) mit Wattestäbchen und 0,1%iger Chlorhexidin-

13 Traumen

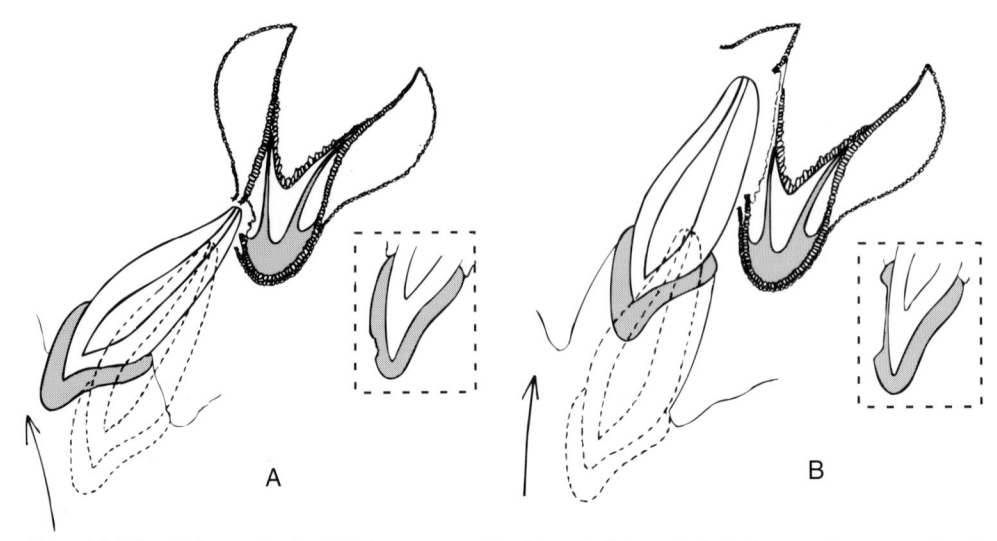

Abb. 13-29 Schematische Zeichnungen, die die möglichen Entwicklungsstörungen für einen bleibenden Zahnkeim im Alter von zwei Jahren demonstrieren.
A. Die Krone des Milchschneidezahnes wird nach bukkal verlagert, die Folge ist, daß dessen Wurzel gegen die Krone des bleibenden Schneidezahnes gedrückt wird. B. Starke Intrusionsluxation, die eine Hypoplasie von Schmelz und Dentin des nachfolgenden bleibenden Zahnes nach sich zieht.

lösung zu reinigen. Normalerweise heilt das Weichgewebe schnell. Eine Schwellung geht gewöhnlich innerhalb einer Woche zurück.

Konkussion – Der Zahnarzt sieht die meisten Konkussionen nicht zum Unfallzeitpunkt. Die Eltern sehen keine Veranlassung für eine zahnärztliche Behandlung, oder sie sind sich solange einer Verletzung nicht bewußt, bis eine Zahnverfärbung auftritt.

Subluxationen – Bei extremer Beweglichkeit sollte der Zahn lieber extrahiert werden. Sollte die Beweglichkeit nur leicht erhöht sein, werden die Eltern angewiesen, den traumatisierten Bereich so sauber wie möglich zu halten und dem Kind 1 bis 2 Wochen lang nur weiche Nahrung zu geben. Die Beweglichkeit des Zahnes sollte in dieser Zeit wieder abnehmen.

Extrusive Luxation – Ein extrudierter Zahn ist stark beweglich und wird daher am besten sofort extrahiert (Abb. 13-28).

Laterale Luxation – Eine palatinale Dislokation der Krone wird häufig beobachtet. In diesen Fällen wird der Apex nach labial gedrängt, das heißt weg vom bleibenden Zahnkeim. Dadurch ist fast immer die Okklusion in der Front gestört. In der Regel soll man darauf warten, daß sich der Zahn spontan wieder in die Zahnreihe einordnet.
Wenn die Krone in labialer Richtung disloziert ist, bedeutet dies, daß die Wurzel gegen den bleibenden Zahnkeim hin verschoben ist (Abb. 13-29A); die Extraktion ist die Behandlung der Wahl.

Intrusive Luxation – Die Intrusion ist der häufigste Luxationstyp. Ein intrudierter Zahn ist oft stark disloziert (Abb. 13-29B). Manchmal ist er vollständig in

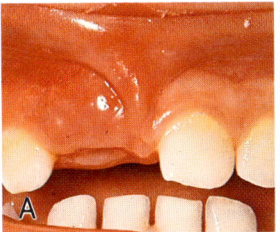

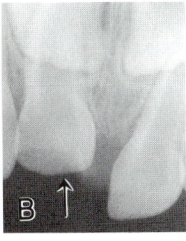

Abb. 13-30 A. Klinische Untersuchung kurze Zeit nach einem Trauma bei einem achtzehnmonatigen Kind. Die Eltern vermuteten, daß der rechte mittlere Milchschneidezahn verlorengegangen sei. Bei konventioneller röntgenologischer Aufnahmetechnik zeigt sich eine starke zentrale Luxation (Intrusion). Der Milchschneidezahn scheint gegen die Krone des bleibenden Zahnes verlagert worden zu sein. Eine zusätzliche Aufnahme (laterale Projektion) sollte Aufschluß über die exakte Richtung der Intrusion geben (siehe Kapitel 5).

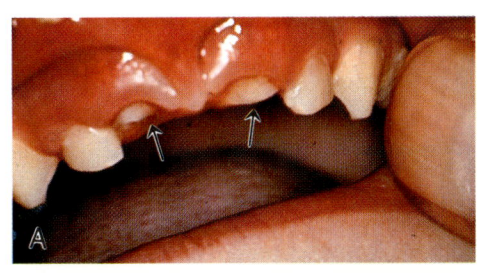

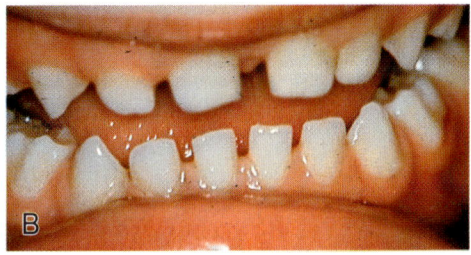

Abb. 13-31 A. Zustand kurz nach einem Intrusionstrauma beider mittlerer Milchschneidezähne. B. Wiederdurchbruch dieser Zähne sechs Monate später.

den Alveolarfortsatz intrudiert und gilt irrtümlich als verlustig gegangen, bis eine Röntgenaufnahme die intrudierte Position zeigt (Abb. 13-30). Bei jeglicher Intrusion eines Milchzahnes muß man zunächst die Richtung der Dislokation röntgenologisch abklären (Kapitel 5).

Behandlung – Wenn die Milchzahnwurzel nach palatinal disloziert ist, d. h. gegen den nachfolgenden bleibenden Zahn, sollte der betroffene Zahn sofort extrahiert werden. Dadurch kann man die mögliche Schädigung des sich entwickelnden bleibenden Zahnes minimieren. Wenn die Wurzel nach labial disloziert ist, wartet man ab, bis der intrudierte Zahn spontan wieder durchbricht. Da jedoch das deutliche Risiko einer akuten Entzündung besteht, sollte man den Patienten innerhalb der ersten zwei bis drei Wochen einmal wöchentlich einbestellen. Ein erneuter Durchbruch wird in der Regel innerhalb von 1 bis 6 Monaten erfolgen (Abb. 13-31). Wenn dies nicht geschieht, deutet dies auf eine Ankylose hin. Ein ankylosierter Zahn kann beim Durchbruch des nachfolgenden bleibenden Zahnes stören und muß daher entfernt werden.

Exartikulation

Die Replantation eines total luxierten Milchschneidezahnes wird wegen des Risikos einer Schädigung des sich entwickelnden Zahnkeimes nicht empfohlen.
Nach Exartikulation oder Extraktion eines Milchschneidezahnes ist ein Platzerhalt für den nachfolgenden bleibenden Zahn nicht notwendig. Wenn der Zahn vor dem Durchbruch des Milcheckzahnes verloren geht, kann eine geringe Verschiebung oder Wanderung der benachbarten Zähne auftreten. Bei einer

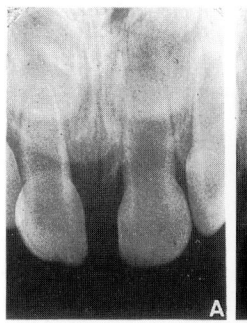

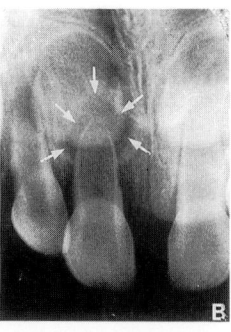

Abb. 13-32 A. Röntgenbild eines rechten mittleren Milchschneidezahns eine Woche nach einer leichten intrusiven Luxation. B. Drei Monate nach dem Trauma zeigt sich eine periapikale Aufhellung (siehe Pfeile).

normalen Wachstumsentwicklung sollte man einen unkomplizierten Durchbruch der bleibenden Schneidezähne erwarten. Jedoch kann der frühe Verlust eines Milchschneidezahnes auch zu einer fibrösen Gingiva führen, die den Durchbruch des bleibenden Zahnes verzögern oder verhindern kann.

Komplikationen der Pulpa und des Parodontiums nach Milchzahntrauma

Pulpennekrose – Nekrosen sind die häufigste Komplikation. Alle traumatisierten Zähne müssen daher klinisch und röntgenologisch genau auf Anzeichen einer nekrotischen Pulpa hin untersucht werden. Bei der Einschätzung des Pulpenzustandes ist der Sensibilitätstest von geringem Wert, da es schwierig ist, ein Kind zur angemessenen Mitarbeit zu bewegen. Meistens basiert die Diagnose einer Nekrose auf der Beurteilung der Zahnfarbe und einer röntgenologischen Wertung der periapikalen Verhältnisse.
Eine Nekrose scheint eng mit der Verfärbung der Zahnkrone verknüpft zu sein. Wie die Erfahrung lehrt, entwickeln traumatisierte Zähne mit normaler Farbe nur selten eine periapikale Entzündung. Auf der anderen Seite ist ein verfärbter Zahn nicht unbedingt nekrotisch. Eine gräuliche Verfärbung, die kurz nach dem Trauma auffällt, rührt oft von einer intrapulpalen Blutung her. Bei späteren Untersuchungen verblaßt der graue Farbton allmählich, und der Zahn nimmt wieder eine normale oder fast normale Farbe an. In diesem Falle behält die Pulpa ihre Vitalität. Wenn jedoch die gräuliche Farbe fortbesteht, ist die Pulpa vermutlich nekrotisch. Um jede periapikale Entzündung sobald als möglich festzustellen, wird der Zahn im Abstand von jeweils drei Monaten röntgenologisch untersucht.
Informationen über den Zustand der Pulpa kann man auch durch die Bewertung der Größe des Pulpakavums erhalten. Die normale physiologische Einengung der Pulpa findet nicht statt, wenn die Pulpa abgestorben ist.
Beim ersten Anzeichen einer periapikalen Entzündung (Abb. 13-32) sollte der Zahn extrahiert werden, um mögliche Folgen für den nachfolgenden bleibenden Zahn zu verhindern.

Obliteration des Wurzelkanals – Die Obliteration der Pulpakammer und des Wurzelkanals ist eine häufige Reaktion auf ein Trauma. Das Röntgenbild zeigt entweder eine partielle oder eine totale Verkalkung des Pulpenkavums (Abb. 13-33). Klinisch nimmt die Zahnkrone allmählich einen gelblichen Farbton an. In der Mehrzahl der Fälle bleiben obliterierte Zähne bis zum Zeitpunkt ihres Ausfalls unverändert. Da jedoch ein kleiner Prozentsatz eine periapikale Entzündung entwickeln kann, die auf eine Nekrose hinweist, sollte einmal im Jahr eine Röntgenuntersuchung erfolgen.

Verletzungen der Zahnkeime bleibender Zähne

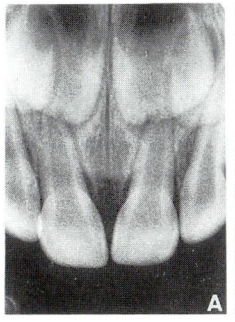

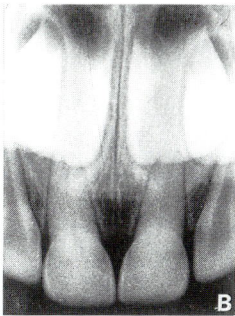

Abb. 13-33 Subluxation beider mittlerer Milchschneidezähne führt zur Kanalobliteration der Wurzelkanäle.
A. Zum Zeitpunkt des Traumas. B. Zwei Jahre später mit fast vollständiger Obliteration der Pulpenkammern und Wurzelkanäle.

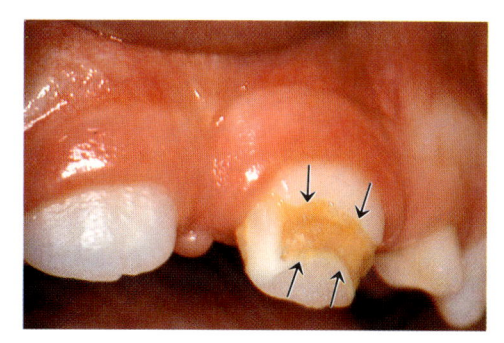

Abb. 13-34 Externe Schmelzhypoplasie eines linken mittleren Schneidezahnes (siehe Pfeile), verursacht durch die Intrusion seines Milchzahnvorgängers im Alter von fünfzehn Monaten.

Wurzelresorption – Ätiologie und Pathogenese der Wurzelresorption sind mit jener bei traumatisierten bleibenden Schneidezähnen identisch. Nach intrusiver Luxation tritt normalerweise eine externe entzündliche Wurzelresorption auf, wohingegen sich eine interne Resorption sowohl aus einer Subluxation als auch einer Luxation entwickeln kann. Bei allen Arten von Wurzelresorptionen ist die Extraktion die Therapie der Wahl.

Verletzungen der Zahnkeime bleibender Zähne

Erwiesenermaßen wird das Trauma, das ein Milchzahn erfährt, leicht an seinen nachfolgenden bleibenden Zahn weitergegeben. Daher kann man in etwa 50% aller Fälle Entwicklungsstörungen erwarten. Nach Intrusionen werden die höchsten Komplikationsraten gefunden, nach Subluxationen die niedrigsten. In diesem Zusammenhang muß auch betont werden, daß die Exartikulation eines Milchschneidezahnes ebenso das weitere Wachstum und die Entwicklung des darunterliegenden bleibenden Zahnes stören kann (Abb. 13-35). Dies ist wahrscheinlich damit zu erklären, daß der Milchzahn unter Bewegung seiner Wurzelspitze in Richtung des bleibenden Zahnkeimes luxiert wird.

Die meisten Störungen treten auf, wenn die Wurzelspitze des Milchzahnes direkt den bleibenden Zahnkeim traumatisiert (Abb. 13-29). Man kann es nicht oft genug betonen, daß auch von periapikalen Entzündungen der Milchzähne schädliche Auswirkungen ausgehen können. Die Art und Schwere der Störungen, die man bei bleibenden Schneidezähnen vorfindet, ist eng mit dem Alter zum Zeitpunkt der Verletzung verknüpft. Ein Zahnkeim ist besonders in seinen frühen Entwicklungsphasen verwundbar. Daher treten die schwersten Störungen auf, wenn die Schädigung vor dem dritten Lebensjahr eintritt. Veränderungen in Morphologie oder Mineralisation der Krone des bleibenden Schneidezahnes sind die häufigsten Komplikationen. Diese Läsionen reichen

13 Traumen

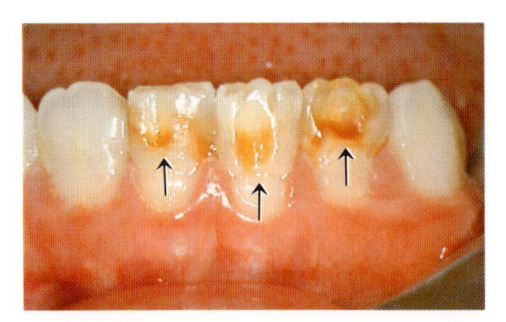

Abb. 13-35 Schmelzdefekte an drei unteren Schneidezähnen (siehe Pfeile) als Folge einer totalen peripheren Luxation (Exartikulation) der entsprechenden Milchzähne im Alter von zwei Jahren.

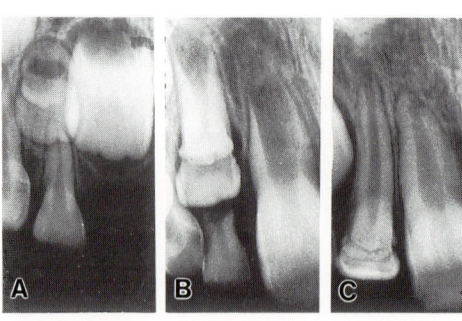

Abb. 13-36 Starke Mißbildung des bleibenden seitlichen Schneidezahnes als Folge einer Intrusion des Milchzahnvorgängers im Alter von zwei Jahren.
A. Zustand ein Jahr nach dem Trauma.
B und C. Weitere Entwicklung des mißgebildeten Schneidezahnes und sein ungestörter Durchbruch.

von kleinen Schmelzopazitäten bis zu schweren Fehlbildungen (Abb. 13-34 bis 13-36). Ein häufiger Befund ist eine gelblich-braune Verfärbung auf der Labialfläche mit oder ohne Schmelzhypoplasie. Das Trauma kann auch die Wurzelbildung dadurch beeinflussen, daß es zur Abknickung der Wurzel oder einer teilweisen Hemmung der Entwicklung kommt.

Verletzungen der knöchernen Strukturen

Die Behandlung einer Splitterfraktur oder einer gradlinigen Fraktur der Zahnalveole bleibender Zähne wurde zusammen mit Wurzelfrakturen und Luxationen beschrieben. Im Milchgebiß muß bei den meisten Alveolarfortsatzfrakturen nicht geschient werden, da der Knochen kleiner Kinder sehr schnell heilt.

Frakturen des Alveolarfortsatzes sind normalerweise einfach aufgrund der Dislokation und Beweglichkeit des Fragments zu diagnostizieren. Stets wird das dislozierte Fragment reponiert. Im bleibenden Gebiß wird für zwei bis vier Wochen geschient. Im Milchgebiß wird im allgemeinen nicht versucht, ein bewegliches Fragment zu stabilisieren, da für eine Schienung nicht genügend Zähne zur Verfügung stehen. Nach Reposition des dislozierten Fragments werden die Eltern angewiesen, dem Kind in den ersten Wochen nach der Verletzung nur weiche Kost zu geben. Zudem sollen die Eltern den traumatisierten Bereich zweimal täglich mit 0,1%iger Chlorhexidinlösung säubern.

Frakturen des Unter- oder Oberkiefers sollten sobald wie möglich zu einem Kiefer- oder Oralchirurgen überwiesen werden.

Verletzungen der Gingiva und der Mundschleimhaut

Weichgewebsverletzungen müssen angemessen versorgt und nachuntersucht werden. Kleine Rißwunden der Schleimhaut, der Lippen oder der Zunge sollten nach sorgfältigem Entfernen nekrotischen Gewebes und Beseitigen von Fremdkörpern genäht werden. Bei Rißwunden der Gingiva muß man exakt das Gewebe reponieren, um die Heilung zu sichern. Mundspülungen oder örtliche Behandlungen mit 0,1%iger Chlorhexidinlösung werden empfohlen, um während der Wundheilung das Risiko einer Infektion zu verringern.

Wenn die Wunde verschmutzt ist, so muß sobald als möglich eine Tetanusimpfung erfolgen, wenn kein Impfschutz besteht.

Submuköse Hämatome im Vestibulum oder im Mundboden können auf einen Kieferbruch hinweisen, was eine sorgfältige Röntgenuntersuchung erforderlich macht. Ansonsten ist keine besondere Behandlung notwendig.

Vorbeugung gegen Zahnverletzungen

Es ist nicht einfach, Vorschul- und Schulkinder vor Unfällen mit Zahnverletzungen zu bewahren. Der Zahnarzt sollte sich jedoch verpflichtet fühlen, Schulen und Sportplätze in seiner Nachbarschaft zu besuchen, um etwaige Risikofaktoren darzustellen.

Wie am Anfang dieses Kapitels gezeigt, sind Kinder mit einer maxillären Protrusion Zahnverletzungen gegenüber besonders anfällig. Bei diesen Kindern könnten einige Traumafolgen durch eine frühzeitige kieferorthopädische Behandlung verhindert werden.

Obwohl bei Kindern Sport nur bei relativ wenigen Zahnverletzungen die Ursache ist, so sind diese oft schwer und betreffen eine größere Anzahl von Zähnen als andere Verletzungen. In den Vereinigten Staaten von Amerika sind Zahnverletzungen beim Football stark zurückgegangen, seitdem die Verwendung von Gesichtsschutzmasken obligatorisch ist. Daher sollte für Teilnehmer aller Arten von Sport mit Körperkontakt die Verwendung solcher Schutzmasken gefordert werden.

Hintergrundliteratur

Andersson L. Dentoalveolar ankylosis and associated root resorption in replanted teeth. Experimental and clinical studies in monkeys and man. Med. Diss. Stockholm, 1988.

Andreasen FM, Andreasen JO. Diagnosis of luxation injuries: the importance of standardized clinical, radiographic and photographic techniques in clinical investigations. Endod Dent Traumatol 1985; **1**: 160 - 9.

Andreasen FM, Vestergaard Pedersen B. Prognosis of luxated permanent teeth - the development of pulp necrosis. Endod Dent Traumatol 1985; **6**: 207 - 20.

Andreasen FM. Pulpal healing after luxation injuries and root fracture in the permanent dentition. Endod Dent Traumatol 1989; **5**: 111 - 31.

Andreasen JO. *Traumatic injuries of the teeth.* Copenhagen: Munksgaard, 1981.

Andreasen JO. Challenges in clinical dental traumatology. Endod Dent Traumatol 1985; **1**: 45 - 55.

Blomlöf L. Milk and saliva as possible storage media for traumatically exarticulated teeth prior to replanation. Med. Diss., Swed Dent J 1981, Suppl. 8.

Cvek M. A clinical report on partial pulpotomy and capping with calcium hydroxide in permanent incisors with complicated crown fracture. J Endod 1978; **4**: 232 - 7.

Jacobsen I. *Traumatized teeth.* Clinical studies of root fractures and pulp complications. Med. Diss. Oslo 1981.

Schröder U, Wennberg E, Granath L-E. Traumatized primary incisors: follow up program based on frequency of periapical osteitis related to tooth color. Swed Dent J 1977; **1**: 95 - 8.

Tronstad L. Root resorption - etiology, terminology and clinical manifestations. Endod Dent Traumatol 1988; **4**: 241 - 52.

Zitierte Literatur

1. Andreasen JO, Ravn JJ. Epidemiology of traumatic dental injuries to primary and permanent teeth in a Danish population sample. Int J Oral Surg 1972; **1**: 235 - 9.

2. Andreasen JO. *Traumatic injuries of the teeth.* Copenhagen: Munksgaard, 1981.

3. Ravn JJ, Rossen I. Hyppighed og fordeling af traumatiske beskadigelser af tænderne hos københavnske skolebørn 1967/68. Tandlægebladet 1969; **73**: 1 - 9.

Kapitel 14

Entwicklungs- und Durchbruchsstörungen der Zähne

Zahnanomalien
Störungen des Zahndurchbruchs

Zahnanomalien

Abweichungen der Zahngröße

Die Größe der Zähne ist hauptsächlich durch genetische Faktoren determiniert, jedoch kann sie auch durch externe Faktoren beeinflußt sein. Männer haben größere Zähne als Frauen. Auch werden rassische Unterschiede beobachtet. Die Zahngröße ist als anomal definiert, wenn sie um zwei Standardabweichungen von der durchschnittlichen Zahngröße abweicht. Die Abweichung von der Norm kann das gesamte Gebiß oder nur einzelne Zähne betreffen und hierbei wiederum den ganzen Zahn oder nur die Wurzel.

Mikrodontie bedeutet, daß die Zähne kleiner als normal sind. Die Mikrodontie aller Zähne ist selten; man beobachtet sie bei angeborener Hypophysenvorderlappeninsuffizienz, ektodermaler Dysplasie und dem Down-Syndrom (Abb. 14-1). Die lokale, nur einen einzelnen Zahn betreffende Mikrodontie ist häufiger und oft mit Hypodontie verbunden. Die Mikrodontie betrifft Zähne, die häufiger anlagebedingt fehlen und wird als eine Übergangsform zur Agenesie (Aplasie) betrachtet. Am häufigsten sind die seitlichen Schneidezähne des Oberkiefers und die dritten Molaren betroffen. Die Mikrodontie der oberen seitlichen Schneidezähne wird autosomal dominat vererbt und kommt bei weniger als 1% der Individuen vor, wobei in 65% der Fälle die Mikrodontie unilateral ist. Einige Umweltfaktoren, wie etwa die Bestrahlung der Kiefer während der Zahnentwicklung, können ebenfalls eine Mikrodontie in der betreffenden Region verursachen.

Von einer **Makrodontie** spricht man, wenn die Zähne größer als normal sind. Die Makrodontie des gesamten Gebisses ist extrem selten und tritt in Zusammenhang mit generellem Gigantismus auf. Eine bilaterale Verbreiterung der Zähne mit und ohne Anzeichen einer Verschmelzung kann bei den oberen mittleren Schneidezähnen beobachtet werden (Abb. 14-2). Bei einer angeborenen hemifazialen Hypertrophie wird die Makrodontie unilateral auf der betroffenen Seite festgestellt (Abb. 14-3).

Wurzelanomalien – Eine Wurzel ist kürzer als normal, wenn sie gleich lang oder kürzer als die Zahnkrone ist. Man nimmt an, daß kurze Wurzeln eine konstitutionelle Anomalie genetischen Ur-

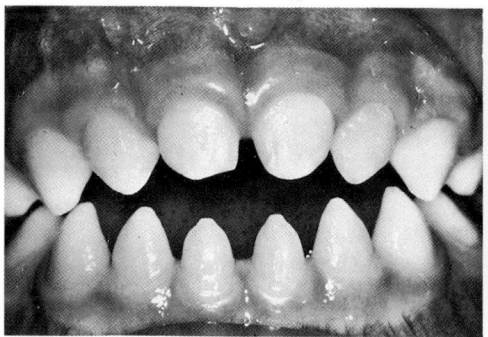

14   Entwicklungs- und Durchbruchsstörungen der Zähne

Abb. 14-1   Mikrodontie im Bereich der Unterkieferfront.

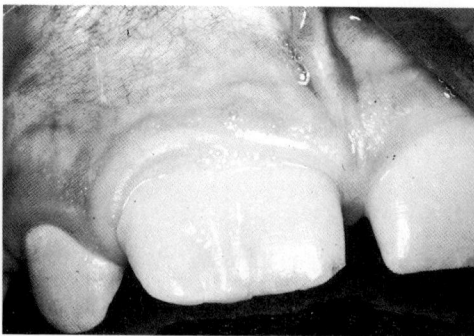

Abb. 14-2   Makrodontie bedingt durch eine Verschmelzung von Zähnen

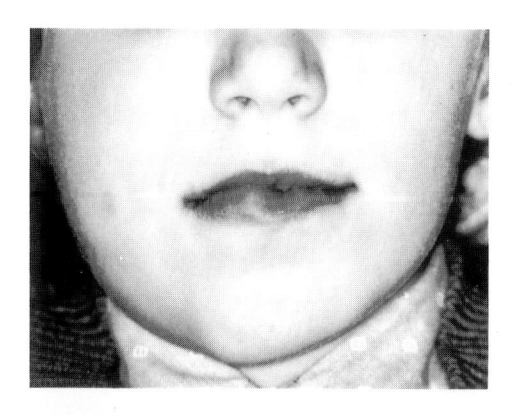

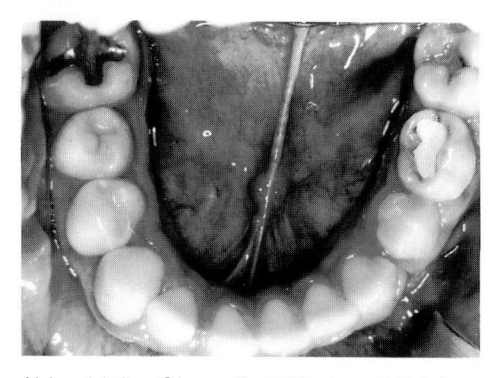

Abb. 14-3   *Oben:* Zwölfjähriges Mädchen mit einer rechtsseitigen hemifazialen Hypertrophie. *Unten:* Klinisches Bild; bemerkenswert ist der Größenunterschied der Prämolaren und Eckzähne zwischen der linken und rechten Seite.

sprungs sind. Sie ist bei Mädchen dreimal häufiger als bei Jungen; besonders sind die oberen mittleren Schneidezähne betroffen. Zudem besteht bei den betroffenen Zähnen die Tendenz zur Wurzelresorption. Kurze Wurzeln sieht man bei der Marmorknochenkrankheit, dem Hypoparathyreoidismus und in Zusammenhang mit Dentindysplasien (Abb. 14-4). Bei einzelnen Zähnen können kurze Wurzeln durch ein Trauma, durch Pulpenkomplikationen und durch Bestrahlung der Zähne während ihrer Entwicklung verursacht sein.

Eine überaus lange Wurzel mit breitem Wurzeldurchmesser ist eine ungewöhnliche Anomalie, die hauptsächlich bei den oberen Eckzähnen gefunden wird, bei denen von Wurzellängen bis zu 43 mm (normal 17 mm) berichtet wurde. Die Verlängerung der Wurzel kann teilweise auch durch eine Hyperzementose bedingt sein.

Abweichungen der Zahnmorphologie

Die Krone des seitlichen oberen Schneidezahnes zeigt von allen Zähnen die vielfältigsten Formen. Die häufigsten

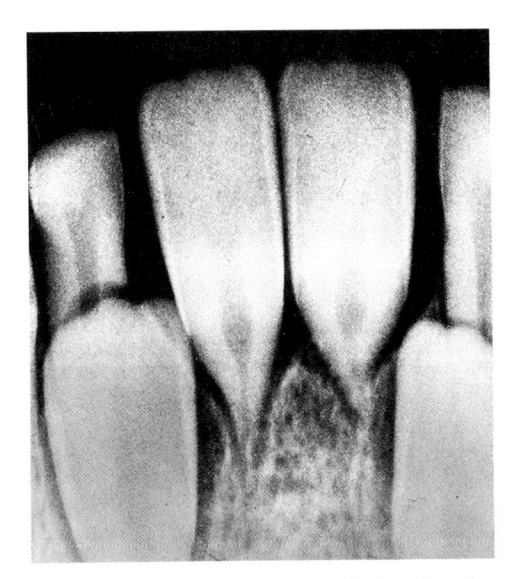

Abb. 14-4   Kurze Wurzeln bei einer Dentindysplasie.

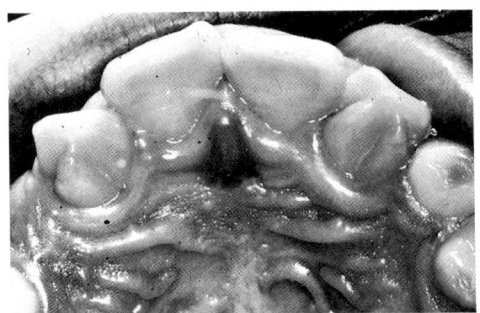

Abb. 14-5   Stark ausgeprägtes palatinales Tuberkulum (links) und zwei palatinale Höcker (rechts) bei bleibenden seitlichen Schneidezähnen.

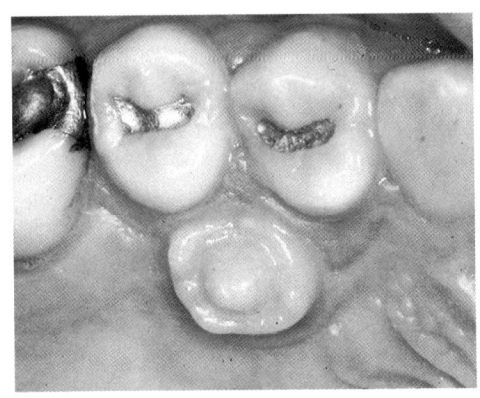

Abb. 14-6   Überzähliger Prämolar mit Evagination.

Formabweichungen sind Zapfenzähne, T- und Y-Formen mit einem ausgeprägten Zingulum an der Schneidekante (Abb. 14-5). Dieser markante palatinale Höcker oder Wulst kann die normale Okklusion stören. Will man diesen Höcker mittels Schleifkörpern abtragen, so muß dies stufenweise geschehen, da sich in diesem Höcker normalerweise ein Pulpenhorn befindet. Die gleiche Anomalie kann man inmitten der Okklusalfläche eines Prämolaren sehen; sie wird als Dens evaginatus bezeichnet (Abb. 14-6). Bei einem seitlichen Schneidezahn dehnt sich die Pulpa in derartige abnorme Höcker aus.

Der 1. bleibende Molar und auch der 2. Milchmolar im Oberkiefer können ein zusätzliches Tuberkulum (Carabelli) haben, das sich auf der palatinalen Seite des mesio-palatinalen Höckers befindet. Auch bei 2. und 3. Molaren gibt es eine Reihe von Abweichungen in der Zahl ihrer Höcker. Jedoch besitzten unter allen Zähnen die 3. Molaren die größte Vielfalt bezüglich Größe und Morphologie.

Schaufelförmige Schneidezähne scheinen ein rassisches Phänomen zu sein, denn sie sind häufiger bei Eskimos, Mongolen und amerikanischen Indianern zu finden.

Der *Dens invaginatus* oder *Dens in dente* ist eine Fehlbildung, die aufgrund der Einstülpung des Schmelzepithels einen Kanal (oder ein Lumen) aufweist, der (das) von Hartgewebe umgeben ist (Abb. 14-7). Diese Anomalie kommt am häufigsten bei bleibenden seitlichen Schneidezähnen des Oberkiefers vor,

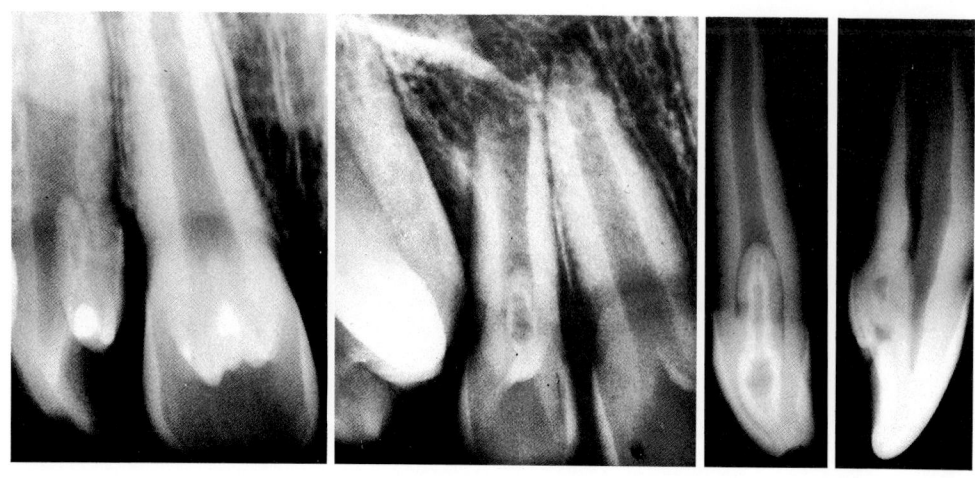

14 Entwicklungs- und Durchbruchsstörungen der Zähne

Abb. 14-7 Einige Beispiele von Invaginationen. Auffällig ist die Schmelzbegrenzung der Invaginationshöhle.

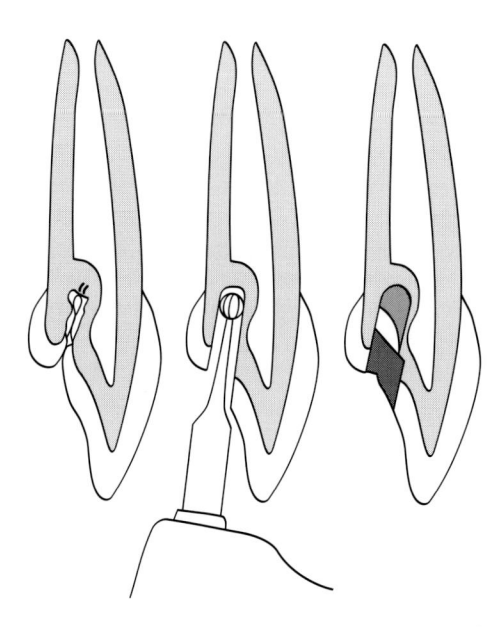

Abb. 14-8 Die Behandlung eines *Dens invaginatus*. Der Hohlraum wird mit einem überlangen Rosenbohrer ausgeräumt. Der Boden und besonders die bukkale Wand der Kavität werden mit Kalziumhydroxid abgedeckt.

kann aber auch bei oberen mittleren Schneidezähnen, Prämolaren, Eckzähnen oder Molaren gefunden werden. Der Defekt kann sehr unterschiedlich ausgeprägt sein, von einer kaum bemerkbaren Vertiefung bis zu einer Invagination, die den Hauptteil der koronalen Pulpenkammer betrifft. Die Prävalenz des *Dens invaginatus* schwankt von Population zu Population, was aber wahrscheinlich auf eine ungenaue Diagnostik zurückzuführen ist. Bei einer schwedischen Bevölkerungsgruppe wurden Defekte mit einer röntgenologisch sichtbaren Invagination in einer Häufigkeit von 3% festgestellt. In 50% der Fälle trat die Invagination bilateral auf.

Wenn ein Zahn bei einer klinischen Untersuchung ein ausgeprägtes Zingulum oder einen ausgeprägten palatinalen Höcker aufweist, so kann eine Invagination vermutet werden. Der Zugang zur Invagination kann sehr eng sein; daher sollte geröntgt werden.

Bei einer Invagination sind im allgemeinen alle Hartgewebe betroffen; selbst Kanäle, die bis in die Pulpa gehen, sind

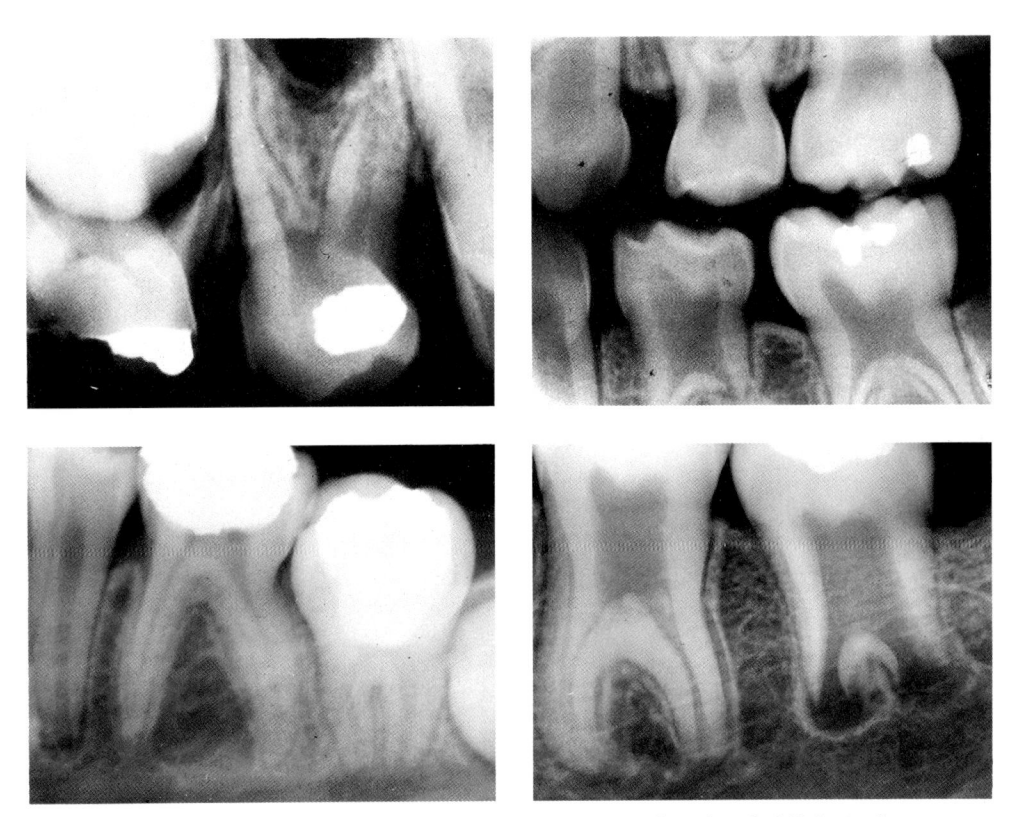

Abb. 14-9 *Links:* Kynodontismus im Milch- (oben) und bleibenden Gebiß (unten).
Rechts: Taurodontismus im Milch- (oben) und bleibenden Gebiß (unten).

keine Seltenheit. Daher kann die Pulpa eines solchen Zahnes nach dessen Durchbruch geschädigt werden. Da sich im Eingang der Invaginationshöhle Speisereste ablagern, kann sich dort schon vor dem vollständigen Durchbruch eine Karies bilden. Kleine palatinale Foramina können mit Komposit gefüllt (versiegelt) werden, während echte Invaginationen wie tiefe kariöse Läsionen behandelt werden sollten. Alles erweichte oder kariöse Gewebe sollte entfernt werden. Aufgrund der ungünstigen Neigung des Rosenbohrers kann beim Exkavieren auf der bukkalen Seite die Pulpa eröffnet werden. Daher sollte man extralange Bohrer verwenden, um eine erzwungen falsche Führung durch die Schneidekante des betreffenden Zahnes zu vermeiden (Abb. 14-8). Wenn das Dentin am Grund des Lumens hart ist und der Zahn keine Pulpensymptome aufweist, ist es nicht nötig, weiter im Bereich jenes Kanals zu exkavieren, der als kleiner schwarzer Fleck am Boden der Kavität sichtbar ist. Der Boden sollte mit Kalziumhydroxid abgedeckt und der Rest mit einem Kompositmaterial gefüllt werden. Wenn die Pulpa eröffnet ist oder pulpale Komplikationen vorliegen, hängt die weitere Behandlung von der Wurzelentwicklung und der externen Morphologie ab.

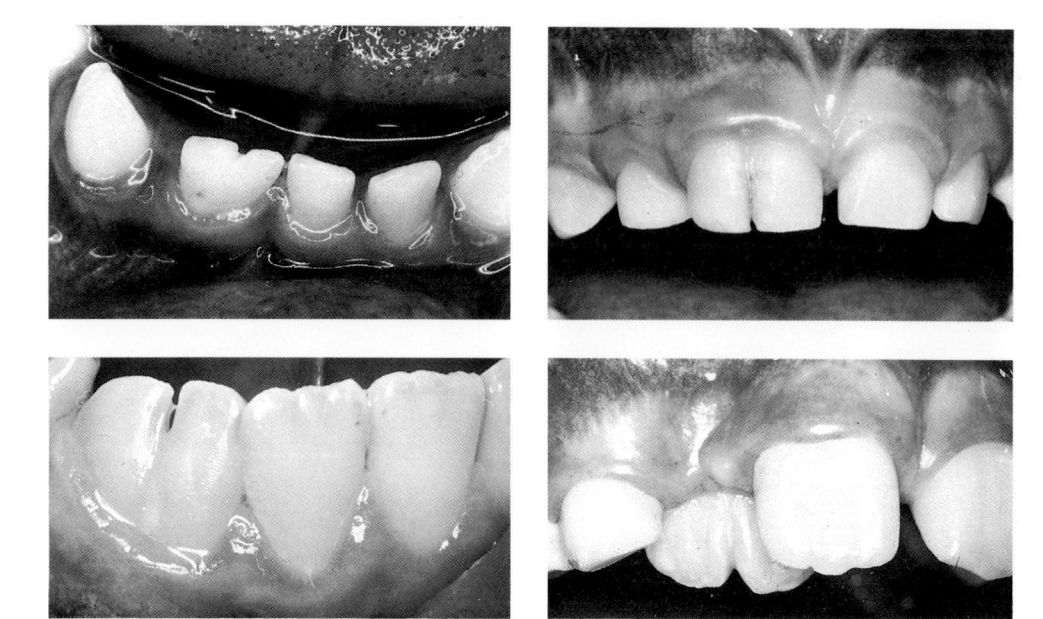

14 Entwicklungs- und Durchbruchsstörungen der Zähne

Abb. 14-10 *Oben links:* Verschmelzung der Milchschneidezähne. *Oben rechts:* Eine Zwillingsbildung im Bereich der mittleren Milchschneidezähne. *Unten links:* Eine Verschmelzung eines Schneidezahnes mit einem Eckzahn. *Unten rechts:* Dens geminatus, bleibender lateraler Schneidezahn.

Kynodontismus (griechisch kyon = Hund) ist das Gegenteil zu Taurodontismus, d. h., hier fehlt die typische Wurzelverzweigung praktisch völlig. Die Wurzeln der betroffenen Zähne scheinen sich apikal der Krone direkt zu verzweigen. Charakteristisch ist dieser Zustand bei den Milchmolaren (Abb. 14-9).

Taurodontismus (lateinisch taurus = Stier) ist eine seltene Anomalie, die man bei mehrwurzeligen Zähnen sowohl im Milch- als auch im bleibenden Gebiß findet. Sie ist dadurch charakterisiert, daß Zähne mit diesem Merkmal eine große Pulpenkammer aufweisen; die Furkation der Wurzel liegt dann weiter apikal als normal. Diese Anomalie ist genetisch determiniert und der Grad des Taurodontismus nimmt vom 1. bis zum 3. Molar zu.

Doppelbildung von Zähnen

Verwachsung (Concretio) bedeutet, daß die Wurzeln zweier oder mehrerer Zähne nur im Bereich des Zementes verschmolzen sind. Diese Anomalie kann durch Platzmangel oder Verlagerung von Zahnkeimen während der Wurzelbildung verursacht werden und wird gelegentlich im Bereich der 2. und 3. Molaren des Oberkiefers gesehen.

Verschmelzung (Fusion) bedeutet, daß zwei oder mehr Zähne, die sich getrennt entwickelt haben, im Dentin- und/oder im Schmelzbereich verschmolzen sind. Eine Fusion nur im Schmelz ist sehr selten. Des weiteren kann eine Fusion total oder nur partiell sein, wobei auch die Pulpenkammern jeweils total oder partiell miteinander vereinigt sind. Bei einer Fusion ist oft die Zahnzahl verringert (Abb. 14-10). Gelegentlich kann jedoch auch ein normaler mit einem überzähligen Zahn verschmelzen.

Gemination bedeutet, daß ein Zahnkeim unvollständig getrennt ist. Daher ist die Anzahl der Zähne nicht verringert (Abb. 14-10). Wenn die Trennung vollständig ist, wird dieser Zustand Zwillingsbildung genannt. Auf diese Weise erhält man einen überzähligen Zahn, der absolut dem regulären gleicht.

Im Gegensatz zu anderen Zahnanomalien und anatomischen Abweichungen sind Doppelbildungen im Milchgebiß häufiger als im bleibenden Gebiß, wobei meistens die Frontzahnregionen des Ober- und Unterkiefers betroffen sind. Im Milchgebiß sind Doppelbildungen, besonders Fusionen, oft mit einer Aplasie des nachfolgenden bleibenden Zahnes vergesellschaftet. Häufig können Doppelbildungen auch bei einer angeborenen Störung beobachtet werden, z. B. beim Down-Syndrom und bei Gaumenspalten.

Die Prävalenz von Doppelbildungen im Milchgebiß liegt bei ca. 0,5%. Im bleibenden Gebiß kommt diese Anomalie sehr selten vor. Im allgemeinen sind Fusionen häufiger als Geminationen.

Bei der Behandlung von Doppelbildungen müssen ästhetische, skelettale und orthodontische Aspekte berücksichtigt werden. Da sie im allgemeinen im Bereich der Schneidezähne auftreten, können die kosmetischen Probleme erheblich sein. Die Zähne sind verbreitert und haben eine ausgeprägte labiale Fissur. Mittels Komposit kann man die Ästhetik verbessern und Karies im Spaltraum zwischen den beiden Zwillingszähnen verhindern. Die physiologische Resorption dieser Zähne ist oft verzögert und kann zu einem verspäteten Durchbruch des nachfolgenden bleibenden Zahnes führen.

Abweichungen der Zahnzahl

Abweichungen in der Zahl der Zähne scheinen lokaler Genese zu sein, wobei die Induktion und Differenzierung des Zahnes aus der Zahnleiste heraus gestört ist. Es gibt deutliche Hinweise darauf, daß die Zahnzahl genetisch determiniert ist. Große Unterschiede bezüglich der Inzidenz solcher Abweichungen wurden zwischen verschiedenen ethnischen Gruppen beobachtet.

Das **angeborene Fehlen von Zähnen** oder die **Agenesie von Zähnen** kann einen unterschiedlichen Schweregrad haben: Anodontie bedeutet ein völliges Fehlen von Zähnen, Oligodontie beschreibt die Nichtanlage einiger Zähne und Hypodontie das Fehlen von einem Zahn oder wenigen Zähnen. Das Auftreten überzähliger Zähne wird als Hyperdontie bezeichnet.

Abweichungen der Zahnzahl müssen früh diagnostiziert werden, um irrtümliche Extraktionen auszuschließen und einen geeigneten Behandlungsplan zu erstellen. Röntgenuntersuchungen sind zur Sicherung der Diagnose unerläßlich. Man sollte bedenken, daß die Mineralisation der 2. Prämolaren des Unterkiefers erst sehr spät einsetzen kann. Daher ist es nicht möglich, die Diagnose Hypodontie für diese Zähne vor dem siebten Lebensjahr eindeutig zu stellen.

Hypodontie im Milchgebiß

Epidemiologischen Untersuchungen zufolge liegt die Prävalenz für Hypodontie zwischen 0,1 und 0,7%. Fast ausschließlich sind die Schneidezahnregio-

14 Entwicklungs- und Durchbruchsstörungen der Zähne

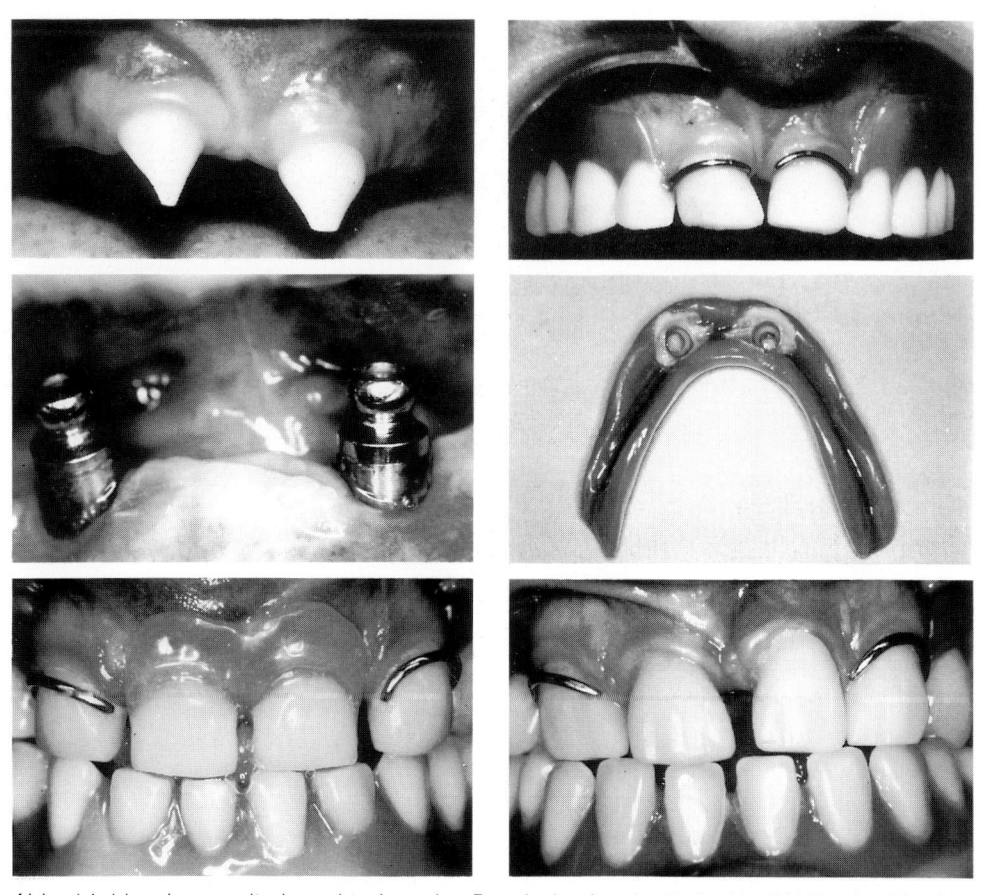

Abb. 14-11 Junge mit einer ektodermalen Dysplasie. Anodontie im Unterkiefer. Im Oberkiefer sind die folgenden Zähne angelegt: 53, 51, 61, 63, 16, 11, 21, 26. Die Schneidezähne sind mißgebildet.
Oben links: Im Alter von zwei Jahren sind nur die konischen Schneidezähne durchgebrochen. *Oben rechts:* Mit drei Jahren wurden diese Schneidezähne so aufgebaut, daß sie normalen Milchschneidezähnen ähneln; zusätzlich wurde eine partielle Kinderprothese eingegliedert. *Mitte links:* Mit sechs Jahren wurden zwei ossäre Implantate im Unterkiefer gesetzt. *Mitte rechts:* Zur selben Zeit wurde eine dieser Konstruktion angepaßte Kinderprothese im Unterkiefer eingegliedert. *Unten links:* Mit sieben Jahren wurde die obere Prothese aufgrund des Ausfalls der Zähne 51 und 61 geändert. *Unten rechts:* Mit zehn Jahren brachen die bleibenden Schneidezähne durch. Sie wurden mit Hilfe von Komposit in eine normale Form gebracht.

nen betroffen, hauptsächlich die seitlichen Schneidezähne. Bei der Prävalenz wurde kein Geschlechtsunterschied festgestellt. Anodontie oder eine Nichtanlage einer großen Zahl von Milchzähnen ist selten, kann aber in Verbindung mit einer ektodermalen Dysplasie auftreten (Abb. 14-11). Hypodontie im Milchgebiß und im bleibenden Gebiß hängen eng miteinander zusammen. Die Nichtanlage eines Milchschneidezahnes ist oft mit der Nichtanlage des nachfolgen-

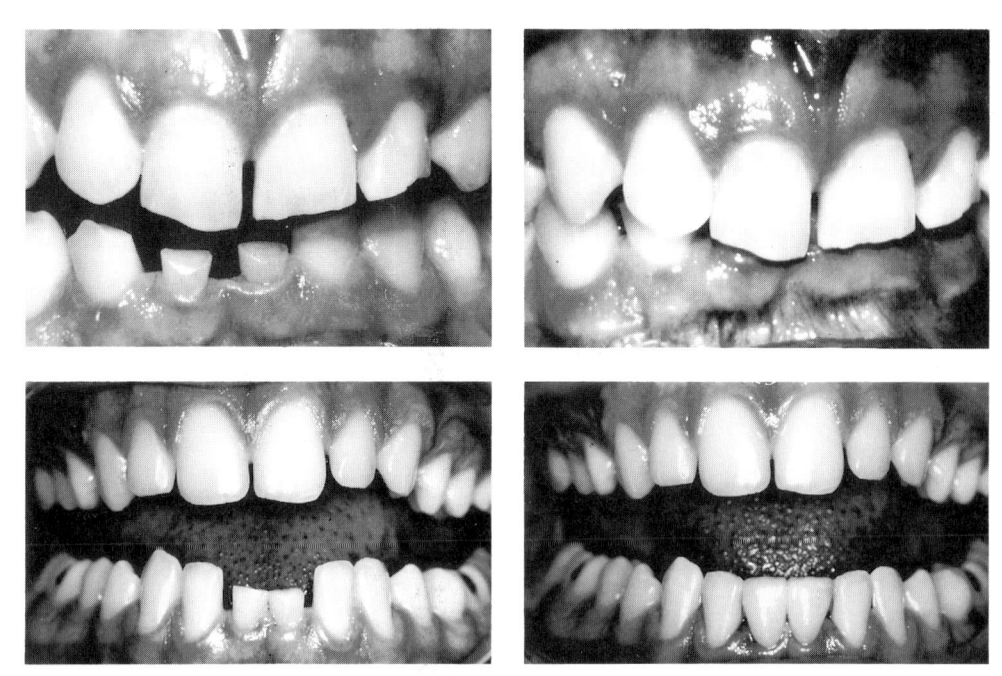

Abb. 14-12 Nichtanlage der unteren bleibenden Schneidezähne. *Oben:* Unbehandelter Fall mit deckbißartiger Verlängerung der oberen Schneidezähne. *Unten:* Ersatz der bleibenden Schneidezähne mit einer Klebebrücke, die mit Hilfe der Schmelz-Ätz-Technik befestigt wurde.

den bleibenden Zahnes und sogar anderer bleibender Zähne in anderen Regionen vergesellschaftet.
Da eine Hypodontie im Milchgebiß relativ selten vorkommt und im allgemeinen nur einzelne Zähne betrifft, ist eine Behandlung normalerweise nicht nötig.

Hypodontie im bleibenden Gebiß
Hypodontie findet man häufiger im bleibenden Gebiß als im Milchgebiß. In einer skandinavischen Bevölkerungsgruppe lag die Prävalenz zwischen 6 und 10%. Anodontie und Oligodontie sind sehr selten, wenn man die dritten Molaren ausnimmt. Die am stärksten betroffenen Zähne sind (nach Häufigkeit geordnet) der untere 2. Prämolar, der obere seitliche Schneidezahn, der obere 2. Prämolar und der untere mittlere Schneidezahn (Abb. 14-12). Hypodontie wird etwas häufiger bei Mädchen beobachtet als bei Jungen. Die Prävalenz für eine Aplasie des 3. Molaren variiert zwischen 10 und 35%.
In 50% der Fälle sind bei der Hypodontie im bleibenden Gebiß zwei oder mehr Zähne betroffen. (Symmetrische Hypodontie tritt oft bei 12/22, 35/45, 15/25, und 18/28 auf). Zwischen Hypodontie und Mikrodontie oberer seitlicher Schneidezähnen besteht eine besondere Korrelation. Es gibt deutliche Hinweise darauf, daß diese Form der Hypodontie auf autosomal dominantem Weg vererbt wird.
Eine Reihe systemischer Störungen sind mit der Hypodontie im Milchgebiß verknüpft. Die angeborene, anhidrotische ektodermale Dysplasie ist ein Syndrom,

das durch folgende Symptome charakterisiert ist: teilweises oder vollständiges Fehlen von Schweißdrüsen, Störungen der Tränen- und Speicheldrüsen, spärliches, dünnes Haar, Sattelnase, Nageldefekte und eine Nichtanlage vieler Zähne. Die vorhandenen Zähne sind oft zapfenförmig. Die Hypodontie ist auch beim Down-Syndrom ein häufiger Befund. Bei Patienten mit Lippen-Kiefer-Gaumenspalten, tritt Hypodontie häufig außerhalb der betroffenen Region und im Milchgebiß auf.

Die Behandlungsplanung bei Aplasie bleibender Zähne kann Probleme bereiten. Es ist nicht nur schwierig zu entscheiden, ob die Lücke geschlossen werden soll oder nicht, sondern auch, wann eingegriffen werden soll. Ein Milchzahn ist dann zu extrahieren, wenn es wahrscheinlich ist, daß sich die Lücke spontan schließt. Im Frontzahnbereich ist die Morphologie des Eckzahnes wichtig, wenn man erwartet, daß er an Stelle eines fehlenden seitlichen Schneidezahnes durchbricht. Darüber hinaus sind die ästhetischen Probleme von Eckzähnen, die seitliche Schneidezähne ersetzen sollen, beträchtlich. Das Beschleifen oder Korrekturen mit Komposit können in einem gewissen Maße die Ästhetik verbessern.

Vor der prothetischen Restauration einer Aplasie in der Frontzahnregion sollte immer eine kieferorthopädische Behandlung ins Auge gefaßt werden. Heutzutage werden vielfach Klebe-Brücken in Kombination mit Onlays verwendet (Abb. 14-13). Nichtanlage der unteren bleibenden Schneidezähne kann zu einer Zahnbogenverkürzung mit tiefem Überbiß führen. Daher ist oft eine frühe prothetische Behandlung indiziert. Bei Nichtanlage vieler bleibender Zähne können Teilprothesen oder verschiedene Arten von Brückensystemen zum Einsatz kommen. Bei jungen Patienten ist es wichtig, daß die gesamte prothetische Behandlung sorgfältig geplant wird und daß stets die Aspekte des Wachstums und der kieferorthopädischen Behandlung berücksichtigt werden.

Hyperdontie im Milchgebiß
Die Prävalenz überzähliger Zähne im Milchgebiß liegt zwischen 0,3 und 0,6%. 90% aller überzähligen Zähne sind in der Frontzahnregion des Oberkiefers lokalisiert. Aufgrund der physiologischen Lücken im Milchgebiß verursachen diese Zähne selten irgendwelche klinischen Probleme.

Hyperdontie im bleibenden Gebiß
Die Prävalenz für eine Hyperdontie im bleibenden Gebiß liegt bei 1 bis 1,5%. Die meisten überzähligen Zähne sind Mesiodentes, die in der Mittellinie des Oberkiefers liegen, gefolgt von den unteren Prämolaren und oberen Molaren. Bei Jungen kommen überzählige Zähne deutlich häufiger vor als bei Mädchen. Para- und Distomolaren sind fast immer unregelmäßig geformt. Die multiple Hyperdontie tritt in der Regel symmetrisch auf.

Überzählige Zähne im bleibenden Gebiß stören oft den Durchbruch regulärer Zähne, führen zu Zahnengstand und Dystopien. Daher müssen die meisten überzähligen bleibenden Zähne extrahiert werden. Normalerweise wird der Zahn extrahiert, der in Größe, Form oder Position am meisten abweicht.

Mesiodentes (oder überzählige Zähne in der Oberkiefermitte) entwickeln sich chronologisch zwischen den zwei Dentitionen. Die Prävalenz liegt zwischen 0,5 und 0,7%, wobei Jungen häufiger Mesiodentes haben als Mädchen. Ungefähr ein Fünftel der betroffenen Kinder haben

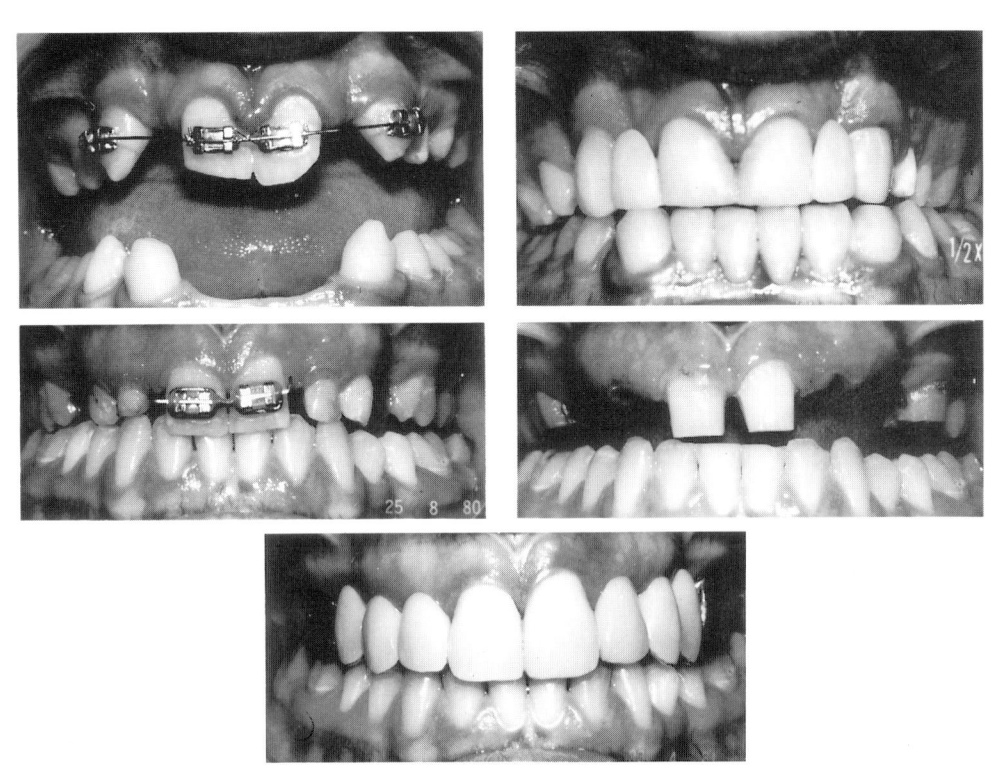

Abb. 14-13 Behandlung von Kindern mit Nichtanlagen.
Oben links: 12jähriger Junge mit einer Nichtanlage der Zähne 12, 22, 41, 31 und 32. *Oben rechts:* Nach festsitzender kieferorthopädischer Behandlung und Wiederherstellung der normalen Morphologie der Zähne 13, 11, 21 und 23 mit Hilfe von Komposit wurden die fehlenden Zähne durch Brücken ersetzt. *Mitte links:* 16jähriges Mädchen mit Nichtanlage der Zähne 15, 14, 12, 22, 23, 24, und 25. Ein Diastema zwischen den Zähnen 11 und 12 wurde geschlossen. Im Alter von acht Jahren wurden die Zähne 75 und 85 extrahiert, um die Mesialdrift der Zähne 16 und 26 zu stimulieren. *Mitte rechts:* Konventionelle Präparation der Zähne 16, 11, 21 und 26 für eine Brückenrestauration. Beachte, daß der Biß um 5 mm angehoben wurde. Um die Patientin an die neue Bißhöhe zu gewöhnen, wurde die Brücke provisorisch für sechs Monate zementiert. *Unten:* Die endgültige Brücke wurde zementiert, als die Patientin 17 Jahre alt war.

zwei oder drei Mesiodentes. Etwa 25% der Mesiodentes brechen spontan und im allgemeinen auf normalem Wege durch; manche haben jedoch einen zur Nasenhöhle gerichteten Durchbruchsweg. Größe und Form der Mesiodentes können variieren, die meisten sind jedoch zapfenförmig und kleiner als normale Oberkieferschneidezähne. Mesiodentes können den Durchbruch von Nachbarzähnen verzögern oder zu deren Verlagerung führen (Abb. 14-14).

Störungen der Hartgewebsbildung

Eine Störung der Schmelzbildung, die zu einem makroskopisch sichtbaren Defekt der Oberfläche mit reduzierter Schmelzdicke und abgerundeten Rän-

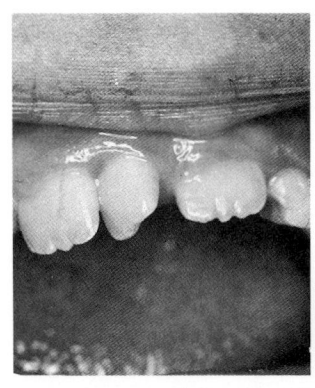

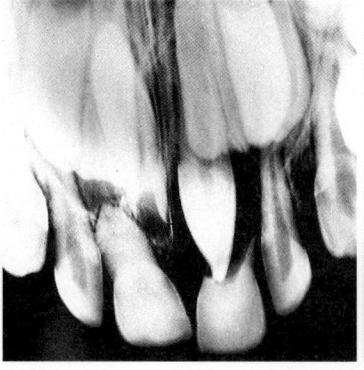

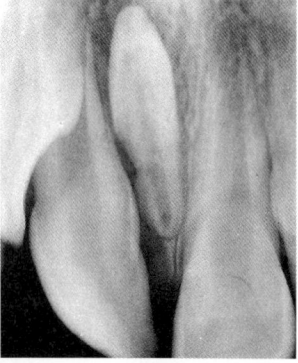

Abb. 14-14 *Links:* Durchbruch eines überzähligen Schneidezahnes (Mesiodens). *Mitte:* Zwei überzählige Schneidezähne, einer von ihnen mit kranialer Durchbruchsrichtung. *Rechts:* Mesiodens mit falscher, zur Nasenhöhle gerichteter Durchbruchsrichtung.

dern führt, wird *Schmelzhypoplasie* genannt (Abb. 14-15). Ein Defekt ohne Schmelzverlust, jedoch mit Veränderungen in Farbe und Transluzenz des Schmelzes, wird als *Schmelzhypomineralisation* oder *Schmelzopazität (Schmelzflecken)* bezeichnet. Die Oberfläche des opaken Schmelzes ist normal.

Histologie
Die Schmelzhypoplasie ist histologisch durch die reduzierte Schmelzdicke und die abgerundeten Ränder des Defektes charakterisiert (Abb. 14-16). Die tiefen Schmelzschichten sind im Vergleich zu normalem Schmelz poröser; die Prismen an den Rändern verlaufen senkrecht zur Oberfläche. Der restliche Schmelz scheint von normaler Dicke und Morphologie zu sein. Das Erscheinungsbild des Defektes weist darauf hin, daß die Störung – was auch immer ihre Ursache war – nur kurzzeitig einwirkte.

Schmelzflecken sind histologisch durch porösen Schmelz charakterisiert, der unterhalb einer ansonsten gut mineralisierten Oberfläche liegt (Abb. 14-17).

Der Grad der Hypomineralisation und ihre Ausdehnung im Schmelz bestimmen die Veränderung der Transluzenz, daher auch die Farbe der Opazität. Wenn die oberflächliche Schicht zusammenbricht, erscheint ein makroskopischer Defekt, der sich dann als hypoplastischer Schmelz darstellt.

Wenn Schmelzdefekte sichtbar werden, erlaubt die Chronologie der Zahnentwicklung eine grobe Alterseinschätzung des Zeitpunktes der Störung (Kapitel 3). Man muß sich jedoch darüber im klaren sein, daß diese Daten auf einer normal abgelaufenen Schwangerschaft und Zahnreifung basieren. Daher sind Daten nützlicher, die auf dem Beginn der Zahnmineralisation sowie auf der Länge der Schwangerschaft beruhen. So können Mineralisationsstörungen mit makroskopischen Defekten zeitlich relativ präzise eingeschätzt werden; bei Schmelzflecken ist dies weitaus schwieriger.

Epidemiologie
Unter den Mineralisationsstörungen der Zahnhartgewebe werden Schmelzdefekte am häufigsten gesehen, da Dentin

Zahnanomalien

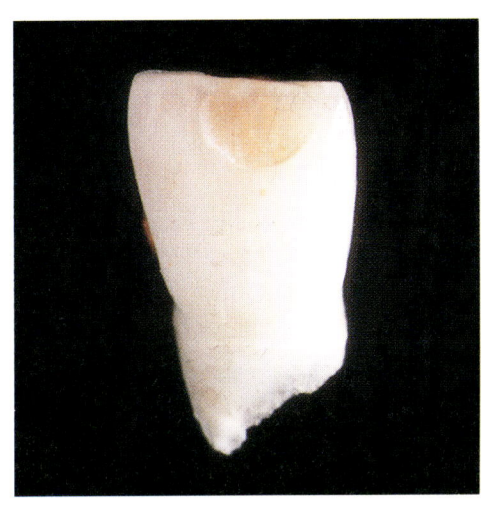

Abb. 14-15 Unterer Milchschneidezahn mit einer halbmondartig geformten Schmelzhypoplasie im inzisalen Drittel.

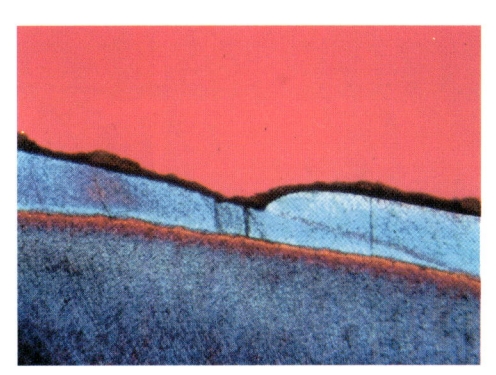

Abb. 14-16 Dünnschliff eines Milchschneidezahnes mit einer Schmelzhypoplasie. Beachte, daß der Boden des Defekts in Kontakt zur Neonatallinie steht!

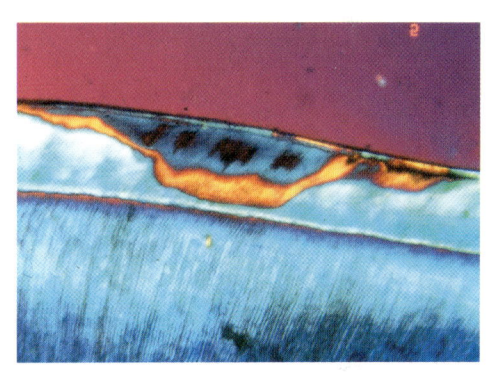

Abb. 14-17 Dünnschliff eines Milchschneidezahnes mit einer Opazität. Beachte den porösen Bereich, der bis tief in den Schmelz hineinreicht!

und Zement klinisch kaum sichtbar sind. Bei Schmelzdefekten gibt es geographische und sozio-ökonomische Abweichungen, selbst wenn der Einfluß von Fluorid im Trinkwasser ausgeschlossen wird. Eine gute Ernährung und Gesundheitsfürsorge spielen eine wichtige Rolle; daher weisen die Industrienationen eine geringere Prävalenz auf. In Skandinavien kann man bei ca. 3% der Kinder eine Hypoplasie der Milchzähne und bei 2 bis 5% eine Hypoplasie der bleibenden Zähne erwarten. Opazitäten sind weitaus verbreiteter mit einer geschätzten Prävalenz von 25 bis 80% im bleibenden Gebiß, je nach dem, welche Diagnosekriterien angewendet werden.

Ätiologie

Bei vielen Schmelzdefekten kann man in der Anamnese keine ursächlichen Faktoren finden. Jedoch sind eine Reihe ätiologischer Faktoren lokaler wie allgemeiner Art bekannt.

Ätiologie – lokale Faktoren – Einen lokalen Faktor kann man vermuten, wenn der Schmelzdefekt einen einzelnen Zahn betrifft oder er ein lokales asymmetrisches Erscheinungsbild hat. Bei Milchschneidezähnen können akute Traumen zu einer Vielzahl von Störungen bei den sich entwickelnden bleibenden Zähnen führen. Wenn die Wurzel des Milchzahnes in das Schmelzepithel

14 Entwicklungs- und Durchbruchsstörungen der Zähne

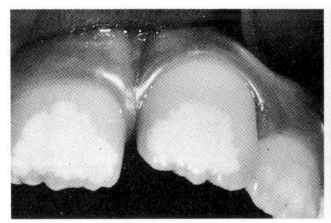

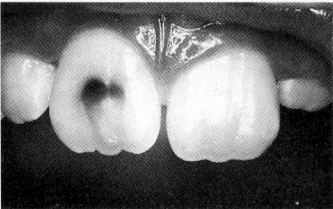

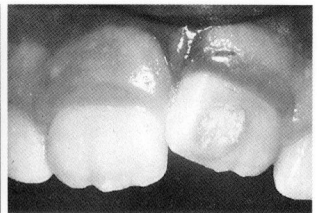

Abb. 14-18 Schmelzläsionen aufgrund von Traumen, die die Milchzahnvorgänger erlitten haben. *Links:* Opazitäten. *Mitte:* Opazität und Verfärbung. *Rechts:* Hypoplasie

eindringt, können die Ameloblasten verletzt werden, was zu einer Schmelzhypoplasie führt (Abb. 14-18). Die Störung kann auch sekundär nach einem Trauma auftreten, so infolge von Gewebsnekrosen oder Pulpenkomplikationen, die von einem Trauma herrühren. Abhängig von der Phase der Schmelzentwicklung kann dies zu einer Schmelzhypoplasie oder zu Schmelzflecken führen (Abb. 14-18).

Die Mineralisation der Prämolaren kann durch einen periradikulären ostitischen Prozeß des jeweiligen Milchzahnvorgängers beeinflußt werden. Das Ergebnis einer solchen lokalen Störung infektiösen Ursprungs wird Turner-Zahn genannt.

Eine therapeutische Bestrahlung kann ebenfalls die Zahnentwicklung erheblich stören, wobei die Wurzelbildung gehemmt wird oder sich der Zahndurchbruch verzögert bzw. ganz unterbleibt.

Ätiologie – allgemeine Faktoren –
Symmetrische bzw. zeitlich begrenzte Störungen werden durch genetische Faktoren bzw. durch Ernährungsstörungen, Systemerkrankungen oder Vergiftungen verursacht. Je nach der jeweiligen Entwicklungsphase sind verschiedene Zahngruppen oder Zahnanteile betroffen.

Im Milchgebiß ist eine Schmelzhypoplasie mit einer Reihe verschiedener neonataler oder perinataler Störungen verknüpft. Störungen des Kalziumhaushalts, wie neonatale Tetanie, schwere Rachitis, Vitamin D-resistente Rachitis, Atemnotsyndrome und Magen-Darmstörungen sind oft mit Schmelzhypoplasien und Schmelzflecken verbunden. Bei all diesen Störungen ist eine Hypokalzämie der gemeinsame Nenner. Auch Vitamin-A-Mangel kann Schmelzdefekte verursachen.

In Skandinavien tritt eine schwere Hypokalzämie selten auf, jedoch kann eine subklinische Hypokalzämie wohl die Anfälligkeit gegenüber anderen Faktoren erhöhen. Tierversuche und retrospektive Studien an Kindern, die in frühem Alter intubiert wurden, zeigen, daß ein Trauma ein ätiologischer Faktor sein kann.

Hohes Fieber und Infektionskrankheiten, besonders in Verbindung mit Durchfall, können zu schweren Störungen des Kalziumhaushalts und des Elektrolytgleichgewichts und damit letztlich auch zu Schmelzdefekten führen.

Bei allen Milchzähnen und den unteren 1. bleibenden Molaren kann im Schmelz und im Dentin histologisch eine Neonatallinie (Geburtslinie) gefunden werden (Abb. 14-19). Die Beziehung zwischen dieser Wachstumslinie und der Geburt ist gut bekannt. Man hält sie für einen Effekt der neonatalen Hypokalzämie.

Zahnanomalien

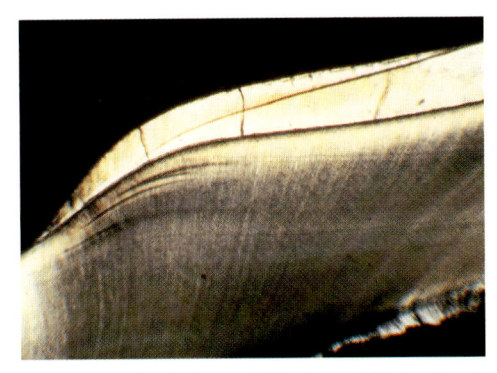

Abb. 14-19 Dünnschliff eines Milchschneidezahnes unter polarisierendem Licht, betrachtet mit deutlich sichtbarer Neonatallinie im Dentin.

Fluorose – Eine hochdosierte Langzeiteinnahme von Fluoriden während der Schmelzentwicklung führt zu Veränderungen des Schmelzes, und zwar von schmalen weißen Linien bis hin zu kalkigem Schmelz, der nach dem Zahndurchbruch ausbricht. Es besteht eine direkte Korrelation zwischen der Fluoridmenge, die während der Zahnbildung eingenommen wurde und dem Grad der fluorotischen Veränderungen. Die ersten Anzeichen einer Fluorose werden an den Höckern und den Inzisalkanten gefunden. Nach dem Reinigen und Trocknen der Zähne können feine opake Linien, die den Perikymatien folgen, unterschieden werden. Je stärker die Zähne betroffen sind, desto deutlicher und breiter werden die Linien, bis die ganze Zahnoberfläche irreguläre und opakweiße Bereiche aufweist (Abb. 14-20). Noch stärker betroffene Zahnoberflächen werden völlig opak und im Schmelz bilden sich Grübchen. Die durch das Fluorid am stärksten betroffenen Zähne verlieren ihren Oberflächenschmelz vollständig. Aufgrund der Aufnahme verschiedener (chromophorer) Nahrungsstoffe kommt es zudem zu bräunlichen Verfärbungen.

Bleibende Zähne entwickeln eher eine Fluorose als Milchzähne. Eine Erklärung könnte sein, daß der größte Teil des Milchzahnschmelzes im Uterus gebildet wird, in dem das fetale Serumfluorid niedrig ist.

Die Pathologie der Schmelzfluorose ist noch nicht völlig geklärt. Als mögliche Faktoren werden Einflüsse auf die Kalziumregulation sowie toxische Effekte auf die Ameloblasten vermutet. Die Behandlung fluorotischer Zähne ist vom Grad der Fluorose abhängig. Bei Zähnen mit einem nur geringen Fluorosegrad genügt das Beschleifen und Polieren der Schmelzoberfläche. Fortgeschrittenere Defekte kann man mit Kompositmaterialien oder Kronen versorgen (Abb. 14-21). Grundsätzlich ist die Fluorose der Zähne eine Hypomineralisation und sollte daher topisch mit Fluo-

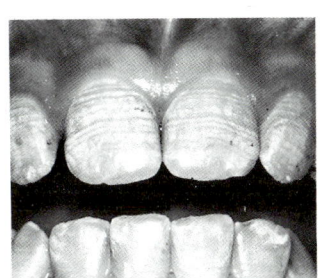

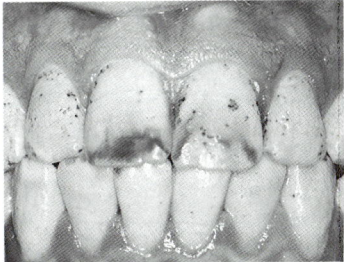

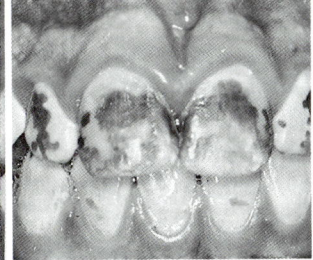

Abb. 14-20 Drei Fälle von schwerer Dentalfluorose.

14 Entwicklungs- und Durchbruchsstörungen der Zähne

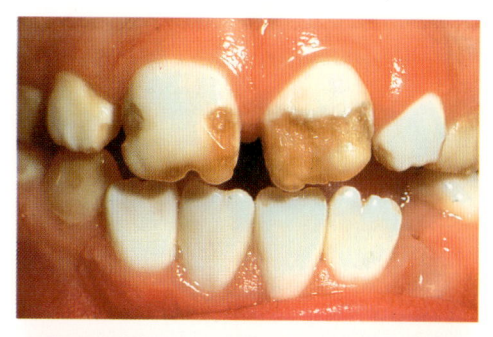

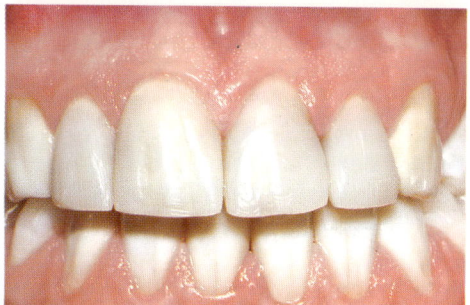

Abb. 14-21 Dentalfluorose. *Oben:* Sehr starke Hypomineralisation aufgrund einer endogenen Fluoridexposition durch Trinkwasser (10 ppm). *Unten:* Die oberen Schneidezähne nach Rekonstruktion mit Komposit.

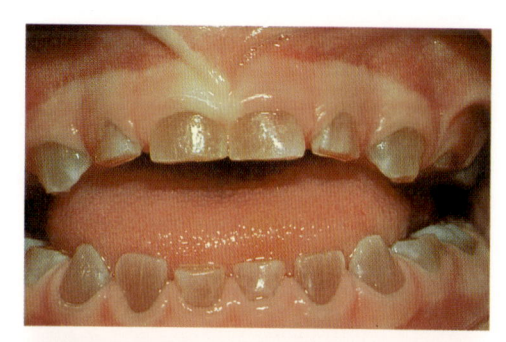

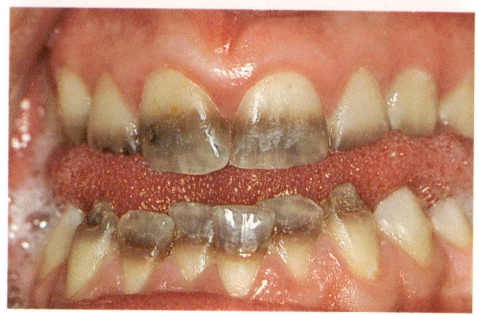

Abb. 14-22 Tetrazyklinverfärbung von Milchzähnen (oben) und bleibenden Zähnen im Wechselgebiß (unten).

riden behandelt werden, um eine Remineralisation der Zahnoberfläche zu erreichen.

Tetrazykline – Tetrazykline haben eine hohe Affinität zu mineralisierten Hartgeweben und können beträchtliche Verfärbungen der Zähne verursachen. In vielen Ländern werden Tetrazykline aus diesem Grund Kindern nicht vor dem 13. Lebensjahr gegeben, außerdem nicht Schwangeren oder stillenden Müttern. Trotzdem kann man gelegentlich Zähne sehen, die durch Tetrazykline verfärbt sind. Intensität und Farbe der Zähne schwankt in Abhängigkeit von den verschiedenen Tetrazyklinarten. In hohen Dosen können Tetrazykline Schmelzhypoplasien verursachen (Abb. 14-22). Da bei Hartgeweben, in die Tetrazykline eingelagert sind, im ultravioletten Licht eine charakteristische Fluoreszenz festzustellen ist, kann man diese in Dünnschliffpräparaten mittels eines Fluoreszenzmikroskops leicht identifizieren (Abb. 14-23).

Andere zu berücksichtigende toxische Faktoren sind die Einnahme von Zytostatika, Thalidomid und Überdosen von Vitamin D (Abb. 14-24).

Eine Reihe der oben erwähnten systemischen Störungen haben eine Vererbungskomponente. Es gibt jedoch nur wenige spezifische Störungen der Schmelz- und Dentinbildung mit einem echten genetischen Hintergrund.

Die **Amelogenesis imperfecta** ist eine erbliche Anomalie, die ausschließlich den Schmelz betrifft. In einer skandinavischen Bevölkerungsgruppe wurde die Prävalenz auf 1:4.000 geschätzt, in einer nordamerikanischen auf 1:12.000 bis 14.000. Im allgemeinen sind sowohl das Milchgebiß als auch das bleibende Gebiß betroffen. Verschiedene Vererbungsmuster wurden beobachtet, wobei die autosomal dominante Vererbung die häufigste ist.

Es wurden klinische Klassifikationen mit bis zu zwölf verschiedenen Arten beschrieben. Jedoch scheinen viele Formen nur Variationen desselben Typus zu sein (Abb. 14-25). Hauptsächlich werden jedoch hypoplastische von hypomineralisierten Arten unterschieden. Die hypoplastischen Arten sind meist gelblich-weiß bis hellbraun mit glattem harten Schmelz, der jedoch in seiner Dicke deutlich reduziert ist. Der Schmelz ist dünn, aber im Röntgenbild unauffällig. Die hypomineralisierten Arten haben gelbe bis dunkelbraune Kronen mit rauhem, unebenen Schmelz, dessen Dicke und Morphologie mehr oder weniger normal erscheint. Der Schmelz ist weicher als normal und splittert leicht; im Röntgenbild erscheint der Schmelz wie Dentin.

Der Durchbruch betroffener Zähne kann verspätet sein und einige Formen sind mit einem frontal offenen Biß vergesellschaftet. Die Anfälligkeit gegenüber Parodontalerkrankungen ist größer als normal. Die morphologisch anomalen Zähne retinieren Plaque, und es gibt Hinweise darauf, daß das Gingivaepithel Defekte aufweisen kann. Patienten mit *Amelogenesis imperfecta* haben im allgemeinen seltener Karies, was wahrscheinlich auf den Zahnsubstanzverlust und die flachen Fissuren zurückzuführen ist. Manchmal ist die Sensibilität erhöht;

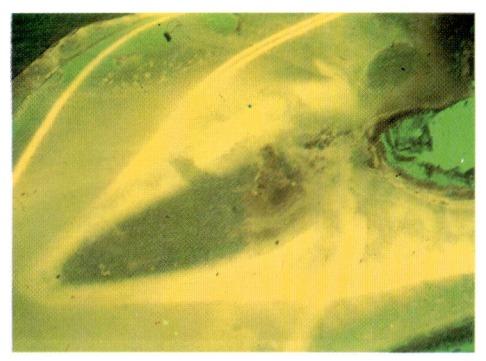

Abb. 14-23 Dünnschliff eines Milchschneidezahnes mit einer charakteristischen Tetrazyklinverfärbung, die unter fluoreszierendem Licht im Dentin als drei Bänder erscheint.

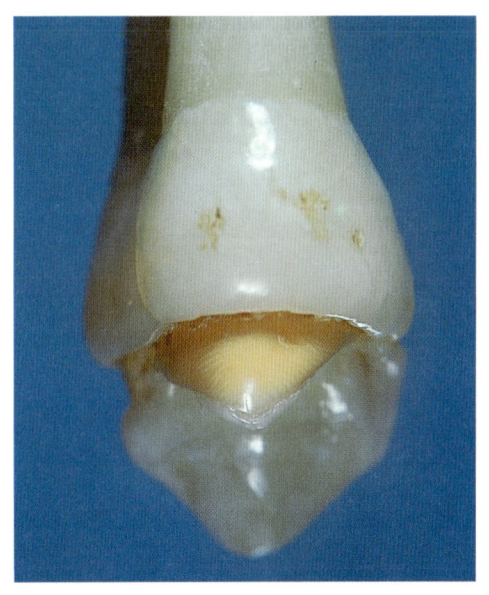

Abb. 14-24 Toxischer Effekt auf die Mineralisation eines Prämolaren durch eine zu hohe Gabe von Vitamin D im vierten Lebensjahr bei einem Mädchen, das an einem Vitamin D-resistenten Phosphatdiabetes leidet.

Ursachen sind der teilweise Schmelzverlust und/oder poröser Schmelz. Es gibt keinen Beweis, daß die *Amelogenesis imperfecta* mit vergleichbaren ekto-

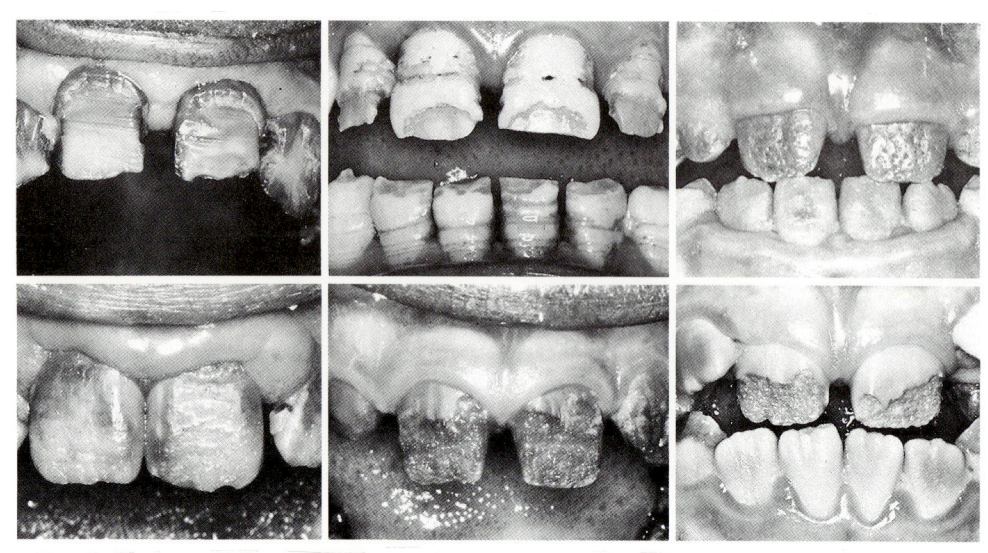

14 Entwicklungs- und Durchbruchsstörungen der Zähne

Abb. 14-25 Sechs verschiedene Typen der Amelogenesis imperfecta.

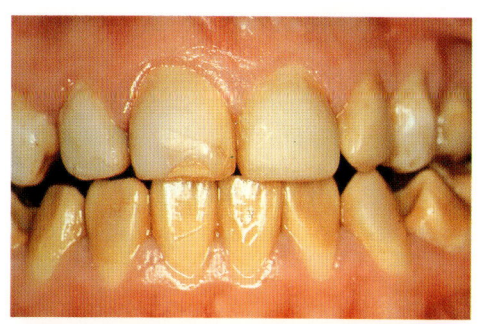

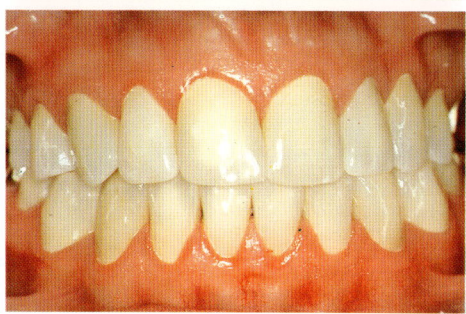

Abb. 14-26 *Oben: Amelogenesis imperfecta* vom hypomineralisierten Typ bei einem 14jährigen Mädchen. Bisher wurden einige Kompositrestaurationen mit mäßigem Erfolg angefertigt. *Unten:* Dieselbe Patientin mit Dicor-Kronen (Mit freundlicher Genehmigung von Dr. B. Torstensson).

dermalen Defekten anderer Krankheiten in Beziehung steht. Ähnliche Zahndefekte können jedoch z. B. zusammen mit der *Epidermolysis bullosa* oder dem Pseudohypoparathyreoidismus auftreten.

Sowohl aus ästhetischen als auch funktionellen Gründen ist eine zahnärztliche Behandlung oft unerläßlich. Ästhetische Probleme können hauptsächlich durch die Anwendung von Kompositen oder Kronen gelöst werden (Abb. 14-26). In Fällen mit rascher Abrasion und Zusammenbruch des Schmelzes ist die frühe Versorgung der Molaren mit Goldkronen empfehlenswert, um die vertikale Dimension zu halten und eine weitere Zerstörung der zerbrechlichen Zähne zu vermeiden (Abb. 14-27).

Dentinogenesis imperfecta – Diese autosomal vererbte Anomalie hat in der nordamerikanischen Bevölkerung eine geschätzte Prävalenz von 1:7.000 bis 9.000. Wiederum sind Milchgebiß und bleibendes Gebiß gleichermaßen betroffen. Die *Dentinogenesis imperfecta* stellt

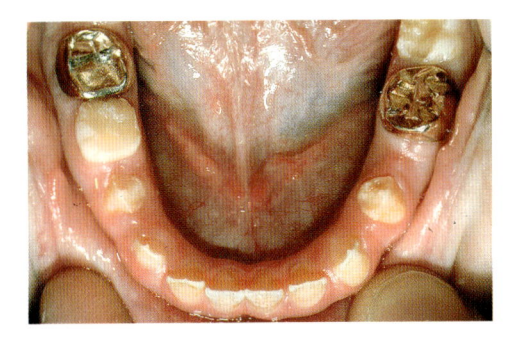

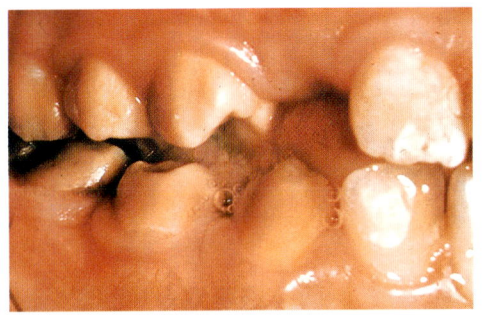

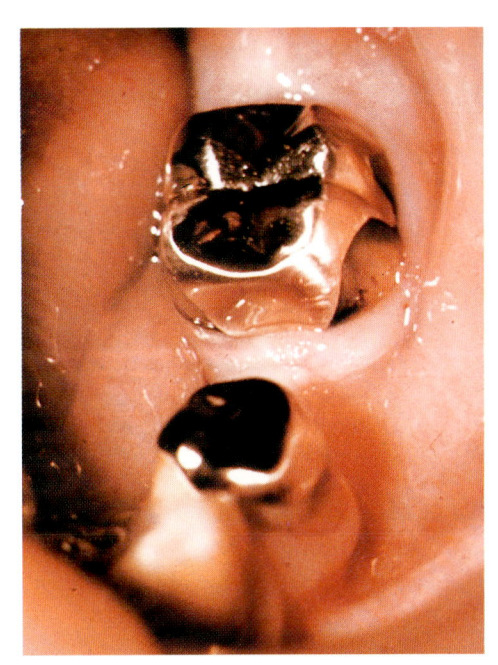

Abb. 14-27 Amelogenesis imperfecta. Durch die Kaukräfte ist das Risiko der Abnutzung und der Fraktur der Zähne erhöht. *Oben links:* Neunjähriges Mädchen mit Amelogenesis imperfecta und sehr dünnem Schmelz (siehe Schneidezähne). Um die Bißhöhe zu halten und das Risiko von Schmelzfrakturen zu reduzieren, sind Goldkronen auf allen 1. Molaren eingegliedert worden. *Unten rechts und links:* Um das Risiko der Abnutzung des weichen Schmelzes zu verringern, sind bei einem zwölfjährigen Mädchen mit Amelogenesis imperfecta Goldonlays angefertigt worden.

sich sowohl isoliert als auch in Verbindung mit einer *Osteogenesis imperfecta* dar.

Beim Zahndurchbruch haben die Zähne eine normale Form und Struktur, jedoch mit gelblich verfärbten Kronen. Daher wird auch die Bezeichnung „erbliches opaleszierendes Dentin" verwendet. Mit der Zeit wechselt – hauptsächlich im bleibenden Gebiß – die Farbe zu bläulich-grauen Farbtönen. Die Zähne nutzen sich sehr schnell ab, besonders stark im Milchgebiß. Hier können die Kronen bis zum Gingivalrand abgetragen sein. Der Schmelz bricht leicht und das freigelegte Dentin dunkelt allmählich nach (Abb. 14-28).

Röntgenaufnahmen zeigen, daß die Wurzeln kurz und unterentwickelt sind. Die koronalen Pulpenkammern und Wurzelkanäle werden oft kurz nach dem Durchbruch völlig obliteriert. Manchmal entwickeln sich praktisch wurzellose Zähne mit abnorm großen Pulpenkammern. Hierbei sind viele Ähnlichkeiten mit der seltenen Odontodysplasie-Anomalie offenkundig.

Histologisch erscheint der Schmelz normal, doch die Schmelz-Dentin-Grenze und das zirkumpulpäre Dentin zeigen eine anomale Morphologie. Der Dentinkern hat eine laminäre Struktur mit welligen Tubuli.

Die Behandlung von Patienten mit einer

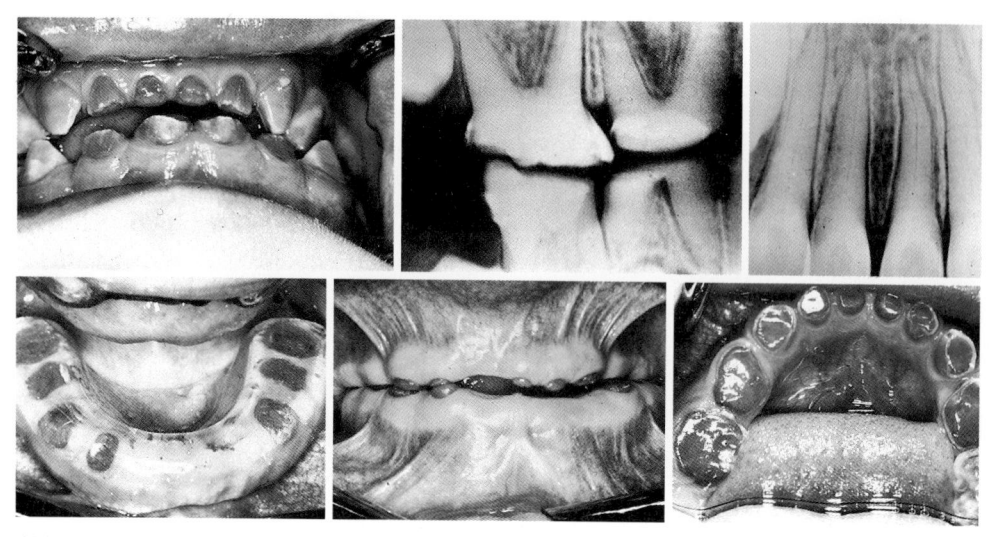

14 Entwicklungs- und Durchbruchsstörungen der Zähne

Abb. 14-28 Dentinogenesis imperfecta. Verfärbung, Abnutzung und pulpale Obliteration (Mit freundlicher Genehmigung von Dr. C. Vincent).

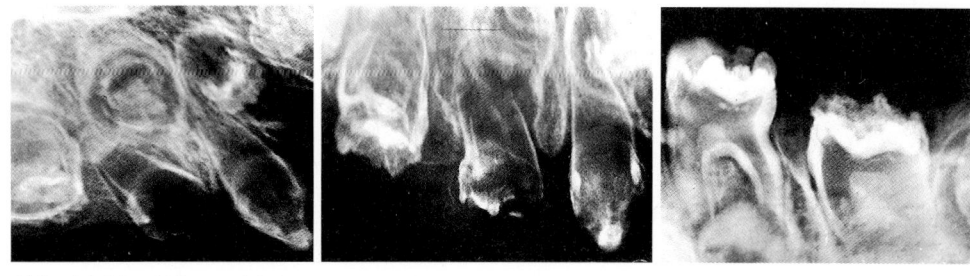

Abb. 14-29 Röntgenbilder von einem Fall von Odontodysplasie.

Dentinogenesis imperfecta wirft beträchtliche Probleme auf. Stahlkronen auf den Milchzähnen und später bleibenden Zähnen können hilfreich sein. Die kosmetischen Probleme verlangen eine angemessene Aufmerksamkeit und Fürsorge.

Die **Odontodysplasie** ist eine sehr seltene Anomalie, bei der die Zahnentwicklung lokal in einem oder mehreren benachbarten Zähnen zum Stillstand gekommen ist, was zu sogenannten Schalenzähnen führt, deren Wurzeln gar nicht oder nur sehr unvollständig ausgebildet und deren Pulpenkammer oft überentwickelt sind. Im Röntgenbild haben die betroffenen Zähne ein geisterhaftes Aussehen (Abb. 14-29). Eine Odontodysplasie ist oft auf eine oder zwei Kieferregionen lokalisiert. Die Ätiologie ist unbekannt, jedoch scheint ein lokales Trauma ein Faktor zu sein, der in Betracht gezogen werden muß.

Dentindysplasien sind sehr seltene erbliche Anomalien, von denen es zwei Arten gibt. Die pulpalen Dentindysplasien führen zu voluminösen koronalen Pulpenkammern, aber relativ normalen

Wurzeln. Bei der radikulären Dentindysplasie sind die Kronen im Zervikalbereich deutlich abgeschnürt und die Wurzeln besonders klein und dünn. Histologisch sind der zervikale Schmelz und das Wurzeldentin dieser Art anomal. Wie bei der Odontodysplasie stellen Pulpenkomplikationen und ein früher Verlust der betroffenen Zähne die wesentlichen klinischen Probleme dar.

Wurzelzementanomalien. Eine Hypoplasie oder auch Aplasie des Wurzelzements wird bei einer Hypophosphatasie beobachtet, einem Krankheitsbild, das zu schweren parodontalen Erkrankungen führt. Bei einer Dysostosis cleidocranialis findet ebenfalls keine Ablagerung von zellulärem Zement statt.

Störungen des Zahndurchbruchs

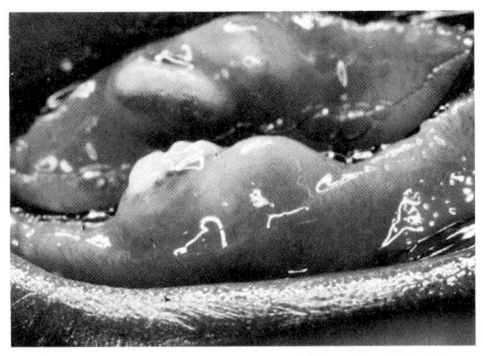

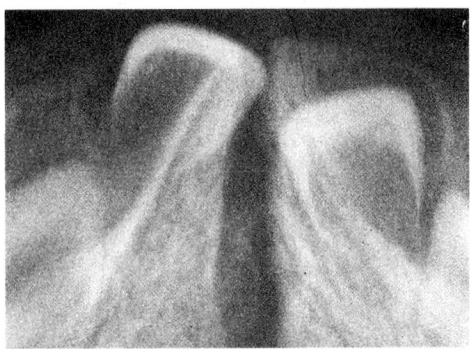

Abb. 14-30 *Oben:* Angeborener Zahn und Vorwölbung eines neonatalen Zahnes, der zwei Tage später durchbrach. *Unten:* Röntgenbild, das die oberflächliche Lage eines angeborenen Zahnes zeigt.

Die Chronologie des klinischen Durchbruchs der Zähne ist in Kapitel 3, Tabelle 3-2 (Milchzähne) und Tabelle 3-3 (bleibende Zähne) dargestellt. Die gesamte Zeitspanne für den Durchbruch der Milchzähne beträgt etwa 20 Monate, wobei nur mit geringen Abweichungen von den Durchschnittszahlen und mit keinem signifikanten Geschlechtsunterschied zu rechnen ist. Die gesamte Zeitspanne für den Durchbruch der bleibenden Zähne liegt dagegen bei etwa vierzehn Jahren. Geschlechtsunterschiede sind signifikant und die Abweichungen vom Durchschnitt sind groß, besonders was den Durchbruch der 3. Molaren angeht.

Störungen beim Zahndurchbruch können sich in einem vorzeitigen, verzögerten oder ektopischen Durchbruch sowie in einer Retention zeigen. Sowohl im Milchgebiß als auch im bleibenden Gebiß können zusätzlich während des Durchbruchs Weichgewebsprobleme auftreten.

Störungen des Durchbruchs der Milchzähne

Normalerweise verläuft der Durchbruch der Milchzähne problemlos, da sie keine zu resorbierenden Vorgänger haben und außerdem einen kurzen Durchbruchsweg haben; zudem liegt selten ein Platzmangel vor. Jedoch wird behauptet, daß mit dem „Zahnen" be-

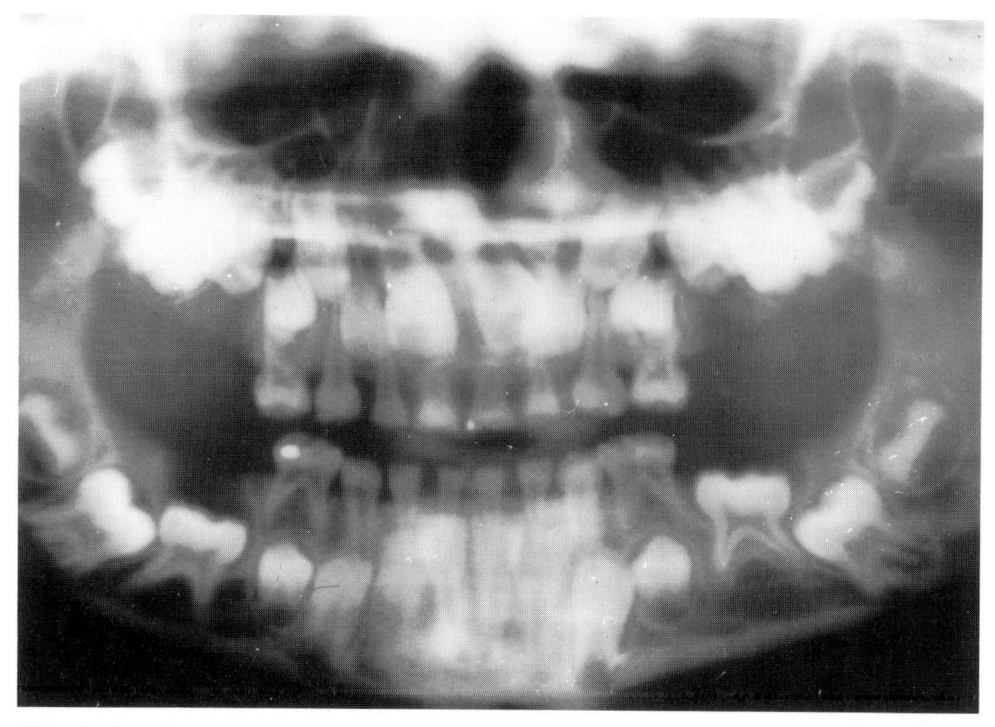

Abb. 14-31 Vererbter verzögerter Zahndurchbruch bei einem achteinhalbjährigen Mädchen. Alle bleibenden Zähne und alle 2. Milchmolaren sind noch nicht durchgebrochen.

stimmte allgemeine Symptome verbunden sind (siehe Seite 323).
Die normale Zeitspanne für den Durchbruch des ersten Milchzahnes sollte sich vom vierten bis zum zehnten Monat erstrecken (Mittelwert ± 2 Standardabweichungen) und für den letzten vom 20. bis zum 36. Monat. Aber auch ein außerhalb dieser Grenzen verlaufender Zahndurchbruch wird oft noch innerhalb des normalen genetisch-familiären Schwankungsbereichs liegen. Brechen Zähne vor dem oben angegebenen Zeitpunkt durch, so bezeichnet man dies als *Dentitio praecox*, und brechen sie danach durch, so spricht man von *Dentitio tarda*. Stets sollten die Gründe für derartige Anomalien untersucht werden.
Der vorzeitiger Durchbruch der Milchzähne ist selten. Die extremste Erscheinungsform sind die angeborenen und neonatalen Zähne (*Dentitio connatalis* und *neonatalis*). Die Häufigkeit wird auf einen Fall pro 2.000 bis 3.000 Geburten geschätzt; Geschlechtsunterschiede bestehen nicht. Die meisten dieser Zähne gehören zum normalen Milchgebiß und haben eine unauffällige Form. Am häufigsten ist der untere mittlere Schneidezahn betroffen. Die Wurzel eines solchen Zahnes ist oft nicht voll entwickelt und der Zahn nur leicht an der Gingiva befestigt (Abb. 14-30). Die Ätiologie ist noch völlig ungeklärt, aber es scheint einen erblichen Hintergrund zu geben. Angeborene Zähne können auch Teil bestimmter Syndrome sein (z. B. chondroektodermale Dysplasie, *Pachyonychia congenita*).

Angeborene und neonatale Zähne sind extrem beweglich; ihre Gingivia ist entzündet. Beim Stillen kann die hochgradige Zahnlockerung für das Kind unangenehm sein. Weitere Komplikationen sind: Ulzerationen der Zunge, Ausfall und Aspiration der Zähne, sowie traumatische Schädigung der Mutterbrust. Angeborene und neonatale Zähne sollten nur extrahiert werden, wenn sie sehr locker sind und damit die Gefahr eines spontanen Verlustes besteht, oder wenn das Stillen erheblich behindert wird.

Ein verzögerter Durchbruch im Milchgebiß kann durch dieselben Faktoren verursacht werden wie bei den bleibenden Zähnen (Tabellen 14-1 und 14-2). Natürlich werden die meisten der Umweltfaktoren fehlen. Bei Frühgeburten brechen die ersten Milchzähne verzögert durch, was aber gewöhnlich später aufgeholt wird. Das Milchgebiß ist zudem gegenüber den meisten systemischen Faktoren weniger anfällig (z. B. Hypovitaminose, Hormonstörungen). Bei angeborenem verzögerten Zahndurchbruch ist oft nur der 2. Milchmolar betroffen (Abb. 14-31).

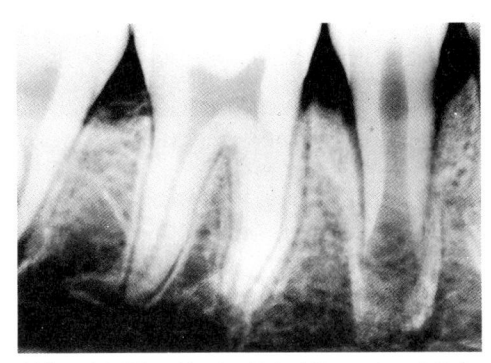

Abb. 14-32 Nach Extraktion des Milchzahnvorgängers ist der zweite Prämolar so schnell durchgebrochen, daß das Alveolarknochenwachstum zurückblieb.

Störungen des Durchbruchs der bleibenden Zähne

Ein vorzeitiger Durchbruch jenseits der normalen Schwankungsbreite ist selten. Der häufigste lokale Grund ist der frühzeitige Verlust des Vorgängers (Abb. 14-32). Systemische Faktoren können Überproduktion der Schilddrüse, der Hypophyse und der Sexualhormone

Tabelle 14-1
Krankheiten und Syndrome, die mit verzögertem Zahndurchbruch vergesellschaftet sind

---

Hypophysenvorderlappeninsuffizienz
Hypothyreoidismus
D-Hypovitaminose
Down-Syndrom
Dysostosis cleidocranialis und cleidofazialis
Osteopetrose (Marmorknochenkrankheit)
Ektodermale Dysplasie
Achondroplasie
Amelogenesis imperfecta
Vererbter verzögerter Durchbruch der Zähne

Tabelle 14-2
Lokale Störungen, die zur Durchbruchsverzögerung führen

Zahnengstand durch unterminierende Resorption
Trauma
Persistierende Wurzelreste
Ankylose des Milchzahnvorgängers
Frühzeitiger Verlust des Milchzahnvorgängers
Zysten
Überzählige Zähne
Doppelbildungen

14 Entwicklungs- und Durchbruchsstörungen der Zähne

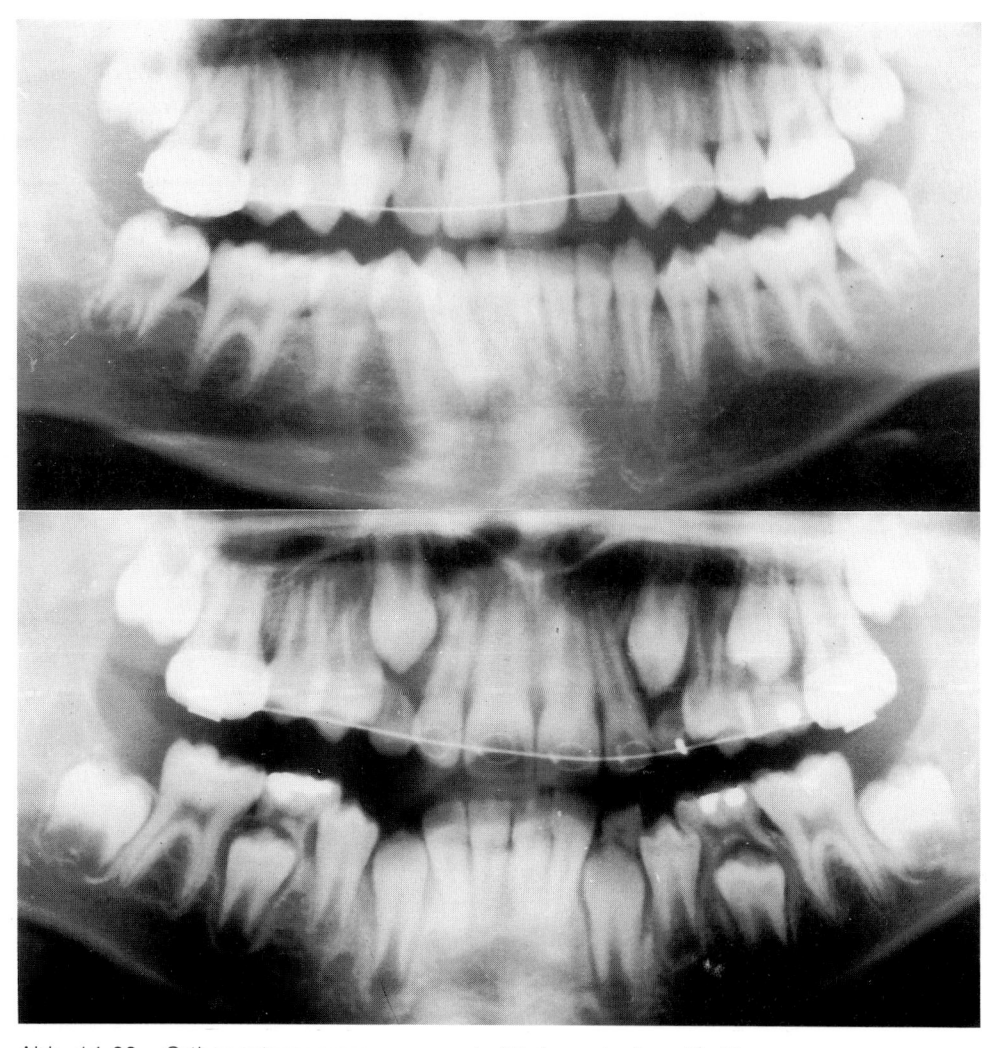

Abb. 14-33 Orthopantomogramme von zehnjährigen eineiigen Zwillingen.
Oben: Ein Zwilling mit Pubertas präcox (frühe Produktion von Sexualhormonen). *Unten:* Sein normaler Zwillingsbruder. Die Unterschiede im Durchbruchsverhalten betragen fast zweieinhalb Jahre.

sein (Abb. 14-33). Die Wirkungen dieser Hormone auf den Zahndurchbruch sind jedoch beträchtlich geringer als der Einfluß skelettaler Parameter. Auch andere, stoffwechselsteigernde Faktoren werden als Durchbruchsstimulantien vermutet (z. B. Fieber und hoher Blutdruck).
Der verzögerte Durchbruch bleibender Zähne ist relativ häufig und kann entweder nur einen Zahn betreffen oder das gesamte Gebiß. Ehe man den Durchbruch als allgemein verzögert ansieht, sollte man die normale Variation (zwei Standardabweichungen) und Geschlechtsunterschiede berücksichtigen. Generalisierte Ursachen eines verzöger-

Störungen des Zahndurchbruchs

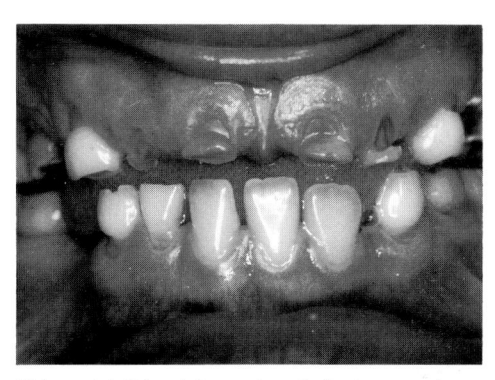

Abb. 14-34 Intraorale Aufnahme eines 17jährigen Mädchens mit vererbtem verzögerten Zahndurchbruch. Nur die 1. Molaren und drei der unteren Schneidezähne sind bisher durchgebrochen.

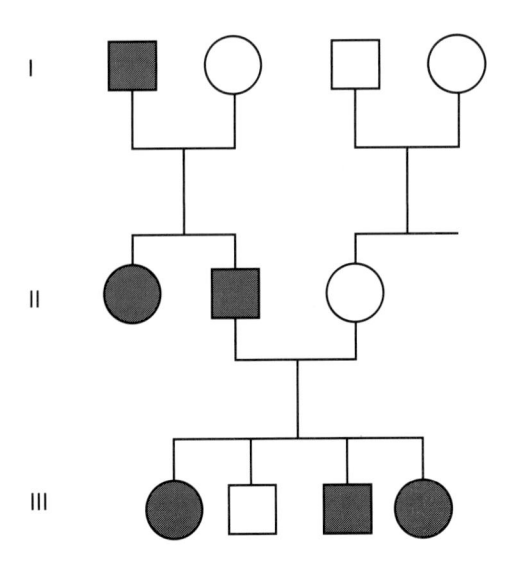

Abb. 14-35 Stammbaum über drei Generationen einer Familie mit vererbtem verzögerten Zahndurchbruch. In der ersten Generation gibt es einen behafteten Mann, in der zweiten zwei behaftete Geschwister (männlich und weiblich) und in der dritten drei behaftete Geschwister (1 x männlich, 2 x weiblich).

ten Durchbruchs sind in Tabelle 14-1 aufgelistet. Bei den meisten Erkrankungen (Hypovitaminose, endokrine Unterfunktion, Syndrome und einzelne Gendefekte) sind die anderen somatischen Abweichungen recht offensichtlich, und bei der Diagnosestellung gibt es keine Schwierigkeiten. Mit Ausnahme des Down-Syndroms sind alle dort aufgelisteten Störungen recht selten.

Beim erblich bedingten verzögerten Durchbruch ist dieser das einzig veränderte Symptom bei einem ansonsten völlig gesunden Kind. Die Zahnbildung/-reifung verläuft fast normal, während der Durchbruch zehn bis fünfzehn Jahre verzögert erfolgen kann (Abb. 14-34). Daher wird die Wurzelbildung peripher penetrierend verlaufen, was oft starke Abknickungen und Krümmungen der Wurzeln zur Folge hat.

Der Vererbungsgang scheint autosomal dominant zu sein (Abb. 14-35). Der pathogene Mechanismus ist zwar unbekannt (genauso wie im übrigen auch der Mechanismus des normalen Durchbruchs), doch scheinbar können einige genetisch programmierte Faktoren auf irgendeine Weise den Beginn des Durchbruchs verhindern. Wenn schließlich der Durchbruch „freigegeben" wird, so geht er trotz des oft langen Durchbruchsweges und der gekrümmten Wurzeln schnell vonstatten (Abb. 14-36). Beim vererbten verzögerten Durchbruch sind sowohl Zähne mit als auch ohne Milchzahnvorgänger betroffen. Die Extraktion eines vorhandenen Milchzahnvorgängers wird den Durchbruch des nachfolgenden bleibenden Zahnes normalerweise nicht begünstigen. Betroffene Zähne brechen im allgemeinen in der üblichen Reihenfolge durch (untere 1. Schneidezähne, 1. Molaren usw.).

Lokale Faktoren, die den Durchbruch verzögern, sind in Tabelle 14-2 darge-

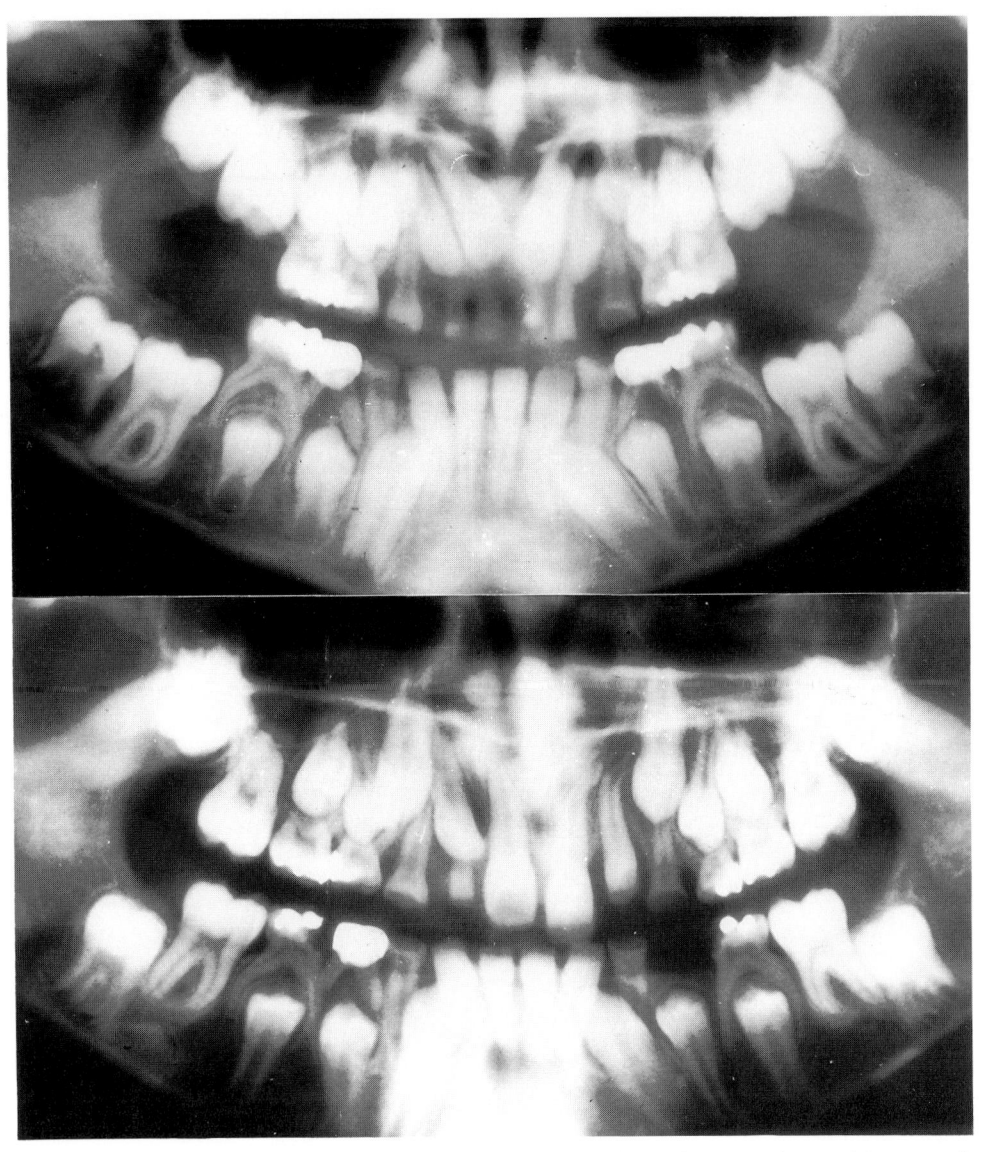

14 Entwicklungs- und Durchbruchsstörungen der Zähne

Abb. 14-36 *Oben:* Orthopantomogramm eines zwölfjährigen Jungen mit vererbtem verzögerten Zahndurchbruch. Von den bleibenden Zähnen sind bisher nur die unteren Schneidezähne durchgebrochen. *Unten:* Orthopantomogramm mit vierzehn Jahren. Alle 1. Molaren und drei der oberen Schneidezähne sind zwischenzeitlich durchgebrochen. Trotz ihrer ursprünglich tiefen Lage im Kiefer und trotz der vollständigen Wurzelausbildung mit Krümmungen der Wurzelspitzen sind alle 1. Molaren durchgebrochen.

Abb. 14-37 *Links:* Ein Strang von Gingiva bedeckt noch den zentralen Teil eines durchbrechenden Molaren. *Rechts: Operculum gingivae.*

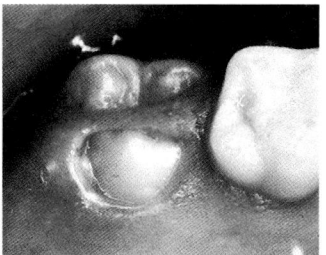

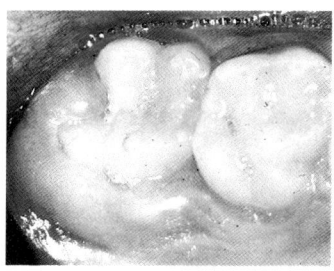

stellt. Der häufigste Grund ist ein durch Karies oder unterminierende Resorption des 1. Molaren verursachter Platzmangel. Nach nicht durchgebrochenen Zähnen sollte gesucht werden, wenn ihr Durchbruch zwei bis drei Standardabweichungen jenseits der normalen Durchbruchszeit liegt oder wenn der kontralaterale Zahn schon vor einiger Zeit durchgebrochen ist. Jedoch sollte man wissen, daß die Standardabweichung für Schneidezähne und 1. Molaren nur ein halbes Jahr beträgt, für Eckzähne, Prämolaren und 2. Molaren hingegen eineinhalb Jahre.

Symptome, die das „Zahnen" begleiten

Oft brechen die Milchzähne durch das Zahnfleisch, ohne irgendwelche Symptome zu verursachen. Jedoch kann man in der Durchbruchsgegend bei zwei Drittel der Kinder lokale Symptome unterschiedlichen Schweregrades beobachten. Bei der Untersuchung stellt man eine Rötung und Schwellung der Mundschleimhaut fest, die über solchen durchbrechenden Zähnen liegt. Diese Symptome erscheinen einige Tage vor dem klinischen Durchbruch. Während dieser Zeit kann das Kind Anzeichen lokaler Reizungen zeigen, und es hat die Tendenz, das Zahnfleisch mit seinen Fingern oder irgendeinem Gegenstand zu reiben. Die Folge dessen ist ein vermehrter Speichelfluß. Kurz bevor der Zahn die Mundschleimhaut durchstößt, sieht man genau am künftigen Durchbruchspunkt eine weißliche Stelle, die mit der Keratinisierung der verschmolzenen dentalen und oralen Epithelien korrespondiert. Der tatsächliche Durchbruch des Zahnes in die Mundhöhle wird dann einige Tage später stattfinden. Normalerweise kommt es hierbei zu keiner Ulzeration des Weichgewebes.

Der Durchbruch der bleibenden Zähne kann von ähnlichen lokalen Symptomen begleitet werden, doch die subjektiven Symptome sind weit weniger ausgeprägt. Das Auftreten von Hartgeweben in der Mundhöhle verändert zweifelsohne die bakteriologischen Verhältnisse; zwischen dem Weichgewebe und der mikrobiellen Flora der Mundhöhle entsteht eine neue Beziehung. Da das vereinigte orale und dentale Epithel durchlässig ist, akkumulieren sich im angrenzenden Gewebe Entzündungszellen. Die Anfangsphase ist akut und wird von polymorphkernigen Leukozyten beherrscht. Diese akute Reaktion kann die mögliche Ursache für die lokalen Symptome sein, die in den ersten Tagen des Zahndurchbruchs bemerkt werden. Die chronische Entzündung, die man einige Tage nach dem Durchbruch feststellt, ist dann eine unspezifische marginale Gingivitis.

Nach dem Durchbruch bleibt oft für eine

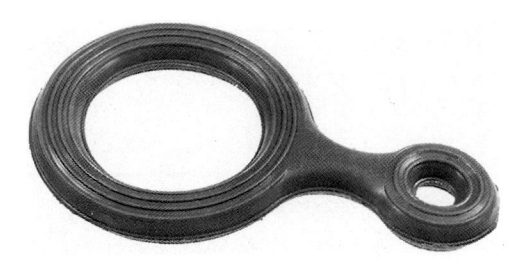

Abb. 14-38 Beißring aus Gummi.

relativ lange Zeit im distalen Teil der Okklusalfläche Weichgewebe zurück (Abb. 14-37). Diese Schleimhautkapuze wird als *Operculum gingivae* bezeichnet. Die Tendenz zu einem persistierenden Operkulum ist größer, wenn der Durchbruch im Verhältnis zum Kieferwachstum früh stattfindet. In solchen Fällen bricht der Zahn teilweise im retromolaren Schleimhautbereich durch, einem Gewebe, das resorptionsresistenter ist als die künftige Gingiva.

Ein mechanisches Trauma des Operkulums sowie Plaque die sich darunter akkumuliert, können Entzündungen und beträchtliche Schwellungen von der Art verursachen, wie sie oft bei 3. Molaren beobachtet werden.

Auch wenn man annimmt, daß eine Leukozytenansammlung in der Schleimhaut beim Beginn des klinischen Durchbruchs die Ursache lokaler Symptome darstellen kann, bleibt dennoch die Frage offen, ob der Zahndurchbruch irgendeinen Einfluß auf den Allgemeinzustand eines Kindes hat. In der modernen Zahnheilkunde wird der Ausdruck *Dentitio difficilis*, also schwieriges Zahnen, vor allem mit dem Durchbruch der 3. Molaren verbunden. Aber man sollte bei diesem Krankheitsbild besser von einer Perikoronitis sprechen, denn es handelt sich hierbei um eine Entzündung des perikoronaren Gewebes.

Hippokrates behauptete, daß der Zahndurchbruch eine schwere Krankheit verursachen kann. Diese Meinung blieb in der antiken Medizin tief verwurzelt und spiegelt sich auch in historischen Todesstatistiken wider. Im 18. Jahrhundert wurden in Frankreich fast die Hälfte aller Todesfälle bei Kindern „Problemen beim Zahnen" zugeschrieben.

In der Literatur finden folgende allgemeine Symptome am häufigsten Erwähnung: Reizbarkeit, Fieber, Infektionen der Atmungswege, Appetitlosigkeit, Verstopfung, Durchfall, übermäßiger Speichelfluß und Hautausschläge.

In diesem Zusammenhang erhebt sich die Frage, ob das Zahnen irgendeines dieser Symptome verursachen kann oder die Symptome den Zahndurchbruch beschleunigen können oder ob sie zwar gleichzeitig, aber unabhängig von einander auftreten.

Die allgemeine Reizbarkeit eines Kindes in Verbindung mit dem Zahndurchbruch kann sich in Unruhe, Rast- und Schlaflosigkeit äußern. Die akute lokale Entzündung der Gingiva ist eine ausreichende Erklärung für solche Symptome.

Im Gegensatz zu früheren Meinungen gibt es keinen Beweis dafür, daß Krämpfe oder plötzliche Ohnmachtsanfälle auf den Zahndurchbruch zurückzuführen sind. In den meisten Fällen werden von Laien hysterische Anfälle oder jähzornige Trotzausbrüche als Krämpfe während des Zahnens bezeichnet. In diesem Zusammenhang ist es interessant, wenn auch nur aus historischer Sicht, über die gefürchteten Zahnkrämpfe nachzulesen, welche früher die Todesstatistiken beherrschten. Die wenigen erhalten gebliebenen Fallberichte zeigen sehr deutlich, daß die dominierende Ursache solcher Anfallsleiden eine Hypokalzämie aufgrund einer schweren Rachitis – einer sogenannten Spasmophilie – war.

Die Beziehung zwischen Fieber und Zahndurchbruch wurde aus zweierlei Hinsicht in Betracht gezogen. Zum ersten kann Fieber aus ganz anderen Ursachen heraus den Grundumsatz erhöhen und dadurch den Durchbruch beschleunigen. Zum zweiten ist es möglich, daß die lokale orale Entzündung im Bereich des Zahndurchbruchs die Körpertemperatur beeinflussen kann. Jedoch sind die Beobachtungen derartiger Phänomene widersprüchlich und lassen eine generelle Tendenz vermissen. Es kann nicht ausgeschlossen werden, daß einige Kinder während des Durchbruchs der Milchzähne kleine „Peaks" in ihrer Körpertemperatur aufweisen.

Die oft beschriebene Überproduktion von Speichel ist eher ein Sabbern, das auf die Manipulationen des Kindes in der Mundhöhle zurückzuführen ist. Dies kann wiederum die Ursache für Reizungen und Rötungen der Haut sein, die als Hautausschläge beschrieben wurden.

Die Schlußfolgerung muß sein, daß es zwischen dem Zahndurchbruch und Störungen des Allgemeinzustandes des Kindes keine Beziehung gibt. Jedoch kann eine lokale Entzündung an der Durchbruchsstelle das Kind irritieren und gelegentlich auch eine Erhöhung der Körpertemperatur oder eine leichte Veränderung der Peristaltik verursachen.

Therapie bei „schwierigem Zahnen"

Die Behandlung von Zahnungsproblemen war früher sowohl auf lokale als auch vermutete allgemeine Symptome gerichtet. Da offensichtlich die lokale Massage des Zahnfleisches das Unbehagen mildert, wurden verschiedene Mittel verschrieben, mit denen man das Zahnfleisch massieren sollte. Einige dieser „Zahnungspuder" enthielten Quecksilber und verursachten schwere Erkrankungen, andere Präparate enthielten Äthanol und errangen wegen ihrer beruhigenden Wirkung große Popularität. Heute kann man einen Beißring aus Gummi empfehlen, der leicht zu reinigen ist, nicht verschluckt werden kann und das Zahnfleisch nicht verletzt (Abb. 14-38).

Hintergrundliteratur

Norén JG. *Human deciduous enamel in perinatal disorders*. Morphological and chemical aspects. Med. Diss. Göteborg, Sweden 1983.

Pindborg JJ. *Pathology of the dental hard tissues*. Copenhagen: Munksgaard 1982.

Pindborg JJ. Aetiology of developmental enamel defects not related to fluorosis. *Int Dent J* 1982; **32**: 123 – 34.

Rasmussen P, Hansen AS, Berg E. Inherited retarded eruption. *J Dent Child* 1983; **50**: 268 – 73.

Roberts MW, Li SH, Comite F, et al. Dental development in precocious puberty. *J Dent Res* 1985; **64**: 1084 – 6.

Sundell S. *Hereditary amelogenesis imperfecta*. An epidemiological, genetic and clinical study in a Swedish child population. Med. Diss. Göteborg, Sweden 1986.

Kapitel 15

Störungen der Gebißentwicklung und Funktion

Zahn- und Kieferfehlstellungen
Funktionelle Störungen
Kraniomandibuläre Störungen

Zahn- und Kieferfehlstellungen

Klassifikation

Zahn- und Kieferfehlstellungen (im englischen Sprachraum „malocclusion") umfaßt viele verschiedene morphologische Abweichungen, die als Einzelmerkmale oder in unterschiedlichen Kombinationen auftreten können. Um diese in einem logischen Konzept zusammenzufassen, wurden Methoden entwickelt, um Zahn- und Kieferfehlstellungen systematisch zu beschreiben. Dabei werden drei Hauptkategorien unterschieden, die auf Gruppen von Einzelfaktoren basieren. In Tabelle 15-1 sind die unterteilten Gruppen dargestellt.
Eine relativ einfache, aber sehr nützliche Klassifikation, die zur Diagnose und Behandlungsplanung angewendet werden kann, besteht darin, die Fehlstellungen in zwei Hauptgruppen zu unterteilen:

- dentoalveoläre Fehlstellungen
- skelettale Fehlstellungen

Dentoalveoläre Fehlstellungen rühren in erster Linie von Abweichungen in den Zahnbögen und Alveolarfortsätzen her. Skelettale Fehlstellungen beruhen in erster Linie auf Abweichungen der Kieferrelation. Definitionen einzelner spezifischer Fehlstellungen nach Björk et al.[2] sind im folgenden dargestellt.

Sagittale Fehlstellungen – Im Milchgebiß ist der extreme horizontale Überbiß des Oberkiefers (negative inzisale Stufe) mit einer Stufe ≥ 4 mm definiert, im bleibenden Gebiß ≥ 6 mm (Abb. 15-1); der umgekehrte Überbiß (positive inzisale Stufe) liegt bei einer inzisalen Stufe > 0 vor. Bei letzterem ist es wichtig, zwischen skelettalen bzw. durch Zwangsbiß verursachten umgekehrten Überbiß zu unterscheiden.
Der Distal- oder Mesialbiß ist definiert als eine Abweichung von einer halben Prämolarenbreite oder mehr von der normalen Okklusion (Abb. 15-2 und 15-3).

Vertikale Fehlstellungen – Im Milchgebiß ist der Tiefbiß mit einem vertikalen Überbiß von ≥ 3 mm definiert, im bleibenden Gebiß ≥ 5 mm (Abb. 15-4). Ein offener Biß liegt vor, wenn in Schlußbißstellung die Distanz zwischen den mittleren Schneidezähnen von Ober- und Unterkiefer > 0 mm beträgt. Ein offener Biß im Seitenzahngebiet wird für die Eckzahn-, Prämolaren- und Molarenregion gesondert befundet.

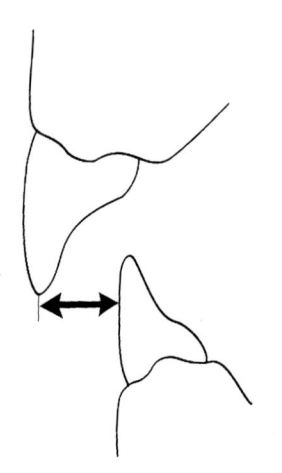

15 Störungen der Gebißentwicklung und Funktion

Abb. 15-1 Messen der negativen inzisalen Stufe.

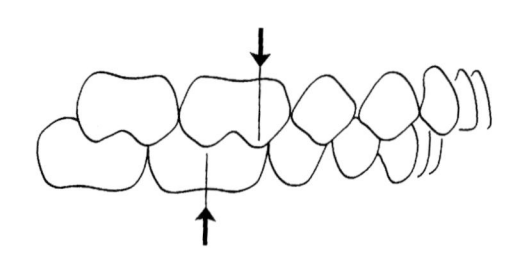

Abb. 15-2 Distale Verzahnung.

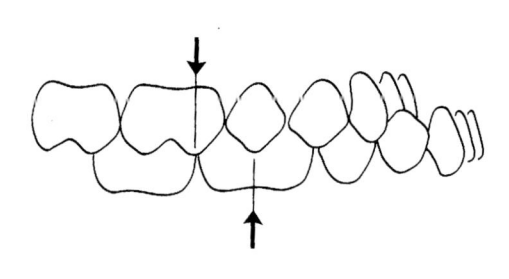

Abb. 15-3 Mesiale Verzahnung.

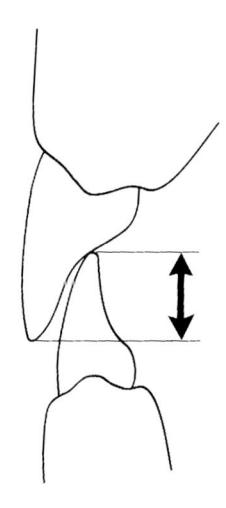

Abb. 15-4 Messen des Überbisses.

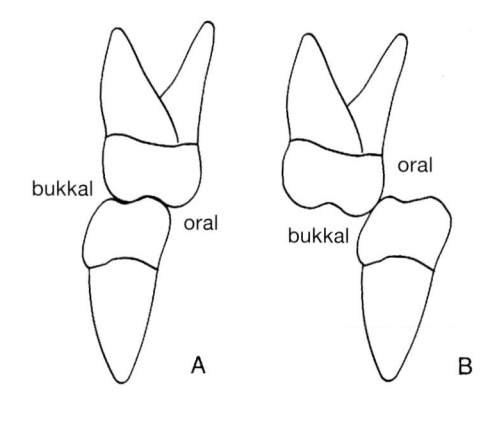

Abb. 15-5 A. Kreuzbiß. B. Scherenbiß.

Transversale Fehlstellungen – Ein Kreuzbiß liegt dann vor, wenn der bukkale Höcker eines Oberkieferzahnes lingual des bukkalen Höckers des korrespondierenden Unterkieferzahnes okkludiert. Der Kreuzbiß wird auf jeder Seite für Eckzähne, Prämolaren und Molaren gesondert befundet (Abb. 15-5A).

Ein Scherenbiß liegt vor, wenn der palatinale Höcker eines Oberkieferzahnes mit dem bukkalen Abhang des vestibulären Höckers des korrespondierenden Unterkieferzahnes okkludiert (Abb.15-5B). Ein Kreuz- oder Scherenbiß wird nur dann registriert, wenn die Höcker um eine volle Höckerbreite falsch verzahnt sind.

Ein transversaler Zwangsbiß liegt vor, wenn der Unterkiefer vom ersten Zahnkontakt bis zur vollen Okklusion um mindestens 2 mm nach lateral verschoben wird; gemessen wird an den Schneidezähnen.

Platzanomalien – Engstand und Lückenstellung kann man erst dann diagnostizieren, wenn alle Milchzähne vollständig durchgebrochen sind. Der Befund erfolgt getrennt für den Schneide- und für den Seitenzahnbereich (Eckzähne und Prämolaren). Das Schneidezahnsegment ist durch die distalen Kontaktpunkte der beiden seitlichen Schneidezähne festgelegt, sofern diese Zähne nicht labial oder oral von der Mittellinie des Alveolarfortsatzes abweichen. Die Seitenzahnsegmente reichen von diesen Punkten bis zu den mesialen Kontaktpunkten der ersten bleibenden Molaren. Wenn ein seitlicher Schneidezahn von seiner normalen Stellung abweicht, wird als Meßpunkt der mesiale Kontaktpunkt des Eckzahnes angenommen. Wenn sowohl der seitliche Schneidezahn als auch der Eckzahn abweichen, wird ein Punkt auf der Mittellinie des Alveolarfortsatzes zwischen den beiden Kontaktpunkten verwendet. Engstand oder Lückenstellung wird dann befundet, wenn in einem Bereich eine Abweichung vom Normalen von mindestens 2 mm besteht. Vor Exfoliation der Milchzähne werden Engstand und Lückenstellung anhand der Größe der Milchzähne beurteilt, nach Exfoliation anhand der bleibenden Zähne. Das Diastema mediale wird separat befundet.

Tabelle 15-1
Klassifikation der Zahn- und Kieferfehlstellungen nach Björk et al.[2]

Zahnanomalien
Bildung
  Zahnüberzahl
  Zahnunterzahl
  Fehlbildung
Durchbruch
  ektopischer Durchbruch
  Transposition
  verspäteter Durchbruch
  Durchbruchsbehinderung
  persistierende Milchzähne
Position
  Rotation
  Kippung
  Inversion

Okklusionsanomalien
sagittale Fehlstellungen
  extreme negative inzisale Stufe
  positive inzisale Stufe
  distale Verzahnung
  mesiale Verzahnung
vertikale Fehlstellungen
  Tiefbiß
  frontal offener Biß
  seitlich offener Biß
transversale Fehlstellungen
  Kreuzbiß
  Scherenbiß
  Mittellinienverschiebung

Platzanomalien
Oberkiefer
  Engstand
  Lücken
Unterkiefer
  Engstand
  Lücken

Prävalenz

Zahnanomalien wurden bereits in Kapitel 14 behandelt. Hier soll nur die Prävalenz von Okklusions- und Platzanomalien besprochen werden.

Tabelle 15-2
Häufigkeit sagittaler Fehlstellungen in %.
Aus Helm[5] und Rasmussen & Helm[10].

	vollständiges Milchgebiß		vollständiges bl. Gebiß	
	♂	♀	♂	♀
negative inzisale Stufe ≥ 4 mm	35,8	41,8	–	–
negative inzisale Stufe ≥ 6 mm	11,9	11,9	15,9	12,5
distale Molarenverzahnung ≥ 1/2 Prämolarenbreite	49,5	49,0	23,2	25,8
positive inzisale Stufe > 0 mm	0	0	0,7	0,2
mesiale Molarenverzahnung ≥ 1/2 Prämolarenbreite	1,0	2,4	4,1	4,5

Tabelle 15-3
Häufigkeit vertikaler Fehlstellungen in %.
Aus Tabelle 15-2.

	vollständiges Milchgebiß		vollständiges bl. Gebiß	
	♂	♀	♂	♀
frontal offener Biß > 0 mm	21,8	23,9	2,3	1,8
frontal tiefer Biß ≥ 3 mm	18,1	18,9	–	–
frontal tiefer Biß ≥ 5 mm	3,6	2,0	22,7	14,5

Die Prävalenz von Zahn- und Kieferfehlstellungen in Skandinavien wurde von verschiedenen Autoren untersucht.[5, 9, 11] Die Prävalenz von Fehlstellungen dänischer Kinder, die gemäß Björk et al.[2] klassifiziert wurden, ist in den Tabellen 15-2 bis 15-5 aufgezeigt. Einige der okklusalen Anomalien verändern deutlich ihre Prävalenz vom Milchgebiß zum bleibenden Gebiß, so zum Beispiel die distale Verzahnung der Molaren, die vor dem Durchbruch des ersten bleibenden Molaren eine häufige physiologische Fehlstellung ist oder der frontal offene Biß, der in vielen Fällen spontan verschwindet, nachdem Lutschgewohnheiten abgestellt worden sind.

Auch die Prävalenz von Platzanomalien ist im Milch- und bleibenden Gebiß deutlich verschieden. So gibt es im Milchgebiß praktisch keinen Engstand, während im bleibenden Gebiß bei mindestens einem Drittel der Kinder Engstand festgestellt wird. Dagegen ist Lückenstellung im Milchgebiß sehr häufig und im bleibenden Gebiß selten.

Ätiologie

Für die Ätiologie von Fehlstellungen sind eine Reihe von Faktoren bedeutsam. Eine Fehlstellung entwickelt sich aufgrund des Einflusses genetischer und/oder Umweltfaktoren. Die genetischen Mechanismen können einfacher Natur sein, z. B. autosomal dominante Vererbung, oder eher kompliziert, polygen sein, d. h., eine Reihe verschiedener Gene ist beteiligt. Umweltfaktoren wie orale Habits, hyperplastische Tonsillen und adenoide Wucherungen, Zahntraumen, früher Verlust der Milchzähne und schwere chronische Krankheiten in der Kindheit (juvenile rheumatoide Arthritis des Kiefergelenks) können bei der Entwicklung einer Fehlstellung eine Rolle spielen.

Wie in Kapitel 3 dargestellt, können die dentoalveolären Kompensationsmechanismen die Effekte falscher Kieferlage-

Tabelle 15-4
Häufigkeit transversaler Fehlstellungen in %. Aus Helm[5] und Rasmussen & Helm[10].

	vollständiges Milchgebiß		vollständiges bl. Gebiß	
	♂	♀	♂	♀
Kreuzbiß	10,6	17,3	9,4	14,1
Scherenbiß	0,0	0,5	7,1	7,9
Mittellinienverschiebung	4,6	5,8	14,0	13,9

Tabelle 15-5
Häufigkeit von Engstand bzw. lückiger Zahnstellung in %. Aus s. oben Tab. 15-4.

	vollständiges Milchgebiß		vollständiges bl. Gebiß	
	♂	♀	♂	♀
Engstand, OK	1,5	2,9	20,6	26,3
Engstand, UK	0,5	1,9	33,0	31,7
Lücken, OK	51,0	43,3	8,1	4,3
Lücken, UK	41,9	39,9	5,1	2,5
Diastema mediale	8,6	9,6	0,8	1,0

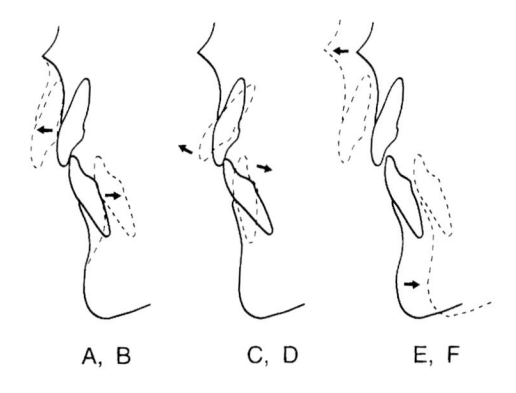

Abb. 15-6 Entstehung einer negativen inzisalen Stufe. Modifiziert nach Björk[1].

beziehungen verringern. In leichten Fällen können die dentoalveolären Kompensationsmechanismen trotz veränderter Kieferrelation normale okklusale Beziehungen erfolgreich aufrechterhalten, jedoch oft auf Kosten einer Verschlechterung der räumlichen Verhältnisse. Bei Kindern mit extrem abweichender Kieferrelation können die dentoalveolären Kompensationsmechanismen nur noch unzureichend ausgleichen, was zur sogenannten „skelettalen" Okklusionsstörung führt. Primärer Engstand, Anomalien beim Zahndurchbruch, Zahnwanderung, orale Habits, Mundatmung und anomale Zungenhaltung können die dentoalveolären Kompensationsmechanismen beeinträchtigen und so zu Fehlstellungen führen.
Zusammenfassend kann gesagt werden, daß eine Fehlstellung meist eher durch einen nicht funktionierenden, unvollständigen oder geschwächten dentoalveolären Kompensationsmechanismus verursacht wird, als durch eine tatsächliche Diskrepanz der Kieferrelation.

Sagittale Fehlstellungen – Ein starker horizontaler Überbiß des Oberkiefers kann bedingt sein durch (Abb. 15-6): A) Protrusion des Oberkiefer-Alveolarfortsatzes; B) Retrusion des Unterkiefer-Alveolarfortsatzes; C) starke labiale Kippung der oberen Schneidezähne; D) linguale Kippung der unteren Schneidezähne; E) Protrusion des Oberkiefers (Prognathie); F) Retrusion des Unterkiefers (Retrogenie).
Orale Habits, besonders Daumenlutschen, können auf die Stellung der Schneidezähne einen zusätzlichen negativen Effekt ausüben (Abb. 15-8). Die Folge kann ein mangelnder Lippenschluß sein, bei dem die Unterlippe hinter den oberen Schneidezähnen bleibt.

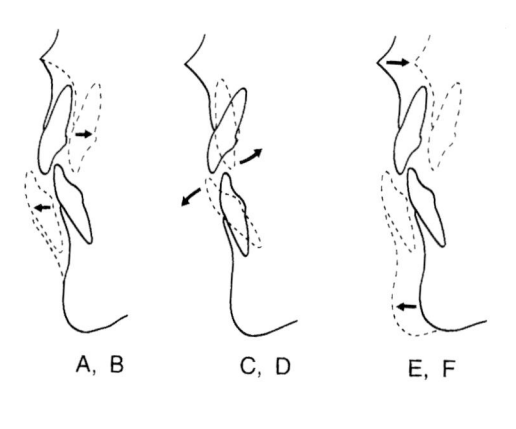

15 Störungen der Gebißentwicklung und Funktion

Abb. 15-7 Entstehung einer positiven inzisalen Stufe. Modifiziert nach Björk[1].

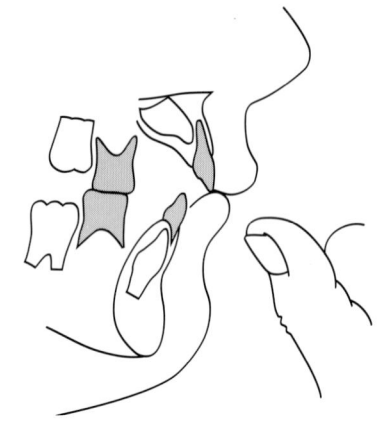

Abb. 15-8 Entwicklung eines dentoalveolär offenen Bisses durch Daumenlutschen.

Ein umgekehrter Überbiß kann bedingt sein durch (Abb. 15-7):
A) Retrusion des Oberkiefer-Alveolarfortsatzes; B) Protrusion des Unterkiefer-Alveolarfortsatzes; C) starke labiale Kippung der unteren Schneidezähne; D) palatinale Kippung der oberen Schneidezähne; E) Protrusion des Unterkiefers; F) Retrusion des Oberkiefers.
Eine Progenie ist oft genetisch determiniert. Die Retrusion des Oberkiefers kann bei einer Synostose der maxillären Nähte wie etwa beim Crouzon-Syndrom beobachtet werden.
Eine distale Verzahnung der Molaren (Abb. 15-2) kann entstehen aufgrund:

- von Mesialwanderung der oberen bleibenden Molaren, was wiederum auf deren ektopischen Durchbruch oder auf einen frühen Verlust der Milchmolaren aufgrund von Karies zurückzuführen ist.
- falscher Einstellung der ersten bleibenden Molaren während der Wechselgebißphase
- Retrusion des Unterkiefers
- Protrusion des Oberkiefers

Eine mandibuläre Retrusion wird meist durch genetische Faktoren bei ansonsten gesunden Kindern verursacht, kann aber auch bei Kindern mit angeborenen oder erworbenen Anomalien der Unterkiefer-Kondylen beobachtet werden, zum Beispiel beim Treacher-Collins-Syndrom und bei der juvenilen rheumatoiden Arthritis.
Die mesiale Verzahnung der Molaren ist meist Folge einer Progenie.

Vertikale Fehlstellungen – Ein frontal offener Biß dentoalveolären Ursprungs kann entstehen aus:

- dem unvollständigen Durchbruch (Infraposition) der oberen und/oder unteren Schneidezähne
- einer reduzierten vertikalen Entwicklung des Alveolarfortsatzes in der Schneidezahnregion

Ein dentoalveolär offener Biß ist meist durch orale Habits bedingt (Schnuller/Fingerlutschen oder Zungenpressen). Je nach Art und Dauer der Habits kann sich ein frontal offener Biß spontan korrigieren, besonders wenn das Habit vor dem Durchbruch der bleibenden Schneidezähne abgelegt wird.

Ein skelettal offener Biß kann sich entwickeln, wenn der Unterkiefer während der jugendlichen Wachstumsphase in solchem Maße nach dorsal rotiert (Abb. 15-9), daß der dentoalveoläre Kompensationsmechanismus dies nicht mehr ausgleichen kann. Dentoalveoläre Anpassungen können ebenfalls durch Zungenpressen behindert werden oder dadurch, daß sich die Zunge zwischen die Zahnbögen legt, wie es oft bei Kindern mit hyperplastischen Tonsillen beobachtet wird. Bei Kindern mit adenoiden Wucherungen und Verengung der Atemwege kommt es oft zu einer dorsalen Rotation des Unterkiefers und frontal offenem Biß. Kinder mit diesem Wachstumsmuster zeigen eine vergrößerte anteriore Gesichtshöhe (Abb. 15-10).

Ein dentoalveolärer Tiefbiß kann sich entwickeln bei Fällen mit ausgeprägter negativer inzisaler Stufe und fehlender Abstützung zwischen den oberen und unteren Schneidezähnen. Bei dieser Art der Gebißentwicklung ist die vertikale Relation zwischen den Kiefern gewöhnlich normal.

Ein skelettaler Tiefbiß kann sich entwickeln, wenn der Unterkiefer während seines Wachstums nach ventral rotiert (Abb. 15-11). Bei Kindern mit einer instabilen Schneidezahnbeziehung und extrem vertikaler Wachstumsrichtung der Kondylen können sich als Folge dieser Unterkieferrotation ein Tiefbiß mit verringerter anteriorer Untergesichtshöhe entwickeln (Abb. 15-12). Darüber hinaus können ein übermäßiger Muskeltonus der Mm. *masseter* und *temporalis* oder auch starke Zahnabrasion sowie Zahnverlust einen Tiefbiß mit verringerter anteriorer Untergesichtshöhe verursachen.

Transversale Fehlstellungen – Der dentoalveoläre Kreuz- oder Scherenbiß einzelner Zähne ist oft das Resultat eines Engstandes. Ein totaler einseitiger Kreuzbiß ist meist mit einer Mittellinienverschiebung des Unterkiefers zur Seite des Kreuzbisses verbunden. Diese findet man vielfach bei Patienten mit engem Oberkieferzahnbogen. Aufgrund der Höckerführung meist im Bereich der Eckzähne kann dann eine Lateralverschiebung des Unterkiefers in den sogenannten „funktionellen Kreuzbiß" auftreten (Abb. 15-13).

Ein totaler einseitiger Scherenbiß kann durch einen engen mandibulären Zahnbogen, einen weiten maxillären Zahnbogen oder die Kombination von beidem verursacht werden.

Ein skelettaler einseitiger Kreuz- oder Scherenbiß kann durch eine Asymmetrie der Schädelbasis, des Oberkiefers oder des Unterkiefers bedingt sein. Eine Asymmetrie der Schädelbasis ist bei Neugeborenen aufgrund pränataler Faktoren oder eines Geburtstraumas nichts Ungewöhnliches. Normalerweise korrigiert sich diese Anomalie von selbst. Wenn dies nicht der Fall ist, so kann man ein kompensatorisches asymmetrisches Wachstum der Kiefer beobachten. Die primäre Asymmetrie der Schädelbasis und des Unterkiefers kann durch angeborene oder erworbene Störungen in spezifischen Wachstumszonen verursacht werden, z. B. Plagiozephalie bei hemifazialem Kleinwuchs. In gleicher Weise kann die primäre Asymmetrie des Oberkieferkomplexes durch angeborene oder erworbene Wachstumsstörungen bedingt sein (zum Beispiel einseitige maxilläre Synostose oder einseitige Lippen-, Kiefer-, Gaumenspalte).

Beidseitige Kreuz- oder Scherenbisse sind seltene Arten einer Fehlstellung. Sie

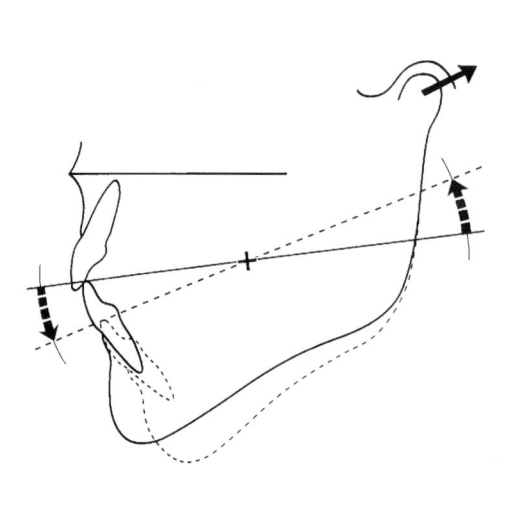

15 Störungen der Gebißentwicklung und Funktion

Abb. 15-9 Posterior gerichtete Wachstumsrotation des Unterkiefers. Aus Björk & Skieller[3].

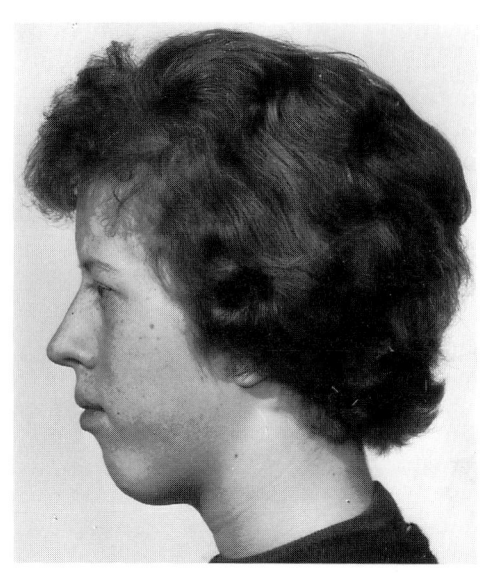

Abb. 15-10 Mädchen mit einer vergrößerten anterioren Gesichtshöhe und offenem Biß aufgrund einer posterior gerichteten Wachstumsrotation des Unterkiefers. Aus Björk & Skieller[3].

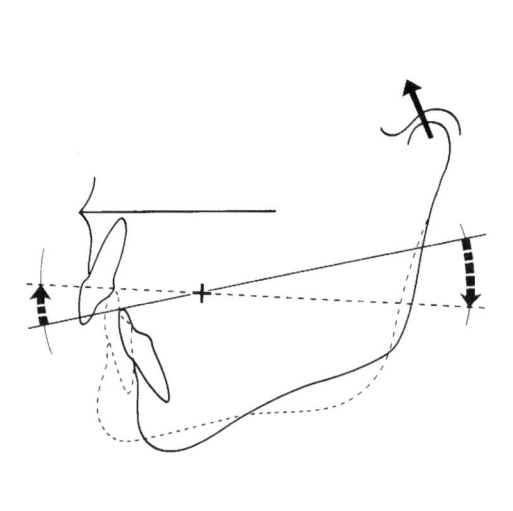

Abb. 15-11 Anterior gerichtete Wachstumsrotation des Unterkiefers. Aus Björk & Skieller[3].

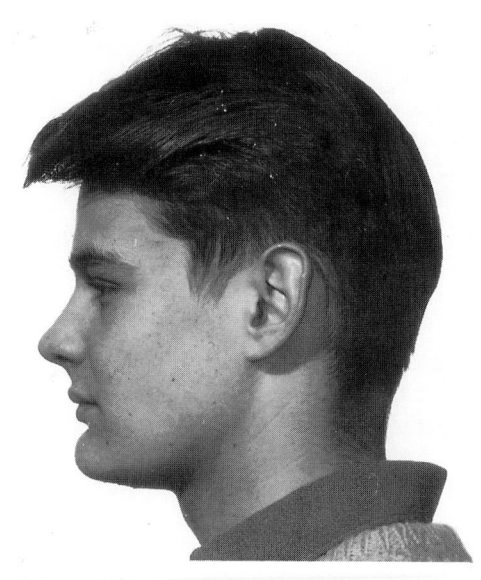

Abb. 15-12 Junge mit verminderter anteriorer Gesichtshöhe und sekundärem Tiefbiß aufgrund einer anterior gerichteten Wachstumsrotation des Unterkiefers. Aus Aus Björk & Skieller[3].

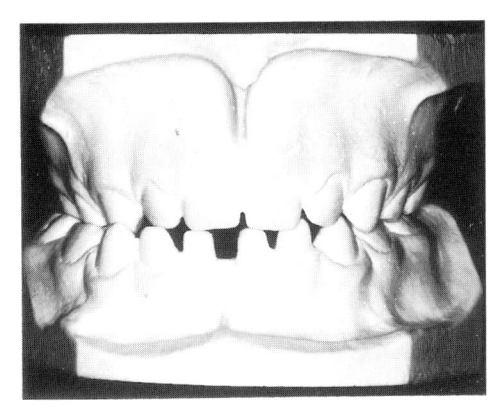

Abb. 15-13 Funktioneller Kreuzbiß rechts. Beachte die deutliche Mittellinienverschiebung zur Kreuzbißseite. Aus Ravn et al.[11]

sind meist skelettaler Natur und in vielen Fällen mit Abweichungen in der sagittalen und vertikalen Ebene verbunden.

Platzanomalien – Engstand und Lückenstellung im Gebiß hängen vom verfügbaren Platz in den Zahnbögen sowie der mesio-distalen Zahnbreite ab. Sowohl Zahn- als auch Kiefergröße werden stark genetisch beeinflußt. Jedoch ist beim modernen Menschen Engstand sehr häufig anzutreffen, was wahrscheinlich auf den geringen Verschleiß der Zähne zurückzuführen ist. Man vermutet, daß beim modernen Menschen die mangelnde okklusale und approximale Attrition teilweise die deutliche Zunahme von Okklusionsanomalien erklärt, da der daraus folgende Engstand den dentoalveolären Kompensationsmechanismus beeinträchtigt.

Auch der frühe Verlust von Milchzähnen ist ein Grund des dentoalveolären Engstandes im bleibenden Gebiß und hängt von mehreren Faktoren ab:

– der betroffenen Region; eine Mesialwanderung ist am stärksten ausgeprägt, wenn die oberen zweiten Milchmolaren vorzeitig verloren gehen.

– der Entwicklungsphase; der Verlust der Milchmolaren vor dem 7. Lebensjahr scheint meist Engstand im bleibenden Gebiß zu verursachen.

– die allgemeinen Platzverhältnisse in den Zahnbögen; d. h. je mehr initialer Engstand umso mehr Platzverlust.

– innige Verzahnung; eine stabile okklusale Verzahnung der ersten bleibenden Molaren verringert die durch Milchzahnverlust bedingte Zahnwanderung.

Ein basaler Engstand oder eine basale Lückenstellung kann sich bei Patienten mit angeborenen oder erworbenen Anomalien der Zahnentwicklung (Mikrodontie, Aplasie, Makrodontie, überzählige Zähne) oder Kieferentwicklung (maxilläre oder mandibuläre Hypo- oder Hyperplasie) einstellen.

Prävention

Kariesprävention und -therapie – Mittels Kariesprävention kann man die Milchzähne bis zu ihrer natürlichen Exfoliation funktionell erhalten. Daher ist die Kariesprävention auch bei der Verhütung von Fehlstellungen ein wichtiger Faktor. Bei der Füllungstherapie kommt es darauf an, die mesiodistalen Dimensionen der Milchzähne zu erhalten, um eine Mesialwanderung mit nachfolgendem Platzverlust in den Zahnbögen zu vermeiden.

Platzhalter – Platzhalter werden gebraucht, wenn ein Milchmolar vorzeitig verlorengeht, besonders, wenn die Okklusion des ersten bleibenden Molaren nicht sicher eingestellt ist und wenn es keinen überschüssigen Platz in den Zahnbögen gibt. Eine Vielzahl einfacher

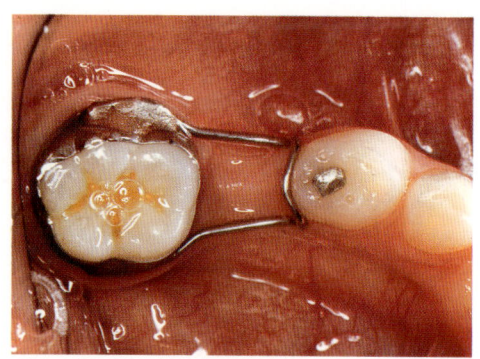

15 Störungen der Gebißentwicklung und Funktion

Abb. 15-14 Platzhalter.

Geräte steht zur Verfügung: herausnehmbare Platten, Headgear, Lipbumper, Lingualbogen, Band-Röhrchen-Kombination mit einem Segmentbogen als Platzhalter oder ein kieferorthopädisches Band mit angelöteter Drahtschlaufe (Abb. 15-14).

Wenn ein Platzhalter geplant ist, sollten die folgenden Faktoren berücksichtigt werden:

– er sollte den Platz für den nachfolgenden bleibenden Zahn erhalten;
– er sollte eine normale Entwicklung der Zähne und des Alveolarfortsatzes gestatten;
– er sollte die Verlängerung von Antagonisten stoppen;
– er sollte nicht die Funktion beeinträchtigen;
– er sollte möglichst wenig Gewebeschäden anrichten;
– er sollte sowohl hygienische als auch ästhetische Erfordernisse erfüllen.

Abgewöhnen von Habits – Um die Entwicklung eines frontal offenen Bisses im Milchgebiß zu verhindern oder aufzuhalten, müssen Habits abgewöhnt werden. Ein frontal offener Biß korrigiert sich gewöhnlich spontan selbst, wenn das Lutschen vor dem Durchbruch der bleibenden Schneidezähne abgewöhnt wird. Nach deren Durchbruch können Lutschgewohnheiten, besonders das Saugen am Daumen, eine Labialkippung der oberen und ein Lingualkippung der unteren Schneidezähne verursachen, was wiederum zu einer Fehlfunktion der Unterlippe und auch der Zunge führt. Eine anomale Lippen- oder Zungenfunktion kann die Selbstkorrektur der Fehlstellung verhindern, auch wenn die Sauggewohnheiten abgestellt werden. Daher sollte man Eltern und Kind über die nachteiligen Effekte von Saug- und Lutschhabits, die über den normalen Zeitraum hinausgehen, informieren.

Gaumen- und Rachenmandeln – Die Entfernung des adenoiden Gewebes aus dem nasalen Luftweg sowie die medizinische Behandlung von Allergien, die die Nasenatmung beeinträchtigen, spielen bei der Prävention von Fehlstellungen eine wichtige Rolle. Hyperplastische Tonsillen können die Zungenfunktion stören, was dazu führt, daß die Zunge kaudal und ventral liegt. Dies kann einen negativen Effekt auf die Okklusion haben, was sich als Kreuzbiß, umgekehrter Überbiß und frontal offener Biß äußert. Daher kann die Tonsillektomie indiziert sein, um eine Fehlstellung zu verhindern. Demzufolge sollten die Eltern und der Haus- bzw. HNO-Arzt, wenn notwendig, über diese Faktoren informiert werden.

Extraktion von Milchzähnen – Engstand kann einen ektopischen Durchbruch der bleibenden Schneidezähne verursachen, wodurch die seitlichen Milchschneide- oder -eckzähne einer Kieferhälfte vorzeitig exfolieren. Um eine Verschiebung der Mittellinie zu verhindern, kann die Extraktion des kontralateralen Milchzahnes in Betracht gezo-

Tabelle 15-6
Die Verbindung zwischen den möglichen Risiken und den einzelnen Formen der Zahn- und Kieferfehlstellungen. Modifiziert nach Helm[6].
+: Verbindung vorhanden; (+): Verbindung ungewiß.

	Karies	Parodontitis	Attrition	Trauma	Wurzelresorption/ Zystenbildung	Kraniomandibuläre Störungen	Kauprobleme	Sprachprobleme	psychosoziale Probleme
extreme negative inzisale Stufe	–	–	–	–	–	–	–	–	–
positive inzisale Stufe / Inversion der UK-Front	(+)	(+)	(+)	–	(+)	–	(+)	–	–
extrem tiefer Biß	–	(+)	(+)	–	(+)	–	–	–	–
extrem offener Biß	+	–	–	–	–	–	–	–	–
Kreuzbiß	–	–	–	–	–	–	–	–	(+)
Scherenbiß	–	(+)	(+)	–	(+)	–	–	–	–
Engstand	–	–	–	+	(+)	(+)	–	–	–
lückige Zahnstellung	(+)	–	–	+	–	–	–	(+)	–
ektopischer Durchbruch horizontal	+	+	–	–	–	–	+	+	(+)

gen werden. Die Probleme eines primären Engstandes können durch diese Behandlung jedoch nicht gelöst werden, und bei solchen Kindern ist eine spätere kieferorthopädische Behandlung meist unvermeidbar.

Um eine Fehlstellung einzelner bleibender Zähne zu verhindern, sollte ein Milchzahn, der nach beginnendem Durchbruch seines nachfolgenden Zahnes persistiert, generell extrahiert werden.

Indikationen für eine Behandlung

Untersuchungen, die sich mit den kausalen Beziehungen zwischen morphologischen Fehlstellungen und potentiell schädlichen Wirkungen auf die Mundgesundheit beschäftigen, haben teilweise widersprüchliche Resultate hervorgebracht.

Die potentiellen Risiken können in vier Kategorien eingeteilt werden:

– das Risiko schädlicher Wirkungen auf die Zähne und die sie umgebenden Strukturen;
– das Risiko der Entwicklung kraniomandibulärer Störungen;
– das Risiko psychosozialer Probleme;
– das Risiko sich spät entwickelnder, dentofazialer Störungen (z. B. Progenie oder Gesichtsasymmetrie).

Tabelle 15-6 zeigt die Beziehungen zwischen den potentiellen Risiken und einzelnen Fehlstellungen, modifiziert nach Helm[6]. Im allgemeinen scheint es, daß ge-

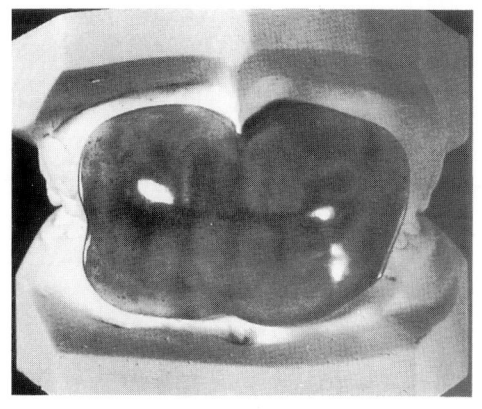

15 Störungen der Gebißentwicklung und Funktion

Abb. 15-15 Vestibularschild.

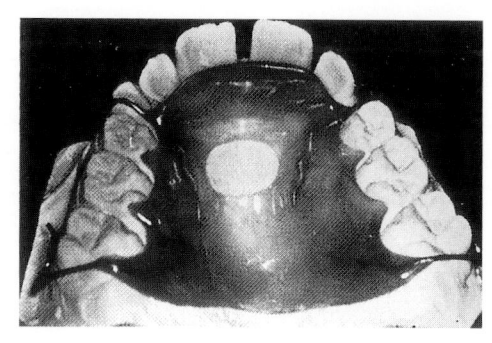

Abb. 15-16 Herausnehmbare Platte mit Zungenschild.

genwärtig bei 25 bis 30% aller skandinavischen Kinder eine kieferorthopädische Behandlung indiziert ist, wenn man die allgemeine Mundgesundheit und aktuelle soziale Normen mit in Betracht zieht.

Behandlung

Die kieferorthopädische Behandlung einer Fehlstellung ist ein weites Feld und verlangt für ihre korrekte Durchführung eine intensive Weiterbildung. Da dieses Kapitel zur Schulung in Kinderzahnheilkunde bestimmt ist, werden nur einige Maßnahmen der kieferorthopädischen Frühbehandlung erwähnt. Für nähere Informationen wird der Leser auf kieferorthopädische Lehrbücher verwiesen.
Die Teilung der kieferorthopädischen Therapie in Frühbehandlung (zur Beeinflussung des physiologischen Wachstums) und korrektive Behandlung (wenn die Kiefer- oder Zahnfehlstellung bereits eingetreten ist) hat etwas künstliches an sich. Die Frühbehandlung ist gewöhnlich von kurzer Dauer und findet im Milch- oder frühen Wechselgebiß statt. Die Behandlung umfaßt relativ einfache Maßnahmen, welche darauf abzielen, Faktoren zu eliminieren, die einen schädlichen Einfluß auf die weitere Entwicklung der Okklusion und der umgebenden Strukturen ausüben können.

Kieferorthopädische Frühbehandlung

Sagittale Fehlstellung – Die im Milch- oder frühen Wechselgebiß durch Lutschhabits verursachte Exversion der OK-Schneidezähne kann wirkungsvoll mit einem Vestibularschild (Mundvorhofplatte) behandelt werden (Abb. 15-15). Die Platte wird im Vestibulum getragen, damit der Druck der Muskulatur eine retrudierende Kraft auf die Platte und damit auf die Schneidezähne ausübt. Sie sollte jede Nacht und etwa vier Stunden am Tag getragen werden. Wenn der Überbiß mit einer distalen Verzahnung der ersten bleibenden Molaren kombiniert ist, sollte das Kind an einen Kieferorthopäden überwiesen werden.
Ein umgekehrter Überbiß sollte generell von einem Kieferorthopäden behandelt werden, während einzelne invertierte Schneidezähne von einem Kinderzahnarzt behandelt werden können, wenn:

– in der Region genügend Platz vorhanden ist;

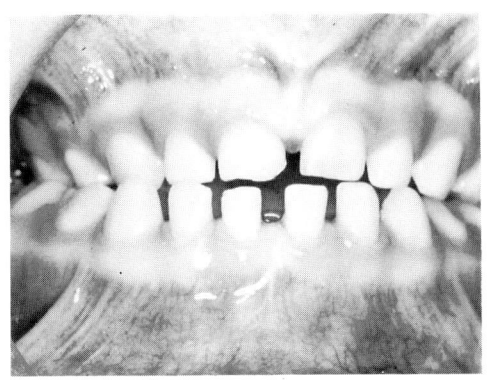

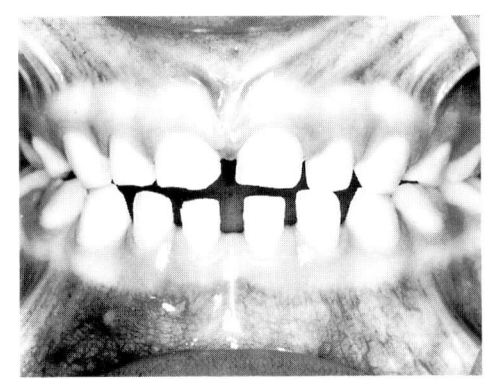

Abb. 15-17 Dentoalveolärer Kreuzbiß, der durch Expansionsgeräte im Oberkiefer therapiert werden kann.

- die Neigung der invertierten Zähne günstig ist und
- der Zahn nicht in Supraposition steht.

Die Behandlung kann mit einem hölzernen Zungenspatel durchgeführt werden, der auf die Breite der Schneidezähne reduziert ist. Der Zungenspatel wird hinter dem invertierten Zahn so senkrecht wie möglich positioniert. Wenn das Kind auf den Spatel beißt, verhält er sich wie ein Hebel. Diese Beißübung sollte dreimal am Tag für jeweils ca. 10 Minuten durchgeführt werden (2 Minuten Beißen, eine Minute Pause usw.). Die Übung sollte unter Kontrolle der Eltern erfolgen. Wenn der Zustand innerhalb von zwei bis drei Wochen nicht korrigiert ist, ist eine Therapie mit kieferorthopädischen Geräten erforderlich.

Vertikale Fehlstellung – Ein offener Biß, der fortbesteht, auch wenn die Lutschhabits abgestellt wurden, kann seine Ursache in Zungenpressen oder einer Fehlfunktion der Unterlippe haben. Ein Zungenpressen kann mittels einer herausnehmbaren Oberkieferplatte abgewöhnt werden, deren palatinales Schild die Protrusion der Zunge zwischen die oberen und unteren Schneidezähne verhindert (Abb. 15-16). Das Gerät sollte Tag und Nacht getragen werden, außer während der Mahlzeiten. Eine Lippenfehlfunktion kann mit einer Mundvorhofplatte behandelt werden. Das Kind übt die korrekte Lippenposition und gleichzeitig retrudiert die Platte die oberen Schneidezähne. Wenn durch diese Arten der Behandlung die Situation nicht innerhalb von drei bis vier Monaten verbessert wird, sollte das Kind an einen Kieferorthopäden überwiesen werden. Ein Tiefbiß, bei dem die unteren Schneidezähne in die palatinale Schleimhaut beißen, sollte ebenfalls zu einem Kieferorthopäden überwiesen werden.

Transversale Fehlstellung – Ein funktioneller Kreuzbiß ist relativ einfach zu korrigieren, und die Behandlung sollte im Milch- oder frühen Wechselgebiß erfolgen. Ein funktioneller Kreuzbiß kann entweder durch Beschleifen der Milchzähne oder mit kieferorthopädischen Geräten behoben werden.
Wenn die Breite des oberen Zahnbogens, gemessen an den Eckzähnen und Molaren, größer ist als die Breite des unteren Bogens, kann ein Beschlei-

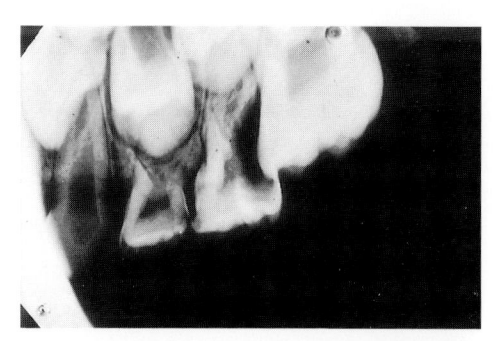

15 Störungen der Gebißentwicklung und Funktion

Abb. 15-18 Unterminierende Resorption großer Teile des zweiten Milchmolaren, verursacht durch den ersten bleibenden Molaren.

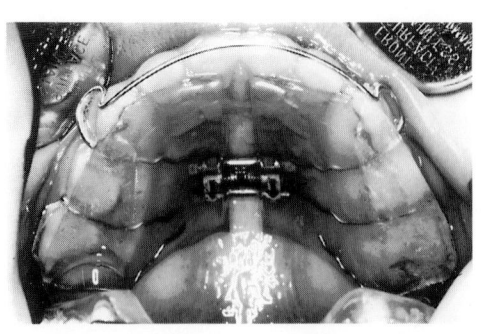

Abb. 15-19 Dehnplatte. Beachte die Bedeckung der Okklusalflächen.

fen der okklusalen Interferenzen zu einer spontanen Korrektur des Kreuzbisses führen. Wichtig ist, daß die durch das Beschleifen geschaffenen Facetten steil sind, um Stabilität und eine gute Führung in die korrekte Interkuspidation zu gewährleisten. Wenn die Breite des oberen Zahnbogens kleiner als die des unteren ist, ist zur Korrektur eine kieferorthopädische Apparatur vonnöten, entweder eine Dehnplatte oder ein fixierter Palatinalbogen (siehe nächste Seite).

Zahnanomalien – Bei 2 bis 3% der Kinder brechen die ersten bleibenden Molaren des Oberkiefers ektopisch durch (Abb. 15-18). Dies führt zur vorzeitigen und atypischen Resorption großer Anteile des zweiten Milchmolaren. Klinisch erkennt man das Problem am verspäteten Durchbruch des ersten bleibenden Molaren. Jedoch tritt bei etwa 50% der Fälle eine Selbstkorrektur auf, so daß ein Beobachtungszeitraum von vier bis sechs Monaten empfohlen wird, ehe man mit einer Behandlung beginnt.

Die Wahl der Behandlungsmittel hängt vom Zustand des Milchmolaren ab. Wenn die Wurzelresorption nicht zu weit fortgeschritten ist, kann der bleibende Molar mittels Separiergummis oder Messingdrahtligaturen nach distal bewegt werden. Wenn die Wurzel bereits stark resorbiert ist, muß der Zahn extrahiert werden, damit der erste bleibende Molar durchbrechen kann. Dies führt stets zu Platzverlust im Zahnbogen. Eine Rückgewinnung des Platzes kann durch eine korrektive kieferorthopädische Behandlung erreicht werden (siehe Seite 342).

Auch die oberen Eckzähne können ektopisch durchbrechen. Wenn der Durchbruch zu sehr nach mesial gerichtet ist, können die Wurzeln des seitlichen und selbst des mittleren Schneidezahnes resorbiert werden. Oft kann eine Extraktion des Milcheckzahnes zum richtigen Zeitpunkt den Durchbruchsweg für die bleibenden Eckzähne normalisieren.

Korrektive Behandlung

Bei der korrektiven Therapie von Zahn- und Kieferfehlstellungen kommen herausnehmbare oder festsitzende kieferorthopädische Geräte zum Einsatz. In diesem Zusammenhang werden hier nur die einfachsten Apparaturen und Behandlungsmaßnahmen dargestellt.

Zahn- und Kieferfehlstellungen

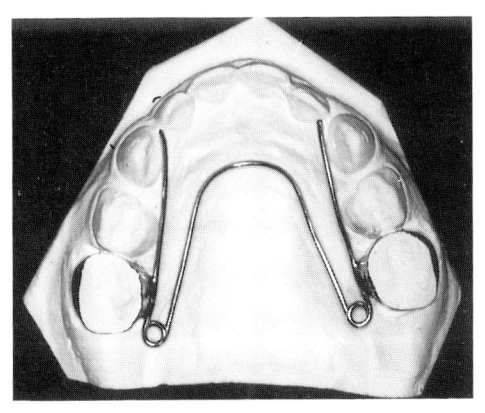

Abb. 15-20 Palatinalbogen vom Quadhelix-Typ.

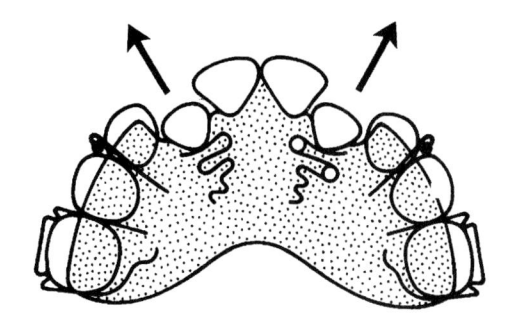

Abb. 15-21 Platte mit Protrusionsfedern, um invertierte Schneidezähne in die korrekte Position zu bewegen.

Milchgebiß – Ein funktioneller oder dentoalveolärer Kreuzbiß (Abb. 15-17) kann mit einer Expansionsplatte (Abb. 15-19) oder einem Transpalatinalbogen, der an den zweiten Milchmolaren befestigt ist, behandelt werden (Abb. 15-20). Der Kunststoff der Expansionsplatte kann die Okklusalflächen der Oberkieferzähne bedecken, um so die Okklusion zu entriegeln und eine laterale Zahnbewegung zu erleichtern. Der Transpalatinalbogen hat den Vorteil, für den Patienten nicht herausnehmbar zu sein; dadurch können Kooperationsprobleme mit dem Patienten vermieden werden.

Frühes Wechselgebiß – Invertierte bleibende Schneidezähne, die im Tiefbiß durchgebrochen sind, können mit einer Platte mit Protrusionsfedern korrigiert werden. Damit sich die Schneidezähne nach labial bewegen lassen, sollten zur Öffnung des Bisses die Okklusalflächen mit Kunststoff bedeckt sein (Abb. 15-21). Ist ein guter vertikaler Überbiß der Schneidezähne erreicht und der invertierte Zahn in die korrekte Position gebracht, ist eine anschließende Retention unnötig.
Eine distale Verzahnung mit Engstand, die durch die Mesialwanderung des oberen ersten bleibenden Molaren aufgrund vorzeitigen Verlustes des oberen zweiten Milchmolaren verursacht wurde, kann mit einem Headgear (Abb. 15-22) oder einer herausnehmbaren Platte mit Federelementen oder Distalschraube (Abb. 15-23) zur Rückführung des bleibenden Molaren korrigiert werden.
Ein dentoalveolärer Kreuzbiß, der auf ein einzelnes Seitenzahnpaar beschränkt ist, kann oft erfolgreich mit Cross-elastics therapiert werden. Auf der Palatinalfläche des oberen und der Bukkalfläche des unteren Zahnes werden kieferorthopädische Knöpfe aufgeklebt. Zwischen den Knöpfen befestigt man elastische Gummizüge (3/16", 3,5 oz.), die Tag und Nacht, mit Ausnahme der Mahlzeiten, getragen werden.
Der Scherenbiß eines Zahnpaares wird ähnlich behandelt, doch die Knöpfe werden auf der Bukkalfläche des oberen Zahnes und auf der Lingualfläche des unteren Zahnes plaziert (Abb. 15-24). Wenn sich die Zähne im Tiefbiß befinden, kann eine Bißöffnung nötig sein.
Ein dentoalveolärer Kreuzbiß an mehreren Zähnen kann mit einer Expansions-

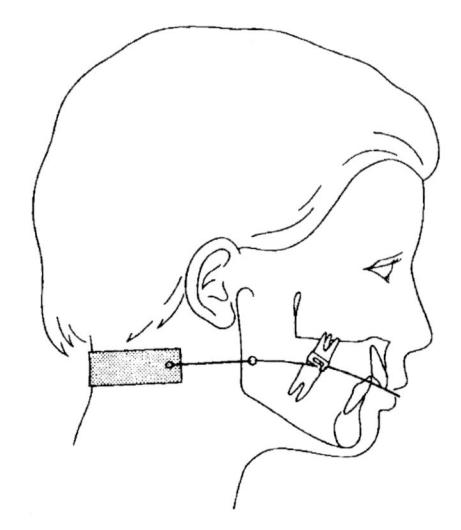

Abb. 15-22   Headgear.

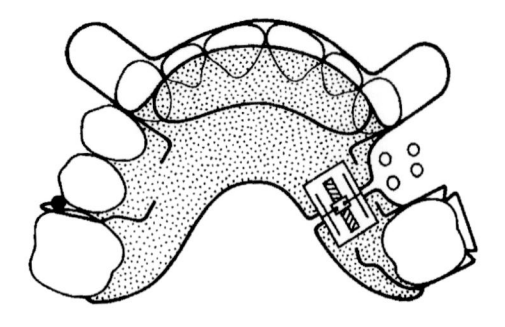

Abb. 15-23   Platte mit Distalschraube für Zahn 26.

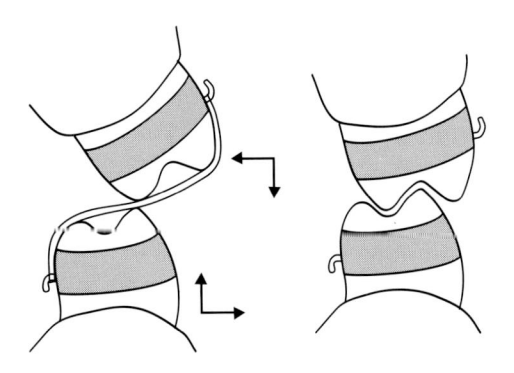

Abb. 15-24   Cross-elastic, zur Scherenbißtherapie.

platte oder einem festen Transpalatinalbogen im Oberkiefer korrigiert werden (zum Beispiel Quadhelix; Abb.15-20).
Die Behandlung skelettaler Abweichungen mit funktionskieferorthopädischen Apparaturen kann in diesem Zeitraum begonnen werden, doch solche Behandlungen sollten generell nur vom Kieferorthopäden durchgeführt werden.

Spätes Wechselgebiß – Diese Phase liegt meist dicht vor dem Einsetzen des pubertären Wachstumsschubes. Die Behandlung eines Distalbisses und eines starken horizontalen Überbisses können in dieser Phase erfolgreich mittels funktionskieferorthopädischen Apparaturen oder einem Headgear behandelt werden. Diese Behandlungen sollten im allgemeinen von einem Kieferorthopäden oder in Zusammenarbeit mit ihm durchgeführt werden.
Eine Distalisierung oberer erster Molaren, die nach mesial gedriftet sind, wird zunehmend schwieriger, wenn die zweiten bleibenden Molaren sich entwickeln und durchbrechen.

Bleibendes Gebiß – Im vollständigen bleibenden Gebiß wird mit oder ohne Extraktionen korrektiv kieferorthopädisch behandelt. Meist sind festsitzende Apparaturen nötig, wobei Planung und Behandlung von einem Kieferorthopäden erfolgen sollten.
Zusammenfassend kann festgehalten werden, daß sich die Rolle des Kinderzahnarztes bezüglich einer kieferorthopädischen Therapie auf Behandlungsmaßnahmen mit einfachen heraus-

nehmbaren oder festsitzenden Apparaturen beschränkt. Eine solche Behandlung sollte innerhalb von drei bis vier Monaten den Zustand verbessern. Wenn dies nicht der Fall ist, sollte das Kind an einen Kieferorthopäden überwiesen werden.

Funktionelle Störungen

Klassifikation

Die funktionelle Störung ist gleichbedeutend mit okklusalen Interferenzen und kann wie folgt definiert werden: Okklusale Kontakte, die harmonische Kieferbewegungen unter Beibehaltung des Zahnkontaktes beeinträchtigen oder behindern.

Die häufigsten funktionellen Störungen sind:

- Interferenzen zwischen der retralen Kontaktposition (RKP) und der Interkuspidationsposition (IKP) wie:
  a) das laterale Gleiten zwischen RKP und IKP oder lateraler Zwangsbiß;
  b) sagittales Gleiten (> 2mm) zwischen RKP und IKP ;
  c) einseitiger Kontakt in der RKP.
- Interferenzen auf der Balanceseite mit Kontakt ausschließlich auf dieser Seite. Bei Lateralbewegung treten funktionelle Interferenzen auf der Balanceseite auf (≤ 3 mm).

Prävalenz

Die Okklusion ändert sich ständig während der Kindheit und damit auch die Prävalenz okklusaler Interferenzen. Zum Beispiel treten Interferenzen der Balanceseite bei siebenjährigen Kindern doppelt so häufig auf wie bei Zehnjährigen. Laterale und / oder anterior-posteriore Interferenzen zwischen RKP und IKP und / oder funktionelle Interferenzen kann man bei 20% der Kinder finden, die zehn Jahre oder älter sind.

Diagnose

Die retrale Kontaktposition (RKP) ist eine Referenzposition zur Registrierung der funktionellen Okklusion, wohingegen Zahn- und Kieferfehlstellungen in der Interkuspidationsposition (IKP) diagnostiziert werden. In der IKP sollten die Kondylen in den Fossae glenoidales zentriert sein, wohingegen in der RKP die Kondylen posterior zu den Fossae liegen. In der Kindheit muß man daher die Beziehung zwischen RKP und IKP untersuchen; selbst funktionelle Interferenzen oder solche auf der Balanceseite sind zu notieren.

Ein Patient mit einer ausgezeichneten morphologischen Okklusion mag eine schwere funktionelle Okklusionsstörung haben und umgekehrt. Trotzdem können einige Zahn- und Kieferfehlstellungen wie Kreuzbiß, frontal offener Biß und distale oder mesiale Verzahnung oft mit okklusalen Interferenzen verbunden sein, wie etwa ein lateraler Zwangsbiß mit Interferenzen auf der Balanceseite.

Indikationen für die Behandlung

Die Ursache einer mandibulären Dysfunktion liegt eher in funktionellen Störungen als in Zahn- und Kieferfehlstellungen. Die Literatur enthält jedoch unzureichende Informationen über den spezifischen Effekt okklusaler Störungen. Eine Erklärung könnte sein, daß der Einfluß okklusaler Interferenzen davon abhängt, wie sich das Individuum anpaßt. Die Anpassungsfähigkeit ist bei kleinen Kindern größer als bei Jugendlichen und Erwachsenen.

Behandlung

Die Behandlung von Zahn- und Kieferfehlstellungen mit okklusalen Interferenzen und Zwangsbiß wurde oben beschrieben. Derartige Behandlungen dienen dazu, daß sich so bald wie möglich eine korrekte Kondylus-Fossa-Beziehung etabliert und sich die Funktion des Kiefergelenks normalisiert, was schließlich ein normales Wachstum erlaubt. Die Behandlung kraniomandibulärer Störungen wird nachfolgend diskutiert.

Kraniomandibuläre Störungen

Die Funktionen des Kauapparates umfassen normale Funktionen wie Kauen, Schlucken, Sprechen usw., aber auch Parafunktionen wie Lutschhabits, Knirschen oder Pressen der Zähne. Diesen funktionellen Störungen wurden in der Literatur viele Namen gegeben, zum Beispiel „Costen-Syndrom", „Dysfunktionssyndrom des Kiefergelenks", „myofaziales Schmerz-Dysfunktionssyndrom", „mandibuläre Dysfunktion" und „kraniomandibuläre Störungen". Obwohl immer noch unterschiedliche Meinungen über die Ätiologie funktioneller Störungen bestehen, ist man sich größtenteils einig, daß sie folgende Symptome umfassen: Schmerz oder Empfindlichkeit im Kiefergelenk und den Kaumuskeln und/oder eingeschränkte oder unregelmäßige Unterkieferbewegungen und/oder Kiefergelenksgeräusche.

Muskuläre Störungen

Erwiesenermaßen rühren viele Symptome wie Schmerzen, Kopfschmerzen und Dysfunktionen von der Kaumuskulatur her, die auf Hyperaktivität mit entzündlichen Prozessen (Myositis) antwortet. Die Beteiligung der Muskeln wird normalerweise palpatorisch sowie durch Schmerzanamnese festgestellt. Manchmal kann die Muskelhypertrophie so dramatisch sein, daß sie klinisch schon auffällt.

Eine Unterfunktion der Kaumuskeln kann aufgrund von Hypoplasie oder Atrophie auftreten. Dies ist selten, tritt aber bei einer Reihe angeborener oder erworbener Krankheiten auf, zum Beispiel bei der hemifazialen Mikrosomie, muskulären Dystrophie und juvenilen rheumatoiden Arthritis.

Kiefergelenksstörungen

Das Kiefergelenk kann infolge angeborener Aplasie der Kondylen betroffen sein, wie dies bei der hemifazialen Mikrosomie und dem Treacher-Collins-Syndrom der Fall ist. Daraus resultieren ein anomales Wachstum und eine anomale Funktion. Das Kiefergelenk kann durch viele Krankheiten befallen werden, die auch das Unterkieferwachstum beeinflussen. Aber selbst wenn eine primäre Erkrankung des Kiefergelenks besteht, so muß diese für den Patienten nicht immer unangenehm sein.

Erworbene Störungen verschiedener Teile des Kiefergelenks können sein:

Kiefergelenksgeräusche, z. B. Knackgeräusche und Krepitation. Das Knackgeräusch wird einer Diskusverlagerung zugeschrieben. Aber auch strukturelle Veränderungen des Diskus und der Gelenkoberflächen, eine muskuläre Fehlkoordination sowie Subluxation des Gelenkes können die Ursache sein. Ein Knacken kann ohne einen ersichtlichen Grund auftreten, aber auch beim Kauen, nach Traumen oder während einer zahnärztlichen Behandlung.

Die **Osteoarthrose** ist eine nicht entzündliche Krankheit, bei der die Artikulationsflächen erodiert sind. Diese Erkrankung ist bei Kindern selten zu finden, aber in einigen Fällen ist der Widerstand der Gelenkstrukturen so gering, daß auch die normale Funktion genügen kann, um eine Überanstrengung zu verursachen, die zu einer Arthrose führt (juvenile Arthropathie). Bei den meisten dieser Patienten werden sich die klinischen Probleme allmählich verbessern und die Funktion normalisiert sich oft.

Juvenile rheumatoide Arthritis – Bei mehr als 50% der Kinder mit juveniler rheumatoider Arthritis ist in der Kindheit auch das Kiefergelenk betroffen. Die Arthritis zerstört die Kondylen und andere Gelenkstrukturen. Einige dieser Kinder können eine Mikrogenie entwickeln, eine mandibuläre Asymmetrie, einen offenen Biß sowie anomale orale Funktionen mit einer reduzierten Mundöffnung und Verlust der Muskelkraft.

Traumen der Kiefer können Reaktionen in den Gelenken auslösen. Bei schweren Traumen kann der Gelenkfortsatz frakturieren. Wenn eine einseitige Fraktur vorliegt, verschiebt sich der Unterkiefer bei Mundöffnung zur betroffenen Seite hin. Daraus kann ein asymmetrisches Wachstum des Unterkiefers resultieren. Bei Kindern sind die subjektiven Symptome nicht immer persistent, doch sollte die Entwicklung sorgfältig verfolgt werden.

Die **einseitige Hyperplasie** der Kondylen ist selten, kann aber während der Pubertät auftreten und zu skelettalem Kreuzbiß, zur Mittellinienverschiebung und manchmal zu funktionellen Problemen wie asymmetrischen Kieferbewegungen sowie Empfindlichkeit und Schmerzen von Muskeln und Gelenken führen.

Ätiologie der mandibulären Dysfunktion

Mandibuläre Dysfunktionen können, wenn auch nur in geringem Maße, mit funktionellen Störungen (okklusalen Interferenzen) und einigen Zahn- und Kieferfehlstellungen wie Kreuzbiß, frontal offenem Biß sowie Distal- und Mesialbiß verknüpft sein. Ein beeinträchtigter Allgemeinzustand, schlechte soziale Verhältnisse oder psychologische Symptome wie Angst und Streß sind wahrscheinlich wichtige Faktoren bei der Entstehung der muskulären Hyperaktivität und mandibulären Dysfunktion. Die meisten Autoren glauben, daß in der Kindheit Bruxismus und muskuläre Hyperaktivität bei der Entwicklung kraniomandibulärer Störungen eine wichtige Rolle spielen.

Prävalenz der kraniomandibulären Störungen

Die häufigsten klinischen Anzeichen kraniomandibulärer Störungen bei Kindern und Jugendlichen sind Gelenkknacken (10 bis 30%) und Palpationsempfindlichkeit der Muskulatur (20 bis 60%); diese Symptome nehmen oft mit dem Alter zu. Symptome wie eine eingeschränkte Mundöffnung, Empfindlichkeit der Kiefergelenke auf Palpation oder Schmerz

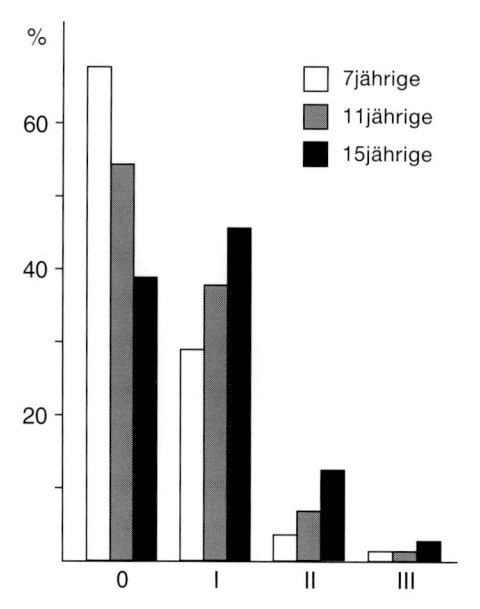

15 Störungen der Gebißentwicklung und Funktion

Abb. 15-25 Klinischer Dysfunktionsindex verschiedener Altersklassen. Geringfügige Störungen (I) kommen häufig vor, während mäßige (II) und schwere (III) Formen seltener sind, aber mit dem Alter zunehmen.

Tabelle 15-7
Häufigkeit von Kiefergelenkknacken in Abhängigkeit vom Alter.

Alter (Jahre) Kiefergelenk- knacken	7	11	15	20
gelegentlich	7%	11%	20%	22%
häufig	0%	0%	1%	8%

bei Bewegungen sind bei Kindern relativ selten. Ein standardisierter klinischer Dysfunktionsindex[4] veranschaulicht die Dysfunktionssymptome in verschiedenen Altersstufen (Abb. 15-25).
Symptome kraniomandibulärer Störungen wie Erschlaffung der Kiefer und des Gesichtes sowie Schwierigkeiten beim Öffnen des Mundes treten bei Kleinkindern nur gelegentlich und bei einem Fünftel aller Jugendlichen auf. Tabelle 15-7 zeigt, wie sich Kiefergelenkgeräusche mit dem Alter verändern. Die Symptome nehmen während des Wachstums zu. Da aber spontane Fluktuationen häufig sind, scheint es bei der Entwicklung weder subjektiver noch klinischer Symptome beständige Muster zu geben.

Kopfschmerzen treten bei Kindern häufig auf und die Prävalenz nimmt mit dem Alter zu. Etwa 10 bis 20% berichten über rekurrierende Kopfschmerzen (einmal pro Woche oder häufiger). Die Prävalenz von Kopfschmerzen ist bei Mädchen höher als bei Jungen. Viele Patienten, besonders Kinder und Jugendliche, sind sich über die Beziehung zwischen Kopfschmerzen, Bruxismus, Hyperaktivität der Kaumuskeln und einer mandibulären Dysfunktion nicht bewußt. Daher muß der Zahnarzt ein besonderes Auge auf diese mögliche Verknüpfung haben.
Parafunktionelle Habits wie Bruxismus oder Zähneknirschen sind bei Kindern sehr häufig, obwohl nur 15% der Kinder oder Eltern sich dessen bewußt sind.

Funktionelle Untersuchung

Kinder mit subjektiven Symptomen und jene, die eine kieferorthopädische Behandlung beginnen, sollten sich einer funktionellen Untersuchung des stomatognathen Systems unterziehen. Die Untersuchung beinhaltet die Beurteilung von Okklusion (funktionell und morphologisch), Zahnabrasion, mandibulärer Beweglichkeit, Kiefergelenksfunktion sowie Palpation des Kiefergelenks und der Kaumuskeln. Auch eine gründliche

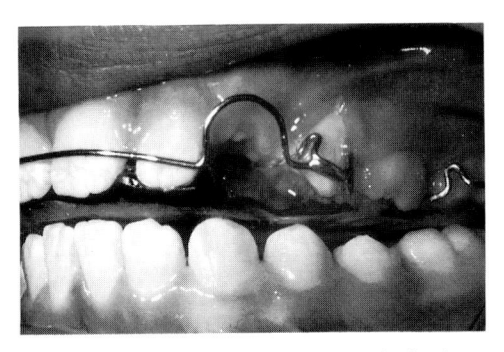

Abb. 15-26 Mit Adamsklammern befestigte Aufbißschiene.

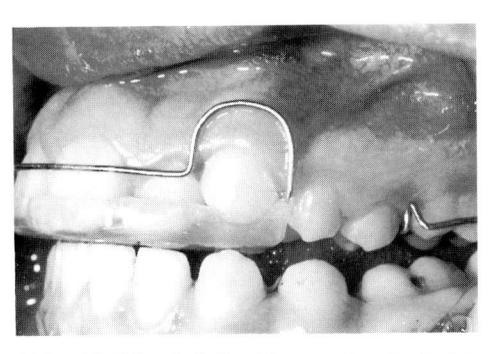

Abb. 15-27 Aufbißschiene mit anteriorem Aufbißplateau.

Anamnese ist wichtig, obgleich sie zu zeitaufwendig ist, um jährlich erhoben zu worden. Will man eine kraniomandibuläre Störung ausschließen, so kann jedoch erwiesenermaßen der reduzierten Öffnungsfähigkeit des Unterkiefers mehr Wert beigemessen werden als anderen klinischen Symptomen. Wenn bei Kindern, die älter als zehn Jahre sind, die maximale Öffnung einschließlich Überbiß weniger als 40 mm beträgt, dann ist dies oft ein Zeichen einer Dysfunktion des Kausystems (die durchschnittliche maximale Öffnung beträgt 55 mm). Fragen über das Auftreten und die Art der rekurrierenden Kopfschmerzen sind in diesem Zusammenhang ebenfalls wichtig.

Behandlung der kraniomandibulären Störungen

Obwohl in der Kindheit die Prävalenz kraniomandibulärer Symptome relativ hoch ist, müssen nur wenige Kinder mit rekurrierenden Kopfschmerzen und häufigen stomatognathen Symptomen behandelt werden. Eine extreme Zahnabrasion bei Kindern kann ebenfalls eine Behandlungsindikation sein. Die bei Erwachsenen angewandten Behandlungsprinzipien können im allgemeinen auch bei Kindern zur Anwendung gelangen. Jedoch sollten die dynamischen Veränderungen der Okklusion in Verbindung mit dem Zahndurchbruch und dem fazialen Wachstum berücksichtigt werden.

Hauptsächlich werden Kinder und Jugendliche mit Aktivatoren oder Schienen behandelt.

Bei Jugendlichen kann eine konventionelle Oberkieferstabilisierungsschiene verwendet werden. Hingegen sind bei Kindern Schienen mit Klammern, Labialbogen sowie anteriorem und posteriorem Plateau sinnvoller (Abb. 15-26). Die Schiene kann den durchbrechenden Zähnen leicht angepaßt und folglich über relativ lange Zeiträume getragen werden.

Ein anderer Schienentyp (der einer Relaxationsschiene entspricht), besitzt ein anteriores Plateau, mit dem nur die Schneidezähne Kontakt haben (Abb. 15-27). Diese Schiene ist für Patienten mit Kopfschmerzen und/oder Migräne sinnvoll. Beachte den kieferorthopädischen Effekt der Bißöffnung, der bei einer Langzeitanwendung dieses Schienentyps auftritt! In der Kindheit werden im allgemeinen eine Stabilisierungsschiene mit Klammern oder ein Aktivator

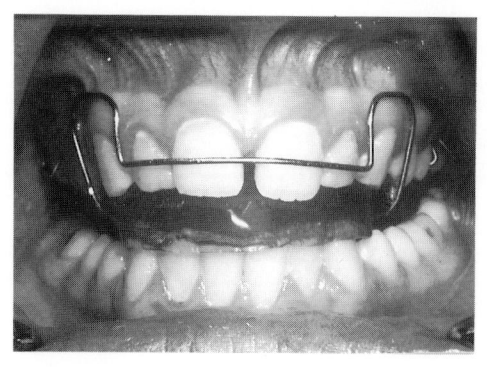

15 Störungen der Gebißentwicklung und Funktion

Abb. 15-28 Aktivator mit hohem Konstruktionsbiß.

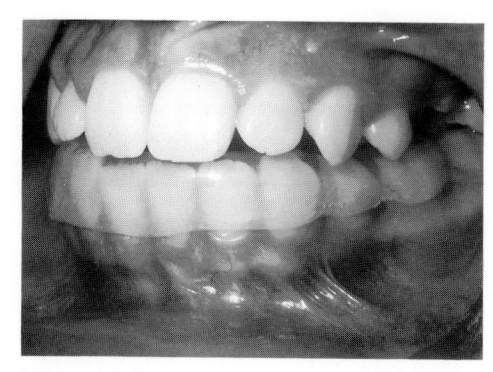

Abb. 15-29 Aufbißschiene aus elastischem Kunststoff.

(oft passiv) verwendet, die sich z. B. bei der Behandlung des Bruxismus als wirkungsvoll gezeigt haben. Der Aktivator sollte im Oberkiefer mit Klammern zur Retention ausgestattet sein und im Unterkiefer mit lingual extendierten Flügeln. Bei Patienten mit Knacken und/oder gelegentlichem Locking, ist die Therapie der Wahl ein Aktivator oder eine Schiene mit Klammern und einer ausreichenden Bißsperre, um das Kiefergelenk zu entlasten (Abb. 15-28). Bei jüngeren Patienten kann ein passiver Aktivator, der in ausreichendem Maße den Biß verschiebt, gute Dienste leisten. Um bei Teenagern Kiefergelenksymptome zu vermindern oder zu beseitigen, ist eine Schiene mit hohem Plateau, das alle Okklusalflächen bedeckt, vorzuziehen.

Eine Tiefziehschiene aus weichem Material ist leicht herzustellen und kann ein gutes Hilfsmittel für die Kurzzeitanwendung sein (Abb. 15-29).

Okklusales Einschleifen von Milchzähnen ist statthaft. Okklusales Einschleifen bleibender Zähne sollte man bei Kindern jedoch unterlassen, da sich die meisten okklusalen Interferenzen bei heranwachsenden Kindern mit der Zeit ändern. Bei jungen Erwachsenen kann selektiv eingeschliffen werden, wenn eine kausale Beziehung zwischen Interferenz und mandibulärer Dysfunktion vermutet wird. Kieferübungen können bei Erwachsenen mit kraniomandibulären Störungen sinnvoll sein. Kinder und Jugendliche jedoch sind für umfangreiche Übungsprogramme nur schwer zu motivieren. Das Training von ein oder zwei Bewegungen wird dagegen normalerweise akzeptiert und durchgeführt.

Zusammenfassend kann festgestellt werden, daß, obwohl epidemiologische Studien eine hohe Prävalenz von Symptomen kraniomandibulärer Störungen bei Kindern aufzeigen, nur wenige eine Behandlung benötigen. Kinder mit eingeschränkter maximaler Mundöffnung und Kinder, die an rekurrierenden Kopfschmerzen und juveniler rheumatoider Arthritis leiden, verdienen besondere Aufmerksamkeit.

Hintergrundliteratur

Egermark-Eriksson I. Mandibular dysfunction in children and in individuals with dual bite. *Swed Dent J* 1982; suppl 10.

Helm S. Prevalence of malocclusion in relation to development of the dentition. *Acta Odontol Scand* 1970; **28**: Suppl. 58.

Myllärniemi S. Malocclusion in Finnish rural children. An epidemiological study of different stages of dental development. *Proc Finn Dent Soc* 1970; **66**: 221 – 74.

Møller E, Bakke M, Rasmussen, OC. *Bidfunktionslære*. København: Odontologisk Boghandels Forlag, 1986.

Nilner M. Epidemiology of functional disturbances and diseases in the stomatognathic system. *Swed Dent J* 1983; suppl 17.

Solow B. The dento-alveolar compensatory mechanism: background and clinical implications. *Br J Orthod* 1980; 7: 145 – 61.

Thilander B. Rönning O. *Introduction to orthodontics*. Stockholm: Tandläkarförlaget, 1985.

Van der Linden FPGM. *Facial growth and facial orthopedics*. Berlin: Quintessenz, 1986.

Wänman A. Craniomandibular disorders in adolescents. A longitudinal study in an urban Swedish population. *Swed Dent J* 1987; Suppl. 44.

Zitierte Literatur

1. Björk A. The face in profile. An anthropological x-ray investigation on Swedish children and conscripts. *Svensk Tandläkartidskrift* 1947; 40, Suppl.

2. Björk A, Krebs AA, Solow B. A method for epidemiological registration of malocclusion. *Acta Odontol Scand* 1964; **22**: 27 – 41.

3. Björk A, Skieller V. Facial development and tooth eruption. An implant study at the age of puberty. *Am J Dent* 1972; **62**: 339 – 83.

4. Helkimo M. Studies on function and dysfunction of the masticatory system. II Index for anamnestic and clinical dysfunction and occlusal state. *Swed Dent J* 1974; **67**: 101 – 21.

5. Helm S. Prevalence of malocclusion in relation to development of the dentition. *Acta Odontol Scand* 1970; **28**: Suppl. 58.

6. Helm S. Indikation og behov for ortodontisk behandling. *Tandlægebladet* 1980; **84**; 175 – 85.

7. Ingervall B, Seeman L, Thilander B. Frequency of malocclusion and need of orthodontic treatment in 10-year old children in Gothenburg. *Swed Dent J* 1972; **65**: 7 – 21.

8. Järvinen S, Lehtinen L. Malocclusion in 3-year old Finnish children. *Proc Finn Dent Soc* 1977; **73**: 162 – 6.

9. Magnusson TE. *Maturation and malocclusion in Iceland*. An epidemiological study of malocclusion and of dental skeletal and sexual maturation in Icelandic school children. Med. Diss., Reykjavik 1979.

10. Rasmussen I, Helm S. Forekomsten af tandstillingsfejl i det primære tandsæt. *Tandlægebladet* 1975; **79**: 383 – 8.

11. Ravn JJ, Nielsen LA, Nilsson B. *Småbørnstandpleje*. Københavns Tandlægehøjskole 1990.

12. Telle ES. A study of the frequency of malocclusion in the County of Hedmark, Norway. *Trans Eur Othod Soc* 1951; **25**: 192 – 8.

Kapitel 16

Orale Pathologie und Chirurgie

Mundschleimhauterkrankungen
Knochenerkrankungen
Zysten
Tumoren und tumorähnliche Läsionen
Schmerzkontrolle bei chirurgischen Eingriffen
Extraktionen
Chirurgische Entfernung impaktierter Zähne
Chirurgisch-orthodontische Behandlung impaktierter Zähne
Autotransplantation von Zähnen
Behandlung von Weichgewebsläsionen und -anomalien
Postoperative Versorgung

Kinder können eine Vielzahl oraler Erkrankungen zeigen. Die Kenntnis solcher Veränderungen ist eine Voraussetzung für eine korrekte Diagnose und angemessene Behandlung. Dieses Kapitel beschäftigt sich mit einigen der häufigsten oralpathologischen Erkrankungen, die man bei Kindern findet. Für weitere Informationen wird der Leser auf Lehrbücher der Oralpathologie verwiesen.

Mundschleimhauterkrankungen

Die **Impetigo contagiosa** tritt häufiger bei Kindern als bei Erwachsenen auf. Sie wird durch Strepto- und Staphylokokken verursacht und betrifft oft die periorale Region. Dabei kommt es zu entzündlichen vesikulobullösen Läsionen, deren Aufbrechen sekretabsondernde oder verkrustete Läsionen zurückläßt (Abb. 16-1). Da die Krankheit ansteckend ist, kann sie sich innerhalb einer Familie und auch bei der Zahnbehandlung ausbreiten. Meist heilen die Läsionen komplikationslos, doch in schweren Fällen ist eine Antibiotikatherapie ratsam.

Der **Streptokokkengingivitis** gehen normalerweise eine Tonsillitis und Fieber voraus. Die Gingiva ist geschwollen, blutet und ist schmerzhaft. Eine verbesserte Mundhygiene sowie Antibiotika sind die Mittel der Wahl. Vor der Verschreibung von Antibiotika sollte eine mikrobiologische Diagnose erfolgen.

Der **Scharlach** ist eine häufige Kinderkrankheit, die durch β-hämolysierende Streptokokken ausgelöst wird. Die Hauptsymptome sind Fieber, Tonsillitis, eine Lymphadenitis und ein fleckiger roter Hautausschlag. Die charakteristische orale Manifestation ist die allmähliche

16 Orale Pathologie und Chirurgie

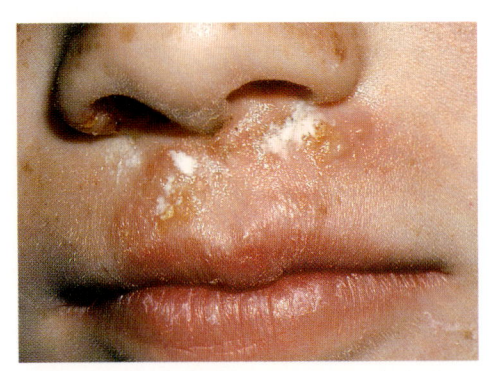

Abb. 16-1   Impetigo contagiosa bei einem siebenjährigen Mädchen.

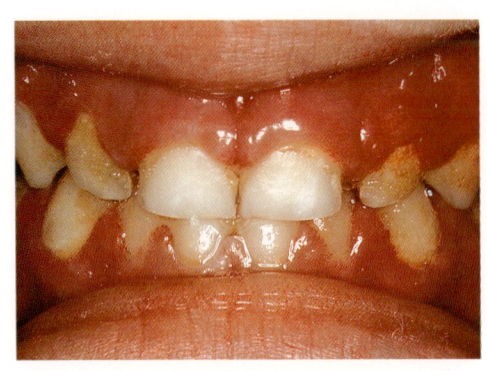

Abb. 16-2   Generalisierte Gingivitis als Folge einer Herpes-simplex-Infektion.

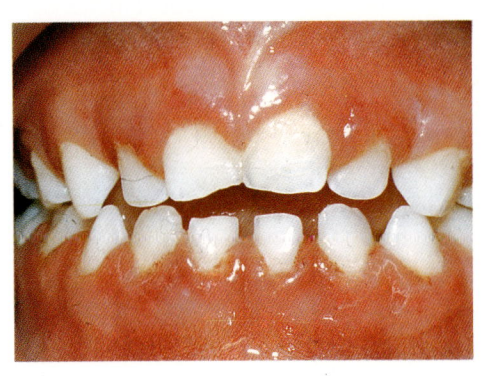

Abb. 16-3   Herpesbläschen verteilt über die orale Mukosa.

Veränderung der Zunge von einem erdbeerähnlichen Aussehen zur „Himbeerzunge". Anfänglich zeigt die weißlich belegte Zunge ein verstreutes Muster hyperämischer fungiformer Papillen. Später geht dieser Belag verloren und die fungiformen Papillen, die nun rot und ödematös sind, beherrschen das klinische Bild.

Die **Herpes-Simplex-Virusinfektion** findet man bei Kindern häufig. Die Inkubationszeit beträgt drei bis fünf Tage. Die Symptome einer primären Herpes-Infektion können stark variieren und subklinisch verlaufen. Die Primärinfektion manifestiert sich oft als eine akute Gingivostomatitis herpetica, bei der die gesamte Gingiva rot, ödematös und stark entzündet ist (Abb. 16-2). Die Allgemeinsymptome sind Fieber, Kopfschmerzen, Unwohlsein und Erbrechen. Nach 1 oder 2 Tagen entwickeln sich auf der Mundschleimhaut kleine Bläschen (Abb. 16-3). Sie brechen schnell auf und hinterlassen schmerzhafte Geschwüre mit einem Durchmesser von 1 bis 3 Millimetern. Herpes-simplex-Viren werden durch Tröpfcheninfektion übertragen. Bei 40 bis 90% der Bevölkerung wurden Antikörper gegen Herpes-simplex-Viren nachgewiesen. Die Inzidenz einer primären Herpes-simplex-Infektion steigt ab sechs Monaten an und erreicht ihren Höhepunkt mit zwei bis vier Jahren. Es zeigte sich, daß ein erneut auftretender oraler Herpes von einer Reaktivierung von Herpes-simplex-Viren herrührt, die zwischen den Perioden des Aufflammens der Erkrankung im Nervengewebe schlummern. Auslöser für eine solche Reaktivierung können eine übermäßige Sonnenbestrahlung, Fruchtsäuren oder zahnärztliche Manipulationen sein. Eine wiederkehrende Herpes-Infektion flammt immer an der gleichen Stelle auf und hat gewöhnlich einen we-

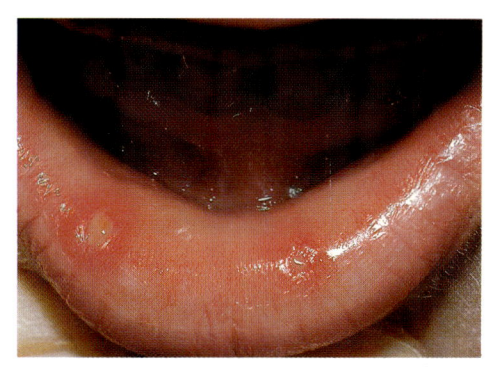

Abb. 16-4 Bläschen auf der Lippenschleimhaut bei einem Kind mit Windpocken.

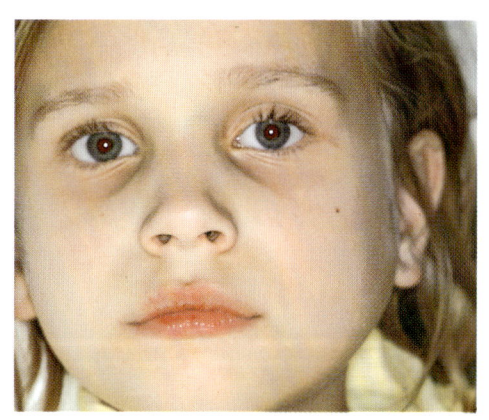

Abb. 16-5 Einseitige Parotitis (Mumps).

niger dramatischen Verlauf als die primäre Erkrankung.

Obwohl der Nutzen antiviraler Mittel in den letzten Jahren erprobt wurde, ist die Behandlung primär symptomatisch, wie etwa die Gabe von Paracetamol gegen Fieber und die Flüssigkeitszufuhr gegen Austrocknung. Wenn beim Essen die Läsionen zu schmerzhaft sind, müssen Oberflächenanästhetika appliziert werden. Eine primäre Herpes-simplex-Infektion hat einen selbstlimitierenden Charakter und der Patient erholt sich innerhalb von zehn Tagen.

Windpocken sind eine Viruskrankheit, die meist Kinder befällt. Die Allgemeinsymptome sind Fieber, Pharyngitis und bläschenbildende Läsionen auf der Haut. Die oralen Manifestationen zeigen sich als weißliche Bläschen, die von einem roten Hof umgeben sind und meist auf der Lippenschleimhaut, der Wange und der Zunge anzutreffen sind (Abb. 16-4).

Mumps ist eine Virusinfektion, die die Speicheldrüsen befällt. Die Allgemeinsymptome sind Fieber und Schmerzen der betroffenen Drüsen. Bei Fällen, in denen die Parotitis nur einseitig auftritt, kann es Schwierigkeiten geben, diese von einer Schwellung odontogenen Ursprungs zu unterscheiden (Abb. 16-5).

Die **infektiöse Mononukleose** wird durch das Epstein-Barr-Virus verursacht und tritt meist bei Kindern und jungen Erwachsenen auf. Das allgemeine klinische Erscheinungsbild ist durch Halsschmerzen, Fieber und eine Lymphadenopathie geprägt. Die spezifischen oralen Symptome sind Stomatitis, pseudomembranöse Beläge der Tonsillen und Petechien (Kapillarblutungen) der palatinalen Schleimhaut. Es kann mitunter längere Zeit dauern, bis sich die Kinder von dieser Erkrankung erholt haben.

Die Infektion mit **Coxsackie-Viren** beginnt oft mit leichtem Fieber und oralen Bläschen, die nach 1 bis 2 Tagen aufbrechen und kleine Geschwüre bilden. Die bei Kindern häufigsten Infektionen dieses Types sind Herpangina und die Hand-, Fuß- und Mundkrankheit. Die Infektionen treten oft epidemisch auf. Bei der Herpangina sind die Bläschen auf den Gaumen und den posterioren

16 Orale Pathologie und Chirurgie

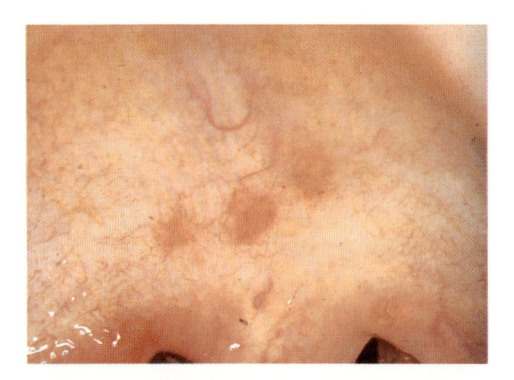

Abb. 16-6 Forschheimer'sche Flecken am weichen Gaumen bei Röteln.

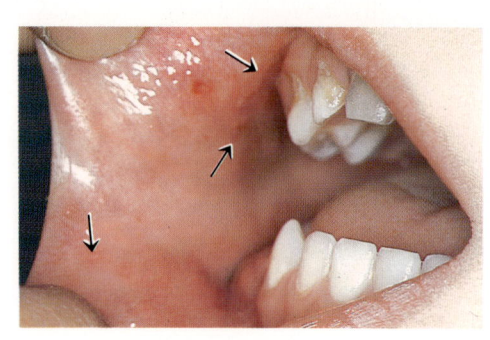

Abb. 16-7 Koplick'sche Flecken bei Masern.

Pharynx beschränkt, während bei der Hand-, Fuß- und Mundkrankheit die Läsionen über die gesamte Schleimhaut verteilt sind und auch Bläschen auf der Hand und auf dem Fuß zu finden sind. Die klinischen Symptome sind in der Regel milder als bei einer Herpes-simplex-Infektion.
Eine unterstützende Behandlung umfaßt die Kontrolle der Flüssigkeitszufuhr und, wenn notwendig, die Applikation von Oberflächenanästhetika. Die Krankheit hat selbstlimitierenden Charakter, und das Kind erholt sich innerhalb von zehn Tagen.

Röteln sind eine Virusinfektion, die durch helle rote Flecken auf der Haut charakterisiert ist. Gelegentlich findet man auch Flecken auf dem weichen Gaumen, die sogenannten Forschheimer'sche Flecken (Abb. 16-6).

Masern sind eine Paramyxovirus-Erkrankung, die die meisten Kinder befällt. Nach einer Inkubationszeit von zehn bis zwölf Tagen bekommt das Kind Husten, Fieber und ist lichtscheu. Einige Tage vor dem Auftauchen der Hautläsionen treten als Prodromi gräulich-weiße Flecken mit leicht erythematösem Hof in Erscheinung, die sogenannten Koplik'schen Flecken (Abb. 16-7).

Die **fokale epitheliale Hyperplasie (Heck'sche Krankheit)** ist eine Papillomavirus-induzierte Läsion, die an Stellen mechanischer Reizung gefunden wird, wie etwa Lippen, Wangen und Zunge. Die Läsionen stellen sich als abgeflachte, leicht erhabene Papeln bei normaler Schleimhautfarbe dar (Abb. 16-8). Gewöhnlich ist eine Behandlung unnötig, und die Läsionen verschwinden spontan.

Die **orale Candidiasis** wird vor allem durch den Pilz *Candida albicans* verursacht, der gewöhnlich in der Mundflora von 30 bis 50% der Bevölkerung gefunden wird. Er wandert nur in die Schleimhaut ein, wenn das orale Milieu oder der Resistenzzustand sich verändert, wie zum Beispiel unter Antibiotikagabe, Xerostomie, systemischen Erkrankungen oder HIV-Infektion.
Eine akute pseudomembranöse Candidiasis (Soor) ist bei Neugeborenen die

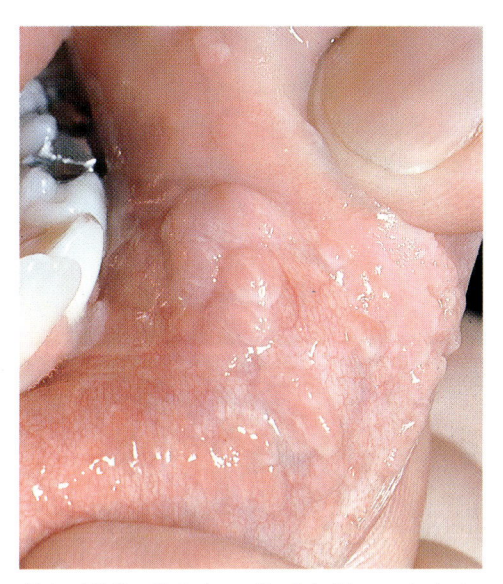

Abb. 16-8 Fokale epitheliale Hyperplasie im Bereich der Unterlippe.

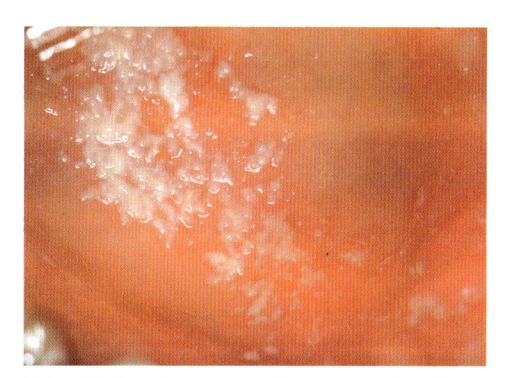

Abb. 16-9 Akute pseudomembranöse Candidiasis auf der Wangenschleimhaut.

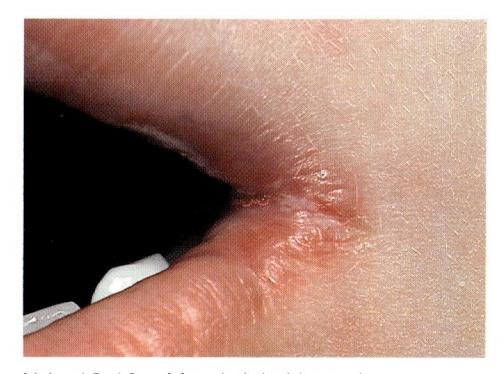

Abb. 16-10 Mundwinkelrhagade.

häufigste Pilzinfektion der Schleimhaut. Sie ist durch erhabene, perlmuttweiße Flecken charakterisiert (Abb. 16-9), die nach Ablösung eine erythematöse Oberfläche zurücklassen. Neugeborene bekommen relativ häufig Soor, der während der ersten zwei Lebenswochen beginnt und wahrscheinlich durch eine vaginale Candidiasis der Mutter verursacht ist. Ein niedriger pH-Wert in der Mundhöhle aufgrund einer geringen Speichelsekretion fördert das Wachstum von *Candida albicans*.

Ebenso können akute atrophische und chronische Formen auftreten. Eine chronische atrophische Candidiasis, in Form einer Cheilitis des Mundwinkels, ist bei Kindern nicht selten (Abb. 16-10). Beim Candida-endokrinopathischen-Syndrom, das bei Kindern mit Hypoparathyreoidismus und/oder der Addison-Krankheit auftritt, kann die Infektion sowohl die Nägel (Abb. 16-11), als auch die Mundschleimhaut befallen. Man sollte Kinder mit einer unerklärlichen, chronischen Candidiasis auf metabolische oder endokrine Anomalien untersuchen, da diese Störungen oft mit einer Candida-Infektion einhergehen. Die Diagnose Candidiasis wird sowohl klinisch als auch durch Candidahyphen im Abstrich gestellt.

Für die Behandlung sind vorzugsweise antimykotische Mittel wie Nystatin, Amphotericin B oder Miconazol anzuwenden, die es als Mundspülungen, Lutschtabletten oder lokal anzuwendende Gels gibt. In den meisten Fällen werden sich diese Präparate als hilfreich erweisen. Zusätzlich sollten prädisponierende Faktoren geprüft werden.

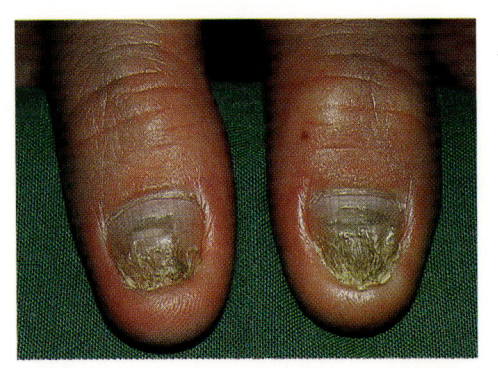

Abb. 16-11 Candida-Infektion der Nägel bei einem Jungen mit Hypoparathyreoidismus.

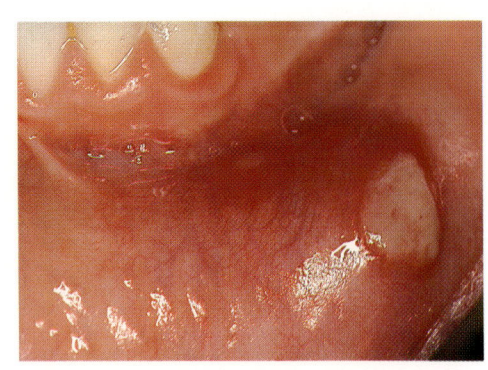

Abb. 16-12 Aphthöse Ulzeration an der oralen Mukosa.

Chronisch rezidivierende Aphthen treten am häufigsten nach dem zehnten Lebensjahr auf. Die Läsion beginnt als kleine weiße Papel, die langsam ulzeriert. Die Geschwüre sind im Durchmesser 0,2 bis 1 cm groß, wobei der zentrale Teil kraterförmig und gelblich-grau belegt ist mit erhabenen geröteten Rändern. Das umgebende Gewebe ist leicht geschwollen. Die Geschwüre sind sehr schmerzhaft und können von unterschiedlicher Größe und Anzahl sein. Sie sind hauptsächlich auf der bukkalen und labialen Schleimhaut sowie auf der Zunge anzutreffen (Abb. 16-12). Die Intervalle zwischen den Rezidiven können von einer Woche bis zu mehreren Monaten betragen. Als auslösender Faktor für die Aphthenbildung werden immunologische Kreuzreaktionen auf Antigene oraler Streptokokken (S. sanguis 2A) angesehen, die zu einer Schädigung des Epithels führen. In schweren Fällen sollte das Kind auf Morbus Crohn und Zöliakie untersucht werden.

Eine Vielzahl von Behandlungen sind vorgeschlagen worden, doch die meisten erwiesen sich als Fehlschläge. In leichten Fällen können sanft ätzende Lösungen oder Oberflächenanästetika den Schmerz unter Kontrolle halten. Bei ausgedehnten Läsionen kann eine lokale Kortikosteroidbehandlung die Heilungszeit verkürzen. In einigen Fällen sind Mundspülungen mit Tetrazyklinen erfolgreich (besonders Aureomycin®), doch die Risiken der Nebenwirkungen sind nicht zu vernachlässigen.

Das **Erythema exsudativum multiforme** ist eine Hautkrankheit, bei der sich orale Läsionen entwicklen können oder bei der die oralen Läsionen das einzige Symptom der Krankheit sind. Es entwickelt sich sehr schnell. Innerhalb von 24 Stunden können bei einem Kind ausgedehnte Läsionen der Haut und/oder Schleimhaut auftreten. Die Hautläsionen sind asymptomatische erythematöse Flecken oder Papeln, die meist Hände oder Füße betreffen. Beim generalisierten vesikulobullösen Erythema exsudativum multiforme sind auch die Augen und die Genitalien betroffen (Stevens-Johnson-Syndrom). Anfänglich haben die oralen Läsionen den Charakter von Bläschen oder Blasen, die schnell aufbrechen und Geschwüre bilden. Verglichen mit viralen Läsionen sind die Ge-

Mundschleimhauterkrankungen

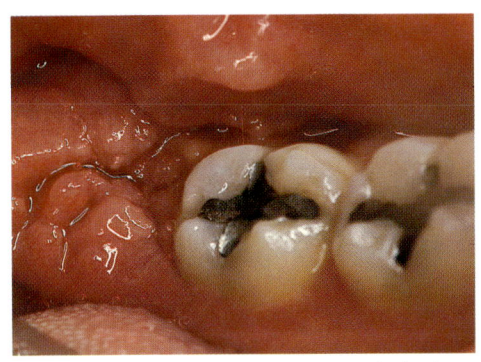

Abb. 16-13 Orale Veränderung bei einem Jungen mit Morbus Crohn.

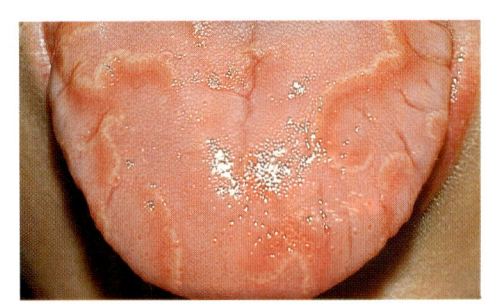

Abb. 16-14 Lingua geographica.

schwüre größer, tiefer und bluten oft. Häufig sind die Lippen mitbetroffen. Nach einigen Tagen verkrusten die Geschwüre und heilen innerhalb von zwei Wochen ab. Wenn Lippen und Mundschleimhaut stark betroffen sind, hat der Patient beim Essen und Trinken große Schwierigkeiten. Die Diagnose basiert auf dem klinischen Gesamtbild.

Das Erythema wird nicht als spezifische Krankheit angesehen, sondern als eine Allgemeinreaktion auf eine Reihe unabhängiger Triggerfaktoren wie Nahrungs- und Medikamentenallergien, Infektionen, Strahlentherapien oder Allgemeinerkrankungen.

In leichten Fällen mag die Applikation von Oberflächenanästhetika die einzige Behandlungsmöglichkeit darstellen. In schweren Fällen kann eine systematische Behandlung mit Kortikosteroiden und Antibiotika gerechtfertigt sein.

Der **Morbus Crohn** kann mit oralen Läsionen einhergehen. Diese können aber auch den Symptomen dieser Darmkrankheit vorangehen. Die häufigsten oralpathologischen Befunde bei Morbus Crohn sind aphthöse Geschwüre und Bereiche entzündlicher Hyperplasien, die sich im Mundboden, Vestibulum und auch in der retromolaren Gegend zeigen (Abb. 16-13). Die Läsionen neigen zu spontanen Remissionen.

Die **Landkartenzunge** oder gutartige wandernde Glossitis findet man bei ein bis drei Prozent aller Kinder. Klinische Manifestationen sind rosarote, unregelmäßige Bereiche ohne Papillen, die von einem scharf abgesetzten, leicht erhabenen weißlichen Randsaum umgeben sind. Die betroffenen Bereiche verändern sich täglich, und man kann die Zunge als eine sich kontinuierlich verändernde Landkarte beschreiben (Abb. 16-14).

Gelegentlich sind andere Teile der Mundschleimhaut betroffen (*Stomatitis migrans*). Es gibt eine erbliche Disposition, aber die Ätiologie ist unbekannt. Bei einigen Kindern verursachen die Läsionen Unbehagen und ein brennendes Gefühl. In schweren Fällen werden in der akuten Phase Oberflächenanästhetika empfohlen.

Wangenbeißen und **andere traumatische Reizungen der Mundschleimhaut** sieht man gelegentlich bei Kindern. Die betroffene Schleimhaut zeigt oft in der Nähe der Okklusalebene eine weiß-

16 Orale Pathologie und Chirurgie

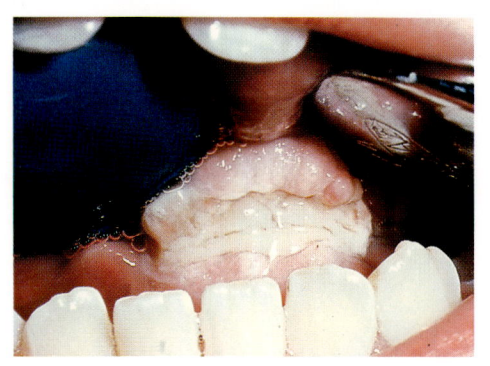

Abb. 16-15 Selbstverstümmelung der Unterzungenmukosa in Folge fortgesetzter Verletzungen durch die unteren Schneidezähne.

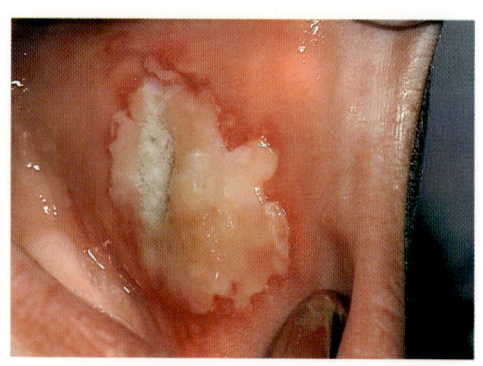

Abb. 16-16 Veränderung der Wangenschleimhaut aufgrund einer Bißverletzung im Zusammenhang mit einer Lokalanästhesie.

liche Oberfläche, die manchmal durch desquamierte Bereiche oder kleine Ulzerationen überlagert ist. Das typische klinische Erscheinungsbild sowie die Krankengeschichte machen die Diagnose einfach. Manchmal stören die scharfen Kanten kariöser oder frakturierter Zähne die Mundschleimhaut, so daß sich chronische Druckgeschwüre mit hyperkeratotischen weißlichen Ulzerationen entwickeln (Reibungskeratose). Die Behandlung besteht darin, dem Patienten das Habit abzugewöhnen und/oder den Störfaktor zu entfernen.

Eine Selbstverstümmelung der Schleimhaut sieht man manchmal bei behinderten Kindern mit unkontrollierten Zungenbewegungen. Die Schleimhautreizung entsteht, wenn das Kind die Zunge aus dem Mund herauspreßt und sie dabei an den unteren Schneidezähnen verletzt (Abb. 16-15) In solchen Fällen entwickeln sich schnell hyperkeratotische Bereiche. In einem speziellen Fall wurde, um die Läsionen zum Abheilen zu bringen und ein Rezidiv zu verhindern, auf den Schneidezähnen ein weiches „Akrylat-Onlay" zementiert.

Traumatische Verletzungen, zum Beispiel Wangen- oder Lippenbeißen nach

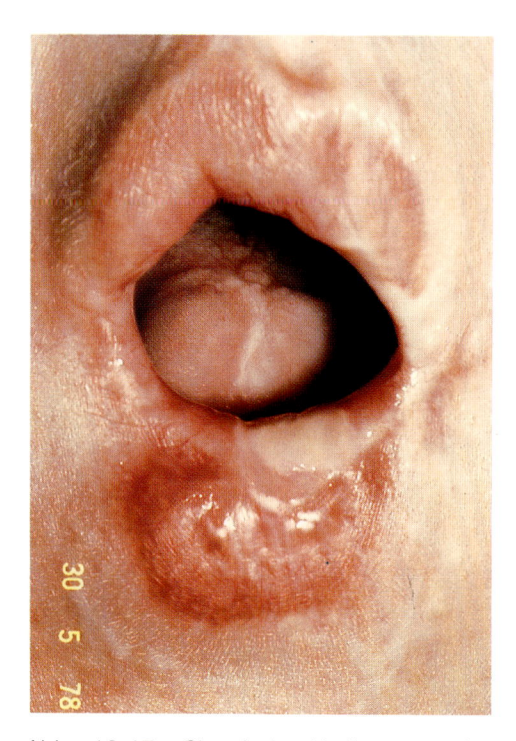

Abb. 16-17 Chemische Verätzungen der Lippen bei einem zweijährigen Jungen, der konzentrierten Ätzkalk verschluckt hatte.

einer Lokalanästhesie, können zu beträchtlichen Schwellungen und Blutungen führen. Klinisch sieht man oft eine große weiße ulzerierte Läsion (Abb. 16-16). Diese Läsion hat einen selbstlimitierenden Charakter und heilt innerhalb einer Woche ab.

Verbrennungen der Mundschleimhaut, entweder thermisch, chemisch oder elektrisch bedingt, verursachen schmerzhafte weiße Läsionen mit Koagulation und Schorfbildung der oberflächlichen Schleimhaut. Die schwersten Fälle treten auf, wenn versehentlich ätzende Lösungen eingenommen werden. Abbildung 16-17 zeigt einen zweijährigen Jungen, der konzentrierten Ätzkalk schluckte, was zu extensiven Verbrennungen mit narbiger Heilung von Lippen und Zunge führte. Die Diagnose bei Verbrennungen der Mundschleimhaut wird auf der Basis der Anamnese, des klinischen Bildes und der Tatsache gestellt, daß die Koagulation leicht zu entfernen ist. Bei Verbrennungen muß das auslösende Agens schnell entfernt und nachfolgend symptomatisch therapiert werden. Die meisten Läsionen heilen ohne Komplikationen, doch bei schweren Lippenverbrennungen kann eine extendierte Kunststoffschiene sinnvoll sein, um bei der Heilung eine narbige Schrumpfung zu verhindern.

Pigmentierte Läsionen sind meist durch Melanin bedingt. Epheliden oder Sommersprossen, die eine Form endogener Pigmentierung sind, findet man oft auf den Lippen. Melaninflecke kann man auch intraoral sehen. Bei Kindern dunkelhäutiger Rassen fällt eine diffuse und großflächige Pigmentierung der Mundschleimhaut auf, besonders an der befestigten Gingiva.
In außergewöhnlichen Fällen kann man intraoral pigmentierte Nävi finden. Sie sind bräunlich, manchmal leicht über der Schleimhaut erhaben und von der umgebenden Schleimhaut deutlich abgegrenzt. Da eine, gleichwohl geringe Gefahr besteht, daß sich ein intraoraler pigmentierter Nävus in ein malignes Melanom verwandelt, wird empfohlen, daß ein Facharzt die Läsion entfernt und histologisch analysieren läßt.
Eine endogene Pigmentierung der Mundschleimhaut kann auch das Symptom einer systemischen Erkrankung wie der Addison-Krankheit oder des Peutz-Jeghers-Syndroms sein.
Kontakt mit Wismut, Blei, Quecksilber, Silber, Gold oder Arsen kann zu einer Ablagerung von Metallsalzen in den Gingivageweben führen.

Eine **Leukoplakie** oder extensive hyperkeratotische Läsionen findet man bei Kindern sehr selten. Die einzigen Fälle bei Kindern, die Tendenz zu einer schwereren Hyperkeratose zeigen, sind jene, die infolge eines langandauernden Traumas der Schleimhaut (Reibungskeratose) auftreten. Auch bei Patienten, deren Angewohnheit es ist, über längere Zeit Kautabak im Schleimhautbereich „aufzubewahren", entwickeln sich solche Läsionen. Die meisten dieser Schleimhautveränderungen verschwinden, nachdem deren Ursache beseitigt wurde.

Knochenerkrankungen

Die meisten Knochenläsionen, die man im Kiefer von Kindern findet, sind infektiösen Ursprungs. Eine Vielzahl anderer Erkrankungen wie Parodontitis, Zysten und Tumoren oder tumorähnliche Läsionen führt zu Knochenläsionen, die in

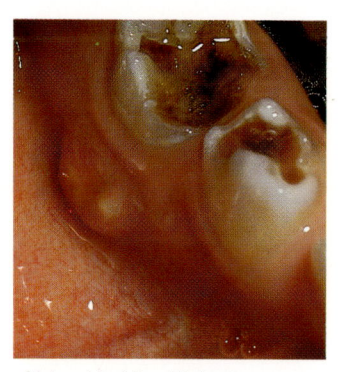

Abb. 16-18 Fluktuierender Abszeß im Vestibulum in Höhe der Bifurkation des tiefzerstörten Milchmolaren.

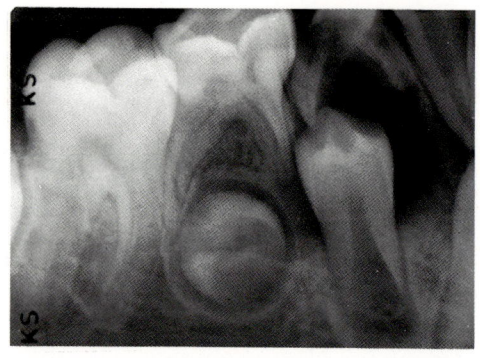

Abb. 16-19 Osteolyse infolge einer Infektion, die durch einen gangränösen Milchzahn ausgelöst wurde.

den entsprechenden Abschnitten dargestellt sind.

Periapikale Ostitis (apikale Parodontitis), Abszeßbildung und **Weichteilentzündung** findet man häufig bei Kindern. Eine der häufigsten Reaktionen, die durch eine periapikale Infektion eines nekrotischen Zahnes auftritt, ist die Bildung eines Abszesses. Manchmal führt die periapikale Läsion des nekrotischen Zahnes zu einer eher diffusen Infektion, die das Weichgewebe betrifft und eine beträchtliche Schwellung verursacht. Dieser Zustand wird als Bindegewebsentzündung diagnostiziert und tritt bei Kindern häufiger auf als bei Erwachsenen. Bei Kindern können sich aufgrund der vergleichsweise großen Markräume Infektionen in den Kieferknochen schnell ausbreiten.

Normalerweise tritt ein Abszeß als eine lokalisierte oder eher diffuse Schwellung der Schleimhaut im Bereich der Umschlagfalte in Höhe des betroffenen Zahnes in Erscheinung. Die periapikale Entzündung perforiert die Kortikalis und erreicht das Periost. Der Abszeß entwickelt sich von einer relativ harten und diffusen subperiostalen zu einer eher lokalisierten und flukturierenden Schwellung (Abb. 16-18). Es kann zur pathologischen Ruptur kommen, oder es entwickelt sich eine Fistel, und der gebildete Eiter wird dann in die Mundhöhle gepreßt. Die frühen Stadien erkennt man röntgenologisch als erweiterten Parodontalspalt, doch fortgeschrittenere Stadien imponieren durch eine Transluzenz der periapikalen und interradikulären Bereiche (Abb. 16-19). Oft reagiert der Zahn auf Bewegung, Perkussion und Wärme sensibel. Das erste subperiostale Stadium der Abszeßbildung wird oft von erheblichen Schmerzen begleitet.

Die Weichteilentzündung führt oft zu einer starken Schwellung des Gesichtes oder Halses (Abb. 16-20). Die Röntgenbefunde sind dieselben wie beim Abszeß. Die Patienten haben oft hohes Fieber, erhebliche Schmerzen, Schwierigkeiten bei der Mundöffnung und fühlen sich akut krank.

In den akuten Stadien eines Abszesses und einer Bindegewebsentzündung besteht die wichtigste Behandlung im Legen einer Drainage und, in Fällen mit

Knochenerkrankungen

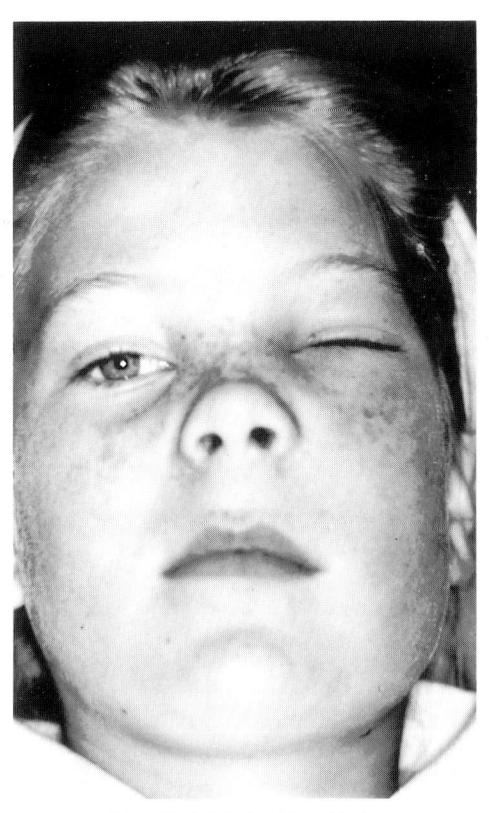

Abb. 16-20   Zellulitis im Oberkiefer.

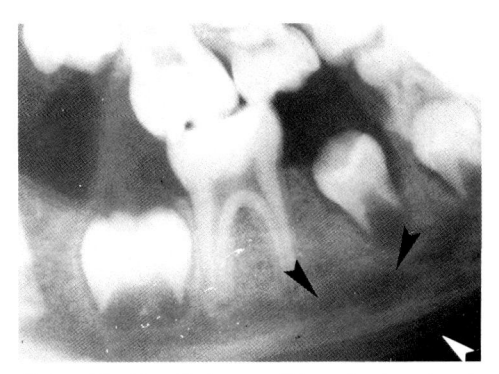

Abb. 16-21. Osteomyelitis mit Anschwellung des Periostes an der Unterkante des Unterkiefers. Beachte die transluzenten Bereiche im Unterkiefer!

schlechtem Allgemeinzustand, der zusätzlichen Antibiotikagabe. Die Drainage wird durch Trepanation des betroffenen Zahnes und durch Inzision unterstützt. Die akuten Symptome verschwinden gewöhnlich innerhalb weniger Tage.

Der häufigste Mikroorganismus, der in periapikalen Läsionen gefunden wird, ist *Streptococcus viridans*. Er ist gegen die meisten Antibiotika empfindlich.

Die **chronische sklerosierende Osteomyelitis (Garré)** tritt häufiger im Unter- als im Oberkiefer auf. Sie beginnt normalerweise mit dumpfen Zahnschmerzen und Fieber. Röntgenologische Anzeichen können diffus sein oder fehlen.

Allmählich tritt eine Schwellung im Bereich des Kiefers auf, die durch Anschwellung des Periostes verursacht wird. Auf dem Röntgenbild stellt sich der Knochen mit zwiebelähnlicher Struktur dar (Abb. 16-21). In diesem Stadium wird die extraorale Schwellung stärker und im Knochen entwickeln sich radioluzente Bereiche, die auf nekrotische oder sklerotische Zustände hindeuten. In einigen Fällen hat sich die über Monate erstreckende Behandlung mit Antibiotika, oft zusammen mit einem chirurgischen Eingriff, als erfolgreich erwiesen, doch Rezidive sind häufig, selbst bei den heutigen Breitbandantibiotika. Die kurzzeitige Behandlung mit Kortikosteroiden zum Zeitpunkt des Rezidivs kann eine sofort einsetzende Wirkung haben. Während der Heilung gleicht der Knochen mehr und mehr einer Orangenschale (Abb. 16-22). Bei Kindern ist die Ätiologie der chronischen sklerosierenden Osteomyelitis noch nicht völlig geklärt, und die Prognose bei Kleinkindern gilt als fraglich.

16 Orale Pathologie und Chirurgie

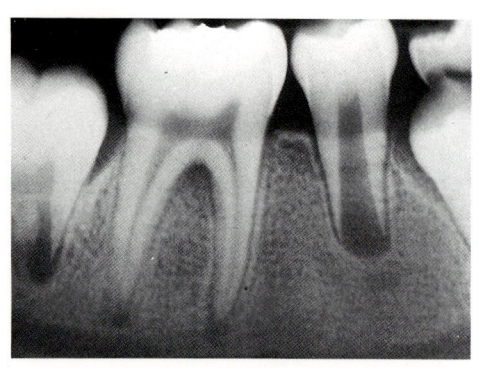

Abb. 16-22 Orangenhautartiges Aussehen des Knochens einige Jahre nach den ersten Symptomen der Osteomyelitis (derselbe Patient wie in Abbildung 16-21).

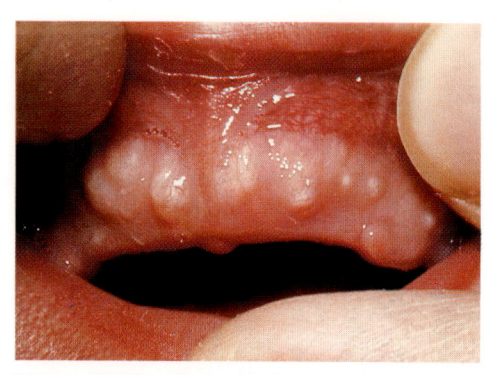

Abb. 16-23 Bohn-Knötchen bei einem Neugeborenen.

Zysten

Zysten werden oft als ein Gewebehohlraum beschrieben, der eine Flüssigkeit enthält und häufig mit Epithel ausgekleidet ist. Folgende Zysten, die oft bei Kindern vorkommen, werden diskutiert:

Epitheliale Zysten des Kiefers

Odontogene Zysten
Odontogene Keratozyste
Gingivazyste des Neugeborenen
Follikuläre Zyste
Eruptionszyste
Parodontale Zyste

Nicht-odontogene Zysten
Zyste des Ductus nasopalatinus
Globulomaxilläre Zyste

Entzündliche Zysten
Radikuläre Zyste

Nicht-epitheliale Zysten des Kiefers
Traumatische Knochenzyste

Weichteilzysten
Mukozele
Ranula

Odontogene Keratozysten (Primordialzysten) entwickeln sich aus Epithelresten des Schmelzorgans des Zahnkeimes. Oft ist das Epithel der Zyste keratinisiert. Die Zysten können bei Kindern auftreten, sind jedoch im Erwachsenenalter (>20 Jahre) häufiger. Die Zyste, die meist im Unterkiefer zu finden ist, kann sich beträchtlich ausdehnen, ohne daß der Patient Schmerzen verspürt oder eine Schwellung des Kiefers auftritt. Auf dem Röntgenbild erscheint oft eine gekammerte, gut abgegrenzte Transluzenz. Eine Keratozyste, die in engem Kontakt mit noch nicht durchgebrochenen Zähnen steht, kann man fälschlich für eine echte follikuläre Zyste halten. Keratozysten müssen sorgfältig operativ entfernt werden. Keratozysten zeigen Rezidivtendenz; auch nach zehn Jahren noch können sie wieder auftreten.

Die **Gingivazyste des Neugeborenen** tritt sehr häufig bis zum Alter von drei Monaten auf. Multiple weißliche, etwa zwei bis drei Millimeter große Zysten findet man in den bukkalen oder oralen Bereichen des Kieferkammes, sogenannte Bohn-Knötchen (Abb. 16-23), oder an der Raphemedianebene an der

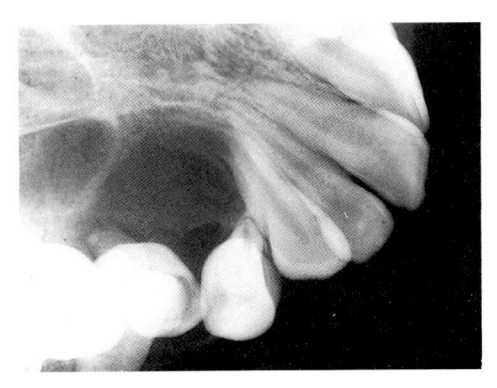

Abb. 16-24a Follikuläre Zyste im Oberkiefer. Beachte die Verlagerung des Prämolaren!

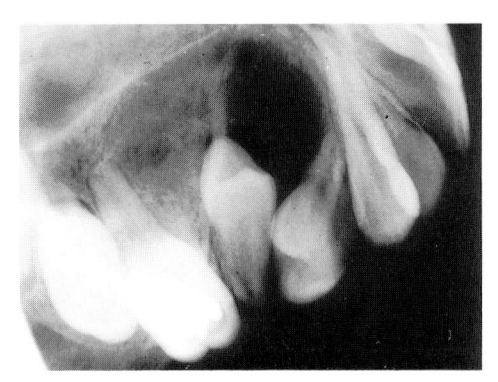

Abb. 16-24b Dieselbe Zyste fünf Monate später nach Behandlung mit einem Obturator und täglicher Spülung mit physiologischer Kochsalzlösung.

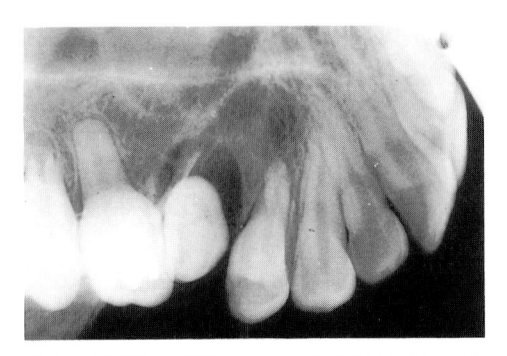

Abb. 16-24c Wiederum fünf Monate später.

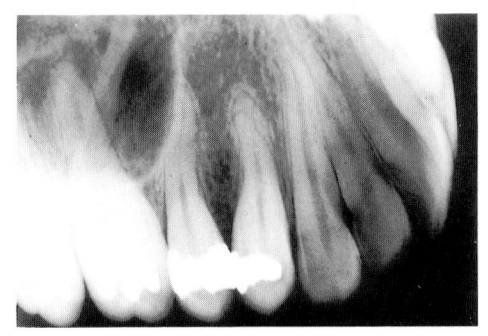

Abb. 16-24d Nach zwei Jahren. Die Zyste ist vollständig ausgeheilt, und die Zähne stehen in korrekter Position.

Grenzlinie zwischen hartem und weichem Gaumen (Epstein-Perlen). Gingivazysten bei Neugeborenen, die manchmal als früh durchbrechende Milchzähne fehlgedeutet werden, lösen sich schnell wieder auf, und eine Behandlung ist nicht erforderlich.

Follikuläre Zysten umschließen die Krone nicht durchgebrochener Zähne und sind an der Schmelz-Zement-Grenze befestigt. Diese Zyste ist bei Kindern die häufigste. Jedoch muß sie von den oft in der präeruptiven Phase auftretenden, erweiterten Follikeln unterschieden werden, die als normal anzusehen sind, solange der perikoronare Spaltraum nicht größer als drei bis vier Millimeter ist.

Die am häufigsten betroffenen Zähne sind die Prämolaren. Die Zysten können beträchtliche Ausmaße annehmen (Abb. 16-24a) und manchmal Schwellungen und Schmerzen verursachen. Sie wachsen langsam und verlagern die beteiligten Zähne.

Als ätiologischen Faktor nimmt man eine Flüssigkeitsansammlung zwischen dem

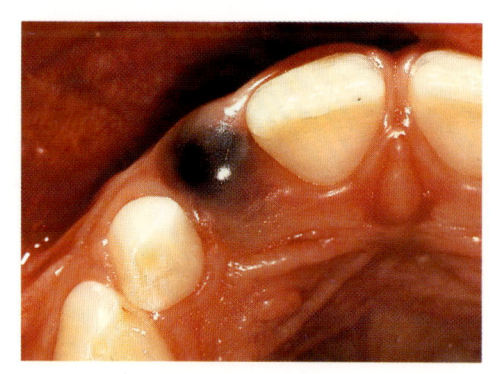

Abb. 16-25 Eruptionszyste.

reduzierten Zahnepithel und dem Schmelz an. Diese wird durch eine Störung des venösen Abflusses verursacht. Auch die infizierte Wurzel eines Milchzahnes kann die Ursache sein.
Große Unterkieferzysten sollten zystostomiert werden; danach wird täglich mit physiologischer Kochsalzlösung gespült. Selbst große Zysten heilen bei dieser Behandlung innerhalb kurzer Zeit aus (Abb. 16-24 b bis d). Kleine follikuläre Zysten sollten exstirpiert werden.

Eruptionszysten können als follikuläre Zysten definiert werden, die im Weichgewebe lokalisiert sind. Wenn eine Blutung in der Zyste auftritt, wird sie als ein Eruptionshämatom klassifiziert. Die Zyste kann bei sehr kleinen Kindern auftreten, doch man findet sie häufiger beim Zahndurchbruch. Dabei erscheint sie gewöhnlich im Bereich des durchbrechenden Zahnes als eine kleine weiche Schwellung des Gingivagewebes (Abb. 16-25). Ist eine Behandlung indiziert, so ist die Marsupialisation die Behandlung der Wahl. Der Zahn bricht dann schnell durch.

Parodontale Zysten entwickeln sich oft im Unterkiefer bei durchbrechenden Molaren. Das Kind hat eine Kiefer-schwellung und oft Schmerzen aufgrund einer Sekundärinfektion. Bei der klinischen Untersuchung stellt man meist bukkal vom betroffenen Zahn eine tiefe Knochentasche fest. Röntgenaufnahmen zeigen einen radioluzenten Bereich, der sich vom Rand her apikal ausdehnt (Abb. 16-26a). Als Reaktion des Periostes wird oft eine Schwellung beobachtet (Abb. 16-26b).
Bei Kleinkindern scheint die Annahme plausibel, daß die Zyste aus einer idiopathischen Stimulation von Epithelzellresten im Parodontium herrührt. Wenn der Zahn durchbricht, bleibt die Zyste im Kiefer in engem Kontakt mit der Wurzeloberfläche. Will man Erfolg haben, ist eine sorgfältige Exstirpation anzuraten.

Die **nicht-odontogenen Zysten** umfassen eine Reihe von dysodontogenetischen Zysten, die durch Epithelreste verursacht werden, die an Stellen der Fusion embryonaler Gesichtsfortsätze eingeschlossen wurden, zum Beispiel die *Zyste* des *Ductus nasopalatinus* und die *globulomaxilläre Zyste*. Bei Kindern sind diese Zysten relativ selten. Klinisch führen sie zu beträchtlichen Schwellungen des labialen Teils des Alveolarkammes und des Gaumens.
Auf dem Röntgenbild liegt die nasopalatinale Zyste in der Mittellinie (Abb. 16-27) und die globulomaxilläre Zyste zwischen dem oberen seitlichen Schneidezahn und dem Eckzahn (Abb. 16-28). Als Behandlung wird die chirurgische Entfernung empfohlen.

Radikuläre Zysten entwickeln sich aus Epithelresten im Parodontium, die durch die Entzündung, welche von einem devitalen Zahn ausgeht, einen Wachstumsreiz erhalten. Solch eine Zyste ist oft symptomlos und wächst langsam. Manchmal beobachtet man eine Ver-

Zysten

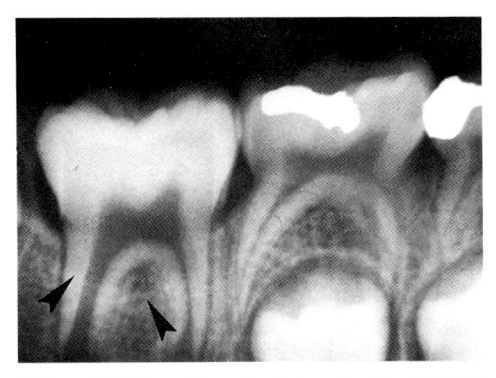

Abb. 16-26a Parodontale Zyste bukkal des Zahnes 46 bei einem sechsjährigen Mädchen.

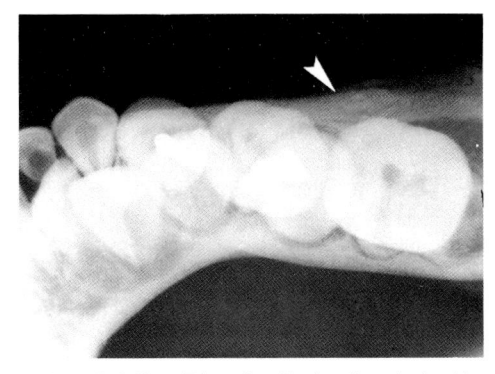

Abb. 16-26b Dieselbe Patientin wie in Abbildung 16-26a. Achte auf die Auftreibung des Unterkiefers!

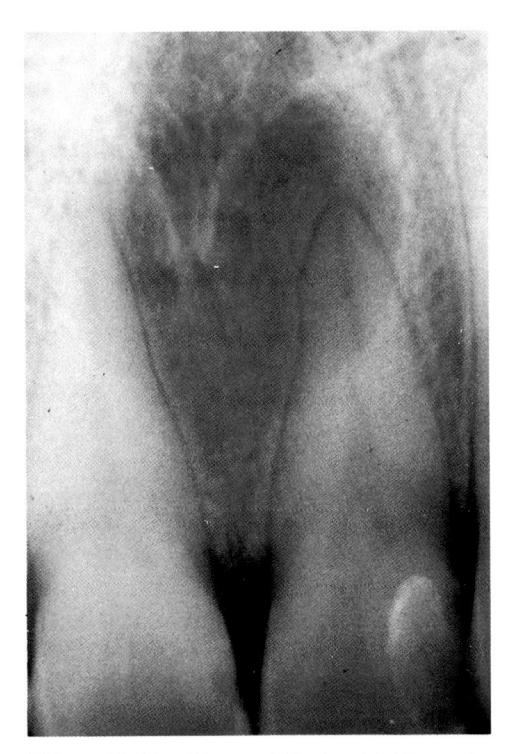

Abb. 16-27 Nasopalatinale Duktuszyste (Mit freundlicher Genehmigung von Dr. S. Ericson).

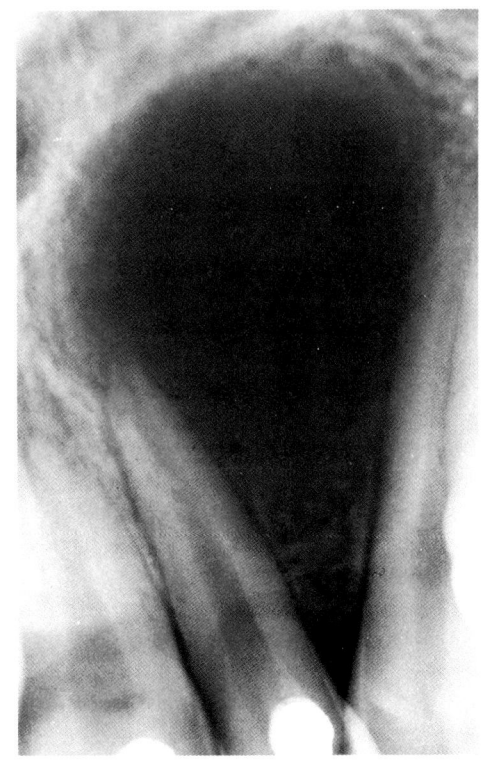

Abb. 16-28 Globulomaxilläre Zyste (Mit freundlicher Genehmigung von Dr. S. Ericson).

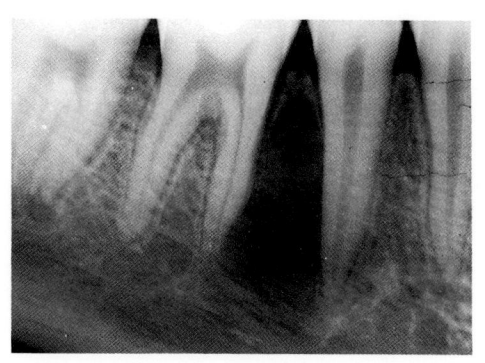

Abb. 16-29a Traumatische Zyste bei einem fünfzehnjährigen Jungen.

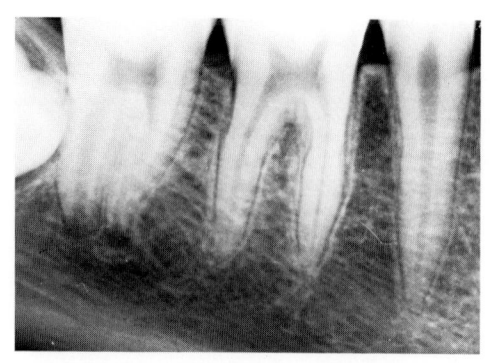

Abb. 16-29b Ausheilung derselben Zyste wie in Abb. 16-29a drei Monate nach chirurgischer Eröffnung.

drängung der Wurzel sowie eine beträchtliche Schwellung des Knochens. Auf dem Röntgenbild ist oft an der Spitze des betroffenen Zahnes eine scharf umschriebene Transluzenz zu sehen, die von einer Lamina dura umgeben ist. Im Milchgebiß sind radikuläre Zysten selten. Bei jungen bleibenden Zähnen hingegen treten sie häufig auf, und zwar bei stark kariösen Zähnen, Invaginationen und Traumen. Im Milchgebiß wird der betroffene Zahn extrahiert, und die Zyste exstirpiert (Cave bleibender Zahnkeim). Im bleibenden Gebiß wird der betroffene Zahn endodontisch behandelt und gegebenenfalls die Zyste chirurgisch entfernt. Eine radikuläre Zyste, die nach Extraktion des betroffenen Zahnes im Kiefer zurückbleibt, nennt man eine *Residualzyste*.

Die **traumatische Knochenzyste** ist eine solitäre Zyste ohne epitheliale Auskleidung, die häufig bei jungen Patienten im Unterkiefer auftritt. Sie kann Flüssigkeit enthalten, ist aber meistens leer. Eine Schwellung tritt nur gelegentlich auf. Die Zähne in diesem Bereich sind vital. Im Röntgenbild ist die Zyste unregelmäßig abgegrenzt, wobei die Kortikalis leicht verdickt erscheint; die Wurzeln werden dabei nicht verdrängt (Abb. 16-29a). Die Ätiologie ist unbekannt, doch manche Autoren behaupten, sie sei traumatischer Genese. Empfohlen wurde die chirurgische Öffnung der Zystenhöhle und die Provokation einer Blutung. Da man aber oft Spontanheilungen sieht, ist die chirurgische Behandlung umstritten (Abb. 16-29b).

Mukozelen können in zwei eigenständige Arten aufgeteilt werden: a) muköse Extravasationszyste, bei der Schleim ins Bindegewebe gedrückt wird; eine epitheliale Auskleidung gibt es nicht.
b) Schleimhautretentionszyste, bei der eine epitheliale Auskleidung besteht. Eine Mukozele tritt bei Kindern häufig auf, meist an der Unterlippe. Sie kann sich sehr schnell entwickeln und dann spontan ihren Inhalt nach außen abgeben. Die Schwellung ist oft rund und weich; ihr Durchmesser variiert zwischen 1 und 15 Millimetern. Eine Mukozele ist schmerzlos und kann rezidivieren.
Man glaubt, daß die mukösen Extravasationszysten durch eine traumatische Ruptur des Speicheldrüsenganges auftreten. Ist der Sekretionsgang blockiert, so kann sich eine epitheliale Mukozele bilden (Schleimhautretentionszyste). Die

Behandlung besteht in der Entfernung der Zyste und der damit verbundenen Speicheldrüsen (Abb. 16-30 a-c). Eine Marsupialisation führt oft zum Rezidiv.

Eine **Ranula** ist eine Mukozele im Mundboden. Aufgrund des Austritts von Schleim aus dem Sekretionsgang oder dessen Retention im Sekretionsgang der sublingualen Drüsen, was durch ein Trauma oder eine Infektion verursacht wird, können im Mundboden ausgedehnte, bläulich schimmernde Schwellungen auftreten. Oft kommen sie einseitig vor. Die Behandlung der Wahl ist die Marsupialisation, doch wenn Rezidive auftreten, wird eine chirurgische Entfernung der gesamten Drüse empfohlen.

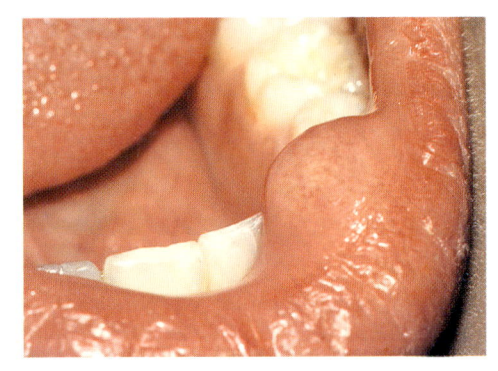

Abb. 16-30a Schleimhautretentionszyste der Unterlippe.

Tumoren und tumorähnliche Läsionen

Tumoren und tumorähnliche Läsionen des Kopfes und Halses sieht man auch bei sehr kleinen Kindern. Glücklicherweise sind die meisten dieser Läsionen gutartige Tumoren, die Häufigkeit bösartiger Neoplasmen ist sehr gering. Jedoch entwickeln sich bei Kindern etwa 25% aller bösartiger Neoplasmen im Kopf- und Halsbereich. Viele Tumoren im Mundbereich sollten als Hamartome (atypisch differenziertes Keimgewebe) angesehen werden. Aufgrund des Mißverhältnisses der Gewebe in Hamartomen können sie sich in das umgebende Gewebe ausdehnen. Normalerweise endet das Wachstum, wenn eine gewisse Größe erreicht ist. Beispiele für Hamartome sind Hämangiome, Lymphangiome und einige odontogene Tumoren.

Wichtig ist es, alle Tumoren und tu-

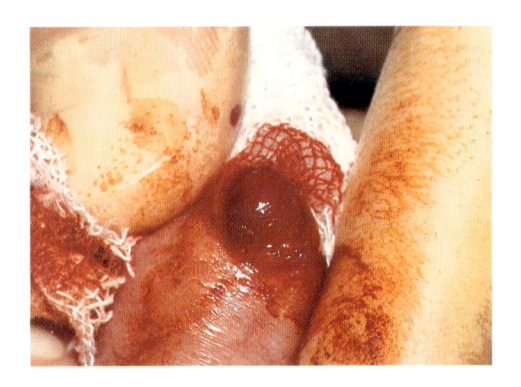

Abb. 16-30b Chirurgische Entfernung.

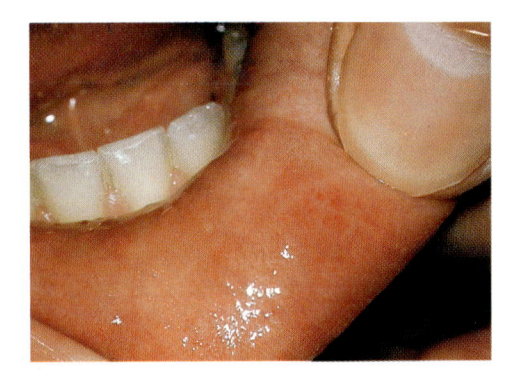

Abb. 16-30c Verheilt.

morähnlichen Läsionen im Mundbereich sorgfältig zu diagnostizieren und zu behandeln. Wenn eine Läsion verdächtig aussieht und die Diagnose zweifelhaft ist, sollte das Kind an einen Spezialisten überwiesen werden.

Wenn Tumoren oder tumorähnliche Läsionen exzidiert werden, sollte das gesamte entfernte Gewebe zur histologischen Analyse eingeschickt werden, um die Diagnose abzusichern. Tumoren, die aus odontogenem Gewebe stammen, sind im allgemeinen gutartig.

Im folgenden werden nur solche Tumoren abgehandelt, die bei Kindern häufiger vorkommen. Was weitere Läsionen oder noch ausführlichere Informationen über die dargestellten Tumoren angeht, wird der Leser auf Fachbücher der Oralpathologie verwiesen.

Odontogene Tumoren

Ameloblastom
Adenomatoid odontogener Tumor
Ameloblastisches Fibrom
Myxom
Gutartiges Zementoblastom
Odontome

Ein **Ameloblastom** ist ein langsam wachsendes, destruktives Neoplasma, das sich lokal ausbreiten kann. Meist ist es in der Molarenregion des Unterkiefers lokalisiert, dort kann es eine beträchtliche Größe erreichen. Über eine mögliche Metastasierung ist berichtet worden. Röntgenologisch ähnelt es einer expandierenden uni- oder multilokulären Zyste. Histologisch findet man ein fibröses Stroma mit einem proliferierenden odontogenen Epithel. Da der Tumor eine Rezidivtendenz besitzt, besteht die Behandlung in der großzügigen Exzision im gesunden. Bei Kindern sind Ameloblastome selten, mit Ausnahme der unizystischen Ameloblastome, die eine geringe Rezidivinzidenz besitzen.

Ein **adenomatoid odontogener Tumor** ist von einer Kapsel umgeben und meist in der anterioren Region des Oberkiefers lokalisiert. Histologisch sieht man duktusähnliche oder adenomatoide Strukturen zylindrischer Epithelzellen, die die Tumormasse durchziehen. Eine leichte amorphe Verkalkung kann auftreten.

Ein **ameloblastisches Fibrom** ist ein langsam expansiv wachsendes, eingekapseltes Neoplasma, das man überwiegend bei Kindern findet. Es besteht aus odontogenem Epithel in einem zellreichen Tumorstroma, daß der Zahnpapille ähnelt. Im Röntgenbild weist es Ähnlichkeit zum Ameloblastom auf.

Ein **Myxom** ist ein odontogener Tumor, der hauptsächlich loses, zelluläres Bindegewebe enthält. Klinisch wächst der Tumor langsam, expansiv und invasiv, und kann Wurzeln resorbieren und Zähne verdrängen. Röntgenbilder zeigen große, oft multilokuläre („seifenblasenähnliche") Tumoren, die schwer von einem Ameloblastom, einer fibrösen Dysplasie, einem zentralen Riesenzellgranulom und dem Cherubismus zu unterscheiden sind.

Ein **gutartiges Zementoblastom** ist ein scharf abgegrenzter Tumor, der fibröses Gewebe mit unterschiedlichen Mengen mineralisierten Zementes oder zementoiden Gewebes enthält und oft an Zahnwurzeln vorkommt. Das harte Gewebe kann mit den Wurzeln verschmolzen sein. Auf dem Röntgenbild kann der Tumor einer periapikalen Zyste ähneln. Die Differentialdiagnose wird mit Hilfe des Sensibilitätstests gestellt.

Odontome sind Tumoren, die den Charakter eines Hamartoms haben. Sie sind unterschiedlich groß, und man entdeckt sie oft auf Röntgenbildern von Kindern mit spätem Zahndurchbruch oder Zahnretention. Ein komplexes Odontom ist eine mehr oder weniger homogene Mischung von unterschiedlichen kalzifizierten Zahngeweben. Ein zusammengesetztes Odontom ist ein Tumor, der eine unterschiedliche Anzahl zahnähnlicher Objekte beinhaltet, bei denen unterschiedliche Hartgewebe klar voneinander unterschieden werden können (Abb. 16-31 a-c). Odontome sind oft gut eingekapselt und die chirurgische Entfernung ist unkompliziert.

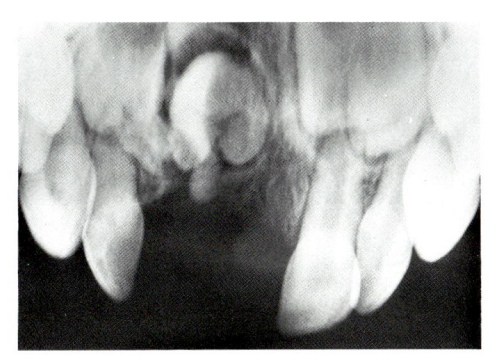

Abb. 16-31a Komplexes Odontom bei einem zweijährigen Mädchen als Folge eines Traumas.

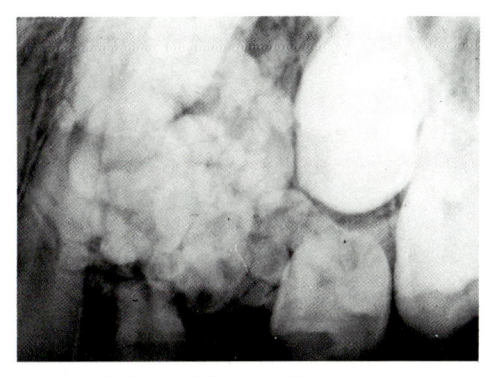

Abb. 16-31b Röntgenbild eines zusammengesetzten Odontoms.

Osteogene Tumoren

Zentrales ossifizierendes Fibrom
Zentrales Riesenzellgranulom
Familiäre fibröse Dysplasie (Cherubismus)
Juvenile monoostotische fibröse Dysplasie (Osteofibrosis deformans juvenilis)
Bösartige Tumoren

Das **zentrale ossifizierende Fibrom** ist ein gutartiger Tumor, der dem zentralen Zementofibrom sehr ähnlich ist. Der Tumor kann beträchtlich wachsen und eine Expansion der Kortikalis verursachen.

Das **zentrale Riesenzellgranulom** ist ein gutartiger Tumor, der Riesenzellen enthält und Knochen zerstören kann. Klinisch ist beim betroffenen Kind eine Schwellung festzustellen, eine Auftreibung der Kortikalis des Unterkiefers so-

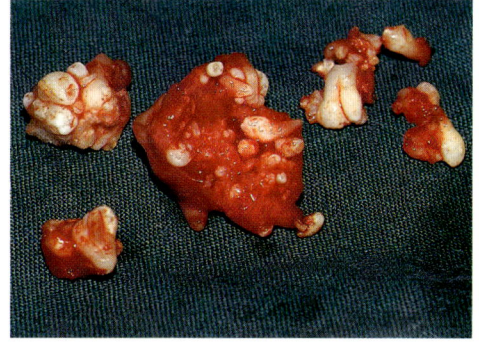

Abb. 16-31c Das zusammengesetzte Odontom aus Abbildung 16-31b zeigt nach operativer Entfernung ca. 80 kleine zahnähnliche Gebilde.

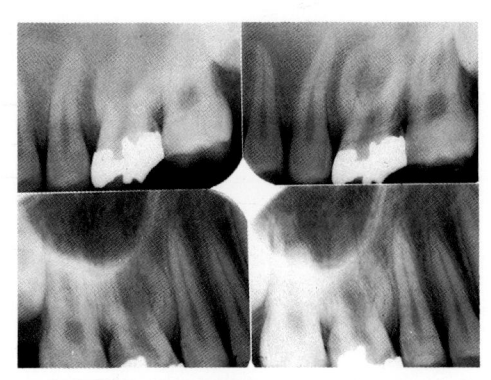

Abb. 16-32 Fünfzehnjähriger Junge mit fibröser Dysplasie. Beachte die granuläre Erscheinung des Knochen auf der befallenen Seite!

wie eine erhöhte Zahnbeweglichkeit. Der Tumor ist oft im anterioren Bereich der Kiefer lokalisiert und breitet sich auch über die Mittellinie aus. Röntgenologisch ist eine Transluzenz zu sehen; Zähne sind teilweise resorbiert und disloziert. Die Erkrankung kann eventuell schwierig vom Cherubismus und der juvenilen fibrösen Dysplasie zu unterscheiden sein. Alle Patienten mit einem diagnostizierten Riesenzellgranulom sollten auf Hyperparathyreoidismus untersucht werden, da zwischen beiden Erkrankungen eine Verbindung besteht.

Bei der **familiären fibrösen Dysplasie (Cherubismus)** liegt eine bilaterale Vergrößerung des Unterkiefers vor, die in frühem Alter beginnt und dem Patienten ein cherubinisches Erscheinungsbild (Engelsgesicht) verleiht. Es werden viele multilokuläre radioluzente Bereiche gefunden, die über den ganzen Unterkiefer verteilt sind. Auch der Oberkiefer ist manchmal betroffen. Histologisch findet man in den Regionen der Knochenzerstörung vielkernige Riesenzellen. Zähne können spontan herausfallen. Wenn das Kind älter wird, scheinen die Läsionen fibröser zu werden und selbst zu einer neuen Knochenbildung kann es kommen. Wenn die Läsionen nicht zu ausgedehnt sind, wird deren Exzision empfohlen.

Die **juvenile monoostotische fibröse Dysplasie** ist ein gutartiger Tumor, der oft in der frühen Kindheit beginnt. Die Läsion ist auf einen Knochen begrenzt (monoostotisch), gewöhnlich auf den Oberkiefer. Während des Wachstums kann der Tumor expandieren, und man hat von Fällen berichtet, in denen sich der Tumor bis in den Boden der Augenhöhle ausgedehnt und schwere Okklusionsstörungen verursacht hat. Extraoral ist eine deutliche Schwellung des Oberkiefers erkennbar.

Die histologischen Befunde ähneln anderen fibroossären Läsionen, und es kann schwierig sein, diese von einem zentral ossifizierenden Fibrom oder einer chronisch sklerosierenden Osteomyelitis zu unterscheiden. Röntgenbilder des betroffenen Bereiches weisen oft ein feines, granuläres, „orangenschalenähnliches" Erscheinungsbild auf. Die Läsion ist nicht von einem radioluzenten Bereich umgeben, der auf eine Kapsel hindeuten würde (Abb. 16-32). Der Tumor hört oft nach der Pubertät auf zu wachsen. Die Entscheidung zur Operation sollte man daher bis zu diesem Alter aufschieben, wenn nicht das Wachstum des Tumors zu unannehmbaren Komplikationen führt.

Die fibröse Dysplasie kann auch in einer polyostotischen Form auftreten, wobei multiple Knochen mit anderen Entwicklungsveränderungen betroffen sind (Albright-Syndrom).

Bösartige Tumoren knöchernen Ursprungs sind bei Kindern selten. Jedoch kommen in der Kinderzahnheilkunde

Tumoren und tumorähnliche Läsionen

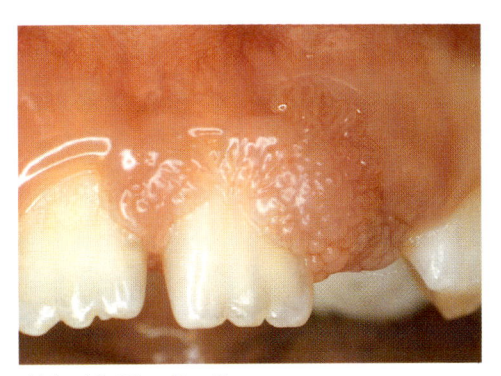

Abb. 16-33   Papillom.

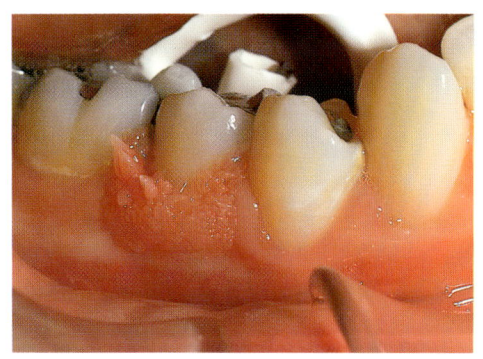

Abb. 16-34   Warze. Typisch sind die hyperkeratotischen, kegelförmigen Epithelproliferationen.

auch Fälle von Fibrosarkomen, osteogenen Sarkomen, Chondrosarkomen und Ewing-Sarkomen vor. Es ist daher wichtig, Frühsymptome zu erkennen und eine korrekte Diagnose zu stellen.

Die folgenden klinischen und röntgenologischen Symptome können auf eine Bösartigkeit hinweisen:

- schnelles Anschwellen und Auftreibung der Kortikalis
- Zahnverlust
- Mitbeteiligung des Weichgewebes
- Schmerzen
- Parästhesie
- vergrößerte regionäre Lymphknoten
- im Röntgenbild: unregelmäßige Ränder der Läsion, Auflösung der Kortikalis, Wurzelresorption, Erweiterung des Parodontalspaltes.

Weichgewebstumoren

Papillom
Fibrom
Epulis
Hämangiom
Lymphangiom
Neurofibrom
Pleomorphes Adenom
Maligne Tumoren

Das **Papillom** ist ein weit verbreiteter, gutartiger Tumor, der selbst bei Kleinkindern auftritt. Klinisch sind Papillome ziemlich klein, besitzen „fingerähnliche" Zotten, und können sich an jeder Stelle der Mundschleimhaut entwickeln (Abb. 16-33). Der Tumor ähnelt stark der gemeinen Warze (*verruca vulgaris*), die auch in der Mundschleimhaut auftreten kann, besonders bei Kindern, die schon Warzen an ihren Händen haben (Abb. 16-34). Die Exzision wird empfohlen.

Das **Fibrom** ist eine charakteristische Gewebsveränderung. Es hat eine glatte Oberfläche und eine normale Farbe. Es kommt breitbasig aufsitzend oder gestielt vor. Es kann bis zu einem Zentimeter groß sein und seine Konsistenz ist gewöhnlich fest. Der Tumor kann an jeder Stelle der Mundschleimhaut auftreten und ist oft die Folge eines langandauernden Traumas (reaktive Hyperplasie). Die Exzision wird empfohlen.

Die **Epuliden** gehören zu einer Gruppe von Tumoren, die durch eine lokale Reizung verursacht werden und sind definitionsgemäß an der Gingiva zu finden. Sie können bis zu mehreren Zentimetern

16 Orale Pathologie und Chirurgie

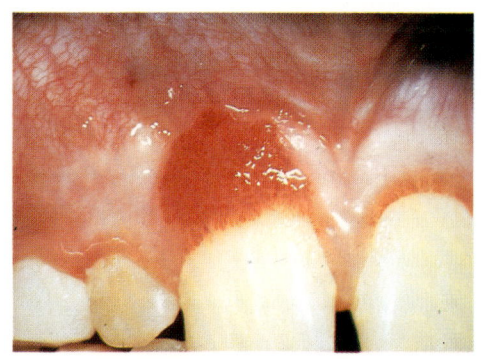

Abb. 16-35 Pyogenes Granulom.

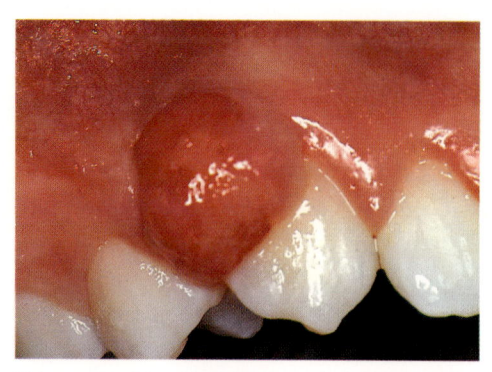

Abb. 16-36 Peripheres kalzifizierendes Granulom.

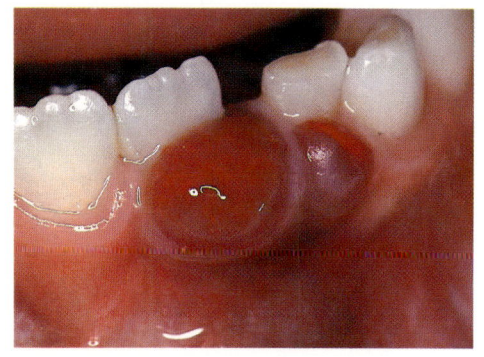

Abb. 16-37 Peripheres Riesenzellgranulom.

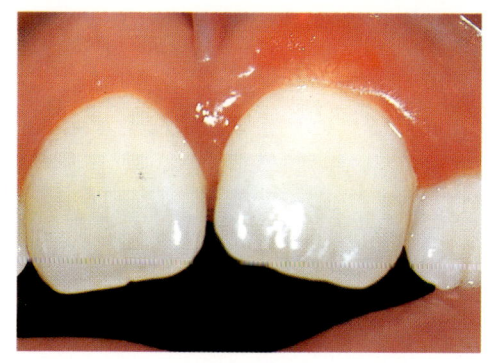

Abb. 16-38 Kapilläres Hämangiom.

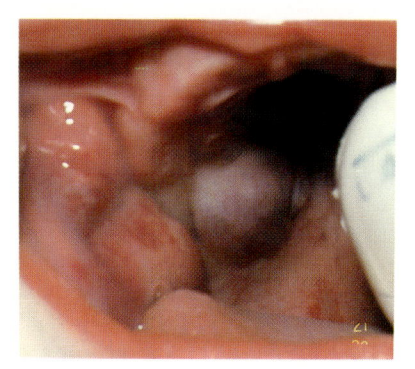

Abb. 16-39 Kavernöses Hämangiom am Gaumen eines Neugeborenen. Beachte das kapilläre Hämangiom in der Wange!

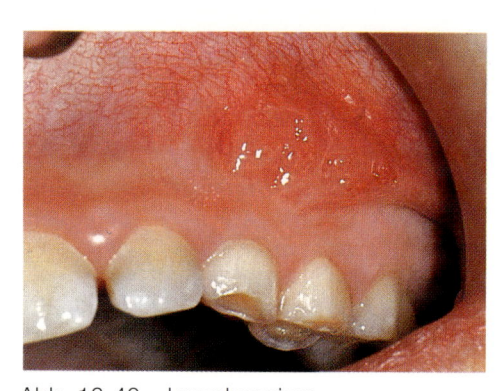

Abb. 16-40 Lymphangiom.

groß werden. Das *pyogene*, das *periphere, kalzifizierende* und das *periphere Riesenzellgranulom* kann man, sofern sie auf der Gingiva auftreten, in diese Gruppe einordnen. Das pyogene Granulom ist oft weich, rot und ulzerierend (Abb. 16-35). Histologisch findet man proliferierendes Granulationsgewebe.

Das periphere kalzifizierende Granulom (Abb. 16-36) ist fester als die pyogenen Granulome, und sein Bindegewebsstroma ist diffus verkalkt. Das periphere Riesenzellgranulom (Abb. 16-37) ist relativ hart und hat eine charakteristische bläulich-rötliche Farbe. Angrenzender Knochen kann resorbiert werden. Die Behandlung von Epuliden besteht in deren Exzision (starke Rezidivneigung).

Das **Hämangiom** ist bei Kindern ein relativ weit verbreiteter hamartomähnlicher Tumor. Die meisten Läsionen findet man schon bei der Geburt. Am häufigsten ist die Zunge betroffen, danach die Lippen und die bukkale Schleimhaut. Klinisch kann man zwei verschiedene Formen unterscheiden: das *kapilläre* und das *kavernöse Hämangiom*. Das kapilläre Hämangiom besteht aus proliferierten dünnen Kapillaren, die sich oft als rote Geburtsflecken auf der Haut und Mundschleimhaut manifestieren (Abb. 16-38). Die kavernöse Form ist häufig tiefer gelegen und besteht aus großen kavernösen, blutgefüllten Gefäßen. Oft verursacht der Tumor eine Schwellung des betroffenen Gewebes, die komprimierbar ist. Von der Farbe her gesehen ist das kavernöse Hämangiom bläulicher als das kapilläre (Abb. 16-39). Hämangiome können auch als zentraler Tumor des Ober- und Unterkiefers auftreten, was auf dem Röntgenbild nur schwer von anderen osteolytischen Tumoren und Zysten zu unterscheiden ist.
Die Behandlung von Hämangiomen ist immer kompliziert, da die Gefahr einer unkontrollierten Blutung besteht. Glücklicherweise unterliegen viele angeborene Hämangiome einer spontanen Rückbildung.

Das **Lymphangiom** ist meist ein angeborener Tumor und ähnelt einem Hämangiom, doch anstelle von Blut enthalten die Gefäße Lymphflüssigkeit. Am häufigsten kommt das Lymphangiom an der Zunge vor, doch auch die bukkale Schleimhaut und die Lippen sind oft betroffen. Das Lymphangiom der Zunge ist einer der Gründe für die angeborene Makroglossie. Lymphangiome neigen dazu, sich in den Spalträumen der Weichgewebe auszubreiten. Klinisch imponiert eine harte Schwellung und die Schleimhautveränderung ist knotig vergrößert, wobei sie dieselbe Farbe wie die umgebende Schleimhaut hat (Abb. 16-40). Eine chirurgische Behandlung wird nur in Fällen von funktioneller Störung oder extensiver Entstellung durchgeführt.

Das **Neurofibrom** ist ein hamartomähnlicher Tumor, der aus der Nervenscheide und perineuralen Fibroblasten entsteht. Die Tumoren treten solitär auf oder wie im Fall der Neurofibromatosis Recklinghausen als multiple Läsionen. Klinisch imponieren einzelne oder multiple Knoten mit glatter Oberfläche, die über Haut und Schleimhaut verteilt sind. Histologisch ist der Tumor eingekapselt und enthält Bindegewebe und Axone, manchmal mit einer Myelinscheide. Der Tumor kann auch als zentrales Neurofibrom der Kiefer auftreten, besonders des Unterkiefers. Röntgenologisch ähnelt die Läsion einer gut abgegrenzten Zyste. Solitäre Läsionen der Schleimhaut wie auch des Knochens werden chirurgisch entfernt. Man beachte, daß ausgedehnte Neurofibrome sehr häufig sarkomatös entarten können.

Das **pleomorphe Adenom** ist bei Kindern der häufigste Tumor der Speicheldrüsen. Meist ist die Parotis betroffen. Das erste Anzeichen ist eine

16 Orale Pathologie und Chirurgie

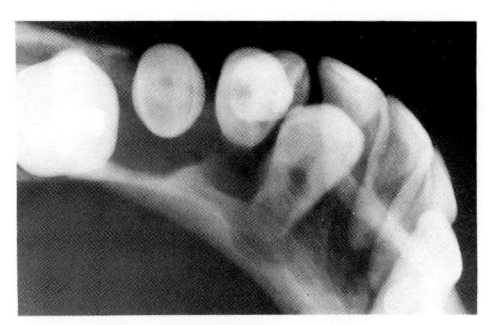

Abb. 16-41 Neunjähriger Junge mit akuter lymphoblastischer Leukämie in Kombination mit einem lymphatischen Sarkom (Mit freundlicher Genehmigung von Dr. S. Ericson).

Schwellung, manchmal auch Schmerzen und in schweren Fällen kann eine Fazialislähmung auftreten. Die histologische Untersuchung zeigt ein Bindegewebsstroma, das hyaline knorpelähnliche Strukturen und Epithelzellen enthält. Aufgrund der Gefahr einer malignen Entartung müssen pleomorphe Adenome wie Adenokarzinome behandelt werden. In diesem Falle ist die Sialographie eine wertvolle diagnostische Hilfe, um diese Erkrankung von anderen Schwellungen zu unterscheiden, die ebenfalls in der fraglichen Region auftreten können.

Bösartige Tumoren der kindlichen Weichgewebe sind meist maligne Lymphome und Rhabdomyosarkome. Karzinome im Mundbereich sind bei Kindern sehr selten.

Selbst sehr kleine Kinder können schon von einem malignen Lymphom betroffen sein. Es beginnt oft mit der Schwellung einzelner Halslymphknoten, die eine feste gummiartige Konsistenz haben; die Veränderungen sind meist einseitig. Das Lymphom kann auch das lymphoide Gewebe der Mundhöhle mit einbeziehen und von hier aus schnell in das Weichgewebe und die Kiefer einwandern. Um die Diagnose abzusichern, wird dringend eine Biopsie empfohlen. Maligne Lymphome umfassen eine ganze Gruppe von Tumoren, u. a. das Lymphosarkom und den Morbus Hodgkin (Abb. 16-41).

Das Rhabdomyosarkom ist ein bösartiger Tumor der quergestreiften Muskulatur. Der Tumor, der oft dem embryonalen Typ entspricht und besonders bei Kleinkindern auftritt, entwickelt sich in der Mundschleimhaut und beginnt dort als schnellwachsende, schmerzlose Masse. Oft ist die Zunge oder der weiche Gaumen betroffen. Der Tumor ulzeriert und füllt mehr oder weniger die Mundhöhle aus, was zu Schluckstörungen und Schmerzen führt. Die Prognose ist infaust.

Schmerzkontrolle bei chirurgischen Eingriffen

Die wichtigste Voraussetzung für chirurgische Eingriffe, nicht nur bei Kindern, sondern im Prinzip bei jedem, ist eine effektive Schmerzkontrolle. Dies bedeutet, daß der Zahnarzt in der Lage sein muß, durch geeignete Maßnahmen vor, während und nach einem chirurgischen Eingriff dem Patienten Schmerzen und Beschwerden zu ersparen. Der Behandler erklärt dem Patienten, wie dies zu erreichen ist.

Die moderne Schmerzkontrolle umfaßt:

– Informationen für den Patienten
– Prämedikation mit Sedativa, Analgetika, Antibiotika, entzündungshemmenden Mitteln, usw.

- lokale Analgesie
- Psychosedativum (Lachgas)
- Allgemeinanästhesie, wenn indiziert
- postoperative Analgesie
- physikalische Methoden (Hitze, Kälte, TENS (siehe später), Laser)

Für weitere Details siehe Kapitel 6.
Zur Ergänzung werden folgende Richtlinien empfohlen.

Prämedikation

Der Ausdruck Prämedikation bedeutet lediglich, daß vor einer bestimmten Maßnahme irgendeine Art von Medikament verabreicht wird. Jedoch meinen viele Kliniker damit die Gabe eines relaxierenden Präparates für den ängstlichen Patienten.

Antibiotika können entweder prophylaktisch (simultane Therapie) oder zur Heilung gegeben werden. Die prophylaktische Indikation kann entweder systemisch oder lokal sein. Drei Arten von Antibiotika sind für die zahnärztliche Praxis wichtig: Phenoxymethylpenicillin (Penizillin V), Metronidazol und Erythromycin. Penizillin ist in nahezu allen Situationen das Medikament der Wahl; nur im Falle einer echten Allergie ist es kontraindiziert. Metronidazol, das sehr gut gegen anaerobe Bakterien wirkt, ist in letzter Zeit zunehmend populär geworden, da man entdeckt hatte, daß die anaerobe Flora ein integraler Bestandteil fast aller Infektionen im Munde ist. Doch seine kanzerogene Potenz schränkt die Anwendung bei Kindern auf sehr schwerwiegende Infektionen ein.
Wenn in einem akuten Stadium operiert wird, sollte Penizillin eine Stunde präoperativ per os verabreicht werden (1 Mill. Einheiten = 0,6 g für Ein- bis Sechsjährige und 2 Mill. Einheiten = 1,2 g für ältere Kinder). Für andere Dosierungen sei auf die jeweiligen Beipackzettel verwiesen.

Entzündungshemmende Mittel – Da der akute traumatische (chirurgische) Schmerz eigentlich entzündlichen Ursprungs ist, wird jede präoperative entzündungshemmende Behandlung postoperative Schmerzen und Schwellungen mindern.
Die wirksamsten Mittel dafür sind die Glukokortikosteroide, z. B. Dexamethason (4 mg). Es wird präoperativ als einmalige Dosis oral gegeben. Die einzige Kontraindikation ist eine akute Infektion.

Die postoperative Analgesie

Für die postoperative Schmerzkontrolle bei Kindern werden, wie zuvor angeführt, entweder Paracetamol oder Antirheumatika empfohlen. Jedoch erleben Kinder selten so viel Schmerz und Beschwerden wie Erwachsene.

Physikalische Methoden

Am Operationstag sollten auf die Haut des Operationsbereiches zwei- bis dreimal für 10 bis 15 min kalte Kompressen gelegt werden. Die Kälte wird temperatursensible Rezeptoren in der Haut aktivieren und somit helfen, die „Schmerzschleuse" zu schließen. Für die folgenden Tage ist Infrarotwärme zu empfehlen, und zwar zwei- bis dreimal täglich für 10 bis 15 min.
Eine Softlaser-Therapie und TENS (transkutane elektrische Nervenstimulation) sind neue, sehr interessante und vielversprechende Methoden zur post-

16 Orale Pathologie und Chirurgie

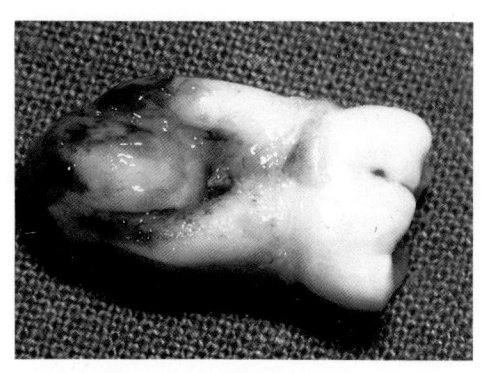

Abb. 16-42 Ein bleibender Zahnkeim wurde akzidentell bei der Extraktion eines Milchmolaren mitentfernt.

operativen Behandlung von Schmerzen und Schwellungen. Diese Methoden, die jedoch spezielle Kenntnisse verlangen, können leicht in der kinderzahnärztlichen Praxis angewendet werden.
Der Schlüssel für eine moderne Schmerzkontrolle liegt darin, dem Schmerz voraus zu sein, anstatt zu warten, bis er sich etabliert hat!

Extraktionen

In manchen Fällen kann eine scheinbar einfache Extraktion zu einer schwierigen chirurgischen Operation zu werden. Daher ist es klug, dem Patienten niemals vorher zu sagen, daß es eine einfache Extraktion sei.
Eine Extraktion umfaßt:

– Anwendung einer Zange und/oder eines Hebels
– Lockern des Zahnes durch Rotation und/oder Luxation
– Entfernen des Zahnes aus seiner Alveole

Bei der Extraktion von Milchzähnen muß das Ausmaß der physiologischen Wurzelresorption sowie die Lage des nachfolgenden bleibenden Zahnes in Relation zu den Wurzeln des Milchzahnes berücksichtigt werden. In einigen Fällen ist die sich entwickelnde Krone des bleibenden Zahnes mehr oder weniger von der Wurzel des Milchmolaren umgeben und würde bei Extraktion des Milchzahnes mit extrahiert werden (Abb. 16-42). Sollte dies passieren, so muß der bleibende Zahn sofort sorgfältig in korrekter Position in die Alveole zurückgesetzt werden.

Die Extraktion oder die chirurgische Entfernung von Zähnen ist in folgenden Situationen indiziert:

– tiefgreifende Karies
– devitale Pulpa, bei der eine endodontische Behandlung nicht angezeigt oder undurchführbar ist
– schwere marginale Parodontitis mit extremem Knochenverlust
– apikale Parodontitis, bei der eine endodontische Behandlung oder eine Wurzelspitzenresektion nicht möglich ist
– axiale Wurzelfraktur (Korrosion eines Wurzelstiftes)
– Wurzelfraktur im koronalen Wurzeldrittel
– Zähne, die die normale Kaufunktion oder Füllungstherapie stören
– halbretinierte oder total retinierte Zähne mit pathologischen Symptomen
– überzählige Zähne, die den Durchbruch der normalen Zähne blockieren
– Platzmangel (kieferorthopädische Indikation)
– ektopische Lage oder ektopischer Durchbruch
– Zähne, die die Weichgewebe traumatisieren
– nicht gesunde Zähne von Patienten, die vor einer Bestrahlungs- oder auch einer immunsuppressiven Therapie stehen.

Viele dieser Indikationen sind absolut, andere relativ. Der Zahnarzt muß eine gründliche klinische und röntgenologische Untersuchung durchführen, ehe er dem Patienten die Resultate mitteilt und einen Behandlungsplan erstellt. Wenn der Patient oder die Eltern sich weigern, einem vom Zahnarzt vorgeschlagenen Plan zuzustimmen, ist dies ihr Recht – und ihre eigene Verantwortlichkeit. Der Behandlungsplan und auch dessen Ablehnung seitens des Patienten sollten sorgfältig in der Patientenakte vermerkt werden.

Kontraindikationen der Zahnextraktion oder Hinweise, die zur Vorsicht Anlaß geben, sind:

Lokal:
- akute Infektionen der Gingiva, perikoronar oder periapikal
- eine unlängst durchgeführte Bestrahlung der Region
- akute Sinusitis bei einer Extraktion der oberen Prämolaren und Molaren

Systemisch:
- pathologische Blutwerte
- Leukämie
- Blutgerinnungsstörungen
- Thrombopenie, Antikoagulatien
- Erkrankungen des Immunsystems (einschließl. Glukokortikosteroidtherapie)
- Herzerkrankungen
- Klappenoperation
- Endokarditis
- juveniler Diabetes mellitus

Soweit in Bereichen einer akuten Infektion extrahiert oder operiert wird, sollte man zuvor das Ausmaß des chirurgischen Eingriffs einschätzen. Wenn ein infizierter Zahn einfach zu entfernen ist, kann man dies auch in der akuten Phase durchführen, vorausgesetzt, daß der

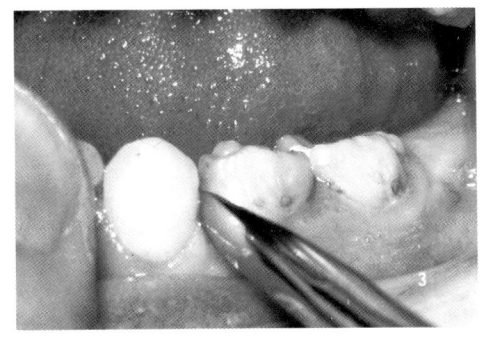

Abb. 16-43 Ein Hebel wird zuerst benutzt, um den Milchmolaren sorgfältig zu lockern.

Patient vor der Extraktion ausreichend antibiotisch abgedeckt ist. Bei Kleinkindern bedeutet dies eine Million Einheiten Penizillin V, bei größeren Kindern zwei Millionen Einheiten Penizillin V, die eine halbe bis eine Stunde zuvor gegeben werden. Ist der Allgemeinzustand des Patienten schlecht, so sollte die Antibiotikagabe für zwei Tage post operationem fortgesetzt werden.

Wenn sich die Extraktion des infizierten Zahnes vermutlich schwierig gestaltet, dann sollte zuerst die Infektion behandelt und die Extraktion verschoben werden, bis die Infektion abgeklungen ist.

Patienten, die eine Klappenoperation hatten oder künstliche Herzklappen bekommen haben oder an einer Endokarditis leiden, sollten vor einer Extraktion oder einem anderen operativen Eingriff immer antibiotisch abgedeckt werden. Das Mittel der Wahl ist Amoxicillin. Erwachsene bekommen eine Stunde vor der Operation als einmalige Dosis 3 g und Kinder 50 mg/kg per os. In Fällen einer Penizillinallergie wird eine Stunde vor der Operation Clindamycin, 300 bis 600 mg per os, empfohlen.

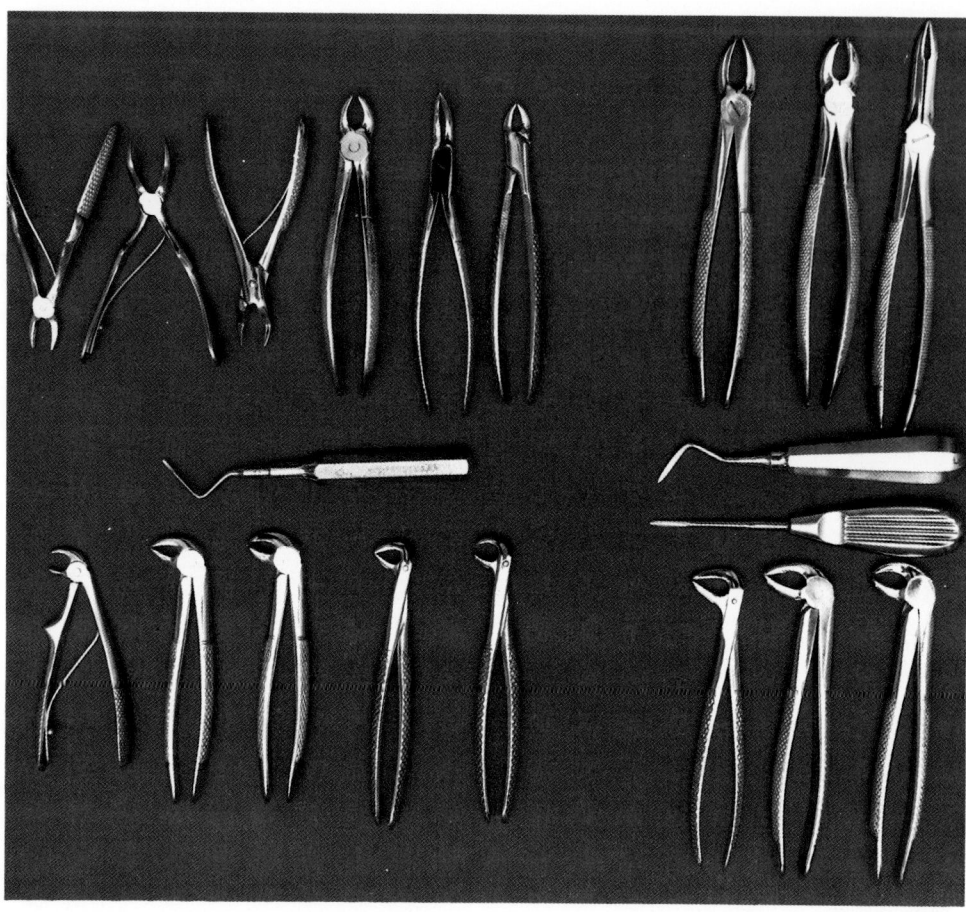

Abb. 16-44 Auf der linken Seite sieht man einen Satz Zangen und Hebel für die Milchzähne, auf der rechten für das bleibende Gebiß.

Vorgehen bei einer Extraktion

Nach ausreichender Analgesie muß das Zahnfleisch um den zu extrahierenden Zahn sorgfältig mit einem Raspatorium oder einem geraden Hebel gelöst werden (Abb. 16-43). Mit dem Hebel wird der Zahn dadurch luxiert, daß man Druck auf alle Flächen ausübt. Dabei ist auf Nachbarzähne zu achten, besonders wenn diese das Wurzelwachstum noch nicht abgeschlossen haben, da sie unabsichtlich traumatisiert oder gelockert werden können. Danach wählt man eine geeignete Extraktionszange aus (Abb. 16-44). Greifen Sie mit deren Branchen um die Krone und den Zahnhals und beginnen Sie mit den Extraktionsbewegungen langsam und vorsichtig, um den Patienten nicht zu erschrecken (Abb. 16-45). Bereiten Sie den Patienten auf die Geräusche und Bewegungen vor, die mit der Extraktion verbunden sind. Wird im Unterkiefer extrahiert oder operiert, ist ein Beißblock zur Unterstützung des Unterkiefers zu

Chirurgische Entfernung impaktierter Zähne

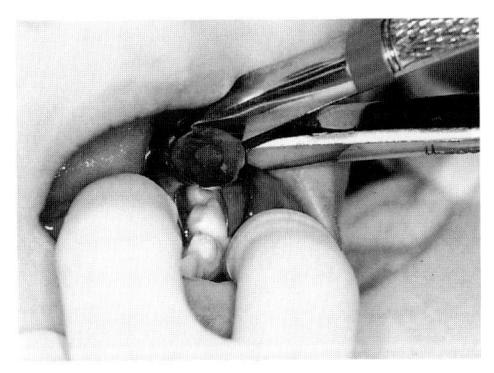

Abb. 16-45 Der Zahn wird mit den Branchen der Zange vollständig gefaßt.

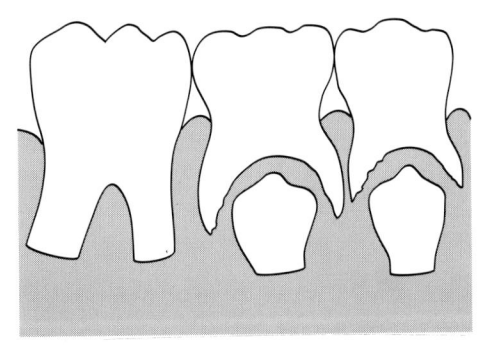

Abb. 16-46a Ein Milchmolar, dessen Wurzeln den bleibenden Keim umschließen.

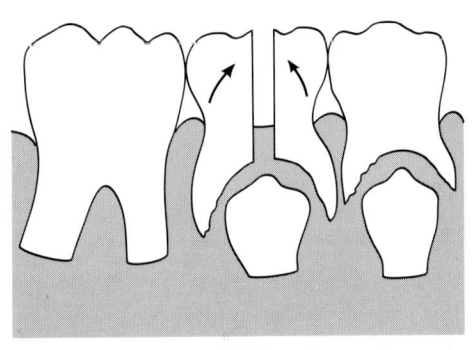

Abb. 16-46b Der Milchmolar wird vor der Extraktion in zwei Hälften geteilt.

empfehlen. Achten Sie auf die Weichgewebe; diese sollten nicht übermäßig traumatisiert werden.
Falls die Wurzelspitze abbricht, so beläßt man sie am besten, es sei denn:

- sie ist infiziert;
- sie stört den Durchbruch des nachfolgenden Zahnes;
- sie stört die kieferorthopädische Behandlung.

Sollten Sie sich dazu entschließen, die frakturierte Wurzelspitze eines Milchzahnes zu entfernen, sollten Sie stets auf den bleibenden Zahn achten. Um Wurzelfrakturen zu vermeiden, ist es günstig, den Milchzahn vor der Extraktion mit einem Diamantschleifer in zwei Teile zu spalten (Abb. 16-46 a und b) (im OK in drei Teile).
Nach der Extraktion wird die Mundhöhle mit Wasserspray gereinigt und dieses abgesaugt. Anschließend wird über die Extraktionsalveole ein Tupfer gelegt und der Patient gebeten, für etwa fünfzehn Minuten darauf zu beißen. Sowohl dem Kind als auch den begleitenden Erwachsenen sollten mündliche wie auch schriftliche Verhaltensmaßregeln gegeben werden.

Chirurgische Entfernung impaktierter Zähne

Die Schnittführung sollte sorgfältig überlegt sein; dabei ist bis zum Knochen zu inzidieren. Der häufigste Fehler ist ein zu kleiner Schnitt. Nach Ablösung des Periostes kann der Knochen mit einem Rosenbohrer unter Berieselung mit steriler Kochsalzlösung entfernt werden. Man kann sich die Zahnentfernung dadurch vereinfachen, daß man den Zahn mit einer Hartmetall-Lindemannfräse trennt und mit einem scharfen geraden Hebel spaltet.

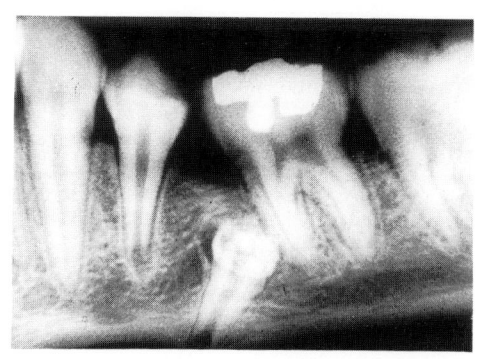

Abb. 16-47 Verlagerter unterer zweiter Prämolar mit nichtabgeschlossenem Wurzelwachstum und einer perikoronaren Transluzenz.

Nach der Entfernung des Zahnes wird das perikoronare Weichgewebe mit einem scharfen Löffel herausgenommen und die scharfen Knochenkanten mit einem großen Rosenbohrer (Zwölfkant) geglättet. Vor dem Schließen der Wunde sollte diese sorgfältig mit Kochsalzlösung gespült und inspiziert werden. Genäht wird mit 3-0 Seide mittels halbrunder umgekehrt schneidender Nadel. Resorbierbares Nahtmaterial ist abzulehnen, da es quillt und damit an den Einstichstellen Bakterien eindringen können. Dies führt häufig zu Wundheilungsstörungen. Daher sollte resorbierbares Nahtmaterial nur bei subcutanen Nähten angewendet werden. Es sollte möglich sein, auch bei behinderten Patienten nach einer Woche die Nähte zu entfernen. In Ausnahmefällen ist die Verwendung von resorbierbaren Nahtmaterial erlaubt.

Soll ein impaktierter Zahn, der in der Mitte des Alveolarfortsatzes liegt, entfernt werden, zum Beispiel ein zweiter Prämolar, so kann es sehr hilfreich sein, sowohl von bukkal als auch von oral zu eröffnen. Der Knochen wird auf der bukkalen Seite entfernt, der Zahn am Zahnhals getrennt und durch eine Öffnung auf der oralen Seite können die Fragmente in bukkaler Richtung hinausgedrückt werden.

Wenn ein Zahnfragment locker ist, aber vom Knochen oder einer Nachbarwurzel festgehalten wird, ist die „Zwei-Instrumenten-Methode" hilfreich. Hierzu verwende man einen schmalen Hebel als Rutsche und versuche, den Zahn oder das Fragment entlang dieser Rutsche mit einem kleinen Hebel oder einem spitzen Instrument anzuheben.

Wenn ein Zahn tief impaktiert ist, ohne daß er irgendwelche pathologischen Symptome aufweist und die anderen Zähne oder eine geplante kieferorthopädische Behandlung nicht stört, ist es wahrscheinlich für den Patienten besser, ihn an seinem Platz zu belassen als ihn zu entfernen (Abb. 16-47). Bevor man sich für eine Operation entscheidet, sollte man die Indikationen dafür streng bewerten. Wenn man sich dazu entschließt, den Zahn zu belassen, sollte man dies dem Patienten mitteilen; Röntgenuntersuchungen müssen in regelmäßigen Abständen folgen. Wenn Zweifel über mögliche Resorptionsschäden an benachbarten Wurzeln bestehen, sollte der impaktierte Zahn entfernt werden. Ist die Wurzel bereits anresorbiert, ist es besser, den resorbierten Zahn zu extrahieren und den impaktierten Zahn in die korrekte Position zu führen. Diese Überlegungen sollte man besonders für impaktierte obere Eckzähne anstellen (Abb. 16-48a und b).

Reguläre bleibende Zähne, die am häufigsten impaktiert sind, sind in absteigender Häufigkeit: M_3UK, M_3OK, C OK, P_2UK, P_2OK.

Dritte Molaren sollten bei Kindern im Alter von etwa zwölf Jahren entfernt werden, wenn sie eine kieferorthopädische Behandlung stören oder pathologische Symptome aufweisen. Ansonsten sollte

die Entscheidung, dritte Molaren zu entfernen, bis zum 16. bis 18. Lebensjahr aufgeschoben werden.
Überzählige Zähne, die eine Retention verursachen, sollten entfernt werden (Abb. 16-49). Man muß das Durchbruchsmuster der Zähne verfolgen. Wenn Zähne asymmetrisch durchbrechen, sollte der Grund dafür untersucht werden, damit eine optimale Behandlung nicht verpaßt wird.
Wenn jedoch ein überzähliger Zahn zufällig bei einer Röntgenuntersuchung entdeckt wird und dieser Zahn keine pathologischen Symptome aufweist und den normalen Zahndurchbruch in diesem Bereich nicht stört, ist es am besten, ihn zu belassen. Studien haben gezeigt, daß viele überzählige Zähne im Erwachsenenalter resorbiert werden, ohne irgendwelche Probleme zu verursachen (Abb. 16-50). Wenn eine kieferorthopädische Behandlung in einer Region mit überzähligen Zähnen stattfinden soll, müssen diese entfernt werden, ehe mit der kieferorthopädischen Behandlung begonnen wird.

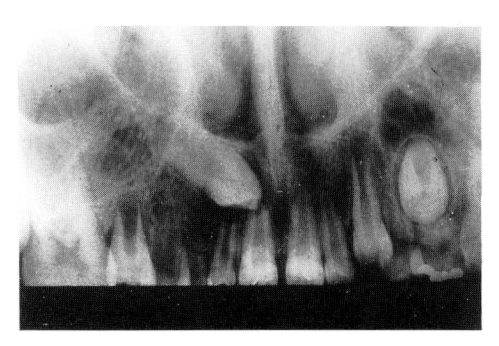

Abb. 16-48a Verlagerter oberer Eckzahn in enger Nachbarschaft zu den Wurzelspitzen des mittleren und seitlichen Schneidezahnes.

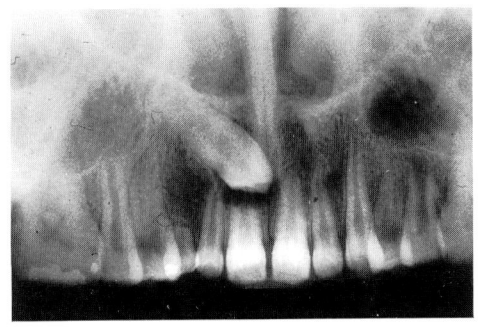

Abb. 16-48b Innerhalb eines Jahres ist es durch den verlagerten Eckzahn zur partiellen Wurzelresorption des mittleren Schneidezahnes gekommen.

Chirurgisch-orthodontische Behandlung impaktierter Zähne

Bei der chirurgisch-orthodontischen Behandlung impaktierter Zähne wird normalerweise der Zahn freigelegt und in den meisten Fällen orthodontisch in seine adäquate Position geführt. In bestimmten Fällen, bei denen durchbrechende Zähne nahe des approximalen Kontaktpunktes festgehalten werden, können diese Zähne manchmal mittels eines geraden Hebels aktiv geführt oder an ihren Platz gedrückt werden. Dies wird „gewaltsames Aufrichten" genannt

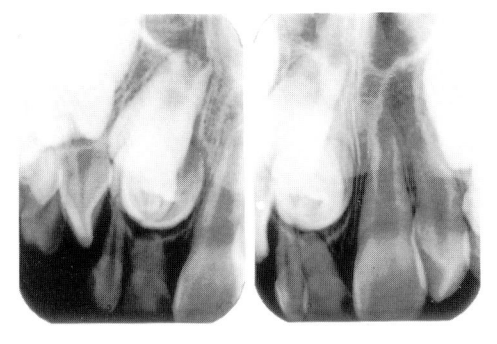

Abb. 16-49 Mesiodens als Ursache für die Retention des oberen rechten mittleren Schneidezahnes.

16   Orale Pathologie und Chirurgie

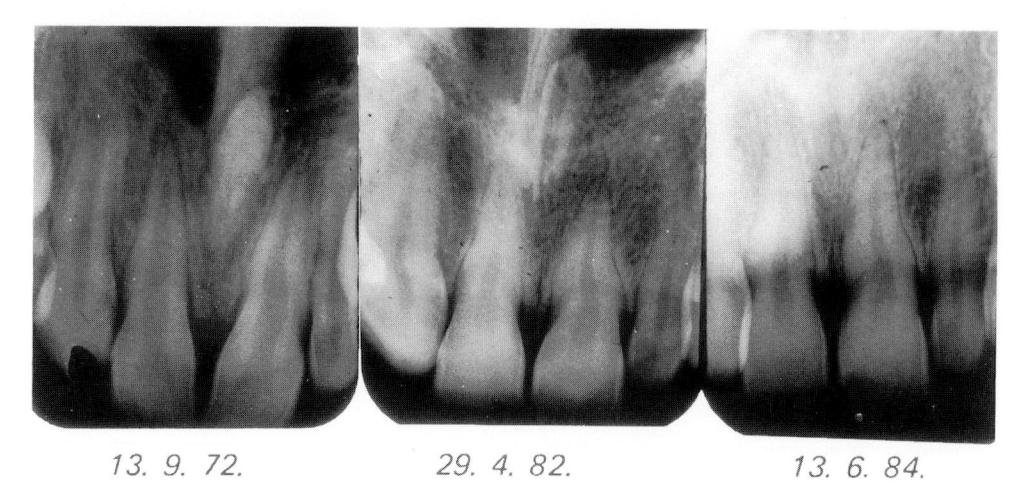

13. 9. 72.   *29. 4. 82.*   *13. 6. 84.*

Abb. 16-50   Mesiodens verschwindet im Verlauf von zwölf Jahren durch Resorption.

und kommt besonders bei oberen Eckzähnen oder zweiten Molaren in Betracht.

Freilegung

Wenn der Durchbruchsweg für einen Zahn blockiert ist, sollte das Hindernis spätestens dann entfernt werden, wenn die Wurzel dieses Zahnes zu zwei Dritteln ausgebildet ist. Wenn aus irgendeinem Grund die Maßnahme verschoben wird, besteht immer die Gefahr der Krümmung der Wurzelspitze zur Nasenhöhle, zur Kieferhöhle oder zum Mandibularkanal.

Der Knochen über dem impaktierten Zahn wird sorgfältig mit einer Knochenfräse entfernt, wobei man darauf achtet, nicht die zervikale Zahnfläche oder die Wurzeloberfläche zu berühren, da dies das Parodontium schädigen und damit Ankylose und Resorption verursachen kann. In Richtung der künftigen Zahnbewegung sollte soviel Knochen wie möglich entfernt werden; natürlich ist stets auf die benachbarten Wurzeln zu achten. Im Idealfall sollte auf der freigelegten Krone nach Anätzen ein Bracket befestigt werden. Normalerweise wird es aber nicht möglich sein, diesen Bereich für die Schmelz-Ätz-Technik trocken genug zu bekommen, so daß dies auf einen späteren Zeitpunkt verschoben werden muß. In der Zwischenzeit wird die freigelegte Krone mit einem Wundverband abgedeckt, der mit einer Kreuznaht für eine Woche befestigt wird. Nach Entfernen des Wundverbandes kann das Bracket ganz normal befestigt werden (Abb. 16-51 und 16-52).

Wenn der Zahn sehr tief liegt, kann im Notfall in einen Höcker oder die Randleiste der Krone ein schmaler Kanal gebohrt werden. Durch diesen Kanal schiebt man einen 0,25 mm weichen Draht mit einem kleinen Haken. Nach dem Durchbruch kann der Kanal oder das Loch leicht mit Komposit gefüllt werden.

Früher wurde um den Zahnhals eine

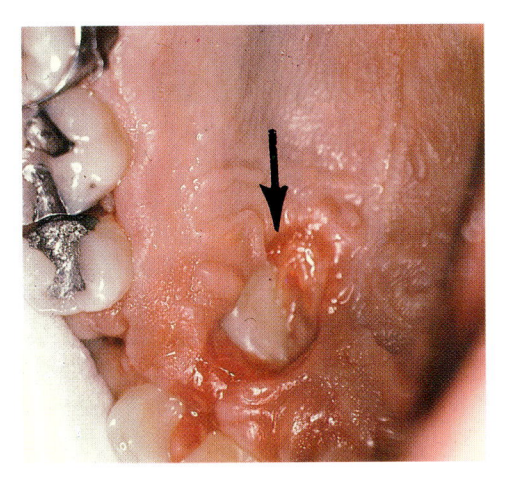

Abb. 16-51 Verlagerter Eckzahn ist palatinal freigelegt.

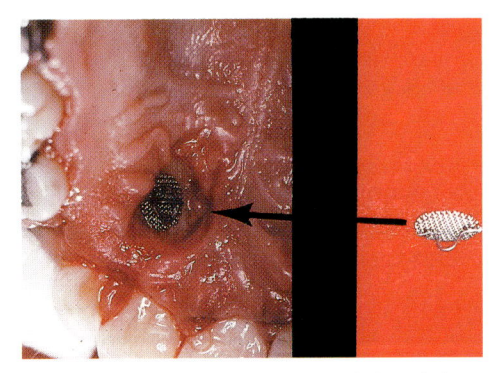

Abb. 16-52 Ein Bracket ist auf dem freigelegten Eckzahn befestigt.

Ligatur gelegt, doch Studien zeigten, daß dies das Parodontium in diesem Bereich schädigen kann, was zu einer entblößten Wurzeloberfläche nach dem Zahndurchbruch führt.

Manchmal muß in die bedeckenden Weichgewebe ein „Fenster" geschnitten werden, um den Durchbruch zu erleichtern.

Forciertes Aufrichten

Dieses Vorgehen ist dann angezeigt, wenn die Wurzel des Zahnes noch weit geöffnet ist, und nur minimal bewegt werden muß. Diese Bewegung sollte einer Rotation um die apikale Region gleichkommen, so daß die pulpale Blutversorgung nur in geringem Umfang gestört wird. Nötigenfalls kann der aufgerichtete Zahn mit Komposit am Nachbarzahn befestigt werden.

Autotransplantation von Zähnen

Autotransplantation von Zähnen bedeutet, daß der transplantierte Zahn vom Patienten stammt, während die Transplantation von einem Menschen auf den anderen als Allotransplantation bezeichnet wird. Letztere hat keine gute Langzeitprognose, wohingegen die Autotransplantation unter optimalen Bedingungen in nahezu 100% der Fälle erfolgreich ist. Heute ist die häufigste Indikation für eine Autotransplantation die Transplantation eines Prämolaren in einen Bereich, in dem der Prämolar nicht angelegt ist.

Anforderungen an das Transplantat:
– die Wurzel sollte weit geöffnet sein;
– die Wurzel sollte 1/2 bis 2/3 ausgeformt sein, mit weit offenem Foramen apikale;
– Zahn und Wurzeloberfläche müssen nach Entfernen intakt und unverletzt sein.

Anforderungen an das Transplantatlager:
– infektionsfrei;

– in allen Dimensionen groß genug, um das Transplantat aufzunehmen;
– in Höhe und Breite genug Knochen, um das Transplantat festzuhalten.

Anforderungen an das chirurgische Vorgehen:
– es sollte atraumatisch sein;
– das Transplantat darf nicht austrocknen;
– die Präparation der neuen Alveole sollte mit niedrigtourigen scharfen Bohrern unter konstanter Berieselung mit physiologischer Kochsalzlösung erfolgen.

Früher wurde das Transplantat sechs bis acht Wochen lang fest fixiert, doch Studien haben gezeigt, daß dies die Gefahr einer Ankylose erhöht. Es ist besser, den Zahn nur locker für ein bis zwei Wochen zu fixieren, etwa mit einer Kreuznaht aus Seidenmaterial. Der Zahn sollte in leichter Infraokklusion plaziert werden. Jegliche traumatische Okklusion muß man korrigieren.

Wenn die Pulpa nekrotisch wird, muß der Zahn endodontisch behandelt werden, wobei zunächst der Wurzelkanal temporär für sechs bis neun Monate mehrfach mit Kalziumhydroxid gefüllt wird, ehe die endgültige Wurzelfüllung erfolgt.

In selteneren Fällen werden zum Ersatz von Schneidezähnen, die durch ein Trauma verlorengegangen sind, obere dritte Molaren in die Frontzahnregion transplantiert. Auch in Fällen mit einer multiplen Nichtanlage von Zähnen sind die Indikationen für eine Autotransplantation weiter gesteckt, um für Brückenkonstruktionen einen natürlichen Pfeiler zu haben.

Eine besondere Form der Autotransplantation sind Fälle gekippter oder invertierter bleibender Zahnkeime. Dies bedeutet, daß die sich entwickelnden Zähne zu drehen oder in eine korrekte Position aufzurichten. Diese Maßnahme wird als „Autotransplantation *in situ*" bezeichnet, im Unterschied zur „Autotransplantation *ad regionem*".

Autotransplantation von Zähnen mit abgeschlossenem Wurzelwachstum

Wenn ein Zahn mit abgeschlossenem Wurzelwachstum transplantiert wird, besteht die Wahrscheinlichkeit, daß die Pulpa nekrotisch wird, da die Möglichkeiten für eine Revaskularisierung durch das apikale Foramen eingeschränkter sind, als bei Zähnen mit weit offenem Foramen apikale. Wenn möglich sollte daher der zu transplantierende Zahn schon vor der Transplantation endodontisch mit Kalziumhydroxid behandelt werden, spätestens aber zwei bis drei Wochen nach dem chirurgischen Eingriff.

Behandlung von Weichgewebsläsionen und -anomalien

Frenuloplastik

Ein breites und vertikal verlaufendes Frenulum, das dicht am Zahnfleisch oder sogar der palatinalen Schleimhaut ansetzt, sollte exzidiert oder apikal reponiert werden. Wenn es den Schluß eines Diastema mediale stört, sollte gleichzeitig das fibröse Band zwischen den beiden Oberkieferfortsätzen entfernt werden. Das Prinzip der Frenuloplastik besteht darin, das fibröse Gewebe in der Submukosa zu durchtrennen, ohne das Periost zu beschädigen (Abb. 16-53 a bis f).

Wenn ein linguales Frenulum die Zungenbeweglichkeit einschränkt oder

Behandlung von Weichgewebsläsionen und -anomalien

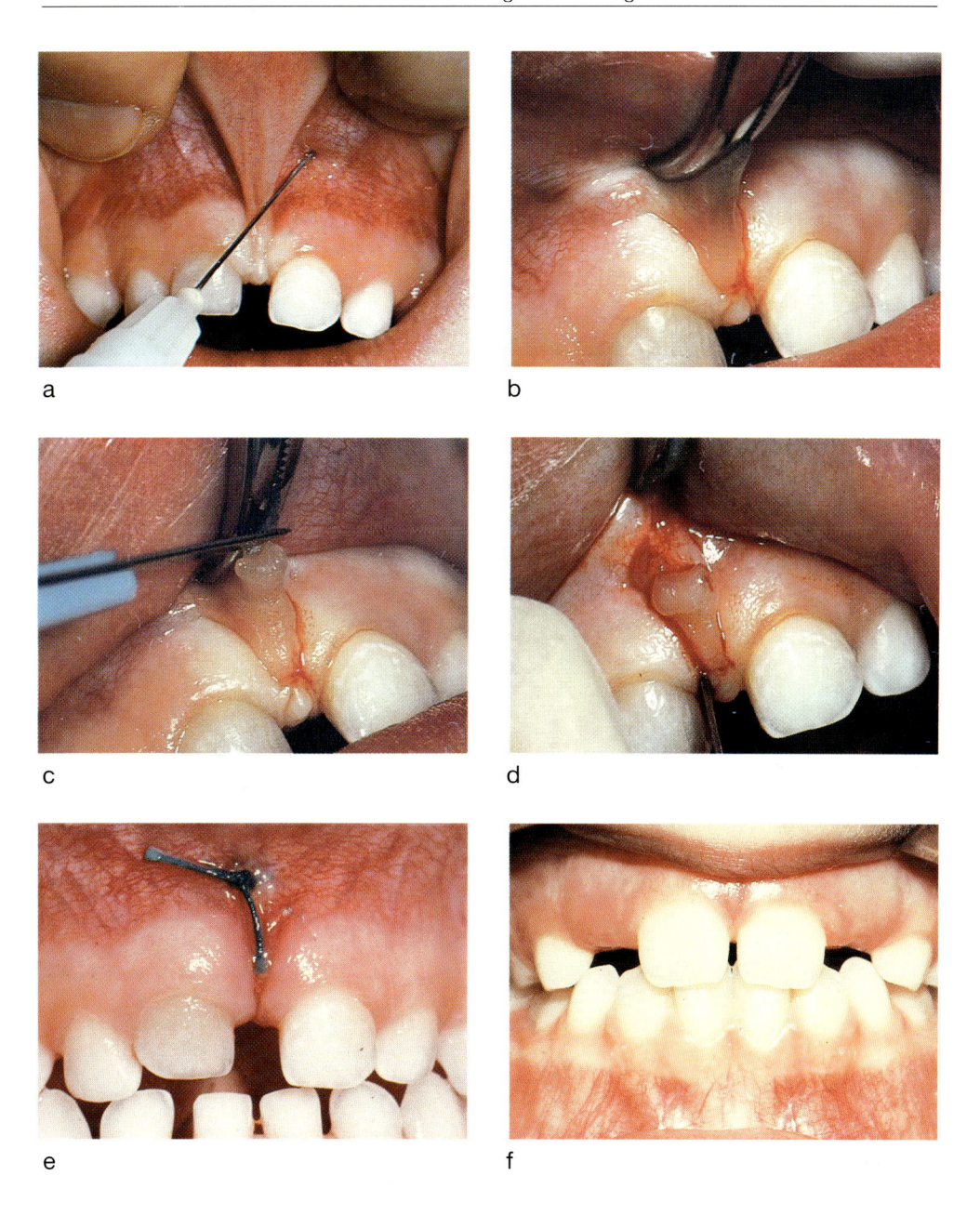

Abb. 16-53a bis f. Lippenbandplastik: a) Lokalanästhesie des Lippenbändchens; b) gebogene Arterienklemme; c) das Bändchen wird entlang der gebogenen Arterienklemme durchschnitten; d) laterale Inzision; e) Heilungsverlauf nach zwei Tagen; f) drei Jahre nach der Operation.

385

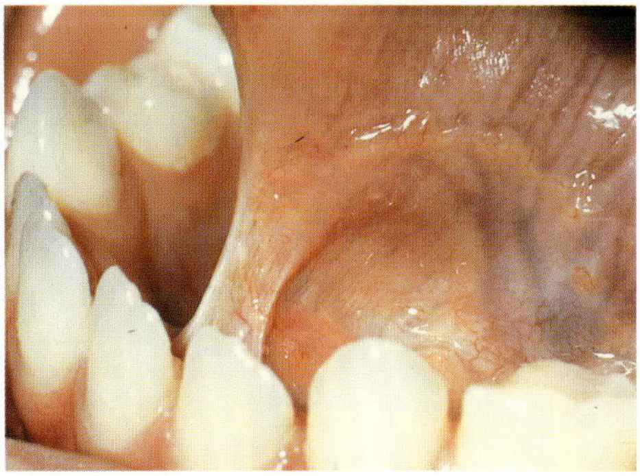

16 Orale Pathologie und Chirurgie

a
b 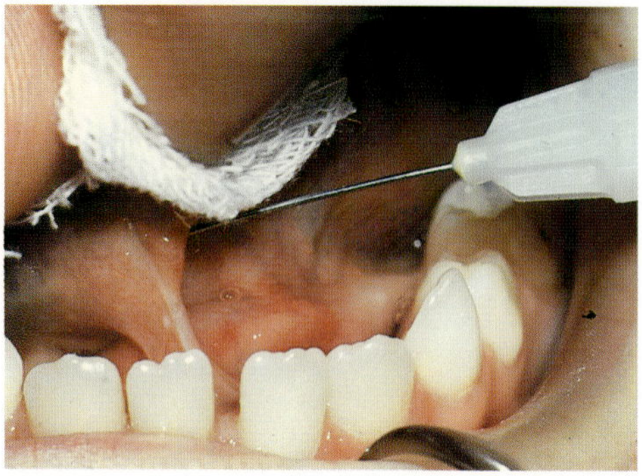
c 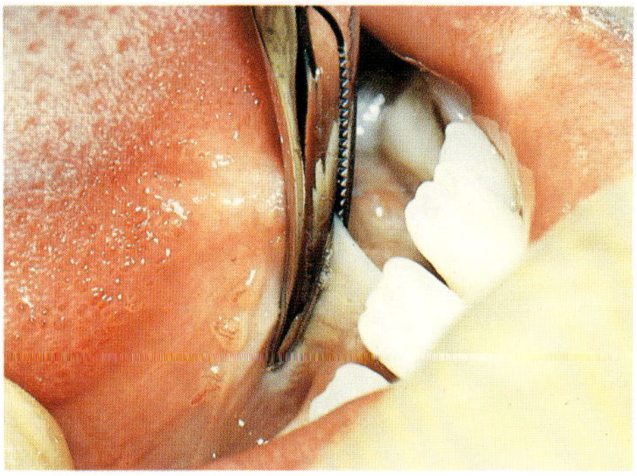
d 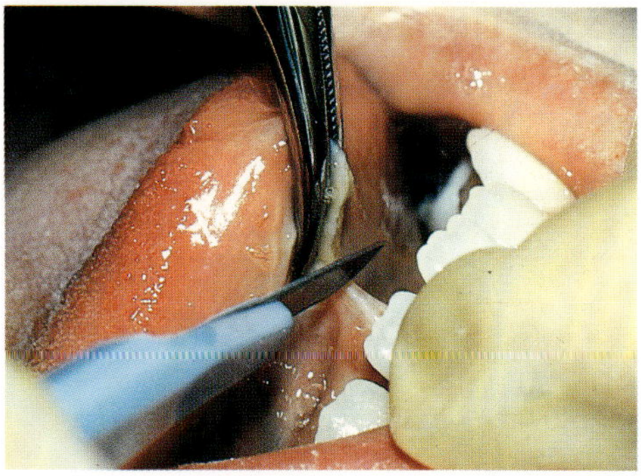
e 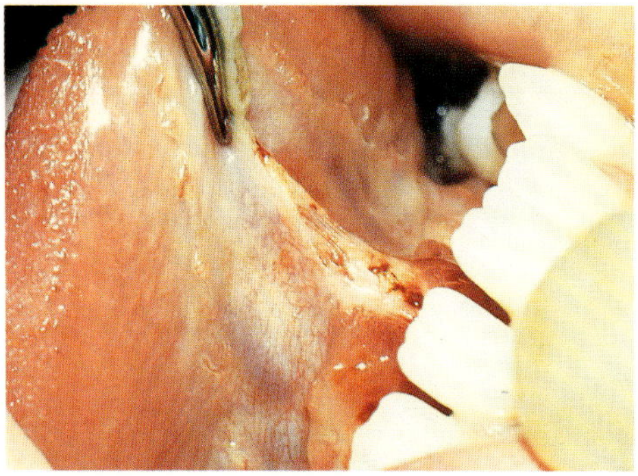
f 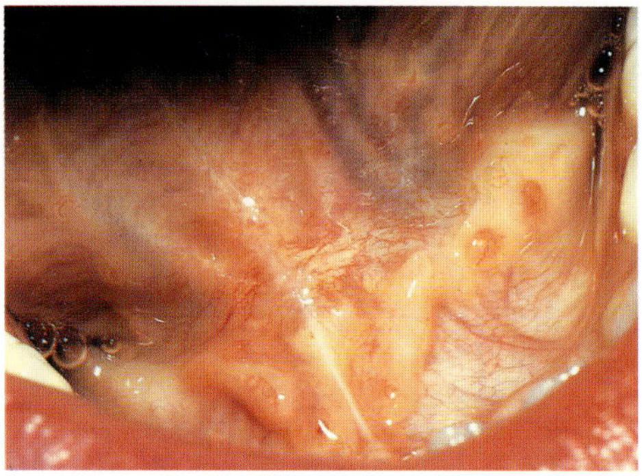

Abb. 16-54a bis f. Zungenbandplastik: a) das Zungenbändchen schränkt die Bewegung der Zunge ein; b) Lokalanästhesie; c) gebogene Arterienklemme spannt das Zungenbändchen; d, e) das Bändchen ist zerschnitten; f) Heilungsergebnis nach zehn Tagen.

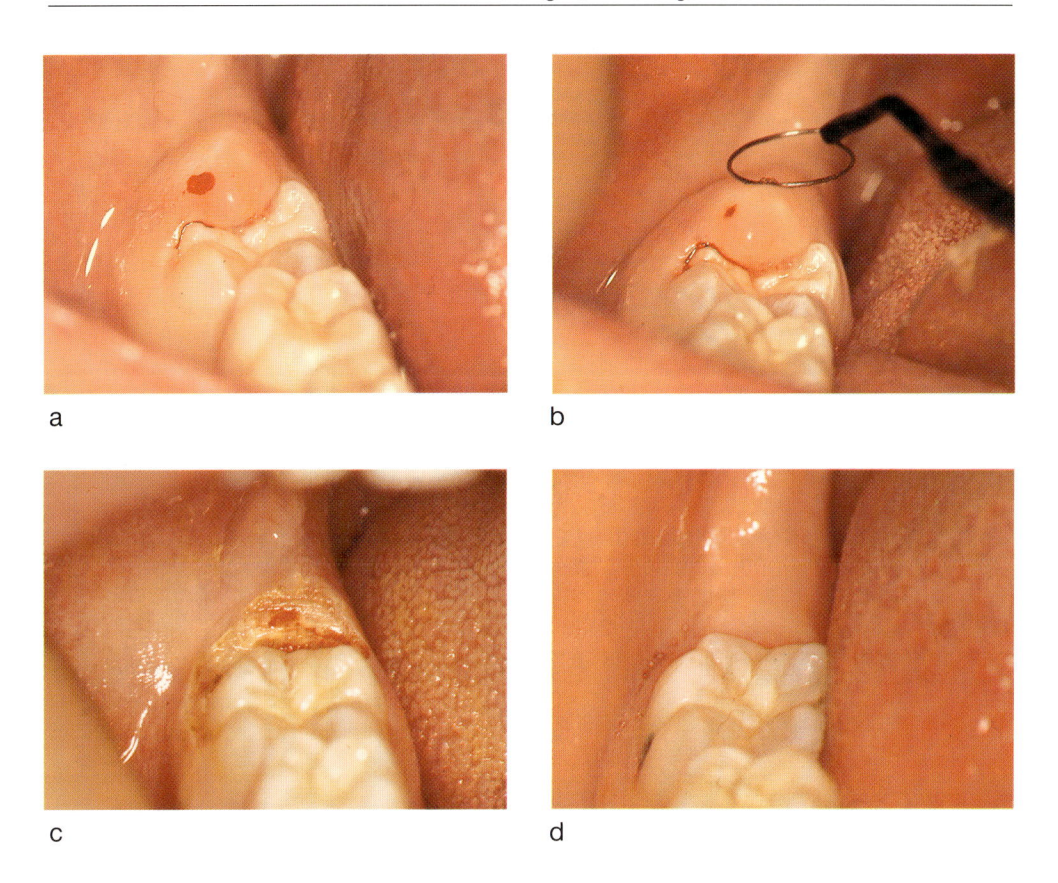

Abb. 16-55a bis d Elektrochirurgische Entfernung einer Zahnfleischkapuze (Operkulum): a) Weichgewebe bedeckt den ersten Molaren; b) Gewebestück wird mit einer elektrochirurgischen Öse entfernt; c) direkt nach der Entfernung; d) Heilungsergebnis nach einer Woche.

wenn Nahrungsaufnahme, Sprachentwicklung oder Mundhygiene beeinträchtigt sind, sollte es durchtrennt werden. Auf zwei Strukturen in diesem Bereich ist besonders zu achten, nämlich auf den *Ductus submandibularis* und die *Vena sublingualis*. Der durchtrennende Schnitt wird am besten lingual an den Mündungen der Ausführungsgänge der Speicheldrüsen (Carunculae) und parallel zur Unterseite der Zunge gelegt, wobei man sich vorsehen sollte, nicht zu tief zu geraten (Abb. 16-54 a bis f).

Schleimhautkapuze über einem durchbrechenden Zahn

Eine Schleimhautkapuze (Operkulum) über einem normal durchbrechenden Zahn kann manchmal eine Reizung auslösen, die durch Spülung mit Kochsalzlösung oder 0,2%iger Chlorhexidinlösung unterhalb der Kapuze behandelt wird. Manchmal ist auch eine Entfernung der Kapuze angezeigt. Dies kann leicht mit der Schlingenelektrode eines Elektrotoms oder durch konventionelle chirurgische Maßnahmen geschehen (Abb. 16-55a bis d).

Epulis

Epulis bedeutet ein lokal vermehrtes Wachstum der Gingiva und tritt entlang des freien Gingivarandes auf. Meist besteht eine Epulis aus hyperplastischem Gewebe, das kürettiert oder elektrochirurgisch entfernt werden kann, besonders wenn es kleinstielig an der Gingiva angeheftet ist (Rezidiv).

Postoperative Versorgung

Patienten wie Eltern sollten schon präoperativ mündlich und schriftlich über die bevorstehenden chirurgischen Maßnahmen aufgeklärt werden. So können vor dem eigentlichen Eingriff bereits Vorkehrungen getroffen werden.
Einige wichtige Überlegungen hierzu sind:

- Information über die Dauer der Lokalanalgesie und darüber, mit dem anästhesierten Gewebe vorsichtig umzugehen, um dieses nicht zu verletzen;
- Information über zu erwartende Blutungen und was im Fall ausgedehnter oder exzessiver Hämorrhagien zu tun ist. Dem Patienten sollten sterile Tupfer ausgehändigt werden, und der Patient sollte angeleitet werden, diese korrekt zu plazieren, um das Operationsfeld genügend zu komprimieren;
- Information über postoperative Schmerzkontrolle;
- Information über Nahrungs- und Flüssigkeitsaufnahme. Für viele Patienten ist dieser Punkt der wichtigste;
- Information über eingeschränkte körperliche Aktivitäten während der ersten 1 bis 2 Tage post operationem;
- Information über die Entfernung der Fäden;
- Information über andere postoperative Vorsichtsmaßnahmen, Einnahme von Medikamente, die nächsten Termine usw.

Der Zahnarzt sollte niemals vergessen, daß der Eingriff für ihn klein sein mag und lediglich Routine darstellt; für den Patienten hingegen bedeutet jedoch jede Operation *immer* eine größere Belastung.

Hintergrundliteratur

Pindborg JJ. *Atlas of diseases of the oral mucosa*. Copenhagen: Munksgaard, 1985.

Pindborg JJ, Kramer JRH, Torloni H. *Histological typing of odontogenic tumors, jaw cysts and allied lesions*. Geneva: World Health Organization, 1971.

Shafer WG, Hine MK, Levy BN. *A textbook of oral pathology*. Philadelphia: WB Saunders, 1983.

Shear M. Cyst of jaws: recent advances. *J Oral Pathol* 1985; **14**: 43-59.

Kapitel 17

Allgemeinerkrankungen bei Kindern

Herzkrankheiten
Nierenfunktionsstörungen
Endokrine Störungen
Chronisch entzündliche Darmkrankheiten
Malabsorption
Zystische Fibrose
Erkrankungen des Immunsystems
Blutgerinnungsstörungen
Bösartige Tumoren
Leukämie
Krampfleiden
Skeletterkrankungen
Chromosomale Aberrationen

Bei Kindern war die Inzidenz chronischer Erkrankungen im letzten Jahrzehnt relativ stabil. Immer mehr Kinder mit chronischen Erkrankungen überleben aufgrund der Frühdiagnostik und einer wirkungsvolleren medizinischen Behandlung. Bei Erkrankungen wie der zystischen Fibrose, dem Down-Syndrom und der akuten lymphatischen Leukämie hat es eine wesentliche Steigerung der Lebenserwartung und Lebensqualität gegeben. Daher nimmt die Nachfrage nach spezieller Zahnbehandlung für chronisch erkrankte Kinder stetig zu.
Diese Kinder stellen eine Gruppe dar, bei der besondere Kenntnisse verlangt werden, um die Zahnfürsorge so optimal wie möglich zu gestalten. Nicht nur muß man über die Erkrankung als solche Bescheid wissen, sondern darüber, wie man mit oralen Komplikationen umgeht, die bei den verschiedenen Krankheiten auftreten können.
Bei Kindern mit einer chronischen Erkrankung ist das tägliche Leben mehr oder weniger verändert, entweder durch die Krankheit selbst oder durch Medikamente und Behandlung. Für einige Kinder bedeutet dies, eine spezielle Diät einzuhalten, andere müssen der Vorschule oder Schule für kürzere oder längere Zeit fernbleiben. Die tägliche Mundhygiene kann sich schwierig gestalten und zahnärztliche Untersuchungen können nur unregelmäßig erfolgen. Kranke Kinder brauchen oft besondere Unterstützung und professionelle Hilfe beim Zähneputzen sowie ein individuelles Präventivprogramm, um Mund und Zähne gesund zu erhalten. Daher muß man in jedem Einzelfall diese Aspekte bei der Planung der Zahnfürsorge in Betracht ziehen.
Bei Kindern mit chronischen Erkrankungen, die eine intensive interdisziplinäre Betreuung brauchen, ist der Kinderzahnarzt als eines der Mitglieder dieser multiprofessionellen Gruppe für die orale Gesundheit dieser Kinder verantwortlich. Außer dem Kinderarzt und den Krankenschwestern kann dieser Grup-

pe ein Physiotherapeut, ein Sprachtherapeut, ein Ernährungsberater usw. angehören. Bei der Planung der zahnärztlichen Behandlung ist der ständige Kontakt mit dem Kinderarzt von äußerster Wichtigkeit.

Bei allen Phasen der Erkrankung sind Kenntnisse und Fähigkeiten gefordert, dem Kind die bestmögliche Zahnfürsorge angedeihen zu lassen. Schon früh sollten selbst sehr kranke Kinder und deren Eltern angemessen über alle oralen Komplikationen aufgeklärt werden, die als Nebeneffekte der Krankheit oder der Medikamente auftreten können. Ebenso sollte man schon früh über Strategien sprechen, wie man mögliche Komplikationen am besten vermeiden kann.

Eines dieser Probleme, mit dem schwierig umzugehen sein kann, ist die übermäßige Zuwendung, die kranke Kinder von Eltern, Freunden und Verwandten erfahren. Sowohl während ihres Aufenthaltes im Krankenhaus als auch zu Hause, steigt der Konsum an Süßigkeiten, Kuchen, Softdrinks etc.. Wenn kurzfristig Süßigkeiten konsumiert werden, gibt es keinen Grund einzuschreiten. Doch wenn dies zur Gewohnheit zu werden scheint, sollte es mit den Eltern diskutiert werden, auch wenn man noch soviel Verständnis für die besondere Situation hat.

Nur wenige der vielen chronischen Erkrankungen werden in diesem Kapitel behandelt. Die Hauptgründe für die Auswahl waren entweder, daß die Krankheit selbst orale Manifestationen oder eine verminderte Resistenz induziert oder daß die Medikamente oder andere Behandlungsmaßnahmen Nebeneffekte auf die Mundhöhle und/oder auf das stomatognathe System ausüben. Andere Krankheiten, die berücksichtigt wurden, sind solche, bei denen veränderte Ernährung und Mundhygienegewohnheiten das Kind für Zahnerkrankungen anfälliger machen.

Herzkrankheiten

Herzkrankheiten können angeboren oder erworben sein. Bei Kindern sind sie fast immer angeboren, während die erworbenen, rheumatischen Herzkrankungen, Hypertension und Arteriosklerose sehr selten sind.

Angeborene Herzkrankheiten

In den meisten Fällen ist die Ätiologie unbekannt, doch genetische Faktoren, teratogene Agentien (Viruserkrankungen, Drogen, Alkohol) können ursachlich sein. Kinder mit chromosomalen Aberrationen (Down-Syndrom) haben oft angeborene Herzfehler.

Pathologie – Die angeborenen Herzfehler können in zyanotische und nichtzyanotische unterteilt werden.

Bei den zyanotischen Herzerkrankungen besteht eine Unterdurchblutung der Lunge bedingt durch Obstruktionen der rechtsventrikulären Ausflußbahn bzw. der Pulmonalarterien, die verhindern, daß ausreichend venöses Blut oxygeniert werden kann. Das venöse Blut gelangt durch Kurzschlußverbindungen zwischen den Herzkammern (ASD, VSD) direkt in den Systemkreislauf (Rechts-Links-Shunt). Die häufigste Herzerkrankung dieser Gruppe ist die Fallot'sche Tetralogie. Eine Transposition der großen Gefäße als weiterer zyanotischer Herzfehler bedingt eine Fehlstellung der großen Arterien, sodaß die rechte Herzkammer mit der Aorta und die linke Herzkammer mit der Pulmonalarterie verbunden sind.

Zu den nicht-zyanotischen Herzfehlern gehören solche mit einem Shunt von linken zu rechten Herzkammern (ASD, VSD) und Herzfehlern mit Obstruktionen des linksventrikulären Ausflußtraktes (Aortenstenose) oder der distalen Aorta (Ductus arteriosus persistens, Aortenisthmusstenose).

Angeborene Herzfehler werden in der Regel früh – zum Teil sogar pränatal – diagnostiziert, so daß die Entscheidung für eine Operation schon früh getroffen werden kann. Heutzutage wird meistens im Kleinkindalter, aber spätestens bis zum Schulalter operiert. Die Prognose ist im allgemeinen gut.

Kleinere Herzfehler können über viele Jahre ohne Symptome bestehen, während schwerere Defekte die körperliche Leistungsfähigkeit des Kindes erheblich herabsetzen können. Die gemeinsamen Charakteristika der schwereren Fälle sind zurückgebliebenes Körperwachstum, reduzierte Resistenz gegen Infektionen, sowie Atemstörungen und Zyanose bei körperlicher Anstrengung. Zusätzlich zur medizinischen Fürsorge benötigen Kinder mit leistungsmindernden Herzerkrankungen, genauso wie ihre Eltern, oft psychologische und sozio-medizinische Unterstützung.

Häufigkeit – Die Prävalenz aller Herzerkrankungen bei Kindern beträgt weniger als 1%. In Deutschland beträgt die Prävalenz bei Neugeborenen 0,6 bis 0,9%.

Bakterielle Endokarditis

Kinder mit angeborenen und erworbenen Herzerkrankungen unterliegen einem hohen Risiko, eine bakterielle Endokarditis zu bekommen. Da zahnärztliche Maßnahmen im Gingivabereich, bei denen es zu Blutungen mit darauffolgender Bakteriämie kommen kann, ein hohes Endokarditisrisiko besitzen, wird eine Antibiotikaprophylaxe für diese Art der Zahnbehandlung verlangt. Für Kinder unter zwölf Jahren wird zur Prophylaxe die Gabe von Amoxicillin empfohlen, und zwar 50 mg pro kg Körpergewicht als Einzeldosis eine Stunde vor oder innerhalb von zwei Stunden nach der Behandlung. Jugendlichen werden 3 g als Einzeldosis wie oben gegeben. Kindern, die gegenüber Penizillin sensibilisiert sind, wird Erythromycin oder Clindamycin verschrieben.

Orale Manifestationen – Bei Herzerkrankungen gibt es nur relativ wenig orale Manifestationen. Bei zyanotischen Kindern erscheinen die Zähne gegen den Hintergrund der zyanotischen Schleimhaut, der Lippen und der Zunge papierweiß (Abb. 17-1). Diese Zahnfarbe ist auf Mineralisationsstörungen zurückzuführen, die bei diesen Kindern offenbar häufiger vorkommen als bei gesunden Kindern. Der niedrige Sauerstoffgehalt des Blutes macht die Kinder für gingivale und parodontale Erkrankungen anfällig. Um das Risiko von Zahnerkrankungen zu minimieren, sollten individuelle Präventivprogramme aufgestellt werden. Besonders sollte man auf Kinder achten, die zuckerhaltige Medikamente einnehmen. Wenn eine Behandlung notwendig wird, muß sie immer in engem Kontakt mit dem behandelnden Arzt durchgeführt werden. Anomale Blutungen, die auf einen chirurgischen Eingriff folgen, z. B. nach Extraktionen, stellen bei einigen Kindern mit angeborenen Herzfehlern ein Risiko dar, da bei ihnen auch das Blutgerinnungssystem gestört sein kann. Eine

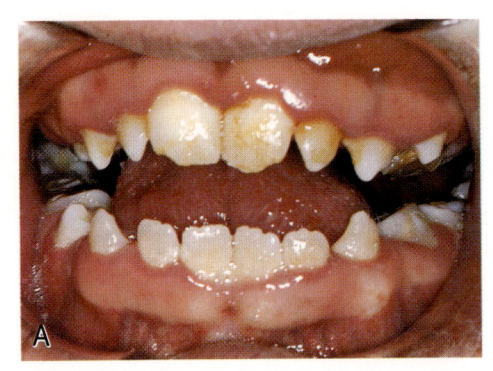

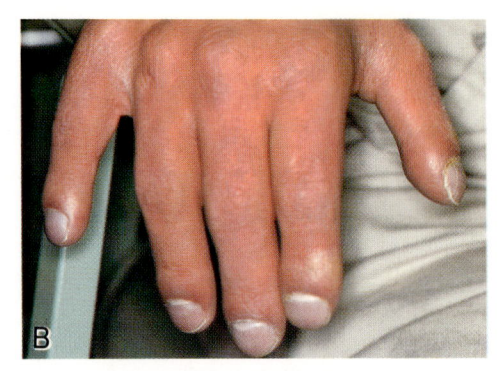

Abb. 17-1 Neunzehnjähriger Junge mit Down-Syndrom und einem zyanotischen Herzfehler. *Links:* Zyanotischer Gingivalsaum; *Rechts:* Typische Veränderungen der Fingernägel.

gute Schmerzkontrolle ist nötig. Hierzu sollten Lokalanästhetika mit Epinephrin-Zusatz in angemessener Dosierung verwendet werden. Eine präoperative Sedierung kann sinnvoll sein, um Furcht und Anspannung zu reduzieren und das Risiko einer Blutdruckerhöhung zu verkleinern. Sie sollte aber niemals ohne vorherige Konsultation des behandelnden Arztes gegeben werden.

Nierenfunktionsstörungen

Chronische Niereninsuffizienz

Eine chronische Niereninsuffizienz ist auf einen progressiven und irreversiblen Nierenschaden zurückzuführen, der durch eine reduzierte glomeruläre Filtrationsrate angezeigt wird. Ursachen dieses Nierenschadens sind u. a. eine chronische Glomerulonephritis, chronische Pyelonephritis, angeborene Nierenanomalien, Hypersensitivität, Autoimmunerkrankungen und Diabetes. Im Verlauf der Erkrankung entwickelt sich früh aufgrund des ständigen Absinkens des Serumkalziumspiegels ein sekundärer oder kompensatorischer Hyperparathyreoidismus. Da die Nieren nicht nachhaltig überschüssige Stickstoffabfälle ausscheiden können, wird bei chronischer Niereninsuffizienz anfänglich eine proteinarme Diät verordnet. Zur Energieversorgung werden daher große Mengen an Kohlenhydraten benötigt. Wenn sich die Nierenfunktion verschlechtert, muß der Patient hämodialysiert werden. Wenn geeignet und möglich, ist sicherlich dann eine Nierentransplantation die Behandlung der Wahl.

Häufigkeit – In Schweden leiden etwa 0,04% der Kinder an chronischer Niereninsuffizienz.

Orale Manifestationen – Kinder, bei denen die Krankheit früh auftritt, zeigen Wachstumsretardierung und verzögerte Zahnentwicklung. Der Zahndurchbruch ist im allgemeinen nicht ernsthaft gestört. Kinder mit einer sehr niedrigen glomerulären Filtrationsrate zeigen in nahezu 50% Mineralisationsstörungen. Trotz verstärkter und häufiger Aufnahme von Kohlenhydraten und einer reduzierten Speichelsekretion ist die Kariesprävalenz bei Kindern mit chronischer

Niereninsuffizienz nicht höher als bei gesunden Kontrollgruppen. Gründe hierfür können die erhöhte Konzentration an Harnstoff im Speichel und ein hoher pH-Wert desselben sein.

Kinder mit chronischer Niereninsuffizienz leiden bedeutend weniger unter Gingivitis als gesunde Kinder. Dies kann durch die Immunsuppression erklärt werden, die zu einer inadäquaten entzündlichen Antwort im Gingivagewebe führt. Bei nierentransplantierten Kindern sind Azathioprin und Zyklosporin die wichtigsten immunsuppressiven Medikamente, die zusammen mit Steroiden die Abstoßungsreaktionen des Organismus verhindern sollen. Über 30% der mit Zyklosporin behandelten Patienten entwickeln Gingivawucherungen, die in ihrem Ausmaß mit der Dosis korrelieren (Abb. 17-2). Wie bei allen immunsupprimierten Patienten kann eine orale Candidiasis persistieren.

Bei Kindern mit chronischer Niereninsuffizienz gibt es eine Trias röntgenologischer Charakteristika:

- totaler oder partieller Verlust der Lamina dura;
- Demineralisation des Knochens und
- lokalisierte radioluzente zystenähnliche Läsionen der Kiefer.

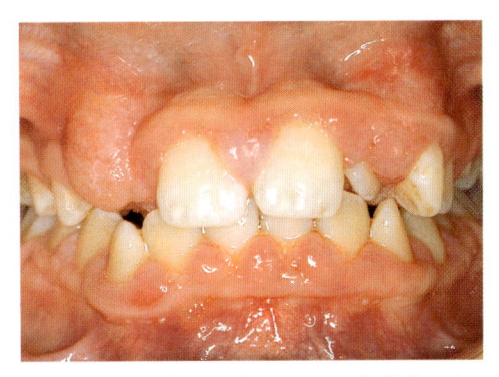

Abb. 17-2 Gingivahyper- und Schmelzhypoplasie der mittleren Schneidezähne bei einem dreizehnjährigen Mädchen, bedingt durch eine Zyklosporinbehandlung aufgrund einer Nierentransplantation.

Endokrine Störungen

Störungen der Schilddrüse

Die Hauptfunktion der Schilddrüse besteht in der Synthese von Thyroxin (T_4) und 3,5,3´-Trijodthyronin (T_3). Die Schilddrüsenhormone steigern die Sauerstoffaufnahme, stimulieren die Proteinbiosynthese, beeinflussen Wachstum und Differenzierung und spielen eine Rolle im Kohlenhydrat-, Fett- und Vitaminstoffwechsel.

Eine gestörte Schilddrüsenfunktion ist bei Kindern und Jugendlichen neben dem Diabetes die häufigste Stoffwechselerkrankung. Sie kommt bei Mädchen häufiger als bei Jungen vor.

Hypothyreose

Eine Hypothyreose resultiert aus einer ungenügenden Produktion des Schilddrüsenhormons. Eine angeborene Hypothyreose tritt mit einer Inzidenz von 1 zu 3.800 bis 4.000 auf. Aufgrund neonataler Untersuchungsprogramme wird heutzutage die Diagnose frühzeitig gestellt. Bei juveniler Hypothyreose wird der Mangel während Perioden schnellen Wachstums manifest.

Orale Manifestationen – Die Hypothyreose führt zu einer verlängerten Retention der Milchzähne und einem verzögerten Durchbruch der bleibenden Zähne. Die Patienten haben einen skelettal offenen Biß, der durch eine kurze posteriore Gesichtshöhe und einen retrudierten Oberkiefer in Relation zum Unterkiefer charakterisiert ist. Es wurde

17 Allgemeinerkrankungen bei Kindern

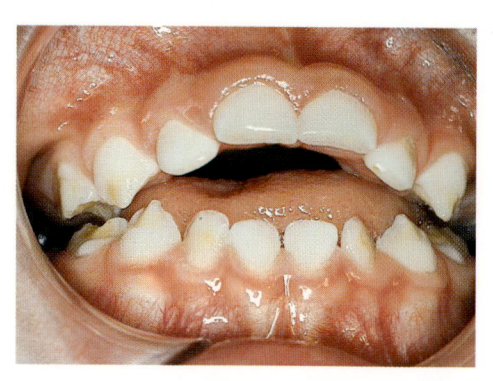

Abb. 17-3 Schmelzhypoplasie an Milcheckzähnen bei einem dreieinhalbjährigen Mädchen mit Insuffizienz des Hypophysenvorderlappens, vorwiegend bedingt durch die sekundäre Schilddrüsenunterfunktion.

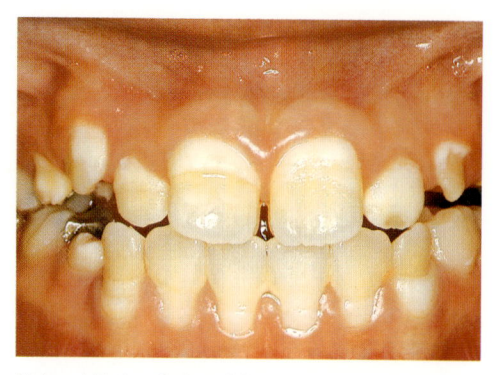

Abb. 17-4 Schmelzhypoplasie bei einem dreizehnjährigen Mädchen mit Hypoparathyreoidismus.

berichtet, daß sowohl im Milchgebiß als auch im bleibenden Gebiß gehäuft Schmelzhypoplasien vorkommen (Abb. 17-3).

Störungen der Nebenschilddrüse

Hypoparathyreoidismus

Eine angeborene Aplasie oder Hypoplasie der Nebenschilddrüsen oder eine Resistenz der Gewebe gegenüber dem Parathormon (Pseudohypoparathyreoidismus) führen zu einer Hypokalzämie. Muskelschmerzen und Krampfanfälle sind frühe Zeichen des Hypoparathyreoidismus.

Pathologie – Wenn der Serumgehalt an Kalzium abfällt, wird die Sekretion des Nebenschilddrüsenhormons (Parathormon) stimuliert.
Die Produktion von Vitamin-D-Metaboliten steigt ebenso wie die Kalziumabsorption. Parathormon mobilisiert Kalzium durch direkte Erhöhung der Knochenresorption.

Orale Manifestationen – Die Schmelzhypoplasie wird als das charakteristischste orale Symptom eines Hypoparathyreoidismus angesehen (Abb. 17-4). Die Schmelzhypoplasien sieht man oft als schmale horizontale Bänder von Grübchen und Furchen, die die Kronen der betroffenen Zähne überziehen. Bei fast allen Patienten wird ein verspäteter Durchbruch oder eine Verlagerung von Zähnen beobachtet. Ein Abstumpfen der Wurzelspitzen oder verkürzte Wurzeln sind ein anderes Zeichen, das man bei der Mehrzahl der Hypoparathyreosepatienten sieht.

Hyperparathyreoidismus

Die erhöhte Produktion von Parathormon kompensiert oft eine Hypokalzämie unterschiedlicher Genese. Die klinischen Manifestationen der Hyperkalzämie umfassen in allen Altersstufen Muskelschwäche, Anorexie und Fieber.

Orale Manifestationen – Der Kalziumentzug aus den Knochen führt zu einer röntgenologischen Trias:

Endokrine Störungen

- totaler oder partieller Verlust der Lamina dura, was als pathognomonisches Zeichen von Hyperparathyreoidismus angesehen wird;
- Knochendemineralisation mit Veränderungen des normalen trabekulären Musters, das in schweren Fällen milchglasartig erscheint;
- lokalisierte radioluzente zystenähnliche Läsionen der Kiefer und der langen Knochen.

Diabetes mellitus

Diabetes mellitus ist eine chronische Stoffwechselstörung, die durch eine verminderte Insulinproduktion charakterisiert ist. Es gibt verschiedene Formen dieser Krankheit. Diejenige, die im Kleinkindalter, in der Kindheit oder im Jugendalter einsetzt, wird juveniler Diabetes oder Typ I-Diabetes genannt.

Häufigkeit – Bei Kindern ist Diabetes mellitus eine häufige chronische Erkrankung. Bei Jungen ist sie etwas häufiger als bei Mädchen. Die Inzidenz unter dem 17. Lebensjahr variiert je nach untersuchter Bevölkerungsgruppe zwischen 1 und 3,5 pro 1.000. In den nordischen Ländern ist die Inzidenz eine der höchsten in der Welt; in Deutschland liegt sie mit 5 pro 1000 noch höher.

Ätiologie – Mehr als 90% der Kinder mit Diabetes mellitus haben den insulinabhängigen Typ I-Diabetes. Bei dieser Erkrankung gibt es einen starken genetischen Hintergrund, aber sowohl autoimmunologische wie auch endokrinologische Faktoren sind diskutiert worden. Virusinfektionen wurden als exogene Entstehungsfaktoren erwähnt, doch sie gelten eher als Auslöser des Diabetes, der schon seit einiger Zeit latent bestand.

Pathologie – Die reduzierte oder veränderte Insulinaktivität führt zu einem Anstieg von Glukose im Blut. Gründe dafür sind der verringerte aktive Transport von Glukose durch die Zellmembran sowie der verminderte Umbau von Glukose in ihre Speicherform in der Leber. Die Glukosurie, die durch die unvollständige Rückabsorption von Glukose aus den Nierentubuli zustande kommt, ist wie die Ketonurie ein weiterer Effekt. Der Patient hat verschiedene Symptome wie Polydipsie (exzessiver Durst), Polyurie (krankhaft vermehrte Urinmenge), Muskelschwäche und Gewichtsverlust. Ohne Behandlung kann das Kind in ein diabetisches Koma fallen.

Therapie – Die Behandlung zielt hauptsächlich auf eine Normalisierung des Glukosegehalts im Blut ab. Dies wird erreicht durch 1) Insulinbehandlung, 2) Regulierung der Ernährung und 3) eine Anpassung von Ernährung und Insulinbehandlung an die Aktivitäten des Kindes. Die meisten Kinder bekommen drei- bis viermal täglich Insulininjektionen. Die Ernährung des diabetischen Kindes sollte fettarm und faserreich sein. Der Anteil an raffiniertem Zucker sollte gering sein. Empfohlen werden drei Haupt- und zwei bis drei Zwischenmahlzeiten.

Orale Komplikationen – Verschiedene Studien haben gezeigt, daß Kinder mit Diabetes eine geringere Speichelfließrate und einen höheren Glukosegehalt in Speichel und gingivalem Exsudat als gesunde Kinder haben. Diese Faktoren gelten als kariesfördernd. Trotzdem weisen offenbar diabetische Kinder eine geringere Kariesprävalenz als gesunde Kinder auf. Dies ist wahrscheinlich auf die geringe Aufnahme raffinierter Kohlenhydrate zurückzuführen. Folglich sollten Kinder, deren Diabetes schlecht ein-

17 Allgemeinerkrankungen bei Kindern

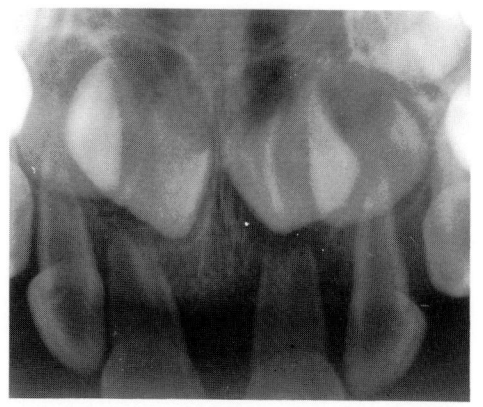

Abb. 17-5 Dreijähriger Junge mit einer Vitamin D-resistenten Rachitis.
A. Das Röntgenbild zeigt große Pulpenkammern der oberen Milchschneidezähne. B. Mikroradiogramm eines kariesfreien Milchmolaren, der wegen einer apikalen Infektion extrahiert werden mußte. Gestörte Dentinbildung, große Mengen an globulärem Dentin und riesige Tubulistränge, die sich von der Pulpa bis zur Schmelzdentingrenze erstrecken. Nach Schmelzabnutzung ist die Infektion der Pulpa leicht möglich.

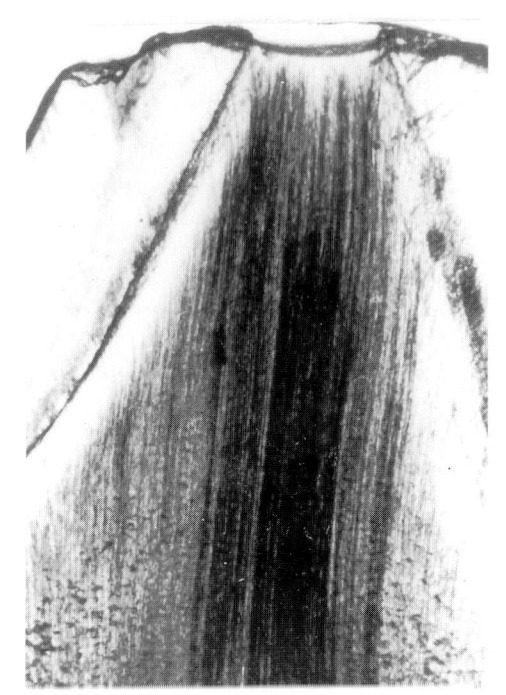

gestellt ist, die die Ernährungsratschläge nicht befolgen und deren Glukosegehalt im Blut großen Schwankungen unterliegt, als kariesgefährdet angesehen werden.

Es wurde gezeigt, daß diabetische Kinder mit schlechter Stoffwechselkontrolle eine erhöhte Gingivitisprävalenz aufweisen. Auch die Parodontitisprävalenz hat sich bei Diabetikern als höher erwiesen; sie setzt bereits in der frühen Pubertät ein. Neuere Studien deuten jedoch darauf hin, daß Parodontalerkrankungen bei diabetischen Kindern und Jugendlichen heutzutage das Niveau gesunder Kontrollgruppen erreichen. Der ätiologische Faktor ist natürlich die Plaque, doch kann auch eine verminderte Resistenz aufgrund reduzierter Chemotaxis der polymorphkernigen neutrophilen Granulozyten ein begünstigender Faktor sein. Eine spezielle Prophylaxe mit professioneller Zahnreinigung und, sobald das Kind die Pubertät erreicht, regelmäßigen Kontrollen der parodontalen Gesundheit in kurzen Abständen wird empfohlen, besonders bei Kindern mit schlecht eingestelltem Diabetes.

Die Termine für die Zahnbehandlung sollten zusammen mit den Eltern der Kinder bestimmt werden, da sie den Tageszeitpunkt wissen, an dem der Blutzuckerspiegel stabil ist. Dies ist oft in den Morgenstunden der Fall.

Vitamin D-resistente Rachitis

Die Vitamin D-resistente Rachitis ist eine erbliche x-chromosomale dominante Erkrankung. Sie ist in den entwickelten Ländern heutzutage die häufigste Rachitisform; trotzdem sieht man sie nur äußerst selten. Pathogenetisch entsteht die Vitamin D-resistente Rachitis aus einer selektiven Störung des transepithelialen Transportes von Phosphat in der Niere. Dadurch kommt es zu einer verminderten tubulären Rückresorption von Phosphat mit der Folge einer dauerhaften Hypophosphatämie. Diese induziert eine gestörte Verkalkung.

Orale Manifestationen – Bei Patienten mit einer Vitamin D-resistenten Rachitis werden häufig charakteristische multiple spontane Zahnabszesse gefunden. Sie rühren von einer Eröffnung der Pulpa her, die aufgrund der großen, röntgenologisch sichtbaren Pulpenkammern sehr leicht auftritt. Auch sind gehäuft Schmelzhypoplasien beobachtet worden. Histologische Studien zeigen oft eine anomale Dentinverkalkung (Abb. 17-5 A und B).

Hypophosphatasie

Hypophosphatasie ist ein seltener angeborener Stoffwechseldefekt mit einer Prävalenz von 1 auf 100.000 Lebendgeburten. Die Erkrankung ist durch eine mangelnde Produktion alkalischer Serumphosphatase sowie eine Erhöhung der Phosphoethanolamine im Urin charakterisiert, was zu einer gestörten Bildung von verkalktem Gewebe führt.

Orale Manifestationen – Bei 75% der Patienten mit einer Hypophosphatasie kommt es zu einer vorzeitigen Exfoliation der Milchzähne. Die betroffenen Zähne sind meist Schneidezähne, deren Wurzelzement hypoplastisch oder aplastisch ist (Abb. 17-6).

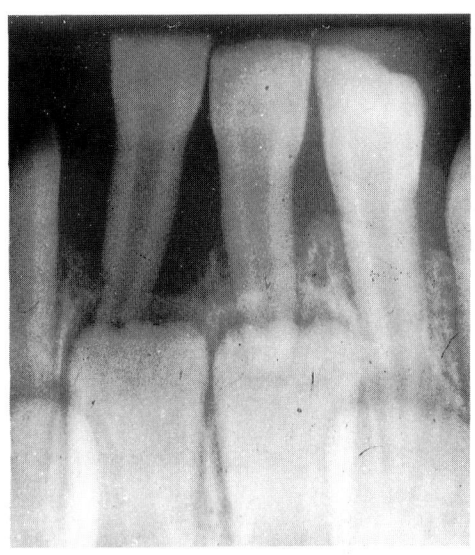

Abb. 17-6 Röntgenbild eines dreijährigen Jungen mit Hypophosphatasie; Zahn 81 wird vorzeitig ausfallen.

Chronisch entzündliche Darmerkrankungen

Die beiden häufigsten chronisch entzündlichen Erkrankungen des Darmes sind *Morbus Crohn* und die *Colitis ulcerosa*. Beide Erkrankungen hat man kürzlich auch bei Kindern festgestellt, jedoch sind sie bei Vorschulkindern selten.

Häufigkeit – In Schweden sind etwa zwei von 10.000 Jugendlichen von Morbus Crohn bzw. von der Colitis ulcerosa betroffen, in Deutschland etwa vier bis sechs auf 100.000. Die Häufigkeit des Morbus Crohn stieg bis Ende der 70er Jahre an, nimmt aber seitdem wieder ab.

Ätiologie – Bei beiden Erkrankungen ist die Ätiologie unbekannt, aber es scheint eine familiäre Disposition zu geben. Auch werden Autoimmunmechanismen diskutiert.

Pathologie – Die Krankheiten sind durch eine langdauernde Entzündung des Darmes und/oder des Rektums charakterisiert. Bei beiden Krankheiten wechseln sich aktive Phasen mit Remissionsphasen ab. Die häufigsten Symptome sind Durchfall und abdominale Schmerzen, gefolgt von Gewichtsverlust, Fieber und rektalen Blutungen. In schwereren Fällen können Wachstum und Entwicklung verzögert sein.

Therapie – Patienten mit chronisch entzündlichen Darmerkrankungen wird eine hyperkalorische Diät empfohlen, die manchmal mit Eisen und Vitaminen angereichert ist und fettarm sein sollte. Viele Patienten bevorzugen eine Diät, die frei von Milchprodukten ist. Oftmals müssen entzündungshemmende Medikamente verschrieben werden. In schwereren Fällen kann die Resektion eines Darmteiles notwendig werden.

Orale Komplikationen – Patienten mit Morbus Crohn nehmen viel Zucker zu sich, noch ehe die Krankheit diagnostiziert wird. Eine milcharme Ernährung kann die Gefahr verstärken, als Ersatz vermehrt zuckerhaltige Getränke zu konsumieren. Wird die Fettaufnahme reduziert, so führt dies zu einem höheren Kohlenhydratkonsum. Ein hoher Gehalt an Ballaststoffen ist manchmal ungünstig. Die Abdominalschmerzen lassen sich oft durch häufige und kleine Mahlzeiten verringern. Dadurch ist aber das Kariesrisiko erhöht.
Für Patienten mit Morbus Crohn ist oft ein individuelles Vorsorgeprogramm notwendig. In Zusammenarbeit mit dem Ernährungsberater und dem Arzt sollten angemessene Ernährungsratschläge gegeben werden, wie das Kariesrisiko zu senken ist, ohne die Diätregeln zu stören. Auch ist die intensive lokale Applikation von Fluoriden angebracht.
Bei Patienten mit chronisch entzündlichen Erkrankungen sieht man oft rezidivierende aphthöse Geschwüre, die man als Frühsymptom werten kann.

Malabsorption

Bei der Malabsorption ist die Resorption von einem oder mehreren Nahrungsstoffen aus dem Darm reduziert. Klinisch treten diese Erkrankungen als Verdauungsinsuffizienz oder als gastrointestinale Störungen in Erscheinung. Beispiele von solchen Resorptionsstörungen sind die Zöliakie, welche eine generelle Malabsorption darstellt und die Laktoseintoleranz, eine spezifische Störung. Eine Kuhmilch-Proteinintoleranz ist eine Reaktion gegen eines oder mehrere Proteine in der Milch.

Zöliakie

Häufigkeit – In Schweden, wie in Mitteleuropa, ist etwa eines von 800 Kindern von Zöliakie betroffen, in Dänemark und Finnland ein Kind von 1.500.

Ätiologie – Die Ätiologie ist nicht vollständig bekannt, aber Vererbungsfaktoren spielen eine Rolle.

Pathologie – Aufgrund der Schädigung der Darmschleimhaut durch Gluten – das Keimprotein des Weizens, Roggens, der Gerste und des Hafers – ist die Resorption gestört. Die Schleimhaut schwillt an und die Darmzotten atrophieren. Die ersten Symptome treten auf, sobald das Kind getreidehaltige Nahrung ißt. Die klassischen Symptome sind voluminöser breiiger Stuhl, Durchfall, Erbrechen, Reizbarkeit, und Wachstumsretardierung. Unbehandelt kommen Ernährungsstörungen wie Anämie, Rachitis und Blutungen hinzu.

Therapie – Eine glutenfreie Ernährung führt zu einer vollständigen Remission der Krankheit. Eine erneute Glutenexposition kann aber wieder zu einem Schwund der Darmschleimhaut führen. Bei adäquater Diät fängt das Kind an, sich nach vier bis fünf Wochen wieder zu erholen, und nach etwa zwei Jahren hat sich der klinische Status normalisiert.

Orale Komplikationen – Eine Zöliakie induziert aufgrund der Malabsorption Mineralisationsstörungen der bleibenden Zähne. Wenn die Krankheit in einem frühen Alter diagnostiziert wird und die Ernährungsratschläge befolgt werden, treten diese Komplikationen weniger häufig auf. Zwischen rezidivierenden oralen Ulzerationen und der Zöliakie besteht erwiesenermaßen eine Korrelation. Daher sollten Patienten mit solchen Ulzerationen hinsichtlich einer möglichen Zöliakie untersucht werden.

Laktoseintoleranz

Die Laktose-Malabsorption ist durch den Mangel des Enzyms Laktase bedingt und ist bei Kindern in vielen Teilen der Welt weit verbreitet. Auch in Skandinavien nimmt die Häufigkeit dieser Erkrankung zu.

Pathologie – Die häufigsten Symptome sind Bauchschmerzen und breiiger Stuhl nach der Aufnahme von Milch.

Therapie – Milch sollte teilweise oder vollständig aus der Ernährung ausgeschlossen werden.

Orale Komplikationen – Wenn Milch durch Softdrinks ersetzt wird, sollten Ernährungsratschläge zur Kariesverhütung gegeben werden.

Zystische Fibrose (Mukoviszidose)

Die zystische Fibrose ist eine angeborene Störung mit vielfältigen Symptomen, die durch eine anomale visköse Sekretion der meisten exokrinen Drüsen verursacht ist.

Häufigkeit – Die Inzidenz der zystischen Fibrose liegt bei einem auf 2.000 Neugeborenen. Sie ist die häufigste genetisch bedingte letale Erkrankung.

Ätiologie – Die zystische Fibrose ist genetisch determiniert, wobei ein autosomal-rezessiver Erbgang vorliegt. Normalerweise sind beide Eltern nichtbetroffene Träger, und das Risiko jedes ihrer Kinder, die Krankheit zu entwickeln, beträgt 25%.

Pathologie – Die Ursache liegt in einem falsch codierten Basenpaar auf dem langen Arm des Chromosoms sieben, so daß Transportproteine falsch zusammengesetzt werden und in ihrer Funktion als Elektrolytpumpen defekt sind. Das visköse Sekret kann Bronchien und Alveolen der Lungen, Ausführungsgänge des Pankreas usw. verstopfen. Die Hauptprobleme sind Atmungsschwierigkeiten mit häufigen Infektionen der Atemwege und schweren Lungenkomplikationen. Ein Verschluß der Ausführungsgänge des Pankreas führt zu Enzymmangel und Resorptionsstörungen, was sich schließlich in reduziertem Körperwachstum, Vitaminmangel und rezidivierenden Verstopfungen zeigt.

Therapie – Es gibt keine kausale Therapie, doch die Reinigung der Bronchien vom mukösen Schleim wird durch Physiotherapie und Medikamente unterstützt, während der Ersatz von Pankreasenzymen und eine strenge Diät die Resorption verbessern. Innerhalb von zehn Jahren haben verbesserte therapeutische Maßnahmen die durchschnittliche Lebenserwartung von 7,5 auf 17 Jahre erhöht.

Orale Manifestationen – Die Veränderungen der Speichelsekretion, die chronische Medikamentengabe und eine kohlenhydratreiche Ernährung können Patienten mit zystischer Fibrose kariesanfällig machen. Es zeigte sich jedoch, daß wohl aufgrund der häufigen antibiotischen Abdeckung diese Kinder kein höheres Kariesrisiko als gesunde Kinder haben. Mundatmung und eine schlechte Sauerstoffversorgung des peripheren Blutes kann eine Gingivitis verursachen. Bei Kindern mit zystischer Fibrose treten gehäuft Störungen der Schmelzbildung auf, besonders bei den Schneidezähnen und den ersten bleibenden Molaren.

Erkrankungen des Immunsystems

Die Fähigkeit eines Kindes, Infektionen zu widerstehen, wird durch viele spezifische wie unspezifische Faktoren beeinflußt. Defekte des Immunsystems sind selten. Sie können in primäre oder angeborene Defekte, in sekundäre oder erworbene und in Autoimmunerkrankungen unterteilt werden. Sie alle sind durch die chronische oder wiederkehrende Unfähigkeit des Kindes charakterisiert, adäquat auf Infektionen zu reagieren.

Angeborene oder **primäre Immundefekte** beruhen auf einer angeborenen Störung in der Differenzierung der Zellen, die für die Bildung von Antikörpern und T-Lymphozyten während des fetalen Lebens verantwortlich sind. Beispiele für diese Krankheitsgruppe sind die Agammaglobulinämie, die Thymushypoplasie und das Wiskott-Aldrich-Syndrom. Ein selektiver IgA-Mangel hat eine Häufigkeit von eins zu 600, in Deutschland von eins zu 500. Er führt zu schweren chronischen Erkrankungen. Kinder mit angeborener Immunschwäche haben ein größeres Risiko, Autoimmunerkrankungen zu bekommen.

Erworbene oder **sekundäre Immundefekte** können durch eine Behandlung mit zytotoxischen Medikamenten verursacht werden. Man sieht sie auch bei bösartigen Erkrankungen des lymphatischen Systems oder nach schwerem Proteinverlust, zum Beispiel beim nephrotischen Syndrom oder nach schweren Verbrennungen.

AIDS (erworbenes Immunschwächesyndrom)

Auch Kinder können mit dem HI-Virus infiziert sein, was früher am häufigsten durch Bluttransfusionen (Kinder mit Hämophilie A und B) geschah. Durch Testungen des Blutes ist heutzutage in den Industrienationen diese Form der Übertragung mit den heute bekannten HI-Viren nahezu ausgeschlossen. Im

Vordergrund steht heute die diaplazentare Übertragung durch HIV-infizierte Mütter. Bei dieser Krankheit, die die T-Zellen zerstört, ist die zellvermittelte Immunität stark gemindert, und die Patienten sterben an opportunistischen Infektionen.

Orale Manifestationen der Immunstörungen. Die oralen Symptome bei Patienten mit Immundefekten, ob primär oder sekundär, können variieren. Im allgemeinen haben sie eine hohe Prävalenz für bakterielle, virale oder Pilzinfektionen, sowie für Ulzerationen der Mundschleimhaut (Abb. 17-7). Wie bei Kindern, die mit zytotoxischen Medikamenten behandelt werden, ist das primäre und wichtigste Ziel, orale Infektionen zu verhindern.

Jegliche Zahnbehandlung muß in enger Kooperation mit dem behandelnden Arzt durchgeführt werden. Eine Gammaglobulintherapie kann notwendig sein. Die Mundschleimhaut ist verwundbar und eine vorsichtige, aber sehr gewissenhafte Mundhygiene ist essentiell.

Autoimmunerkrankungen

Zu den Autoimmunerkrankungen gehören die juvenile rheumatoide Arthritis, Lupus erythematodes disseminatus und die Dermatomyositis. Unter Autoimmunität versteht man die Produktion von Antikörpern, die auf eine Mutation, ein Neoplasma, Viren oder eine Gewebskreuzreaktion (Ähnlichkeiten zwischen exogenen und körpereigenen Antigenen) antworten, aber mit normalen Gewebszellen reagieren.

Juvenile rheumatoide Arthritis

Rheumatische Erkrankungen werden durch Autoimmunreaktionen verursacht.

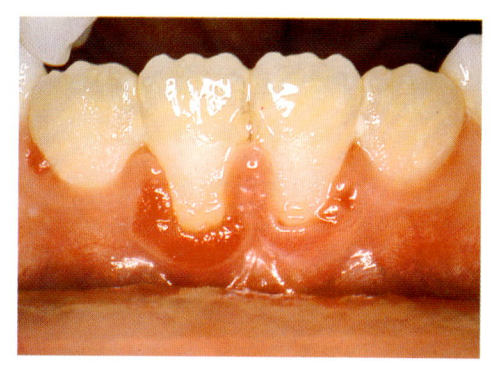

Abb. 17-7 Ulzerationen der marginalen Gingiva bei einem siebenjährigen Mädchen mit einem selektiven IgA-Defekt.

Die Erkrankung wird ausgelöst, wenn ein genetisch vorbelastetes Individuum einem Umweltfaktor – meist einem bakteriellen oder viralen Antigen – ausgesetzt ist und kreuzreagiert. Die rheumatischen Erkrankungen betreffen Gelenke, Sehnen, Muskeln und manchmal auch innere Organe, sowie Haut und Schleimhaut.

Wenn die rheumatoide Arthritis bei einem Kind unter 16 Jahren auftritt, wird sie als juvenile Form definiert. Sie unterscheidet sich in vielerlei Hinsicht von der rheumatoiden Arthritis des Erwachsenen, und auch bei Kindern variieren die Manifestationen.

Häufigkeit – Die Prävalenz der Erkrankung beträgt 10 bis 15 auf 100.000 Kinder; in Deutschland liegt sie bei eins zu 2000.

Pathologie – Die ätiologischen Faktoren sind unbekannt, doch wie bereits erwähnt, ist die juvenile rheumatoide Arthritis eine Autoimmunkrankheit, die häufiger bei Kindern mit angeborenem Mangel an IgA- und IgG-Antikörpern vorkommt.

Wenn in einem Gelenk länger als drei

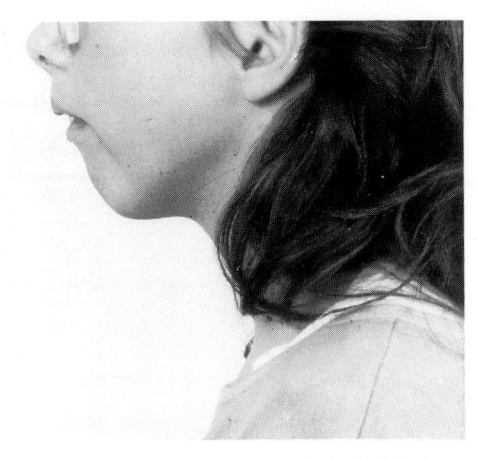

Abb. 17-8 Profil eines dreizehnjährigen Mädchens mit juveniler rheumatoider Arthritis, die seit dem sechsten Lebensjahr besteht.

Monate Schmerzen, Schwellungen und Ödeme bestehen, sollte eine Arthritis vermutet werden. Im Blut wird nicht immer ein positiver Rheumafaktor gefunden. Es gibt verschiedene Formen dieser Krankheit, je nach dem wieviele verschiedene Symptome vorliegen und wieviele Gelenke betroffen sind. Bei einigen Kindern tritt eine Iridozyklitis (Entzündung der Iris und Uvea) auf, und man sieht Wachstumsstörungen, besonders in den betroffenen Gelenken.

Therapie – Bei angemessener Behandlung können 50% der Patienten mit juveniler rheumatoider Arthritis ohne bleibende Schäden vollständig gesund werden, weitere 30 bis 40% bleiben leicht behindert. Die Behandlung ist jedoch äußerst wichtig und ist normalerweise physiotherapeutisch, medikamentös und in seltenen Fällen operativ ausgerichtet. Die medikamentöse Behandlung beginnt gewöhnlich mit Salizylaten. Wenn diese versagen, werden sogenannte Basistherapeutika (Goldsalze, D-Penizillamin, Chloroquin) oder in schweren Fällen Kortikosteroide gegeben. Die Physiotherapie mit Training der Gelenke und Kräftigung der Muskeln kann gute Resultate erzielen.

Orale Manifestationen – Kinder mit juveniler rheumatoider Arthritis unterliegen einem höheren Risiko eine mandibuläre Dysfunktion zu entwickeln als gesunde Kinder. Häufige Symptome sind Knacken und Knirschen in den Kiefergelenken und Schwierigkeiten, den Mund weit zu öffnen. Dies kann das Zähneputzen erschweren. Wenn auch die Hände von der Krankheit betroffen sind, werden spezielle Hilfen benötigt (siehe Kapitel 18). Die Prävalenz einer distalen Verzahnung und eines frontal offenen Bisses ist aufgrund der Rotation des Corpus mandibulae höher als bei gesunden Kindern (Abb. 17-8).

Okklusales Einschleifen und therapeutische Übungen sind die primären Behandlungsmaßnahmen. Auch funktionskieferorthopädische Geräte werden in diesem Zusammenhang empfohlen.

Allergien

Allergien sind für eine ganze Reihe lokaler und systemischer Erkrankungen verantwortlich. Die bei allgemeinen Erkrankungen vorliegenden Immunreaktionen sind im wesentlichen die gleichen wie sie bei den Abwehrvorgängen gegen Antigene jeglicher Art vorkommen. Im Gegensatz zur protektiven Immunreaktion lösen allergisch wirkende Antigene (=Allergene) jedoch immer eine entzündliche Reaktion aus, die zu einer erheblichen Schädigung des Organismus führen kann.

Eine Allergie vom Soforttyp löst am häufigsten Krankheiten aus und betrifft ca. 10% aller Kinder.

Asthma
Asthma ist im allgemeinen als ein Zustand definiert, der durch eine Konstriktion der Bronchialmuskeln und eine gesteigerte Produktion von viskösem Schleim innerhalb der Atemwege charakterisiert ist. Bei Kindern und jungen Erwachsenen ist das extrinsische oder allergische Asthma der häufigste Typ.

Häufigkeit – Die Prävalenz beträgt etwa 1,5%. In Deutschland liegt die Prävalenz zwischen 2 und 5%.

Pathologie – Beim kindlichen Asthma ist eine allergische Überempfindlichkeit der wichtigste ätiologische Faktor. Die Wechselwirkung zwischen Antigen und IgE-Antikörper führt zu einer Freisetzung humoraler Mediatorsubstanzen wie etwa dem Histamin.

Therapie – Die wichtigsten Medikamente zur Behandlung von Asthma sind β_2-Sympathomimetika (Salbutamol, Terbutalin, Fenoterol) und Theophyllin. Die β_2-selektiven Mittel werden lokal als Inhalate gegeben und sorgen für eine effektive Bronchodilatation. Dinatrium-Chromoglykat (Intal®) wird zur Prophylaxe verwendet und verhindert die Freisetzung der Mediatoren aus den Mastzellen. Der Effekt von Kortikosteroiden wird durch spezifische Proteine vermittelt, die die Prostaglandin-Synthese hemmen.

Orale Manifestationen – Asthmatische Kinder haben, verglichen mit gesunden Kindern, eine reduzierte Speichelfließrate. Jüngere Studien haben die Kariesprävalenz bei asthmatischen Kindern und gesunden Kontrollgruppen verglichen, doch die Resultate waren widersprüchlich. Asthmatische Kinder, die mit Kortikosteroiden behandelt werden, haben verglichen mit gesunden Kindern eine erhöhte Gingivitisprävalenz. Die Anwendung kortikosteroidhaltiger Inhalationsmittel macht die Kinder gegen oropharyngeale Infektionen mit Candida albicans anfällig.

Aufgrund der häufigen Einnahme verschiedener Medikamente und der reduzierten Speichelfließrate sollten asthmatische Kinder individuell präventiv betreut werden.

Neurodermitis

Die Neurodermitis (endogenes Ekzem, atopische Dermatitis) gehört zusammen mit dem Heuschnupfen und dem allergischen Asthma bronchiale zum sogenannten atopischen Symptomenkomplex. Der Schweregrad der Erkrankung kann sehr stark schwanken; häufig liegen nur Minimalerscheinungen vor.

Häufigkeit – Die Häufigkeit von atopischen Erkrankungen wird auf 5 bis 15% geschätzt. Die erhöhte Prävalenz im letzten Jahrzehnt wurde mit einer stärkeren allergenen Umweltbelastung in Zusammenhang gebracht; die Erkrankung wird in Ballungsgebieten gehäuft beobachtet.

Vererbung – Es handelt sich um eine polygen vererbte Erkrankung.

Anamnese – Fast alle betroffenen Kinder hatten Milchschorf. Bei der Familienanamnese muß man nach Heuschnupfen, allergischer Konjunktivitis und Asthma fragen.

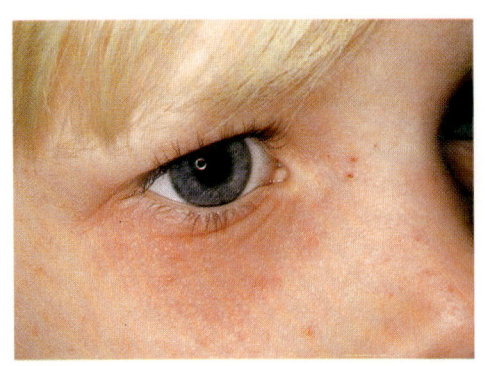

Abb. 17-9 Doppelte Unterlidfalte und Lidekzem bei einem sechsjährigen Mädchen. Das Unterlid ist gerötet und weist Kratzspuren auf.

Ätiologie – Die Ursache ist auch heute letztlich noch unbekannt; man schuldigt eine Kombination aus IgE-Überschuß, verstärkter Freisetzung von Mediatoren und gestörter T-Zellfunktion an.

Pathogenese – Die Haut eines Neurodermitikers weist pathophysiologische Besonderheiten auf. Der transepidermale Wasserverlust ist erhöht und die Talgproduktion verringert; dadurch neigt die Haut zur Trockenheit. Die Hautgefäße reagieren auf Reize paradox mit überschießender Vasokonstriktion und in Folge davon entsteht Hautblässe. Eine Vermehrung von Mastzellen und ein erhöhter Gehalt an Entzündungsmediatoren, u. a. Histamin, sind Ursachen des quälenden Juckreizes.

Weil die meisten auf die Haut aufgebrachten Stoffe in den entzündlich veränderten Ekzemherden verstärkt resorbiert werden, ist bei allen therapeutisch angewendeten Externa Vorsicht angezeigt!

Symptome an der Haut (besonders periorale Manifestationen) – Das Hauptsymptom der Neurodermitis ist der Juckreiz. Ständiges Kratzen führt zu einem typischen Ekzembild mit Vergröberung des Hautreliefs. Die Hauptlokalisation sind die Beugeseiten der Extremitäten, aber auch der Hals und die Hände. Für den Zahnarzt ist eine Reihe von Symptomen leicht erkennbar.

Die trockene Haut des gesamten Körpers findet sich im Gesicht als Blässe und feine Schuppung (Abb. 17-9). Rhagaden treten retroaurikulär und an den Ohrläppchen auf. Durch rezidivierende Konjunktivitiden und Lidekzeme mit Schuppung und Kratzeffekten entsteht eine doppelte Unterlidfalte, ein charakteristisches Stigma des atopischen Kindes.

Die Cheilitis sicca läßt schmerzhafte Rhagaden der Lippen entstehen. Eine verstärkte Furchung der Handinnenflächen führt zum Bild der sogenannten Ichthyosishand. Hartnäckige Ekzeme am Daumen bei Kleinkindern werden „Lutschdaumen" und an den Fingerspitzen „Zwiebelfinger" genannt. Häufig finden sich bei der atopischen Konstitution chronisch gerötete und entzündete Mundwinkel (Perlèche). Bei honiggelber Krustenbildung ist an eine Superinfektion mit Strepto- oder Staphylokokken, bei weißlichen Belägen (Abb. 17-10) an eine Besiedelung mit Candida-Spezies zu denken.

Therapie – Bei vielen atopischen Kindern muß eine dauerhafte Basisbehandlung mit fettenden Externa durchgeführt werden. Nur bei hartnäckigen Ekzemherden sind vorübergehend lokal angewendete, schwächere Kortikoide angezeigt.

Systemisch werden Antihistaminika (Fenistil®) ebenfalls über längere Zeiträume gegeben, um den quälenden Juckreiz zu unterdrücken. Orale Antibiotika (Erythromycin) sind bei ausgedehnten superinfizierten Ekzemen sehr wirkungsvoll. Die Klimatherapie (Nordsee, Mittelmeerraum, Hochgebirge) wirkt sich bei den meisten, eine Diätbehandlung bei einigen Kindern positiv aus.

Um die Entstehung von Ekzemen an den durch die zahnärztliche Behandlung belasteten Hautpartien zu verhindern, ist es ratsam, diese nicht zu überdehnen und sie für die Behandlung mit Vaseline geschmeidig zu halten.

Regelmäßiges Auftragen von wasserhaltigen Cremes oder von Fettsalben ist das Grundprinzip der Behandlung auch bei den perioralen Läsionen. Bei bakterieller Superinfektion empfehlen sich Cremes mit Zusatz von Desinfizientien oder lokal verträglichen Antibiotika. Bei mykotischer Superinfektion kommen antimykotische Cremes oder die Pinselung mit Farbstoffen (z. B. Pyoktanin) in Betracht. Da eine Mischbesiedlung nicht selten vorliegt, ist von vornherein eine Kombinationsbehandlung indiziert.

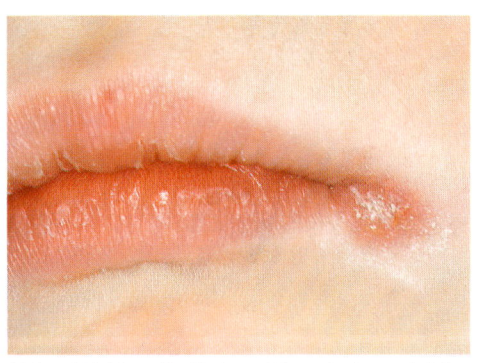

Abb. 17-10 Perlèche. Chronisch rezidivierende Entzündung der Mundwinkel mit weißlicher Auflagerung (Besiedelung mit Candida-Spezies) ist ein häufiger Befund bei Atopikern.

Virushepatitis

Die Prävalenz von Hepatitis B-Virusinfektionen (HBV) steigt an und kann in der Zahnarztpraxis ein Infektionsrisiko sein.

Die Non-A-Non-B-Hepatitisviren sind die häufigste Ursache einer Posttransfusionshepatitis und die Hochrisikoträger sind dieselben wie bei HBV.

Die Übertragung geschieht meistens parenteral (über Blut oder Blutprodukte), sexuell und perinatal. HBV-Antigene wurden auch im Speichel identifiziert, doch die Infektiösität ist aufgrund der niedrigen Antigentiter im allgemeinen gering. Die meisten Patienten, die von einer Hepatitis betroffen sind, werden wieder vollständig gesund, doch bei etwa 5% persistiert die HBV-Infektion. Kinder, die von Müttern mit einer aktiven Infektion geboren werden, bleiben infektiös.

Häufigkeit – In Westeuropa werden bei weniger als 1% der Gesamtbevölkerung das Hepatitis B-Oberflächenantigen nachgewiesen, verglichen mit 15 bis 20% in Südostasien, (in manchen dieser Länder liegen die Werte noch höher.)

Infektiosität – Eine Reihe von Patienten- und Bevölkerungsgruppen werden als HBV-Risikogruppen angesehen, darunter bestimmte Gruppen von Einwanderungskindern und adoptierten Kindern aus dem Mittleren Osten, Afrika und Südostasien (Tabelle 17-1). Kinder, bei denen sich nach ihrer Ankunft in Skandinavien herausgestellt hat, daß sie HBV-Träger sind, gehen zur Schule und müssen im täglichen Leben keine Einschränkungen auf sich nehmen.

Bei der zahnärztlichen Behandlung, besonders wenn ein invasiver chirurgischer Eingriff geplant ist, sollten jedoch

17 Allgemeinerkrankungen bei Kindern

Tabelle 17-1
Hochrisikogruppen für eine Hepatitis B-Infektion

Patienten, die Bluttransfusionen erhalten;
Patienten mit einer vor kurzem durchgemachten Gelbsucht;
Patienten aus Institutionen für geistig Behinderte;
gewisse Einwanderergruppen aus der dritten Welt;
Drogenabhängige (Fixer);
männliche Homosexuelle.

stets Vorsichtsmaßnahmen ergriffen werden. Als Hinweis für den Grad des Infektionsrisikos können Blutparameter (Antigene oder Antikörper) dienlich sein. Um das Infektionsrisiko richtig einschätzen zu können, muß der Zahnarzt natürlich über den jeweiligen Hepatitistyp seines Patienten Bescheid wissen. Die Hauptgefahr bei der Behandlung eines infizierten Patienten sind Nadelstichverletzungen.

Blutungskrankheiten (Hämorrhagische Diathesen)

Bei Blutgerinnungsstörungen ist die normale Blutstillung gestört. Es gibt Gerinnungsstörungen, Störungen der Blutplättchen, entweder als Thrombozytopenie oder als Fehlfunktion der Blutplättchen sowie Vasopathien, bei denen es aufgrund eines Enzymdefekts in den Gefäßwänden zu punktförmigen Blutungen kommt. Die Gerinnungsstörungen werden durch einen angeborenen oder erworbenen Mangel eines oder mehrerer der heute bekannten Gerinnungsfaktoren verursacht. Die häufigsten Formen sind die Hämophilie A und B und das von Willebrand-Syndrom.

Hämophilie A und B, von Willebrand-Syndrom

Häufigkeit – In Schweden leidet etwa ein Kind von 10.000 an einer Blutgerinnungsstörung, in Deutschland etwa ein Kind von 7.500.

Ätiologie – Hämophilie A und B wird durch einen Mangel an Faktor VIII bzw. IX verursacht. Beide Erkrankungen sind genetisch determiniert und das Vererbungsmuster ist x-chromosomal-rezessiv. Daher werden 50% der Söhne einer Frau, die Überträgerin ist, diese Erkrankung bekommen, während 50% der Töchter Überträgerinnen sein werden. Die Kinder eines Mannes mit dieser Erkrankung werden gesund sein, aber alle seine Töchter werden Überträgerinnen sein.
Das von Willebrand-Syndrom ist durch einen Mangel oder einen Defekt eines Plasmaproteins, des von Willebrand-Faktors charakterisiert, der zusammen mit Faktor VIII für eine normale Thrombozytenfunktion und Blutgerinnung notwendig ist. Die Erkrankung wird gewöhnlich autosomal-dominant übertragen und daher auf 50% der Kinder vererbt, auf Jungen und Mädchen gleichermaßen, sofern ein Elternteil betroffen ist. Sie ist meist eine mäßig schwere Störung der Blutgerinnung.

Pathologie – Es gibt schwere, mittelschwere und milde Formen der Hämophilie, die einen Faktorgehalt im Plasma von <1%, 1 bis 4% und 5 bis 25% widerspiegeln. Kinder mit der milden Form leiden nur an verstärkten Blutungen nach chirurgischen Maßnahmen oder

größeren Traumen, wohingegen die anderen Formen zunehmend schwerwiegender sind.
Die Blutungsneigung wird oft gegen Ende des ersten Lebensjahres offensichtlich, da diese Kinder leicht blaue Flecken bekommen. Die äußerliche Blutung von Haut oder Schleimhaut aufgrund eines Traumas ist kein wesentliches Problem, aber Blutungen im Mund oder in der Nase können schwer zu stillen sein. Ein weitaus größeres Problem sind Blutungen in Muskeln oder in Gelenken, die im späteren Leben Deformierungen verursachen können. Eine intrakranielle Blutung kann eine lebensbedrohende Situation hervorrufen.

Therapie – Die Blutung kann durch intravenöse Infusion des Faktorkonzentrats behandelt oder verhindert werden. Diese Infusionen werden einmal oder mehrmals pro Woche verabreicht. Übungsprogramme und Physiotherapie zielen auf eine Verringerung der Gelenkschäden ab.

Orale Komplikationen – Die Blutgerinnungsstörungen selbst beeinflussen die Zahngesundheit nicht, aber es ist von äußerster Wichtigkeit, die oralen Gewebe gesund zu erhalten, um die Notwendigkeit invasiver Zahnbehandlungen zu verringern. Daher sollten schon früh Präventivprogramme aufgestellt und sorgfältig überwacht werden. Das Zähneputzen mit einer weichen Zahnbürste und die vorsichtige Reinigung der Approximalräume mit Zahnseide sind Voraussetzungen für eine feste gesunde Gingiva; damit werden spontane Blutungen reduziert.
Supragingivales Scaling kann gewöhnlich ohne Faktorsubstitution erfolgen, aber tiefes Scaling und die Anwendung von Lokalanästhetika bedürfen der Konsultation des behandelnden Arztes. Chirurgische Eingriffe, z. B. Zahnextraktionen, müssen sorgfältig geplant und sollten stets von einem Spezialisten vorgenommen werden; ein aktueller Blutgerinnungsstatus ist anzuraten. Heutzutage kann ein chirurgischer Eingriff oft sicher ausgeführt werden, wobei keine oder nur eine sehr geringe Faktor-VIII-Substitution nötig ist, vorausgesetzt, daß besonders auf lokale Blutstillungsmaßnahmen, die systemische und antifibrinolytische Behandlung sowie die Verhütung einer Infektion geachtet wird.

Thrombozytenstörungen

Thrombozyten sind für die Blutgerinnung und für die Bildung des Blutkoagulums notwendig. Qualitative Funktionsdefekte der Thrombozyten sind bei Kindern selten. Eine Thrombozytopenie, also ein Mangel an Thrombozyten, kommt bei Kindern recht häufig vor und tritt meistens vor dem zwölften Lebensjahr auf. Die häufigste Form ist die akute Thrombozytopenie, die oft nach einer Infektion in Erscheinung tritt, wahrscheinlich aufgrund einer Immunstörung. Die Prognose ist gut, die Genesung erfolgt meist innerhalb von drei Monaten, auch ohne irgendeine Behandlung.
Die chronisch idiopathische Thrombozytopenie ist eine seltene Erkrankung, die das ganze Leben andauern kann. Wie die akute Thrombozytopenie ist sie durch eine zu kurze Lebensdauer der Thrombozyten gekennzeichnet.

Pathologie – Wenn die Thrombozytenzahl unter 20 bis 30.000 $\times 10^9$ pro Liter Blut fällt, können Blutungen auftreten, besonders an der Haut, wie etwa Petechien und Ekchymosen.

17 Allgemeinerkrankungen bei Kindern

Therapie – Meistens kann die spontane Remission abgewartet werden. Bei verstärkten Blutungen mit Anämie ist die Behandlung mit Kortikosteroiden die gebräuchlichste Therapie.

Orale Komplikationen – Zu den oralen Befunden gehören Ekchymosen und Petechien sowie bei schweren Erkrankungen spontane Blutungen. Bei Kindern mit akuter Thrombozytopenie sollte eine operative Behandlung, wenn möglich, bis nach der Genesung aufgeschoben werden. Bei Kindern mit der chronischen Form können in einer akuten Situation Thrombozyten transfundiert werden, doch normalerweise sollte alles unternommen werden, um präoperativ durch Kortikosteroide den Gehalt an Thrombozyten anzuheben.

Bösartige Tumoren

Krebs ist bei Kindern die häufigste letale Erkrankung. Zweidrittel der Krebsfälle sind bösartige Tumoren und eindrittel Leukämieformen. Pro Jahr wird ungefähr 1 von 600 Kindern unter dem 15. Lebensjahr von einem bösartigen Tumor befallen. In Deutschland liegt die Prävalenz bei einem bösartigen Tumor auf 10.000 Neuerkrankungen jährlich. Die häufigsten Formen sind Gehirntumoren, Nierentumoren und maligne Lymphome, doch auch Knochentumoren wie das osteogene Sarkom, das Ewing-Sarkom und das eosinophile Granulom findet man bei Kindern.

Bösartige Tumoren kommen bei Kindern am häufigsten innerhalb der ersten fünf Lebensjahre vor, mit Ausnahme von Knochentumoren, die man öfter nach dem zehnten Lebensjahr diagnostiziert.

Die Ätiologie ist fast immer unbekannt, doch Brüder und Schwestern eines krebskranken Kindes haben ein höheres Risiko, ebenfalls zu erkranken.

Krebskranke Kinder werden chemotherapeutisch behandelt, manchmal in Kombination mit chirurgischen Maßnahmen und/oder einer Strahlentherapie. Wenn die Bestrahlung auf Kopf oder Nacken gerichtet ist, kann die Zerstörung der Speicheldrüsen oralpathologische Zustände bedingen. Aufgrund der extremen Verminderung des Speichelflusses ist das Kariesrisiko erhöht (Abb. 17-11). Wenn Kinder mit sich entwickelnden Zähnen bestrahlt werden, kann dies zu kurzen v-förmigen Wurzeln und Schmelzhypoplasien führen (Abb. 17-12). Inzwischen ist die Strahlentherapie bei Kindern stark zurückgegangen.

Weitere orale Komplikationen wie Ulzerationen und orale Infektionen verlaufen ähnlich wie bei Patienten mit Leukämie und anderen malignen Erkrankungen. So sind auch die Grundsätze für deren Behandlung ähnlich.

Leukämie

Die Leukämie ist charakterisiert durch eine unkontrollierte Proliferation der Leukozyten und ihrer Vorstufen im Knochenmark, im Blut und in retikuloendothelialen Geweben, in die unreife Blutzellen einwandern. Bei Kindern unterhalb von 15 Jahren ist sie die häufigste Form einer malignen Erkrankung. Die akute lymphoblastische Leukämie ist die wichtigste Form, die mehr als 75 bis 80% aller Fälle ausmacht. Auch die akute myeloische Leukämie sieht man bei Kindern.

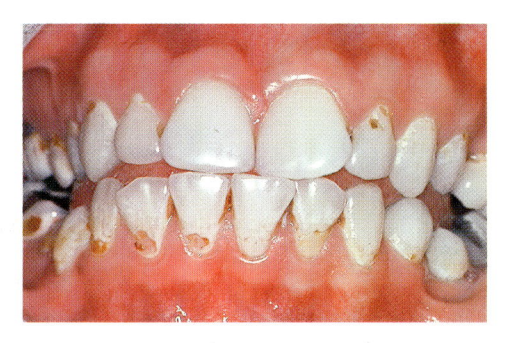

Abb. 17-11 Schnell fortschreitende Karies bei einem sechzehnjährigen Mädchen, das im Bereich der rechten Halsseite bestrahlt wurde. Kariespräventive Maßnahmen wurden nicht ergriffen.

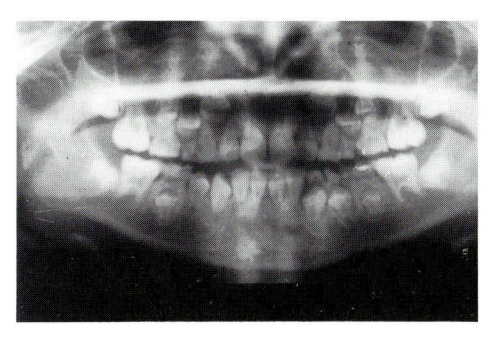

Abb. 17-12 Störung der Zahnentwicklung bei einem achtjährigen Mädchen, welches seit dem dritten Lebensjahr mit zehn Gy Gesamtkörperbestrahlung behandelt wurde. Auffällig die kurzen v-förmigen Wurzeln (1 Gy (Gray) = 102 Rad).

Häufigkeit – In Schweden erkranken jedes Jahr etwa 60 bis 70 Kinder an Leukämie. Die Mehrzahl ist zwischen ein und fünf Jahre alt. In Deutschland sind von allen Neuerkrankungen 500 bis 600 Leukämiefälle, das entspricht etwa vier bis fünf pro 100.000 Kinder pro Jahr.

Ätiologie – Die Ätiologie der Krankheit ist unbekannt, aber es werden virale sowie genetische Faktoren diskutiert; letztere können möglicherweise durch Strahlung und Umweltgifte induziert werden.

Pathologie – Die Symptome dieser Erkrankung sind Anämie, Schwäche, Müdigkeit und manchmal Fieber. Aufgrund der Thrombozytopenie können selbst nach kleineren Traumen Petechien, Ekchymosen und blaue Flecken auftreten. Durch die Granulozytopenie sind die Patienten gegen Infektionen anfälliger. Nicht selten klagen die Patienten über Schmerzen in Armen und Beinen, die durch leukämische Infiltrationen ins Skelett verursacht werden. Wenn keine Behandlung erfolgt, tritt der Tod in etwa vier Monaten aufgrund von Blutungen oder Infektionen ein.

Therapie – Eine Leukämie wird mit unterschiedlich kombinierten zytotoxischen Medikamenten, Steroiden und manchmal Bestrahlungen behandelt. Das Ziel ist, die leukämischen Zellen aus dem Körper zu entfernen. Unterschiedliche Medikamente, Applikationsformen und Dosierungen wurden erprobt und werden zur Zeit reevaluiert. Mit dieser Behandlung beträgt bei Kindern mit akuter myeloische Leukämie die Langzeitüberlebensrate 55 bis 60%.
Zytotoxische Medikamente greifen nicht nur leukämische Zellen an, sondern auch sich schnell teilende Zellen im Knochenmark, im Gastrointestinaltrakt und in den Haarfollikeln. Die Behandlung verursacht Thrombozytopenie sowie Granulozytopenie. Folglich ist das Infektionsrisiko stark erhöht; es ist am höchsten, wenn die Granulozytenzahl unter 1.000 pro ml abfällt. Unter bestimmten Umständen kann eine Knochenmark-

17 Allgemeinerkrankungen bei Kindern

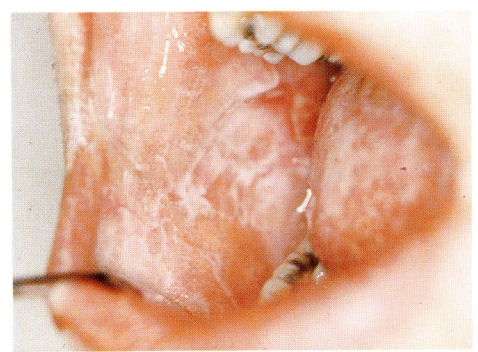

Abb. 17-13 Atrophische lichenoide Veränderungen der Wangenschleimhaut bei einem sechzehnjährigen Jungen mit einer schweren ‚Graft versus host'-Reaktion nach allogener Knochenmarktransplantation.

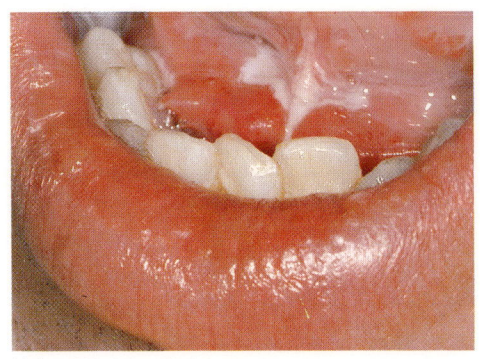

Abb. 17-14 Sublinguale Ulzera bei einem neunzehnjährigen Jungen mit akuter lymphoblastischer Leukämie; die Widerstandskraft gegen Infektionen und Traumen ist durch Methotrexatbehandlung gemindert.

transplantation durchgeführt werden, wenn das Kind ein Geschwisterteil besitzt, das dieselben Histokompatibilitätsantigene (HLA) aufweist (Abb. 17-13).

Orale Komplikationen – Ein leukämisches Kind kann Frühsymptome der Krankheit in der Mundhöhle haben, z. B. Schleimhautblässe als Zeichen der Anämie, Ekchymosen und Petechien als Zeichen der Thrombozytopenie und leukämische Infiltrationen, die man als Gingivahypertrophie sieht. Auch Pilzinfektionen können vorhanden sein.

Wenn die zytostatische Behandlung beginnt, hat dies eine direkte toxische Wirkung auf die Mundschleimhaut. An der Wange, unter und auf der Zunge, auf den Lippen und am Gaumen können schmerzhafte Geschwüre auftreten. Ekchymosen und Petechien findet man oft und auch eine anguläre Cheilitis kann auftreten. Eine Candidiasis und die Reaktivierung von Herpes-simplex-Infektionen findet man häufig (Abb. 17-14 bis 17-16).

Um Infektionen zu vermeiden, ist die sorgfältige Mundhygiene besonders wichtig. Ehe mit der zytostatischen Behandlung begonnen wird, sollte man das Kind einem Zahnarzt vorstellen, der eine gründliche klinische und röntgenologische Untersuchung und alle notwendigen Zahnbehandlungen durchführt. Füllungen und Zähne sollten sorgfältig poliert werden, da aufgrund der extremen Empfindlichkeit der Mundschleimhaut während der zytotoxischen Behandlung selbst ein geringfügiges Trauma schmerzhafte Ulzerationen auslösen kann.

Der Patient wird angewiesen, vorsichtig mit einer besonders weichen Zahnbürste zu putzen, und Nahrungsmittel wie Knäckebrot zu meiden. Mit Chlorhexidin sollte nur dann gespült werden, wenn alle anderen Formen der Mundhygiene unmöglich sind. Chlorhexidin kann die Ökologie der Mundhöhle verändern und damit pathogene Mikroorganismen begünstigen.

Kinder, die während der Zahnentwicklungsphasen chemotherapeutisch behandelt werden, unterliegen einem erhöhten Risiko von Zahnentwicklungsstörungen, wie etwa Schmelzhypoplasien oder Störungen der Zahnmorphologie.

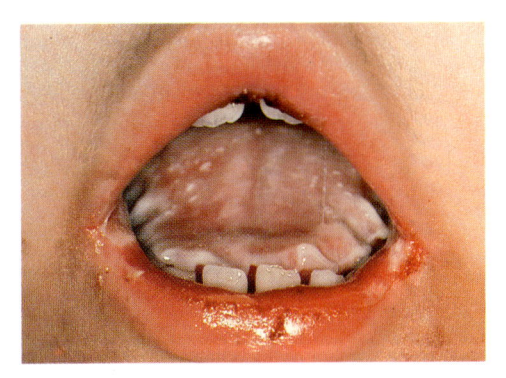

Abb. 17-15 Durch Bestrahlung induzierte Schleimhautentzündung und Mundwinkelrhagaden bei einem siebenjährigen Jungen mit akuter lymphoblastischer Leukämie.

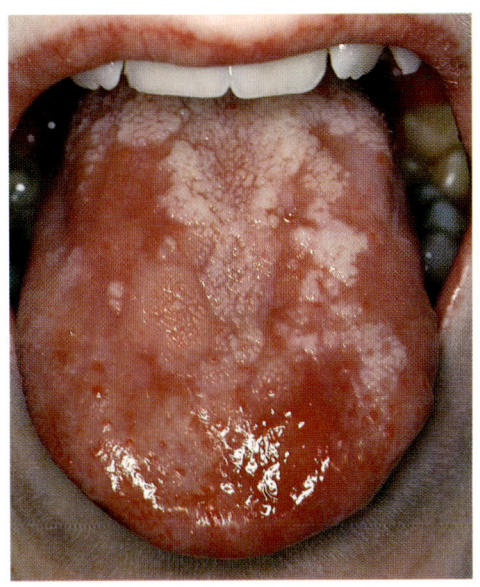

Abb. 17-16 Orale Candidiasis und Rezidiv einer Herpes-simplex-Infektion bei einem dreizehnjährigen Jungen mit einer akuten lymphoblastischen Leukämie, die chemotherapeutisch behandelt wird.

Krampfleiden

Krämpfe gehören bei Kleinkindern und Kindern zu den häufigsten akuten und potentiell lebensbedrohenden Ereignissen. Etwa 5% aller Kinder haben einen oder mehrere Krampfanfälle gehabt, ehe sie die Erwachsenenreife erlangen.

Epilepsie

Die Epilepsie ist durch wiederholte Anfälle geprägt, die entweder unbekannter Ätiologie (idiopathisch) sind oder auf erworbene Gehirnläsionen (sekundär) zurückzuführen sind. Anomale elektrische Aktivitäten in den zerebralen Neuronen bedingen diese Anfälle. Es scheint, daß in den Nervenzellen das normale Gleichgewicht zwischen erregenden und hemmenden Einflüssen unterbrochen ist.

Häufigkeit – Die Häufigkeit der idiopathischen Epilepsie schwankt zwischen zwei und sechs Fällen auf 1.000. In Deutschland liegt die Prävalenz bei 0,7%.

Symptomatik – Die Manifestationen der Epilepsie reichen von kurzen Bewußtseinstrübungen bis zum Grand mal. Bei Absencen, einer Form des Petit mal, sind die Bewußtseinstrübungen oft so kurz, daß sie vom Patienten nicht bemerkt werden. Beim Grand mal sind die Anfälle generalisiert, der Patient wird bewußtlos und Muskelkrämpfe treten auf. Die Grand mal-Epilepsie kann in jedem Alter einsetzen, vom Kleinkindesalter bis zum frühen Erwachsenenalter. Beim Kleinkind werden die ersten Krämpfe oft durch Fieber ausgelöst. Manchmal können Anfälle durch spezifische Aktivitäten wie Lesen oder ein bestimmtes Geräuschmuster ausgelöst werden.

Therapie – Die Behandlung der Epilepsie besteht in der Langzeiteinnahme von Antikonvulsiva. Vier Hauptpräparate

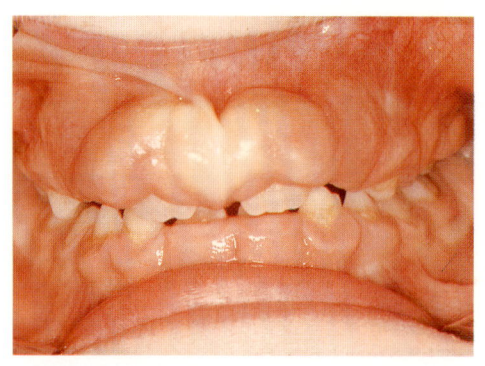

Abb. 17-17 Durch Phenytoin verstärkte Gingivahyperplasie bei einem zehnjährigen Jungen mit Epilepsie.

stehen zur Verfügung: Valproat, Phenobarbital, Phenytoin und Carbamazepin. Bei der Grand-mal-Epilepsie sind Valproat, Phenobarbital/Primidon die Mittel der Wahl; Phenytoin und Carbamazepin sind heutzutage eher kontraindiziert.

Orale Manifestationen – Epilepsiepatienten haben häufig Gingivawucherungen unterschiedlichen Ausmaßes, von einer geringen Hypertrophie der marginalen Gingiva bis zu schweren Wucherungen, bei der das Gingivagewebe die gesamte klinische Krone des Zahnes überdeckt (Abb. 17-17). Der auslösende Faktor ist die Plaque, die durch die Grunderkrankung allein schon zu Gingivawucherungen führen kann. Die Medikamente, besonders Phenytoin haben einen verstärkenden Effekt.

Behandlung – Die Entwicklung der Gingivawucherungen kann mittels Plaquekontrolle verringert und manchmal fast vollständig verhindert werden. Dieses Programm sollte vor dem Beginn der medikamentösen Behandlung festgelegt und dann abhängig vom Grad der sich entwickelnden Gingivawucherung individuell auf den jeweiligen Patienten hin

verändert werden. Bei geistig zurückgebliebenen Kindern, bei denen die Mundhygiene nicht optimal ist, wird aufgrund der hohen Rezidivgefahr eher die chirurgische Entfernung der Gingivawucherungen empfohlen.

Skeletterkrankungen

Skeletterkrankungen sind eine heterogene Gruppe von Störungen, die sowohl Fehlbildungen als auch Anomalien und erworbene Krankheiten des Knochens umfassen. Zu den Ursachen gehören genetische Faktoren, endokrine Faktoren, Ernährungsmängel, Vergiftungen, Infektionen und Neoplasmen.

Fehlbildungen der Knochen

Entwicklungsstörungen der Knochenmorphologie können alle Knochen betreffen. In den meisten Fällen ist die Ätiologie unbekannt. Von besonderem zahnärztlichem Interesse sind die kraniellen Anomalien, die oft Teil eines Syndroms sind. Diese Anomalien können durch zu frühen Verschluß von Schädelnähten, durch eine Größenzunahme des Gehirns (z. B. beim Hydrozephalus) oder reduzierte Größe des Gehirns entstehen.

Anomalien und Erkrankungen der Knochengewebe

Diese Störungen umfassen quantitative (z. B. Osteoporose, Osteopetrose, Morbus Paget) oder qualitative Abweichungen bei der Produktion der Knochenmatrix (z. B. Osteogenesis imperfecta) oder der Mineralisation des Kno-

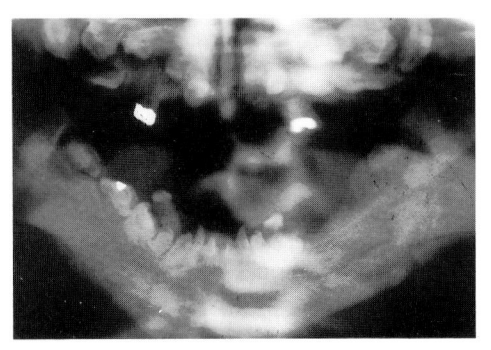

Abb. 17-18 Panoramaaufnahme eines dreizehnjährigen Mädchens mit Osteopetrose. Die Zahnkeime sind stark geschädigt. Der Unterkiefer zeigt Zeichen einer Osteomyelitis.

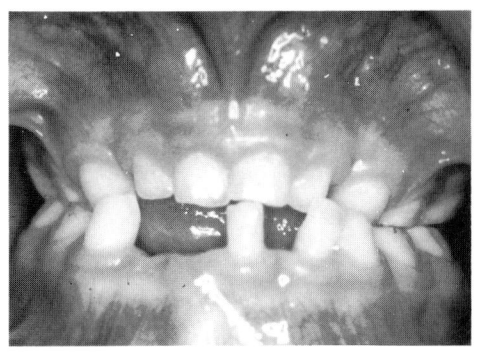

A

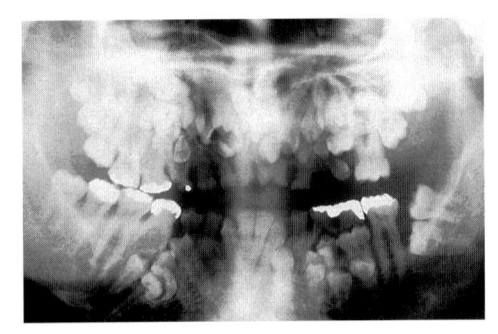

B

Abb. 17-19
A) Klinisches Bild eines 11jährigen Mädchens mit Dysostosis cleidocranialis
B) Das OPTG zeigt eine hochgradige Zahnüberzahl bei 17jährigem Jungen mit dem gleichen Krankheitsbild.

chens (z. B. Rachitis). Einige der Störungen mit oralen Manifestationen werden nachfolgend kurz beschrieben.

Osteopetrose (Marmorknochenkrankheit)

Die Osteopetrose ist durch eine generelle Zunahme der Knochendichte charakterisiert, die auf einen Defekt der Knochenresorption zurückzuführen ist. Der Patient kann an Knochenschmerzen, Frakturen und Osteomyelitis leiden. In schweren Fällen treten Neuropathien auf (z. B. Atrophie des N. opticus). Es kommt zum Ersatz des Knochenmarkes und damit zur Anämie. Behandelt wird die Erkrankung mit Kortikosteroiden und Knochenmarktransplantationen.

Orale Komplikationen – Der Zahndurchbruch ist stark gestört und auch verzögert (Abb. 17-18). Das Risiko einer Osteomyelitis und von Kieferfrakturen ist bei Zahnextraktionen ein komplizierender Faktor. Die Patienten leiden zudem an Trigeminus- und Fazialisneuropathien.

Osteogenesis imperfecta

Die Osteogenesis imperfecta gehört zu einer Gruppe autosomal vererbter Störungen des Bindegewebes, die gewöhnlich Skelett, Skleren, Bänder, Sehnen und Gehör betreffen. Gleichzeitig kann eine Dentinogenesis imperfecta (vom Typ II/III) vorliegen. Eine detaillierte Beschreibung der Osteogenesis imperfecta wird in Kapitel 18 gegeben.

17 Allgemeinerkrankungen bei Kindern

A

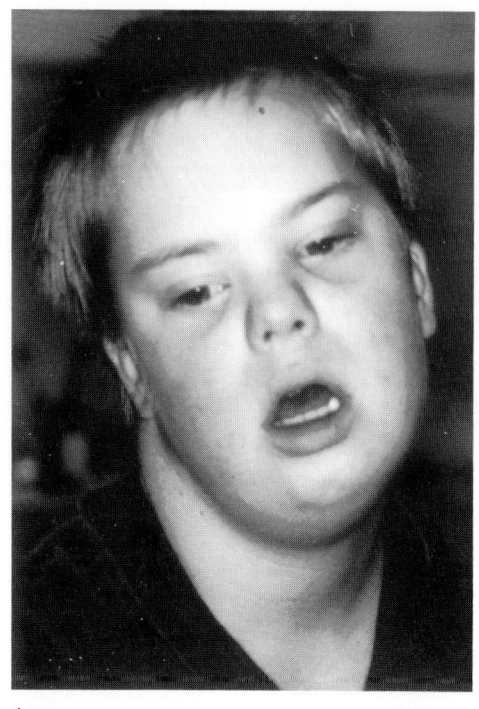

Abb. 17-20 A) Ein elfjähriger Junge mit Down-Syndrom und B) anteriorem und posteriorem Kreuzbiß.

B

Chromosomale Aberrationen

Chromosomale Aberrationen sind Abweichungen in der Zahl der Chromosomen (Hypor , Hypoploidio) odor in de ren Morphologie (Deletionen, Duplikationen, Translokationen).
Die häufigsten chromosomalen Aberrationen sind:

Autosomale Aberrationen:		in Deutschland
Trisomie 21 (Down)	1/700	1/700
Trisomie 18 (Edward)	1/8.000	

Aberrationen der Geschlechtschromosomen:		
XYY	1/1.000	1:500 männl. NG
XXY (Klinefelter)	1/1.000	1:400 männl. NG
X0 (Turner)	1/10.000	1:3000 weibl. NG
XXX	1/1.000	1:1000 weibl. NG

NG = Neugeborene

Dysostosis cleidocranialis
Diese Erkrankung ist ein Beispiel für eine genetisch determinierte Knochenstörung. Hauptsächlich sind die knochenbildenden Zentren defekt, was oft autosomal dominant vererbt wird. Betroffen sind hauptsächlich der Schädel und die Schlüsselbeine. Das mittlere Gesichtsdrittel ist hypoplastisch, was zu einer relativen mandibulären Protrusion führt. Die Schlüsselbeine fehlen oder sind defekt. Die Milchzähne persistieren, so daß die bleibenden Zähne nicht durchbrechen; zudem findet man überzählige Zähne (Abb. 17-19 A und B).

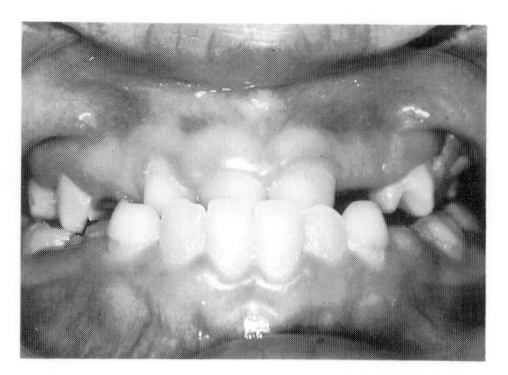

Ätiologie – Chromosomale Aberrationen treten überwiegend während der Meiose auf. Die Prävalenz steigt mit dem Alter der Mutter. Bestrahlungen und andere teratogene Agentien können chromosomale Aberrationen verursachen.

Pathologie – Ein Mangel, ein Überschuß oder eine ektopische Lokalisation des genetischen Materials im Genom scheinen einen starken Einfluß auf den sich entwickelnden Fetus zu haben. Daher sind sie ein häufiger Grund für spontane Aborte und für den neonatalen Tod. Anomalien der Geschlechtschromosomen sind im allgemeinen mit dem Leben vereinbar und selten mit einer schweren körperlichen Behinderung verbunden, während die autosomalen Anomalitäten oft letal sind. Jedoch können Anomalien der kleineren Chromosomen mit dem Leben vereinbar sein, aber zahlreiche Behinderungen verursachen. Die wichtigsten sind mentale Retardierungen und Herzfehler.

Down-Syndrom

Das Down-Syndrom oder Mongolismus ist die häufigste aller chromosomalen Aberrationen. Bei 95% der Fälle gibt es ein zusätzliches freies Chromosom (Trisomie 21). Bei den restlichen Fällen ist das zusätzliche Chromosom an ein anderes angeheftet (Translokation). Patienten mit Down-Syndrom haben verschiedene Auffälligkeiten wie verringerte Körpergröße, kleiner Kopf, kurzer Hals, rundes flaches Gesicht, kurze Hände, usw.. Die Muskeln sind hypotonisch und die Gelenke hypermobil. Häufig sterben die Kinder in frühem Alter, was oft durch einen angeborenen Herzfehler oder eine Infektion des Atmungstraktes verursacht wird. Patienten mit Down-Syndrom haben zudem eine geringe Widerstandskraft gegen Infektionen und eine hohe Leukämieinzidenz. Das Syndrom ist mit einer leichten bis schweren mentalen Retardierung verbunden.

Orale Manifestationen – Kinder mit Down-Syndrom können einen unterentwickelten Oberkiefer haben, der zur relativen mandibulären Protrusion beiträgt, einen frontal offenen Biß sowie einen posterioren Kreuzbiß (Abb. 17-20 A und B). Aufgrund des geringen Muskeltonus der Lippen ist der Mund geöffnet und die Zunge protrudiert. Sabbern (vermehrter Speichelfluß) ist manchmal ein Problem. Hypodontie, ein verspäteter Zahndurchbruch und eine Zahnmorphologie, die durch einen kleinen mesiodistalen Kronendurchmesser charakterisiert ist und so zur Lückenbildung führt, können die – verglichen mit gesunden Kindern – geringe Kariesprävalenz erklären, die man bei Kindern mit Down-Syndrom feststellt.

Der frühe Ausbruch von Parodontalerkrankungen ist mit dem Syndrom assoziiert und manchmal schon im Milchgebiß evident. Die Erkrankung ist schnell fortschreitend und oft auf die untere Schneidezahnregion beschränkt. Viele Faktoren wurden dafür verantwortlich gemacht. Neben den gängigen exogenen Faktoren wie Plaque und Zahnstein, werden eine veränderte Konstitution des Bindegewebes sowie funktionelle Defekte der Granulozyten und Monozyten diskutiert. Bei Patienten mit Down-Syndrom können diese Faktoren zusammen mit einer schlechten Mundhygiene für den frühen Ausbruch und das schnelle Fortschreiten von Parodontalerkrankungen verantwortlich sein.

Um die Parodontalgewebe so gesund wie möglich zu erhalten, sollten individuelle Präventionsprogramme eingerichtet werden.

Hintergrundliteratur

Braun-Falco O, Plewig G, Wolff HH. *Dermatologie und Venerologie*. Berlin: Springer, 1984.

Friis-Hansen (Hrsg.). *Nordisk lærebog i pædiatri*. København: Munksgaard, 1985.

Haas N, Krüger F, Finke C, Miethke R-R. Die Neurodermitis atopica bei Kindern, ein für den Zahnarzt wichtiges Krankheitsbild. *Schweiz Mschr Zahnmed* 1986; **96**: 425 – 30.

Illing St, Groneuer K-J. *Neurodermitis – Atopische Dermatitis*. Stuttgart: Hippokrates Verlag, 1991.

Scully C, Cawson RA. *Medical problems in dentistry*. Bristol: Wright, 1982.

Scully C. *The mouth and perioral tissues*. Clinical dentistry in health and disease. Series 2. Oxford: Heinemann Medical, 1989.

Thompson JS, Thomson MW. *Genetics in medicine*. Philadelphia: Saunders, 1980.

Thornton JB, Wright JT. *Special and medically compromised patients in dentistry*. Massachusetts: PSG Publishing, 1989.

Kapitel 18

Zahnärztliche Behandlung behinderter Kinder

Epidemiologie
Behinderte (benachteiligte) Kinder in der Gesellschaft
Risikofaktoren
Neuropsychologische Behinderungen
Sensorische Behinderungen
Körperliche Behinderungen
Prävention

Kinder mit chronischen, angeborenen oder erworbenen Erkrankungen, die die normale körperliche und/oder geistige Entwicklung stören, werden oft als behinderte oder benachteiligte Kinder angesehen. Während sich Kapitel 17 auf Kinder mit chronischen Erkrankungen konzentrierte, wird dieses Kapitel eine Reihe weiterer Erkrankungen beschreiben, die zum Kreis der Behinderungen zählen. Dabei wird besonders auf die damit verbundenen zahnmedizinischen Probleme eingegangen.

Epidemiologie

Die Inzidenz von Kindern, die unter Erkrankungen leiden, die mit einer dauerhaften Behinderung einhergehen, ist unklar, da der Übergang zwischen normaler Funktion und Behinderung fließend ist. Man schätzt aber, daß in den nordischen Ländern 3 bis 3,5 % der Kinder im Alter von 0 bis 15 Jahren eine chronische Krankheit oder eine dauerhafte Behinderung haben. In Schweden wurde im Jahre 1981 die Zahl der schwer behinderten Kinder von 0 bis 19 Jahren auf 15 pro 1.000 geschätzt.

Für das jeweilige Individuum stellt eine Behinderung einen großen Nachteil dar, da es nicht in der Lage ist, seine normale Rolle in der Gesellschaft in angemessener Weise auszufüllen. Als Behinderung bezeichnet man jegliche Einschränkung oder das (durch eine Beeinträchtigung verursachte) Fehlen einer Fähigkeit, eine Aktivität auf die Weise oder innerhalb des Rahmens auszuführen, der als normal für einen Menschen betrachtet wird. Demgegenüber stellt eine Beeinträchtigung jeden Verlust oder jede Anomalie einer psychologischen, physiologischen oder anatomischen Funktion oder Struktur dar.

Folglich zeigt eine Behinderung ein Abweichen von der Norm in Form einer individuellen Leistung, während eine Benachteiligung ein soziales Phänomen ist, welches die sozialen und umgebungsbedingten Konsequenzen für das Individuum zeigt, die von einer Beeinträchtigung und eine Behinderung herrühren.[1]

Die Begriffe können auf folgende Art integriert werden:

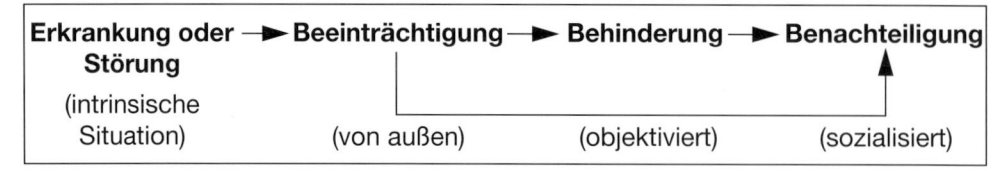

Erkrankung oder Störung →	Beeinträchtigung →	Behinderung →	Benachteiligung
(intrinsische Situation)	(von außen)	(objektiviert)	(sozialisiert)

Behinderte Kinder in der Gesellschaft

Wenn ein behindertes Kind in einer Familie geboren wird oder wenn ein früher gesundes Kind chronisch krank oder behindert wird, ist die ganze Familie betroffen. Bei allen Eltern treten Gefühle wie Schuld, Wut, Reue, Kummer, Hilflosigkeit und Ungewißheit in den Vordergrund. Was dies nun für das Familienleben bedeutet, hängt von der aktuellen Situation ab, doch in den meisten Fällen sind die emotionalen und körperlichen wie auch die finanziellen Belastungen beträchtlich. Viele Eltern, meistens die Mütter, müssen ihre eigenen beruflichen Ambitionen aufgeben oder reduzieren, weil das behinderte Kind mehr und länger dauernde Fürsorge benötigt als ein gesundes Kind. Die Beziehung zwischen den Elternteilen selbst sowie ihr Verhalten gegenüber den Geschwistern des behinderten Kindes, der Familie und Freunden, kann auf verschiedene Weise beeinflußt sein. Die Eltern behinderter Kinder haben oft wenig oder keine Zeit für Freizeit und soziale Aktivitäten. Während die Last der Kinderbetreuung gesunder Kinder abnimmt, sobald sie unabhängiger werden, müssen viele behinderte Kinder, wenn sie älter werden, viel intensiver betreut werden.

Behinderte Kinder sind sich schon früh darüber bewußt, daß sie andersartig sind. Ein volles Verständnis für ihre andersartige Lebenssituation erlangen sie mit etwa neun bis zehn Jahren. Beim behinderten Kind kann sich dies als geistige Depression ausdrücken, die man normalerweise bei Kindern dieses Alters nicht sieht. Im Jugendalter können behinderte Kinder Phasen durchleben, in denen sie notwendige Behandlungen vernachlässigen und auf ihr „Anderssein" in vielfältiger Weise reagieren. In letzter Zeit wurde erkannt, daß einige behinderte Kinder psychologischen Beistand benötigen, um mit dieser Entwicklungskrise fertig zu werden.

Multiprofessionelle Kooperation

Eine Familie mit einem behinderten Kind muß mit vielen verschiedenen Personen zusammenarbeiten, die sich um das Wohl des Kindes kümmern (Abb. 18-1). Eltern machen oft die Erfahrung, daß es zwischen den verschiedenen Gesundheitsdiensten an Koordination mangelt, so daß sie für die unterschiedlichen Untersuchungen und Behandlungen viele Einzeltermine einhalten müssen. Viele Eltern haben daher den Wunsch nach einer Koordination der Gesundheitsdienste sowie nach einer besseren multiprofessionellen Kooperation geäußert. Termine beim Physiotherapeuten könnten mit einem Besuch beim Logopäden kombiniert werden; genauso könnte man die regelmäßige Zahnprophylaxe mit dem Besuch bei der Gesundheitsberaterin verbinden. Tatsächlich könnte das zahnärztliche Team von einer enge-

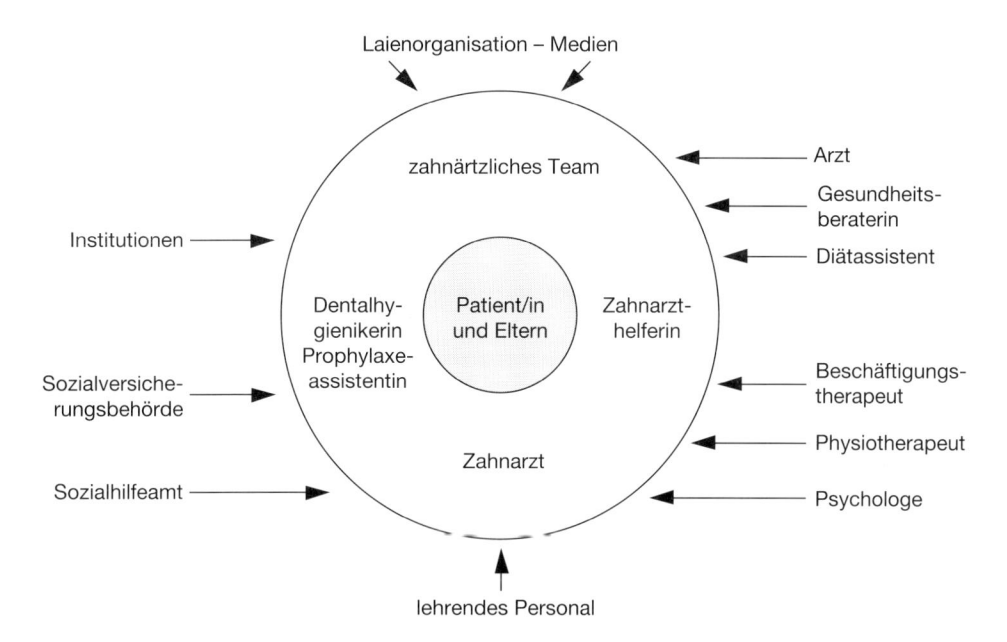

Abb. 18-1 Das Kind, das zahnärztliche Team und mögliche Interakteure.

ren Kooperation mit den meisten Institutionen, die in Abbildung 18-1 gezeigt werden, profitieren.

Bei den meisten behinderten Kindern kann man nur durch eine frühe zahnmedizinische Betreuung Zahnerkrankungen verhüten. Viele Institutionen könnten Patienten früher zum zahnärztlichen Team überweisen, wenn sie über Kenntnisse oraler Probleme bei behinderten Kindern verfügten. Jedoch haben viele Mitarbeiter der Gesundheitsdienste wenig Informationen darüber, welche Folgen die unterschiedlichen Behinderungen, Behandlungen und Medikamente für die Zahngesundheit haben. Daher werden nur wenige behinderte Kinder überhaupt an einen Zahnarzt überwiesen, es sei denn, daß sie Zahnschmerzen haben.

Bei der Behandlung behinderter Kinder ist das zahnärztliche Team eines von vielen. Neben dem Wissen über besondere zahnärztliche und allgemeine Gesundheitsprobleme, die mit der jeweiligen Behinderung verbunden sind, sollte man sich selbst auch prüfen, wie man gegenüber Behinderung und körperlicher Entstellung reagiert. Nur so wird man in der Lage sein, die Situation des Behinderten wirklich zu begreifen. Daher sollte in der multiprofessionellen oder in der zahnärztlichen Gruppe auch darüber diskutiert werden, wie sich die einzelnen Mitglieder der Gruppe gegenüber dem Behinderten verhalten.

Risikofaktoren

Bestimmte Faktoren können bei behinderten Kinder im Vergleich zu gesunden Kindern das Risiko erhöhen, an Karies und Gingivitis/Parodontitis zu erkranken.

Ernährung – Viele Eltern machen die Erfahrung, daß Kinder mit Saug- oder Kauproblemen Schwierigkeiten bei der Nahrungsaufnahme haben. Dies kann bei Behinderungen wie angeborenen Herzerkrankungen, Gesichtsspalten, Ösophagusdefekten, generalisierter Muskelhypotonie, muskulärer Dysfunktion oder geistiger Retardierung der Fall sein. Jede Mahlzeit kann eine Stunde und mehr in Anspruch nehmen. Häufig werden flüssige oder weiche kariogene Nahrungsmittel gegeben. Das Essen wird oft lange im Mund behalten, ehe es geschluckt wird. Einige Kinder regurgitieren (Wiederauswürgen von eben Verschlucktem ohne Antiperistaltik, z. B. bei Verengung der Speiseröhre, z. T. durch die Nase bei Verschlucken und Schlucklähmung) bzw. ruminieren (Wiederkäuen). Bei bestimmten Erkrankungen, bei denen eine hochkalorische Diät erforderlich ist, werden häufige Mahlzeiten empfohlen.

Viele behinderte Kinder leiden an chronischer Verstopfung oder chronischem Durchfall. Um dies zu kurieren, werden oft süße Hausmittel gegeben: Pflaumen oder getrocknete Früchte bei Verstopfung, Cola und Blaubeersaft bei Durchfall.

Um bei Kindern, die ständig Medikamente einnehmen müssen, Nierenschäden zu vermeiden, wird eine häufige Getränkezufuhr empfohlen. Damit sie genug trinken, geben die Eltern oft zuckerhaltige Getränke.

Muskelfunktion – Muskelhypotonie oder -lähmung kann den Speichelfluß beeinflussen und Sabbern, Kauprobleme, Nahrungsretention und eine reduzierte Selbstreinigung der Mundhöhle bedingen. Auch das Zähneputzen kann erschwert sein.

Führt eine Überfunktion zum Knirschen (Bruxismus), so kann es zu einer starken Abnutzung der Zähne kommen. Diese sieht man oft bei spastisch zerebralen Lähmungen und bei Kindern mit geistiger Retardierung.

Mundhygieneprobleme erfahren oft Eltern von geistig zurückgebliebenen oder autistischen Kindern, aber auch von vielen spastischen Patienten.

Medikamente – Die Langzeitanwendung zuckerhaltiger Medikamente kann eine Gefahr für die Zahngesundheit bedeuten. Verschiedene Medikamente reduzieren auch den Speichelfluß und erhöhen daher das Kariesrisiko.

Neuropsychologische Behinderungen

Es ist eine große Herausforderung für das zahnärztliche Team, Kindern gerecht zu werden, deren intellektuelle Entwicklung zurückgeblieben oder gestört ist. Die häufigsten neuropsychologischen Behinderungen werden auf den folgenden Seiten beschrieben.

Kindlicher Autismus

Autistische Kinder stellen eine sehr heterogene Gruppe dar, und viele verschiedene Kriterien wurden aufgestellt, um sie zu beschreiben. Gewöhnlich ist es nicht möglich, eine sichere Diagnose vor einem Alter von anderthalb (einundhalb) Jahren zu stellen. Die Symptome werden oft erst als Zeichen eines mangelnden Hör- oder Sehvermögens interpretiert. Autistische Kinder betrachtet man häufig als geistig zurückgeblieben, da es ihnen an kommunikativen Fähigkeiten mangelt. Jedoch variieren bei ihnen die intellektuellen Möglichkeiten erheblich. Ein autistisches Kind vermeidet Kontakt, mag nicht gehätschelt werden und sieht einem nicht in die Augen. Eigenstimulation, stereotype Bewegungen und Wortwiederholungen sind häufige Charakteristika dieser Erkrankung. Jeder Wechsel der Routine oder in der Umgebung kann Furcht und Aggression auslösen. Die folgenden diagnostischen Kriterien sind international akzeptiert:

a) Auftreten der Symptome vor dem Alter von zweieinhalb Jahren;
b) erhebliche Schwierigkeiten, soziale Kontakte aufzubauen und zu bewahren;
c) Probleme mit der verbalen Kommunikation;
d) merkwürdige Sprache, wenn überhaupt;
e) keine Halluzinationen.

Häufigkeit – In Europa und Nordamerika kommt Autismus mit einer Häufigkeit von zwei bis fünf auf 10.000 Kinder vor. Es gibt mehr autistische Jungen als Mädchen. Die Gründe für die Erkrankung sieht man in organischen/biologischen Ursachen, doch die Mechanismen sind bislang unbekannt.

Besondere Überlegungen bezüglich der Zahnfürsorge – Alle autistischen Kinder können auf neue Situationen und abrupte Wechsel der Routinen negativ reagieren. Daher sollte der Zahnarztbesuch lange geplant werden und in enger Zusammenarbeit mit Eltern und Lehrern erfolgen. Ein frühes Erlernen der Zahnputzroutinen, häufige Besuche (vier- bis sechsmal im Jahr) in derselben Praxis und minimale Veränderungen beim Personal sind wichtige Faktoren für eine gute Kooperation mit einem autistischen Kind.

Die Zahnbehandlung kann sehr schwierig sein, und eine Sedierung mit Benzodiazepine oder Lachgas hat oft nur einen geringen Effekt. Eine sorgfältige Dokumentation der speziellen Phobien des Kindes (Watterollen, starke Gerüche, usw.) und seiner Lieblingsaktivitäten (Musik, Spielen mit Wasser, Berühren bestimmter Materialien) kann es erleichtern, die notwendigen präventiven und kurativen Behandlungen durchzuführen. Eine Vollnarkose für die Zahnbehandlung sollte, wenn möglich, vermieden werden, da einige Eltern berichtet haben, daß mühsam erworbene Fähigkeiten ihres autistischen Kindes nach einer Vollnarkose verloren gegangen waren.

Geistige Retardierung (Oligophrenie)

Eine geistige Retardierung kann als ein Mangel an theoretischer Intelligenz definiert werden, der angeboren oder im frühen Leben erworben wurde. Die Folgen einer geistigen Retardierung hängen von den Anforderungen und Bedingungen in der Gesellschaft ab. In einer komplexen industrialisierten Gesellschaft werden mehr Personen als gering intelligent betrachtet als in einer solchen, in der das Leben „einfacher" ist.

Häufigkeit – Für ein bestimmtes Land ist daher die Inzidenz der geistigen Retardierung schwierig einzuschätzen. Wenn man annimmt, daß es schwierig sein kann, in einer nordischen Gesellschaft sich mit der intellektuellen Fähigkeit eines unter elfjährigen Kindes zurecht zu finden, so beträgt die Prävalenz der geistigen Retardierung in den nordischen Ländern 1 bis 3%.

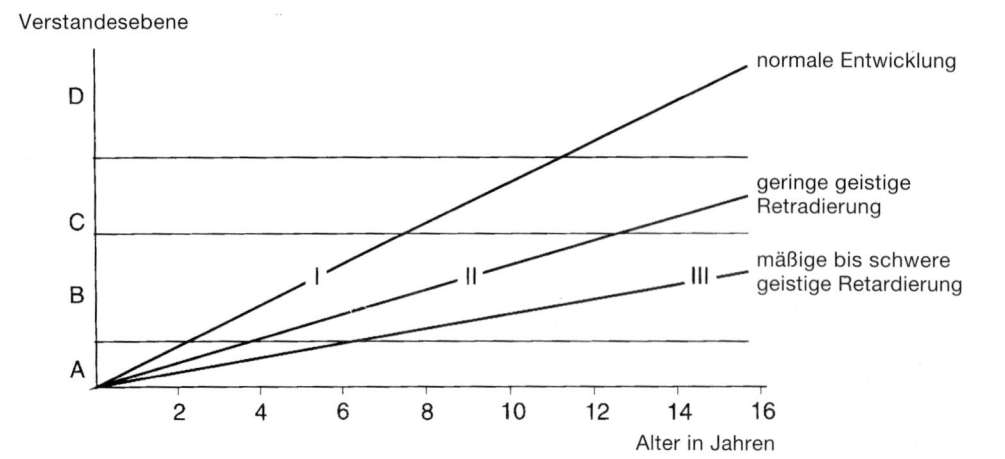

Abb. 18-2 Entwicklung der intellektuellen Fähigkeiten mit dem Lebensalter; Einschränkungen bei geistiger Retardierung.

Ätiologie – Viele verschiedene prä-, peri- und postnatale Faktoren können zur geistigen Retardierung führen, doch pränatale Ursachen dominieren (90%):
a) dominant vererbte Erkrankungen mit geistiger Retardierung: Muskeldystrophie, Neurofibromatose, Sturge-Weber-Syndrom und tuberöse Sklerose;
b) rezessiv vererbte Erkrankungen mit geistiger Retardierung, zum Beispiel Mukopolysaccharidosen und fragiles X-Syndrom;
c) Chromosomen-Aberrationen wie das Down-Syndrom;
d) Infektionen (Röteln, Toxoplasmose), Vergiftungen (Alkohol, Drogen, Schwangerschaftsintoxikation), Bestrahlungen, Unterernährung und Traumen sind andere pränatale Ursachen einer geistigen Retardierung.
Perinatale Faktoren wie Traumen, Sauerstoffmangel während der Geburt oder extreme Frühgeburten machen 5% der Fälle aus.
Postnatale Faktoren wie Infektionen (Meningitis, Enzephalitis), Vergiftungen, Traumen und Tumoren sind für die restlichen 5% verantwortlich.

Schweregrade der geistigen Retardierung

Intellektuelle Fähigkeiten – Beim Vergleich der intellektuellen Fähigkeiten eines geistig zurückgebliebenen Kindes mit anderen Kindern nach Kylén et al.[2,3] können die Verstandesebenen in vier Gruppen eingeteilt werden (Abb. 18-2). Auf Ebene A ist nur ein sehr eingeschränktes Verständnis von Bildern und Worten vorhanden. Auf Ebene B werden nur in gewissem Umfange eigene Erfahrungen verstanden. Auf Ebene C wird ein allgemeineres aber immer noch beschränktes Verständnis der Realität erreicht. Auf Ebene D beginnt das Kind, anspruchsvollere theoretische Fähigkeiten zu entwickeln. Das durchschnittliche Kind ist bis zum zweiten Lebensjahr ungefähr auf der Ebene A einzuordnen, bis etwa zum siebten Lebensjahr auf der Ebene B, bis zum elften Lebensjahr auf der Ebene C und für den Rest des Lebens auf der Ebene D. Ein Kind mit einer geringen geistigen Retardierung wird sein ganzes Leben auf Ebene C verbringen, während schwerere Fälle niemals über die Ebene B hinauskommen.

Eine geringe geistige Retardierung (Ebene C) kann bis zum Schulalter unentdeckt bleiben. Solche Kinder können das tägliche Leben ganz gut bewältigen, aber haben oft Probleme in der Schule. Sie können auch Verhaltensstörungen zeigen.

Eine mäßige bis schwere geistige Retardierung (Ebene B) liegt vor, wenn schon im frühen Kindesalter Symptome einer nur langsam fortschreitenden geistigen und motorischen Entwicklung festgestellt werden. Die meisten Kinder mit einem Down-Syndrom fallen in diese Kategorie.

Medizinische Komplikationen – Geistig zurückgebliebene Kinder können eine Zerebrallähmung, Epilepsie, sensorische Defekte und angeborene Deformitäten wie etwa Herzfehler haben. Auch schwere Sprachstörungen und Verhaltensabweichungen können vorkommen. Einige geistig zurückgebliebene Kinder zeigen „autistische Tendenzen". In den letzten Jahren hat man zwei geistige Retardierungssyndrome beschrieben, bei denen sich die Patienten ähnlich wie autistische Kinder verhalten: Das fragile X-Syndrom, das vorwiegend Jungen betrifft, und das Rett-Syndrom, von dem nur Mädchen betroffen sind.

Spezielle Überlegungen bezüglich der Zahnfürsorge – Alle Maßnahmen sollten langsam begonnen werden, und man sollte versuchen, direkt mit dem Kind zu kommunizieren und nicht über die begleitenden Erwachsenen. Obwohl die Kommunikationsfähigkeiten eingeschränkt sind, verhalten sich viele Kinder gegenüber Körpersprache und Stimmgeräuschen sehr sensibel, und die meisten reagieren auf eine warme und freundliche Atmosphäre durchaus positiv.

Orale Manifestationen – Viele geistig zurückgebliebene Kinder haben hypomineralisierte Zähne, Okklusionsstörungen und Hypodontie.

Es ist dokumentiert, daß Kinder mit Down-Syndrom oft kleine Zähne mit kurzen Wurzeln haben, eine Hypodontie und eine Klasse III-Okklusionsstörung (hypoplastisches Mittelgesicht mit kleinem Oberkiefer). Da die Widerstandskraft gegen Infektionen reduziert ist, muß schon im Kindesalter mit der schnellen Entwicklung von Parodontalerkrankungen mit nachfolgendem Zahnverlust gerechnet werden (Kapitel 12,17). Eltern von geistig zurückgebliebenen Kindern berichten häufig über Probleme mit Zähneknirschen und Sabbern. Auch Schwierigkeiten beim Füttern und beim Zähneputzen sind häufig.

Zerebralparese

Die Zerebralparese ist eine chronische Erkrankung des neuromuskulären Systems, die auf eine prä-, peri- oder postnatale Gehirnschädigung zurückzuführen ist, eine Schädigung, die eintritt, noch ehe das ZNS seine relative Reife erreicht hat.

Die Zerebralparese ist charakterisiert durch Spasmen (erhöhter Muskeltonus), Paresen (verminderte Muskelkraft), Dyskinesie oder Athetose (unwillkürliche Bewegungen, bizarre, geschraubte, z. T.

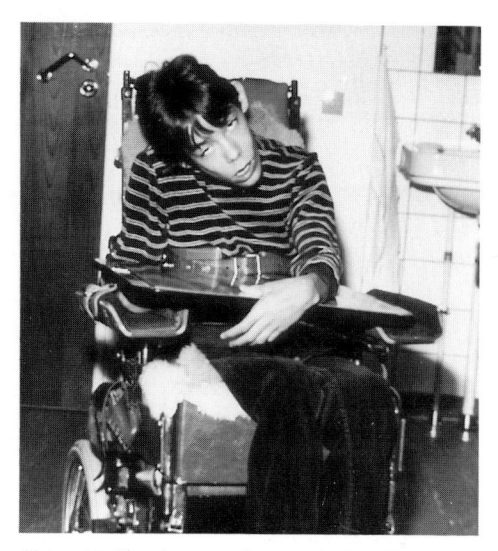

18 Zahnärztliche Behandlung behinderter Kinder

Abb. 18-3   Junge mit spastischer Zerebralparese und schwerer motorischer Behinderung.

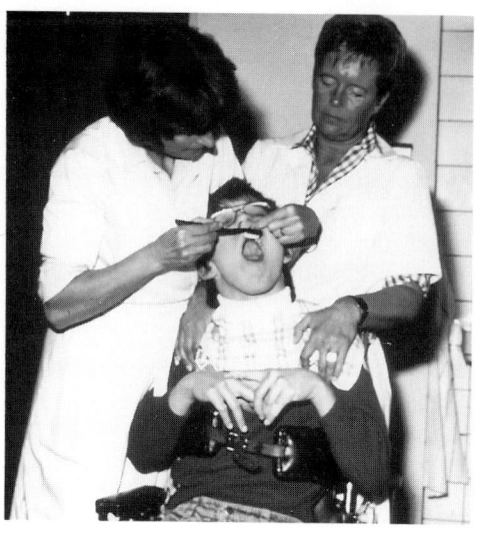

Abb. 18-4   Probleme bei der Mundhygiene.

überdehnte Bewegungsabnormitäten), Tremor (Zittern) und/oder Rigor (Steifheit). Ein Symptom kann allein oder in Kombination mit einem oder mehreren auftreten.

Häufigkeit – In den nordischen Ländern beträgt die Inzidenz einer Zerebralparese ca. 1,7 pro 1.000; 85% der Patienten sind Spastiker. Die Hälfte aller Zerebralparesepatienten haben eine leichte motorische Behinderung, 25% eine mittelschwere und brauchen Hilfe im täglichen Leben. Die verbleibenden 25% haben eine schwere motorische Behinderung, was bedeutet, daß sie nahezu ständig Hilfe benötigen (Abb. 18-3 und 18-4).

Medizinische Komplikationen – 15% der Kinder mit Zerebralparese sind schwer geistig zurückgeblieben und 10% leicht bis mittelschwer. Mehr als 30% haben Sprachprobleme. Man darf Sprachschwierigkeiten nicht mit geistiger Retardierung gleichsetzen.
Die Häufigkeit einer Epilepsie bei Zerebralparesekindern beträgt ca. 10%. Sehstörungen und andere visuelle oder akustische Defekte sieht man bei 6% der Fälle. Speicheln (Sabbern) ist eine häufige Komplikation, und es treten Probleme beim Essen und Trinken auf.

Medizinische Behandlung – Die Behandlung besteht aus Physiotherapie, orthopädischer Betreuung und chirurgischen Maßnahmen. Die Beschäftigungstherapie ist sehr wichtig, weil die korrekte Handhabung spezieller Geräte wie etwa eines Rollstuhls, speziellem Eßgeschirrs und in manchen Fällen eines Computers zur Kommunikation, das Leben sehr erleichtern kann.

Orale Manifestationen – Bei Zerebralparesekindern werden Mineralisationsstörungen sowie ein verzögerter Durchbruch der bleibenden Zähne beobachtet.
Die okklusale Attrition kann sehr extensiv sein, besonders bei Patienten mit Athetose. Zerebralparesekinder haben oft einen niedrigeren DMFS-Wert als gesunde Kinder.
Die defekte Muskelfunktion und -koordination sind der Grund dafür, daß eine eigenständige adäquate Mundhygiene nicht aufrechtzuerhalten ist (Abb. 18-5); stark behinderte Zerebralparesepatienten leiden oft an Gingivitis.

Spezielle Überlegungen bezüglich der Zahnfürsorge – Für die Mundhygiene können Zahnbürsten mit einem speziellen Griff (Abb. 18-6) oder elektrische Zahnbürsten sinnvoll sein. Bei den am schwersten betroffenen Patienten müssen die Eltern oder andere Helfer die Verantwortung für das Zähneputzen übernehmen.
Im allgemeinen ist die Kooperation bei der Zahnbehandlung gut. Infolge mangelnder Muskelkontrolle kann es oft zu exzessiven unwillkürlichen Bewegungen kommen, was die Behandlung wiederum schwierig gestaltet. Verschiedene technische Hilfen, die in einer konkreten Behandlungssituation nützlich sein kön-

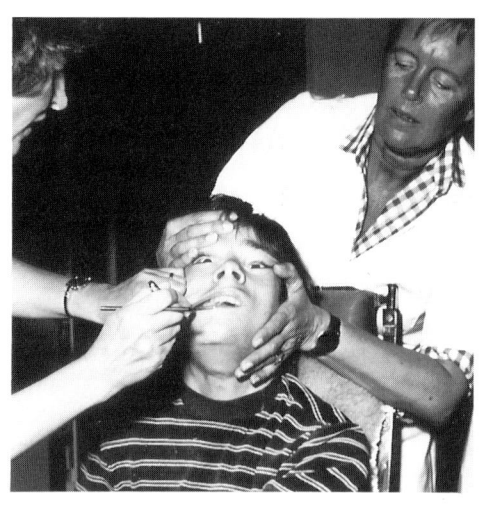

Abb. 18-5 Spastisch kranke Patienten benötigen Hilfe, um während der Untersuchung und Behandlung den Kopf stillhalten zu können.

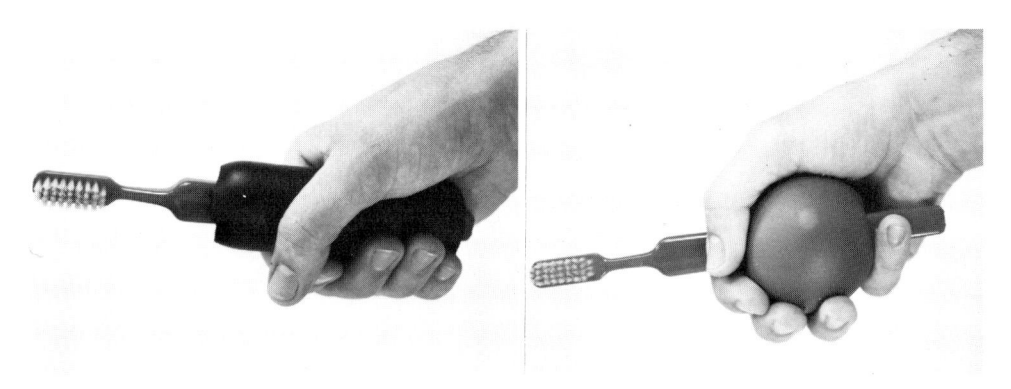

Abb. 18-6 Damit der behinderte Patient die Zahnbürste fest greifen kann, kann man sie mit Schaumgummi oder einem Gummiball modifizieren.

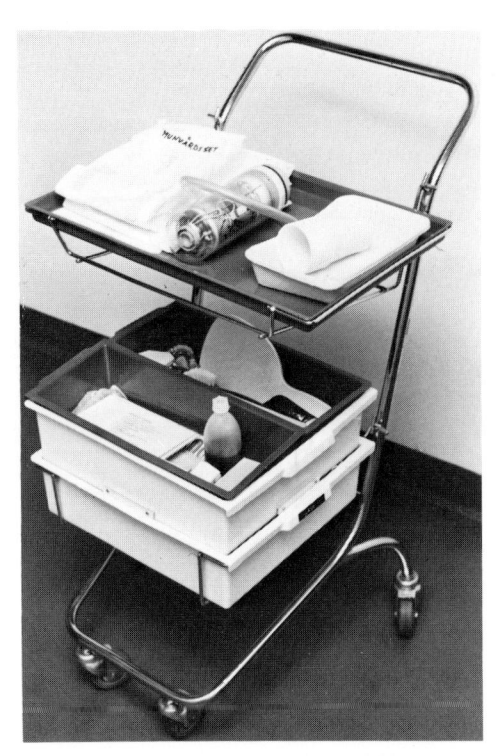

18 Zahnärztliche Behandlung behinderter Kinder

Abb. 18-7 Ein Wagen, der in Krankenhäusern oder anderen Einrichtungen Dinge bereitstellt, die für die Zahnpflege notwendig sind.

nen, sind in den Abbildungen 18-7 bis 18-10 dargestellt. Ein Gespräch mit dem Physiotherapeuten des Patienten kann sehr hilfreich sein.
Bei einigen Kindern mit Zerebralparese können Lachgas oder andere Sedativa sehr wirkungsvoll eingesetzt werden. Unter Vollnarkose sollte nur behandelt werden, wenn sich andere Behandlungsformen als unmöglich herausgestellt haben.
Wenn das Kind Sprachprobleme hat, sollte der Zahnarzt geduldig sein und warten, bis das Kind das ausdrücken kann, was es sagen möchte.

Frühkindliche Hirnschädigung

Bei der frühkindlichen Hirnschädigung ist die zerebrale Funktion beeinträchtigt, ohne daß die Störung auf einen bestimmten Bereich des Gehirns lokalisiert ist. Das Syndrom hat verschiedene Manifestationen: Konzentrationsprobleme, Hyperaktivität, motorische Störungen und ein anomales Verhalten. Die Störung entwickelt sich während des fetalen Lebens oder perinatal. Genetische Faktoren spielen auch eine Rolle.

Häufigkeit – In einer Göteborger Studie (Schweden) wurde die Inzidenz mit 1,2% bei schweren Gehirnstörungen und 3 bis 6% für die mäßigen Formen angegeben; Jungen sind häufiger betroffen. Die Diagnose wird normalerweise im Alter von sechs bis sieben Jahren gestellt und geht aus der Zusammenarbeit mehrerer Spezialisten hervor.

Medizinische Behandlung – Die Therapie umfaßt eine Familienberatung und ein dynamisches Erziehungsprogramm. Bei einigen Patienten können zur Verbesserung des Verhaltens und der Konzentration Amphetaminderivate sehr nützlich sein. Aus neurobiologischer Sicht haben die minimalen Gehirnstörungen eine gute Prognose, doch das Risiko einer psychiatrischen Behinderung beim Erwachsenen bleibt.

Spezielle Überlegungen bezüglich der Zahnfürsorge – Für Kinder mit frühkindlicher Hirnschädigung ist die Kooperation bei der Zahnbehandlung das größte Problem. Nutzen Sie den Augenkontakt, wenn Sie dem Kind Anweisungen geben; verwenden Sie wenig Worte, und halten Sie die Sitzungen kurz! Eine Lachgassedierung kann hilfreich sein.

Sensorische Behinderungen

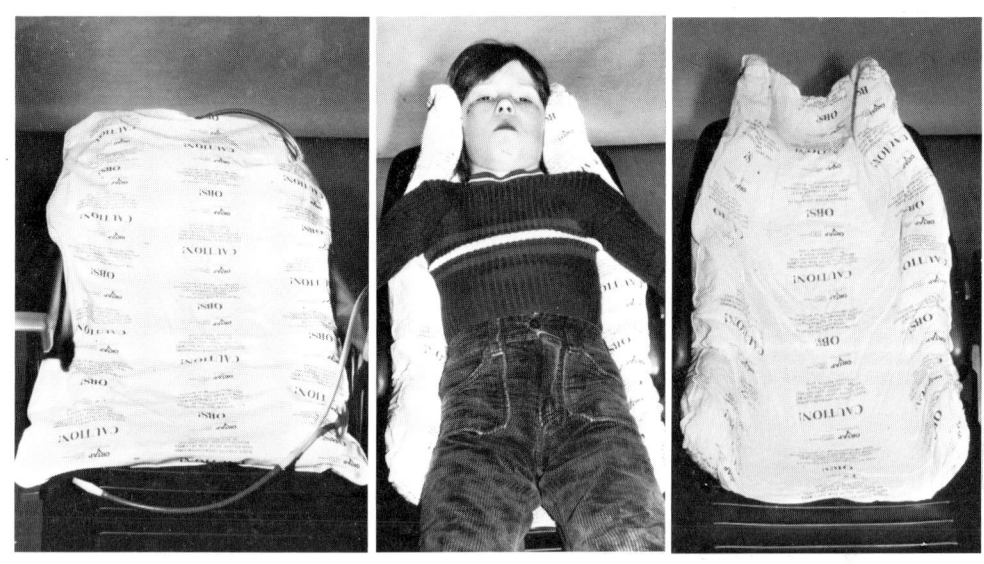

Abb. 18-8 Eine Unterlage mit Plastikbällen, die durch Vakuum stabilisiert werden.

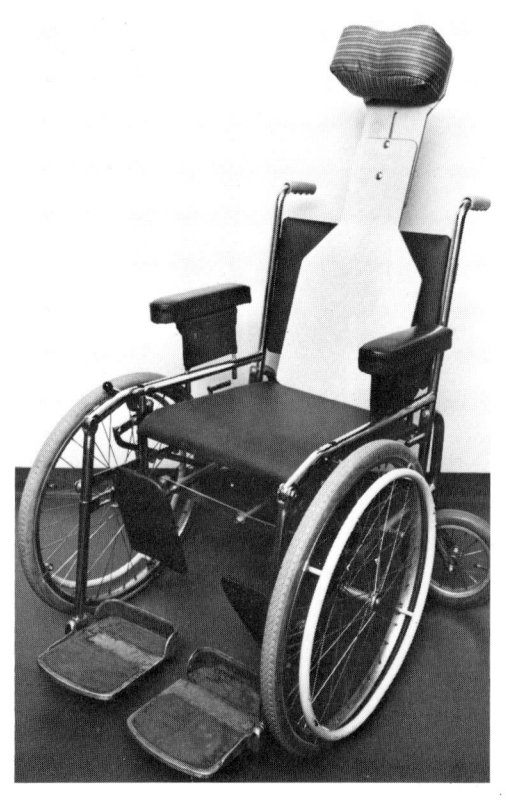

Abb. 18-9 Eine Kopfstütze, an einem dünnen Brett befestigt, hilft den Kopf eines Rollstuhl-Patienten zu stabilisieren.

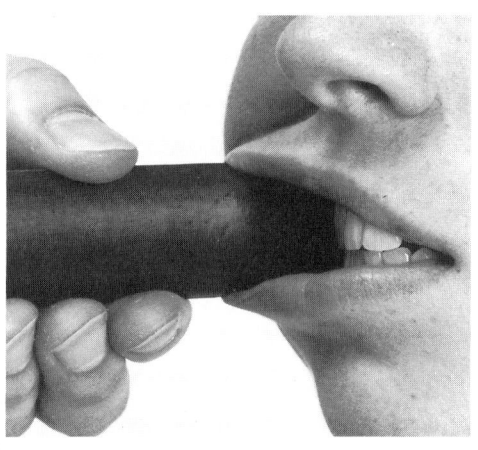

Abb. 18-10 Aufbißblock aus Hartgummi.

Sensorische Behinderungen

Kinder mit sensorischen Behinderungen wie Blindheit, Taubheit oder beidem können Konzepte und Vorstellungen von der Realität haben, die verschieden sind von denen, die gesunde Kinder haben. Dies ist wichtig zu wissen, wenn wir auf Kinder mit sensorischen Störungen treffen.

Blindheit

Eine Erblindung kann bei Kindern durch Infektionen in der frühen Schwangerschaft verursacht werden (Röteln). Sie kann aber auch ein Symptom verschiedener Syndrome sein. Postnatale Ursachen einer Erblindung können Frühgeburt, Tumoren, Traumen oder die Folge bestimmter Erkrankungen sein.

Spezielle Überlegungen bezüglich der Zahnfürsorge – Da das Sehvermögen eingeschränkt ist oder fehlt, muß die verbale Kommunikation sehr ausführlich und begreiflich sein. Man muß dem blinden Kind erlauben, Objekte mit seinen Händen zu fühlen und diese zu beriechen, so daß es mit diesen Objekten vertraut wird, ohne sie zu sehen. Auch sollte man sich vor der Behandlung die Zeit nehmen, alles ausführlich zu erklären. Man bedenke, daß die Zunge ein wirkungsvolles Instrument ist, um in der Mundhöhle Plaque und andere Strukturen zu ertasten. In vielen Ländern ist Informationsmaterial in der Blindenschrift Braille erhältlich. Blindenvereine können Informationen über verfügbares Material geben.

In einigen Fällen kann die Ursache der Erblindung (Infektion, Frühgeburt) die Mineralisation der Zähne beeinflußt haben.

Da bei diesen Kindern Zahnanomalien häufiger vorkommen und auch anfängliche Kommunikationsprobleme zu erwarten sind, können häufige Termine (zweimonatlich) für das Vertrautwerden mit der zahnärztlichen Situation sowie für die prophylaktische Betreuung besonders in der frühen Kindheit sehr hilfreich sein.

Taubheit

Taubheit bei Kindern kann auf genetischen Störungen beruhen, auf Infektionen, Frühgeburt, Blutunverträglichkeiten und Traumen. Nahezu 50% aller Fälle haben eine erbliche Ursache. In einigen Ländern macht allein Röteln etwa 20% aller Fälle einer angeborenen Taubheit aus. Absolut taube Kinder können keine Sprache entwickeln. Jedoch mit Hilfe der Zeichensprache und dem Lippenlesen entwickeln einige taube Kinder mit der Zeit adäquate Kommunikationsfähigkeiten.

Häufigkeit – Die Inzidenz der Taubheit bei Kindern variiert von Land zu Land. In den nordischen Ländern und in Großbritannien benötigen ein bis zwei pro 1.000 Schulkinder Hörhilfen.

Spezielle Überlegungen bezüglich der Zahnfürsorge – Wenn man mit einem tauben Kind kommuniziert, so muß man langsam und deutlich mit guten Lippenbewegungen sprechen. Dann wird in der Regel das Kind verstehen, was Sie sagen. Versuchen Sie, das Kind direkt anzusprechen, nicht über die Eltern. Wenn Sie regelmäßigen Kontakt mit einem oder mehreren tauben Kindern haben, ist es sinnvoll, einige Zeichen zu lernen, um besser kommunizieren zu können. Bilder sind sehr nützliche

Hilfsmittel, um taube Kinder zu informieren.

Es gibt keine speziellen Zahnprobleme, die allein mit der Taubheit verbunden sind. Jedoch wurde über eine erhöhte Hypodontieinzidenz berichtet. Wenn das Kind eine Hörhilfe hat, wird es am besten sein, diese während geräuschvoller Phasen der Behandlung auszuschalten (Bohren, Absaugen, usw.).

Taubblinde Kinder

Ein Kind mit einem stark eingeschränkten Sehvermögen, das noch mit Taubheit kombiniert ist, wird ernsthafte Probleme mit der Kommunikation haben. Die meisten blinden Menschen entwickeln ein besonders sensibles Hörvermögen, um zu kompensieren, was sie nicht sehen können, und taube Menschen verwenden ihre Augen in derselben Weise. Wenn jedoch diese beiden Sinne gestört sind oder fehlen, kann es extrem schwierig sein, das zu vermitteln, was gerade geschieht. Viele taubblinde Kinder haben auch noch andere Behinderungen. Die Taubblindheit ist sehr häufig durch Röteln verursacht und mit einer Frühgeburt verbunden. Bestimmte Syndrome beinhalten ebenfalls eine Taubblindheit.

Spezielle Überlegungen bezüglich der Zahnfürsorge – Alle taubblinden Individuen haben schwere Kommunikationsprobleme. Einige können mit Hörhilfen etwas hören oder soviel sehen, daß sie unter optimalen Bedingungen (gutes Licht, Kontrastfarben und ein korrekter Abstand zum Kommunikationspartner) die Zeichensprache interpretieren können. In anderen Fällen kann man sich durch Zeichen verständigen, die man auf die Handfläche des taubblinden Kindes gibt. Obwohl viele dieser Kinder mit einem „Übersetzer" in die Zahnarztpraxis kommen, der bei der Kommunikation helfen kann, ist der direkte Kontakt durch Berühren und Fühlen stets sehr wichtig, um eine vertrauensvolle Beziehung zwischen Behandler und Patient aufzubauen.

Körperliche Behinderungen

Verschiedene erbliche oder fortschreitende Erkrankungen können zu schweren körperliche Behinderungen führen. Auch Unfälle gehören dazu.

Viele Muskelerkrankungen verursachen körperliche Behinderungen; die schwersten werden nachfolgend vorgestellt:

Progressive spinale Muskelatrophie

Diese Erkrankung wird autosomal rezessiv vererbt. Zwei verschiedene Formen treten auf.

Typ 1: Die Werdnig-Hoffmann-Krankheit ist die schwerste. Die Symptome beginnen schon intrauterin oder im ersten Lebensjahr. Die motorische Entwicklung ist verzögert. Die Erkrankung schreitet ständig fort und viele Kinder sterben schon in der Kindheit, oft an einer Pneumonie.

Typ 2: Die proximale spinale muskuläre Atrophie schreitet langsam fort, was sich aber in der Pubertät beschleunigen kann und einige Kinder werden dann vom Rollstuhl abhängig. Nach der Pubertät kommt die Krankheit zum Stillstand.

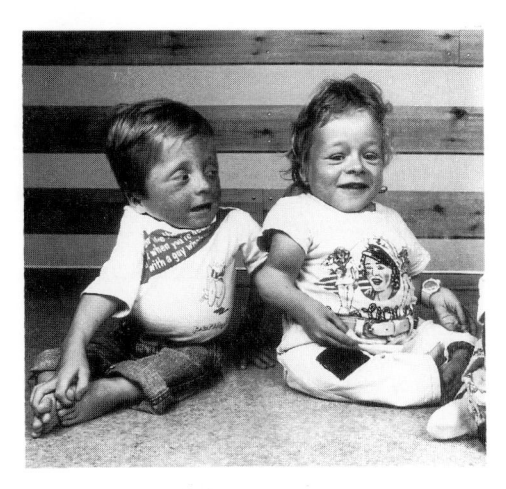

Abb. 18-11 Osteogenesis imperfecta bei einem dreizehnjährigen Mädchen und einem achtjährigen Jungen.

Muskuläre Dystrophie, Typ Duchenne

Die Erkrankung ist x-chromosomal rezessiv, was bedeutet, daß die Mütter Trägerinnen und die Söhne betroffen sind. Andere rezessiv vererbbare Muskeldystrophien, ähnlich des Typs Duchenne, treten ebenso auf und können genauso Mädchen betreffen. Die Patienten scheinen im Kleinkindalter gesund zu sein, obwohl sie erst später laufen lernen. Die Krankheit kann zwischen dem zweiten und achten Lebensjahr diagnostiziert werden. Sie schreitet schnell voran, und das Kind braucht ab dem achten bis zehnten Lebensjahr einen Rollstuhl. Herzinsuffizienz, Pneumonie oder Infektionen führen oft zum Tod. Die meisten männlichen Duchenne-Patienten sterben vor dem 20. Lebensjahr.

Orale Manifestationen – Bei Muskelerkrankungen können die Hustenreflexe reduziert sein. Daher ist der Patient nicht in der Lage, Fremdmaterial, das während der zahnärztlichen Behandlung in den Hals rutscht, abzuhusten. Die Lachgassedierung verringert den Hustenreflex, so daß für diese Patientengruppe eine Sedierung nicht empfohlen werden kann.

Spezielle Überlegungen bezüglich der Zahnfürsorge – Aufgrund der Muskelschwäche der Zunge, der Lippen und Wangen sind bei einer Muskeldystrophie die Selbstreinigungsmechanismen der Mundhöhle unzureichend. Auch die Zahnputzfähigkeiten können verringert sein, was manchmal zu einer schweren Gingivitis führt. Bei Patienten, die an einer Muskelerkrankung leiden, kann ein offener Biß und ein lateraler Kreuzbiß vorliegen. Deren Behandlung ist oft schwierig und langwierig und das Rezidivrisiko hoch. Bei einer schweren progressiven Störung (Duchenne) ist eine umfassende kieferorthopädische Behandlung nicht empfehlenswert.

Osteogenesis imperfecta

Die Osteogenesis imperfecta ist ein Bindegewebsdefekt, der Knochen und Zähne betrifft, aber auch Haut, Bänder, Sehnen, Faszien, Skleren und die kleinen Knochen des Innenohres (Abb. 18-11). Die klassischen Symptome sind spröde Knochen, klare oder blaue Skleren, lockere Bänder, Veränderungen der Zähne sowie bei Erwachsenen Minderwuchs und ein verringertes Hörvermögen. Funktionell sind die wichtigsten Defekte die brüchigen Knochen. Man kennt zwei Typen der Osteogenesis imperfecta: *Osteogenesis imperfecta congenita*, bei der das Kind tot geboren wird oder in der frühen Kindheit stirbt. Bei diesem Osteogenesis imper-

Körperliche Behinderungen

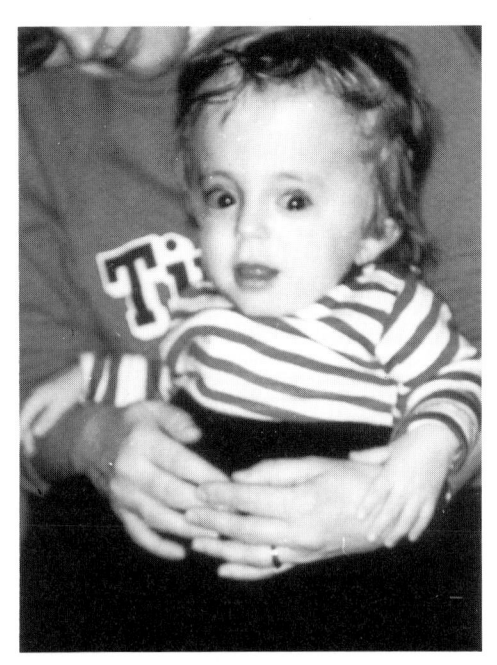

Abb. 18-12 Ein vierjähriger Junge mit Osteogenesis imperfecta, der durch zahlreiche Frakturen der langen Röhrenknochen massiv geschädigt ist.

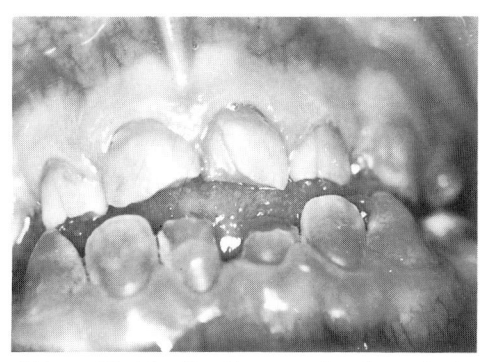

Abb. 18-13 Dentinogenesis imperfecta. Typ I des Milchgebisses im Alter von fünf Jahren.

fecta-Typ können zahlreiche intrauterine Frakturen auftreten. Das Kind mit der angeborenen Form ist schwer behindert und oft nicht einmal in der Lage, aufrecht zu sitzen.

Die *Osteogenesis imperfecta tarda* manifestiert sich später. Das Kind kann mißgebildet sein, doch die Erkrankung verläuft nicht tödlich. Das Syndrom wird autosomal dominant vererbt, aber viele Fälle sind Neumutationen. Patienten mit dieser Erkrankung haben eine motorische Behinderung, können aber meistens gehen, manchmal mit Hilfe eines Stockes.

Orale Manifestationen – Patienten mit Osteogenesis imperfecta haben nach Zahnextraktionen verlängerte Blutungen. Wie schon an anderer Stelle erwähnt, haben einige dieser Patienten eine Dentinogenesis imperfecta (Abb. 18-12 und 18-13): 15 bis 20% (siehe Kapitel 14). Bei Patienten ohne Dentinogenesis imperfecta kommen gehäuft Wurzelkanalobliterationen und Zahnfrakturen vor. Bei Patienten mit Osteogenesis imperfecta ist häufiger als bei gesunden Individuen eine Klasse III-Dysgnathie zu finden.

Spina bifida

Die Spina bifida ist eine angeborene Anomalie der Wirbelsäule und kann in drei verschiedene Formen eingeteilt werden: *Spina bifida occulta*, bei der das Rückenmark in einem Segment nicht mit Knochen bedeckt ist, *Meningozele*, die eine zystische Läsion in der Mittellinie ist und nur aus Rückenmarkshäuten (Meningen) besteht, sowie der *Meningomyelozele*, bei der die zystische Läsion neben Meningen auch Nervenwurzeln und unreifes Rückenmark enthält. Bei der Meningomyelozele entwickeln sich schwere Behinderungen, wie Lähmungen oder muskuläre Hypotonie der Beine, der Harnblase und/oder des Rektums. 70% dieser Kinder entwickeln

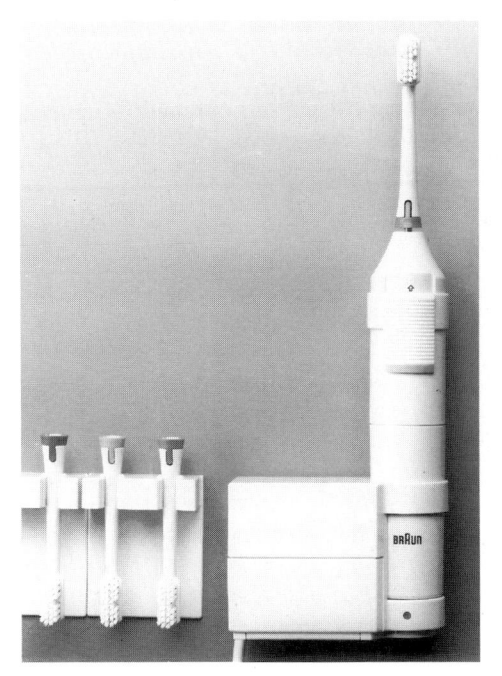

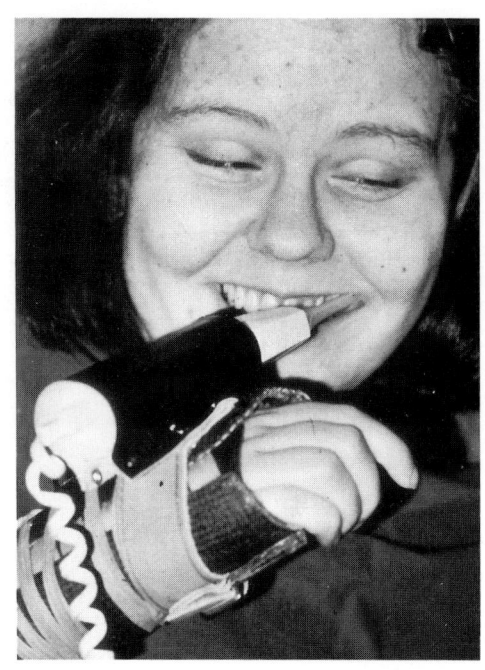

Abb. 18-14 Elektrische Zahnbürste, die so konstruiert wurde, daß sie durch eine Patientin, die durch einen Unfall behindert ist, benutzt werden kann.

einen Hydrozephalus und müssen operiert werden (Ventrikel-Jugularis-Shunt).

Häufigkeit – Die Inzidenz einer Spina bifida variiert stark von 1 pro 1500 Neugeborenen in Schweden bis zu sieben bis acht Neugeborenen auf 1500 in Schottland und Wales. Die Ätiologie ist weitgehend unklar. Die meisten Kinder mit einer Meningomyelozele müssen schon in früher Kindheit verschiedene Untersuchungen und Operationen über sich ergehen lassen.

Spezielle Überlegungen bezüglich der Zahnfürsorge – Bei Kindern, die einen Shunt haben, müssen Infektionen, die von Zähnen ausgehen, vermieden werden, da eine Bakteriämie das Wachstum von Bakterien fördert und damit den Shunt verstopfen kann.
Bei Kindern mit einer Spina bifida werden häufig hypoplastische Zähne sowie eine hohe Kariesaktivität beobachtet.

Unfallopfer

Wenn Unfälle zu Behinderungen führen, so sind meist das Gehirn oder das Rückenmark verletzt. Eine Verletzung des unteren Teils der Halswirbelsäule kann eine Tetraplegie auslösen. Der Grad der Behinderung hängt davon ab, welcher Teil des Nervensystems verletzt ist.

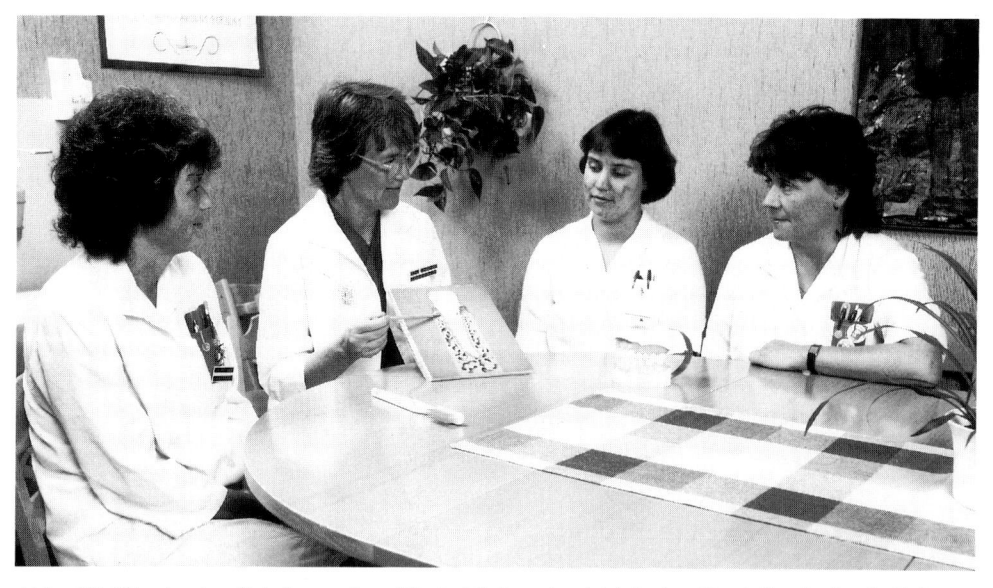

Abb. 18-15 In der Abteilung einer Kinderklinik unterrichtet eine Dentalhygienikerin Zahngesundheit.

Spezielle Überlegungen bezüglich der Zahnfürsorge – Bei zerebralen Verletzungen können sich Störungen bei der oralen motorischen Koordination entwickeln, zum Beispiel Eßprobleme und die Entwicklung von Okklusionsstörungen. Der Patient kann aufgrund seiner Behinderung nur eingeschränkt Zähneputzen, so daß eine elektrische Zahnbürste oft sinnvoll ist (Abb. 18-14). Schwer behinderte Unfallopfer brauchen eine regelmäßige zweiwöchentliche professionelle Zahnreinigung.

Prävention

Behinderte Kinder brauchen in erhöhtem Maße eine präventive Zahnfürsorge. (Für die allgemeinen Regeln der Prävention von Karies und Parodontalerkrankungen siehe Kapitel 8 und 12.) Personen mit speziellen Behinderungen können auch Läsionen der Mundschleimhaut entwickeln, die spezielle Präventivprogramme erfordern.

Empfehlungen für ein Zahnfürsorgeprogramm zielen nicht nur auf behinderte Kinder (und deren Eltern), sondern können auch für andere Gesundheitsberufe, Lehrer, Küchenpersonal in Institutionen, Verwandte und Laienorganisationen erstellt werden.

Zwischen dem medizinischen und zahnmedizinischen Personal muß ein guter Kontakt aufgebaut werden. Der Zahnarzt und die Dentalhygienikerin sollten regelmäßige Visiten auf pädiatrischen Stationen in Krankenhäusern (Abb. 18-15) und Pflegeheimen vornehmen, um den Patienten eine wirkungsvolle Mundhygiene beizubringen und professionelle Präventivbehandlungen durchzuführen.

18   Zahnärztliche Behandlung behinderter Kinder

Intervalle

In der Praxis hat es sich als effektiv erwiesen, für Kontrolluntersuchungen behinderter Kinder bestimmte Routinen und Intervalle aufzustellen.

Routine A: Ein Termin bei der Dentalhygienikerin/Prophylaxeassistentin einmal alle sechs Monate und beim Zahnarzt einmal pro Jahr. (Für Kinder mit leichten Behinderungen ohne orale oder medizinische Komplikationen)

Routine B: Ein Termin bei der Dentalhygienikerin/Prophylaxeassistentin einmal alle drei Monate und beim Zahnarzt einmal pro Jahr. (Empfohlen für Kinder mit einer mittelschweren Behinderung und Problemen mit der täglichen Hygiene)

Routine C: Ein Termin bei der Dentalhygienikerin/Prophylaxeassistentin einmal alle drei Monate und beim Zahnarzt einmal in sechs Monaten. (Empfohlen für Kinder, bei denen die Entwicklung von Zahnerkrankungen in kürzeren Abständen verfolgt werden sollte (angeborene Herzfehler, Hämophilie, progrediente Erkrankungen)

Routine D: Ein Termin bei der Dentalhygienikerin/Prophylaxeassistentin einmal pro Monat und beim Zahnarzt einmal alle sechs Monate. (Empfohlen für Patienten, bei denen die tägliche Mundhygiene sehr schwierig durchzuführen ist, sowie zum Beispiel auch bei Patienten, die mit Zytostatika behandelt werden)

Für viele behinderte Patienten wird für die Kindheit und das Jugendalter Routine B empfohlen. Während einer Phase intensiver medizinischer Behandlungen kann Routine D vonnöten sein, wobei diese oft im Krankenhaus erfolgen muß.

Ernährung

Die Grundernährungsprinzipien sind die gleichen wie für alle Kinder, ob sie gesund oder behindert sind. Bei Patienten mit einer reduzierten Speichelsekretion oder verringerten Selbstreinigungsmechanismen der Mundhöhle haben die Eltern/Pflegepersonen besonders auf die Ernährung zu achten. Bestimmte Beschränkungen sind notwendig, doch Eltern und Pfleger sollten angewiesen werden, daß ein totales Verbot sinnlos ist. Für viele kranke Kinder sind gesüßte Medikamente und Getränke ein Hauptproblem. Wenn gesüßte Medikamente nicht durch zuckerfreie gleichwertige Medikamente ersetzt werden können, wird empfohlen, diese mit den Mahlzeiten einzunehmen. Wahrscheinlich wurde den Eltern gesagt, daß ein Kind viel trinken soll, um eine Dehydratation und/oder Nierenschäden aufgrund der Medikamente zu verhindern. Wenn Wasser vom Kind nicht angenommen wird, sollten zuckerfreie Getränke zwischen den Mahlzeiten empfohlen werden.

Kinder mit eingeschränkten Muskelfunktionen können die Nahrung noch lange Zeit nach der Mahlzeit im Mund behalten. In solchen Fällen sollte ein Glas Wasser nach jeder Mahlzeit empfohlen werden.

Fluoride

Kinder mit hypomineralisierten Zähnen, verminderter Speichelsekretion, einer kariogenen Ernährung oder eingeschränkter Muskelfunktion benötigen ein intensives Fluoridierungsprogramm (siehe Kapitel 8).

Chemische Plaquekontrolle

Wenn die Mundhygiene nur sehr schwer durchführbar ist und wenn Zahnerkrankungen aus medizinischen Gründen vermieden werden müssen, sollte eine chemische Plaquekontrolle mit Chlorhexidin oder ähnlichen Mitteln empfohlen werden.

Solche Mittel können während bestimmter medizinischer Maßnahmen täglich angewendet werden (Bestrahlung von Kopf und Hals, Zytostatikabehandlung, usw.). Wenn bei Patienten während einer zahnärztlichen Behandlung Gingivablutungen oder Bakteriämien so gering wie möglich sein sollten, ist vor der Zahnbehandlung die tägliche Anwendung von Chlorhexidin über sieben bis zehn Tage zu empfehlen (Hämophilie, Herzerkrankung, Immunschwäche). Bei einigen Kindern, die mit Zyklosporin oder Diphenylhydantoin behandelt werden, sollte die kontinuierliche Gabe von Chlorhexidin in Betracht gezogen werden, sofern eine adäquate Mundhygiene nicht aufrechtzuerhalten ist. Ebenso ist eine ständige Chlorhexidingabe bei Kindern mit progressiven, zum Tode führenden Erkrankungen indiziert, bei denen die Mundhygiene schwierig durchzuführen ist.

Chlorhexidin kann mit einer Zahnbürste eingebürstet, mit Hilfe eines Wattestäbchens (Q-Tips) aufgetragen oder als Gel mittels individuellen Schienen appliziert werden.

Hintergrundliteratur

Almer Nielsen L. Den generelle fysiske, psykiske og sociale situation hos patienter med cerebral parese. *Tandlægebladet* 1988; **92**: 717 – 21.

Almer Nielsen L. Den odontologiske status hos børn med cerebral parese vurdert ut fra oplysninger i Sundhedsstyrelsens centrale odontologiske register. *Tandlægebladet* 1988; **92**: 722 – 7.

Alborn B, Hallonsten AL. *Handikapptandvård*. Stockholm: Invest-Odont, 1986.

Friis-Hansen B. (ed.). *Nordisk lærebog i pædiatri*. Kapitel 32 – 41. Copenhagen: Munksgaard, 1985.

Gillberg C, Rasmussen P, Carlström G, Svensson B, Waldenström E. Perceptual and attentional deficits in six-year-old children. Epidemiological aspects. *J Child Psychol Psychiatry* 1982; **23**: 131 – 44.

Nordisk Klinisk Odontologi, Chap 26. Handikapptandvård. København: Forlaget for Faglittteratur, 1980.

Storhaug K (Hrsg.). *Tannpleie for funksjonshemmede og kronisk syke*. Oslo: Den norske tannlegeforening/-NKI-forlaget, 1991.

Storhaug K. Caries experience in disabled preschool children. *Acta Odontol Scand* 1985; **43**: 241 – 8.

Storhaug K, Holst D. Caries experience of disabled school-age children, *Community Dent Oral Epidemiol* 1987; **15**: 144 – 9.

Zitierte Literatur

1. World Health Organization. *International classification of impairments, disabilities and handicaps*. Geneva: WHO 1980.

2. Göransson K, Kylén G. Begåvningshandikappades verklighetsuppfatning. *Socialmedicinsk tidsskrift* 1986; **4**: 152 – 6.

3. Kylén C, Göransson K. Begåvning och begåvningshandikapp. *Socialmedicinsk tidsskrift* 1986; **1 – 2**: 17 – 20.

Sachregister

A

Abrasion	69, 141, 195, 314, 347
Abszeß	360
Abweichungen der Zahngröße	**297**
Abweichungen der Zahnmorphologie	**298**
Actinobacillus actinomycetemcomitans	254, 257, 260
Actinomyces viscosus	129
Adamsklammer	347
adaptives Verhalten	39
adenomatoid odontogener Tumor	368
Adrenalin	111, 112, 114, 119
Agammaglobulinämie	400
Agranulozytose	256
AIDS	400
Akatalasämie/Akatalasie	258
Aktivator	347, 348
akute nekrotisierende ulzerierende Gingivitis (ANUG)	264
Albright-Syndrom	370
Alginatabdruck	210
alkalische Phosphatase	258, 397
Allergie	93, 113, 119, 155, 336, 357, 375, 377, 402
Allgemeinanästhesie/ Narkose	89, **112**, 113, **124**, 375, 421, 426
Alveolarknochenverlust	236, 249, 251, 253, 258, 259
Amalgam	185, 190, **198**, 199, 204, 206, 207, 217
Ameloblasten	51, 53, 310, 311
Ameloblastom	368
Amelogenesis imperfecta	25, 313-315, 319
Amelogenine	53
Amoxicillin	377, 391
Amphetamin	426
Amphotericin B	355
Analgesie/Anästhesie	**111**, 112, 113, 117, 119, 121, 124, 375, 378
Anatomie der Milchzähne	**55**, 185
Anfallsleiden	324
angeborener Zahn	93, 317, 318, 319
Angst	75, 82, **83**-86, 88, **109**, 112, 118, 121-123, **124**, 345
Anodontie	303-305
Anorexia nervosa	159
Antibiotikaprophylaxe	257, **375**, 391
Antibiotikatherapie	351, **375**
Antihistaminika	112, 121, **404**
Antikonvulsiva	263, 411
Aortenisthmusstenose	391
Aortenstenose	391
Aphthe	356
Approximalkaries	100, **132**, 134, 191, 197, 208
Arthrose	345
ASD (Vorhofseptum-Defekt)	390, 391
Ästhetik	199, 210, 217, 303, 306
Asymmetrie	333, 345
Atemnotsyndrom	310
Attachmentverlust	96, 103

Aufbißschiene	348	Carbamazepin	412
Ausschleifen	189	Chediak-(Steinbrinck)-	
Aussprache	210	Higashi-Syndrom	258
austenitisch	204	Chemotaxis	257, 396
Autismus	**420**, 421, 423	Chemotherapie	256, 410

Aufbißschiene 348
Ausschleifen 189
Aussprache 210
austenitisch 204
Autismus **420**, 421, 423
Autoimmunerkran-
  kungen 392, 400, **401**
Autorität 81
autosomale Aberrationen 414
Autotransplantation 288, **383**, 384
– in situ 384
– von Zähnen **384**
Azathioprin 393
Azetylsalizylsäure 120
azidogen 129

B

bakterielle Endokarditis 257, 391, 377
Barbiturat 121
Basisprogramm 165, **166**, 167
Bass-Technik 259, 261
Behandlungsplan(ung) 26, 78, 89, 106, 107
Benzocain 115
Benzodiazepin 120, **121**, 122, 421
Bindegewebe 32, 55, 225, 249-252, 263, 277, 366, 368, 373, 413, 415
Bleichen **238**, 247
Bluthochdruck 114
Bluttransfusion 400
Blutungskrankheit 406
Bohn-Knötchen 362
Bronner-Neigung 203
Brücke 210, 306, 384
Bruxismus 345, 346, 348, 420

C

C-Klammern 210
Candida albicans **354**, 355, 403
candida-endokrino-
  pathisches Syndrom 355
Candidiasis **354**, 355, 393, 410

Carbamazepin 412
Chediak-(Steinbrinck)-
  Higashi-Syndrom 258
Chemotaxis 257, 396
Chemotherapie 256, 410
Chloralhydrate 121
Chlorhexidin 119, 153, 154, 212, 256, 262, 264, 265, 279, 286, 289, 294, 295, 387, 410, 435
Chondrosarkom 371
chromosomale
  Aberration 25, 390, **414**, 415, 422
chronisch atrophische
  Candidiasis 355
chronisch idiopathische
  Thrombozytopenie 407
chronische Erkrankung 33, 94, 330, **389**, 390, 417, 423
chronische Glomerulonephritis 392
chronische Pulpitis 198, 221, 222, **231**, 232, 241, 283
chronische Pyelonephritis 392
chronischer Schmerz 110
Clindamycin 377, 391
Col 250
Colitis ulcerosa 397
Confounder/Confounding **173**-175, 181
Costen-Syndrom 344
Coxsackie Virusinfektion **353**
Cross-elastics 341, 342
Crouzon-Syndrom 332

D

Daumenlutschen 331, 332
Dehnplatte 340
Demineralisation 129, 141, 144, 146, 196, 393, 395
Dens invaginatus 299, 300
Dentindysplasie 298, 299, **316**, 317
Dentinogenesis im-
  perfecta **314**, 316, 413, 431
Dentinoklasten 57
Dentitio connatalis et neonatalis 318

Dentitio präcox	318
Dentitio tarda	318
dentoalveoläre Fehlstellung	327, 333, 341, 342
dentoalveolärer Kompensations-mechanismus	63, 64, 330, 331, 333, 335
Dermatomyositis	401
Diabetes mellitus	93, 154, **256**, 377, 392, 393, **395**, 396
Diastema	250, 329, 331, 384
Diazepam	121, 122
direkte Pulpenüberkappung	**229**, 230, 232, 234
Diskusverlagerung	344
distale Verzahnung	330, 332, 341
Distomolar	306
DMFS (T)-Index	134-137, 179, 425
Down-Syndrom/Mongolismus/Trisomie 21	25, 32, 142, **258**, 297, 303, 306, 319, 321, 389, 390, 392, 414, **415**, 422, 423
dreidimensionale Lokalisierung	100
Ductus arteriosus persistens (Botalli)	391
Dysfunktionsindex	346
Dysfunktionssyndrom	344
Dysostosis cleidocranialis	317, 319, 413, **414**
Dysphagie/Schluckstörung	374

E

ektodermale Dyplasie	94, 297, 304, 305, 318
ektopischer Durchbruch (unterminierende Resorption)	102, 317, 323, 329, 332, 336, 337, 340, 376
elektrische Zahnbürste	152, 425, 433
emotionale Entwicklung	40, 41, 81, 84
Enameline	53
Engstand	68, 255, 306, 329-331, 333, 335-337, 341
Epilepsie	263, 268, **411**, 412, 423, 424

Epstein-Barr-Virus	353
Epstein-Perlen	363
Epuliden/Epulis	**371**, 373, 388
Erkenntnistheorie	41
Ersatzresorption (Ankylose)	382, 384
Eruptions	
– zysten	**364**
– gingivitis	254
– tasche	250
Erythema exsudativum multiforme	**356**, 357
Erythromycin	375, 391, 404
Erzählen-Zeigen-Machen Technik	46, 86, 87, 89, 95
Ewing-Sarkom	371, 408
Exartikulation	**271**, 284, 291, 293
extraorale Panoramaaufnahme	**100**-103
extrazelluläres Glukan	129
Extrusion	275, 278, 282
extrusive Luxation	**271, 279, 290**

F

Faktor VIII	406, 407
Faktor IX	406
Fallot Tetralogie	390
familiäre fibröse Dysplasie/Cherubismus	368, 369, **370**
„Fast food"	159
fetale Periode	23, 25
Fibrom	368-**371**, 373
Fibrosarkom	371
Fissurenversiegelung	191, 212, **213**, 215
Flaschenernährung	131, 156
Flunitrazepam	121
Fluorapatit	141-144, 193
Fluorid	
– Spüllösung	143, 148, 167, 178
– Tabletten	143, 149, 157, 166, 172, 174-176
– Lack	148, 149, 167, **212**, 213
Fluoridapplikation	**140,** 141, 144, 149, **166**, 167-169, **212**, 213

Fluoridprogramm 152, **166**
Fluorose 96, 140, **311**, 312
follikuläre Zyste 362, **363**, 364
forciertes Aufrichten 381, **383**
Formokresol **227**, 228, 231, **243**
Forschheimer'sche Flecken 354
fragiles X-Syndrom 422, 423
Frühbehandlung 189
Fruktose 128
Fruktoseunverträglichkeit 128
Furcht 75, 77, 81, **83**-86, 89, 98, 109-112,118, 124, 125, 392, 421
Fusobakterium nucleatum 264

G

Gelenkknacken 345, 402
genitale Phase 46, **48**
Gerinnungsstörung 165, 268, 377, **406**, 407
Geschlechtschromosom 414, 415
Gesichtshöhe 333, 393
Gingantismus 34, 297
Gingivablutungsindex (GBI) 259
gingivale(r)
– Blutung 435
– Zysten des Neugeborenen **362**, 363
– Wucherungen **262**, **263**, 264, 393, 412
– Entzündung 252, 253, 259
– Tasche 205
– Rezession **252**, **259**
– Sulkus 205, 206, 250, 251, 277
Gingivostomatitis herpetiformis 352
Glasionomerzement 191, **198**, 199, 204, 205, 207-209, 217
globulomaxilläre Zyste 364, 365
Glukokortikoide 111
Glukose 128, 129, 144, 159, 395, 396
Glukosurie 395
Glutaraldehyd 228, 231
Glykosaminoglykan 263

Grand mal 263, 411, 412,
Granulozyptopenie 409
Gruppendämpfung 172
Gußkronen 210

H

Habits 94, 210, 330, 331-333, **336**, 338, 339, 344, 346, 358
Halbwinkeltechnik 99
Hämangiom 367, 371-373
Hamartom 367, 369, 373
Hämodialyse 392
Hämoglobin 281
Hämophilie (A und B) 400, **406**, 434, 435
Hämostyptikum 242
Hand-, Fuß-, Mundkrankheit 353, 354
Hand-Christian-Schüller Krankheit 259
Headgear 336, 341, 342
Heck'sche Krankheit/fokale epitheliale Hyperplasie 354
hemifaziale Hypertrophie 297
hemifaziale Mikrosomie 344
Hepatitis B-Virus (HBV) 405
Herpangina 353
Herpes simplex 265, **352**-354, 410
Hertwig'sche Epithelscheide 54
Herzkrankheit 94, 154, **257**, 377, 390, 391, 420, 435
Herzrhythmusstörungen 114
HI-Virus 400
Hirnschädigung 268, 423, **426**
Histiozytose-X 258
horizontale Gebißdimension 188
Hydroxylapatit 55, 141-145, 194
Hydrozephalus 412, 432
Hyperämie 268
Hyperaktivität 121, 344-346, 426
Hyperdontie 303, **306**
Hyperkeratose 358, 359
Hyperparathyreoidismus 370, 392, **394**, 395

hyperplastische
 Tonsillen 330, 333, 336
Hypertension 390
Hypertrophie/plasie 263, 344, **345**, 357, 412
Hyperventilation 118
Hyperzementose 298
Hypodontie 101, 102, 297, **303**, 304, **305**, 306, 415, 423, 429
Hypokalzämie 310, 325, 394
hypomineralisierter Zahn 96, 117, 205, 423, 434
Hypoparathyreoidismus 298, 355, 356, **394**
– (pseudo) 314, 394
Hypophosphatasie **258**, 317, **397**
Hypoplasie des Wurzelzements 317, 397
Hypothyreoidismus 35, 319
Hypovitaminose 319, 321
Hypophyse 33, 319
Hypophysenvorderlappeninsuffizienz 297, 394
Hypothalamus 33

I

Ibuprofen 119, 120
idiopathisch 263, 364, 407, 411
IgA 130, 400, 401
Immundefekte **400**, 401
immunologische Erkrankung 392, **400**, **401**
immunologische Kreuzreaktion 356
Immunsuppression (-iva) 263, 376, 393
impaktierter Zahn **379**, 380, **381**, 382
Impetigo contagiosa **351**, 352
individuelles Präventivprogramm 389, 391
Infiltrationsanalgesie/-anästhesie 115, 116
Infraktur 270, **272**, 274
Infraposition 287, 332
innige Verzahnung 335
Interaktionsphänomen 171

interinzisale Papille 131
Interinzisalwinkel 66, 68
intraligamentäre Analgesie/Anästhesie 115, **117**, 118
intraoraler Status (Röntgen) 100
intrapulpaler Schaden 96
intrusive Luxation **271**, **279**, 283, **290**, 292, 293
Invagination 222, 216, 300, 301, 366
invertierte Zähne 338, 339, 341, 384
IRM 230, 246
Isolierungszement 198
Isthmusbereich 201
Isthmusfraktur 191

J

Jet-Injektion **118**
juvenile
– monoostotische fibröse Dysplasie 369, **370**
– rheumatoide Arthritis 93, 330, 332, 344, **345**, 348, **401**, 402

K

Kalzium-Antagonisten 263
Kalziumfluorid 143, **144**, 213
Kalziumhaushalt 310
Kalziumhydrogenphosphatdihydrat 144, 193
Kalziumhydroxid 198, 217, **225**, 226, 230-236, 238, 240, 243, 245, 246, 273, 283, 284, 286, 288, 301, 384
Kariesaktivität 130, 137, 148, 152, 154, 160, 167, 173, 191, 199, 204, 212, 213, 216, 432
Kariesprogressionsrate 105, 106, 196, 197
kariogene Mikroorganismen 128, 129, 153, 214
Katalase 258
Katecholamine 111

Kaumuskulatur	342, 344
Kavitätenpräparation bei Milchzähnen	189
Kavitätenrand	203, 206
kerantinisiert	249, 362
Keratoma palmare et plantare	259
Keratozyste	**362**
Kiefer	
– fraktur	268, 269, 413
– lagebeziehung	63, 64, 331
Kiefergelenk	
– dysfunktionssyndrom	344
– geräusche	344
– störungen	**344**
Kieferwachstum	66, 67, 189, 324, 344, 345
Klinefelter	414
Knochenmarktransplantation	409/410, 413
Knochenumbau	56, 57, 63
Kofferdam	214, 238, 240, 244, 246, 247, 274
Kollagen	226, 252
Kollagenfasern	250
Konkussion	**271**, **278**, 280, 282, **289**, **290**
Kontusion	271
Koplik'sche Flecken	354
Körperabwehr	187, 251-253, **256**
Kortikosteroide	111, 259, 356, 357, 361, 375, 377, 402, 403, 408, 413
Kosten-Nutzen-Analyse	165, 171, **181**, 212, 215
kraniofaziales Syndrom	34, 93
kraniomandibuläre Störungen	337, **344**-348
Krebs	104, 142, **408**
Krepitation	344
Kreuzbiß	188, 190, 328, 329, 334, 336, 337, 339-343, 345, 415, 430
Kronenfraktur, komplizierte	271, **274**, 289
Kronen-Wurzel-Fraktur unkomplizierte	270, **275**
Krustenbildung	357, 404
Kynodontismus	301, **302**

L

Lachgas	89, 106, **122**-124, 421, 426, 430
Lactobacillus casei	129
Laktobazillen	130, 162, 180-182
Laktoperoxidase	130
Laktoseintoleranz	398, **399**
Lamina dura	366, 393, 395
Landkartenzunge	**357**
langsam fortschreitende Parodontitis	**253**
Lappenoperation	260, 263
laterale Luxation	**271**, **279**, 283, **290**
Lateralverschiebung	333
leeway space	68
Leukämie	256, 389, 408, 409
Leukoplakie	**359**
Leukozyten	251, 256, 257, 323, 324, 408
Leukozyten(adhäsions)defekt	253, 258
Lidocain	115
Liner	198, 205, 209, 273
Lingualbogen	336
Lippen-Dysfunktion	336, 339, 358, 415, 430
Löffelexkavator	197, 209
Lokalanalgesie/-anästhesie	**111**, **112**, 113, 118, 119, 358, 359, 375, 386, 388, 392
Lorazepam	121
Lupus erythematodes	401
Lymphangiom	367, 372, **373**
lymphoblastische Leukämie/ Lymphoblastenleukämie	256, 408, 411
Lymphom	374, 408
Lymphosarkom	374
Lymphozyten	251
Lysozym	130

M

Magnesium Whitlockit	141
Makrodontie	**297**, 335
Malabsorption	398, 399
mandibuläre Dysfunktion	343, 344, **345**, 346, 348, 402
mandibuläre Protrusion	414, 415
mandibuläre Retrusion	332
Masern	**354**
Melanom	357
mentale/geistige Retardierung	258, 415, 420, **421**-424
Mesialdrift	56, 66-68, 190
mesiale Stufe	66, 67
mesiale Verzahnung	332, 343
Mesiodens	**306** 308
Metronidazol	375
Midazolam	121
mikrobiologische Variablen	180
Mikrodontie	**297**, 305, 335
Milchsäure	129
Mittellinienverschiebung	333, 335, 336, 345
Mobilität	269
Mononucleosis infectiosa/ infektiöse Mononukleose	353
Monozyten	257, 258, 415
Morbus Addison	355, 359
Morbus Crohn	356, **357**, 397, 398
Morbus Hodgkin	374
Morbus Paget	412
Morquio-Syndrom	32
motorische Behinderung	424, 426, 431
motorische Entwicklung	155, 423, 429
motorisches Verhalten	39
Mukopolysaccharidose	32, 422
muköse Extravasationszyste	366
Mukozele	366
Mumps	**353**
Mund	
– atmung	**257**, 262, 331, 400
– öffnung	345, 348, 360
Mundwinkelrhagade	355, 411
Muskeldystrophie (Duchenne)	422, **430**
Muskelhypertrophie	344
myeloische Leukämie	408, 409
myofaziales Schmerz-Dysfunktionssyndrom	344
Myxom	**368**

N

Naproxen	119
nasopalatinale Duktuszyste	364, 365
Nebenschilddrüsenhormon (Parathormon)	394
Nebenschilddrüsenhypoplasie	394
neonatale Tetanie	310
Neonatallinie	53, 309-311
nephrotisches Syndrom	400
Nettogewinn	215, 216
Neurodermitis	**403**, 404
Neurofibromatose	422
Neurofibromatosis Recklinghausen	373
nicht-kollagene Matrix	263
Nichtanlage von Zähnen	303, 304, 306, 384
Nickelsensibilität	205
Nierenfunktionsstörung	165, **392**, 393, 420
Nierentransplantation	392, 393
Nifedipin (Kalzium-Antagonist)	263
Nitrazepam	121
Nuckelflaschenkaries/baby (nursing)-bottle-syndrom	**131**, 156
Nystatin	355

O

Odontoblasten	51, 53, 54, 226, 282
Odontodysplasie	102, 315, **316**, 317
Odontom	**369**
offener Biß	313, 327, 329, 330, 332, 333, 336, 339, 343, 345, 393, 402, 414, 430
Ohnmacht/Bewußtseinsverlust (vasovagale(r) Kollaps/Synkope)	118, 324

okklusale Entwicklung 64, 231
okklusale Interferenzen 340, 343-345, 348
okklusales Einschleifen 340, 348, 402
Oligodontie 303, 305
opalisierendes Dentin 315
Operkulum 212, 323, 324, 387
oropharyngeale Infektion 403
Osteoarthrose **345**
osteogenes Sarkom 371, 408
Osteogenesis imperfecta 315, 412, **413**, **430**, 431
Osteoklasten 57
Osteolyse 223, 236, 282, 360, 373
Osteomyelitis 361, 362, 370, 413
Osteopetrose 412, **413**
Osteoporose 412
Oxazepam 121

P

Pachyonychia congenita 318
palatinale Luxation 278, 279
Papillom **371**
Papillon-Lefèvre-Syndrom 259
Paracetamol 119, 353, 375
Paralleltechnik 99
Paramolar 306
parodontale Zyste **364**, 365
Parodontalmembran 206
partielle chronische Pulpitis 221, 222, 227, **230**, 240, 241
partielle Pulpotomie 240
Penizillin (V) 375, 377, 391
periapikale Entzündung 237, 274, **282**, 283, 292, 293
periapikale Ostitis **360**
Perikymatien 53, 311
peripher kalzifizierendes Granulom 372, 373
Perkussion **269**, 271, 272, 278, 287, 360
Peutz-Jeghers-Syndrom 359
Phagozytose 251, 257, 258
Phenobarbital 412

Phenytoin **263**, 412
Phobie 84, 421
Phosphatzement 198, 207, 238, 246, 248
Phosphorsäure 238, 276
Physiotherapie 400, 402, 407, 418, 424
pigmentierte Läsion 94, **359**
pigmentierte Nävi 359
Pits/Grübchen 131, **132**, **197**, **212**-217
Plagiozephalie 333
Plaque
– akkumulation 131, 152, 251, 254, 255, 260
– bildung 129, 153, **254**
– pH 130
Plaquefärbemittel/ -revelator 152, 166, 261
Plasmazellen 252
Platzanomalie **329**, 335
Platzhalter 210, 201, 285, 335, 336
pleomorphes Adenom 371, **373**, 374
Porphyromonas gingivalis 252, 253, 257
Prämedikation 89, 374, **375**
präpubertäre Parodontitis **253**, **260**
Prävention von Zahn- verletzungen **295**
Prevotella intermedia 252, 253, 257, 264
Primatenlücke 66
professionelle Zahnreinigung 152-154, 167, 396, 433
Propanidid-Derivate 121
Prophylaxeassistentin 165, 166, 167, 434
Prostaglandine 113, 403
Prothese **210**-212, 306
Pseudotasche 263
psychoanalytische Theorien 41, 163
psychogener Schmerz 110
Pterygotemporaldepression 117
Pubertätsgingivitis 257, 262
Pufferkapazität 130, 181

Pulpennekrose	221, 223, **231**, **234**, 236, 244, 272, 274, **277**, 280, 281, 283, 286, 292, 384
Pulpektomie	227-233, **229**
Pulpotomie	229-236, 274
pyogenes Granulom	372, 373

Q

Quadhelix	342
Quecksilberallergie	198

R

Rachitis	157, 258, 310, 325, **397**, 399, 413
radikuläre Zyste	**364**, 366
Randleiste	191, 203, 208, 382
Randschluß	205, 206, 214, 232
Ranula	366
Rauchen	25, **255**
reaktive Hyperplasie	371
reduziertes Schmelzepithel	55, 250
Regressionsanalyse	171, 176, 180
Reibungskeratose	358
Remineralisation	144, 195, 312
Reparatur mit	
– Knochen und Bindegewebe	**277**
– kalzifiziertem Gewebe	**277**
– Bindegewebe	**277**
Replantation	284, **285**, **286**, 291
Reposition(ierung)	279, 280, 294
Residualzyste	366
Retardierungssyndrom	423
retrale Kontaktposition (RKP)	343
Rett-Syndrom	423
Retziusstreifen	53
Rhabdomyosarkom	374
Rheuma-Faktor	402
Riesenzellgranulom	368, **369**, 370, 372, 373
Rißwunden	271, 289, 295
(Röntgen)Filmhalter	99, 100, 104
Röteln	25, 354, 422, 428, 429

S

β_2-Sympathomimetika	403
Saccharose	**127**-129, 139
sagittale Fehlstellungen	**327**, 329, **331**, **338**
„säkularer Trend"	26, 62
Salizylate	402
Saugbedürfnis	**45**
Saumepithel	250, 251, 253
Scaling	260, 407
Schädelbasis	62, 63, 333
Scharlach	351
Scherenbiß	328, 329, 333, 337, 341, 342
Schienungstechnik	**276**
Schilddrüsenhormone	33, 35, 393
Schilddrüsenschutz	104
schizothym	79
Schleimhautretentionszyste	366, 367
Schlucken	155, 344, 420
Schmelz	
– und Dentinfraktur	**273**, 288
– Haftvermittler/bonding	217
– Fraktur	**272**
– Hypomineralisation	118, 308
– Hypoplasie	293, 294, 308-310, 312, 393, **394**, 397, 408, 410
– Opazität	143, 294, 308
– Organ	51, 141, 362
Schmelz-Ätz-Technik	189, 191, 199, 213, 217, 273, 275, 276, 382
Schmelzflecken	308-310
Schmerzkontrolle	17, 76, 82, 94, 109, **112**, 119, **374**-376, 388, 392
schrittweise Exkavation	229, 232
Schrubber-Methode	151
Screening	105, **106**, 179-182
Sedierung	89, **112**, 113, **120**-123, 392, 421, 426, 430
Sekundärdentin	103, 197, 198, 230
Selbstverstümmelung	358
Sensitivität	**179**-181
sensorische Behinderungen	423, **428**

Shunt	390, 391, 432	Tetrazyklin	260, 312, 313, 356
Sichelzellenanämie	256	Theophyllin	403
skelettale Fehlstellung	327	therapeutische Versiegelung	216, 217
Skelettreife	**27**, 30, 31, 35, 62	Thiozyanat	130
Soor	354, 355	Thrombo(zyto)penie	377, 406-410
Sozialverhalten	39, 421	Thymushypoplasie	400
Spasmophilie	325	Thyroxin	393
Speichelproben	130	tiefer Biß	66, 189, 327, 333
Spezifität	179-181	Tonsillektomie	336
Spina bifida	**431**, 432	Tonsillen und adenoide Wucherung (Vegetation)	330, 333, 336, 351, 353
Spirochäten	252, 264		
Split-mouth-Technik	152, 215		
spontaner Wiederdurchbruch	280, 291	toxikologisch	198
Stabilisierungsschiene	347	toxische Reaktion	118, 120, 148, 257
Stahlkrone	189, 204-207, 274, 316	Toxoplasmose	25, 422
stationäre Läsion	132	traumatisch ulzeröse Gingivaläsion	265
Stevens-Johnson Syndrom	356		
Stillen	155, 156, 312, 319	traumatische	
Stoffwechselerkrankung	393	– Knochenzyste	366
Stoffwechselstörung	**32**, 35, 94, 395	– Verletzungen	358
Stomatitis migrans	357	Treacher-Collins Syndrom	332, 344
Stratum intermedium	250	Trinkwasserfluoridierung (TWF)	139, 140, 142, 143, 148, 172
Streptococcus mutans	129, 130, 153, 154, 162, 180, 181		
Streptococcus viridans	361	Trisomie 18	414
Streptokokkengingivitis	**351**	Tuberculum Carabelli	299
Sturge-Weber-Syndrom	422	tuberöse Sklerose	422
subgingivale Kürettage	260	Tunnelpräparationen	207
Subluxation	**271**, 272, **278**, 280-283, **289**, 290, 293, 345	Turner-Syndrom	32, 414
		Turner-Zahn	60, 310
subodontoblastischer Plexus	281		
„subsurface lesion"	97, 133, 193-195		
Sulkusexsudat	251	**U**	
Süßigkeit	**157**, 159, 176, 390	überzählige Zähne	100, 303, **306**, 335, 376, 381, 414
		unkomplizierte Kronenfraktur	**270**, **272**, 274, **288**
T		unterminierter Zahnschmelz	129, 132, 197, 209
T-Lymphozyten	400		
T-Zellen	401		
Taubblindheit	**429**	**V**	
Taubheit	**428**, 429		
Taurodontismus	301, **302**	Valproinsäure	412
teratogene Agentien	390, 415	Vaseline	405
teratogene Effekte	25		
Tetanus-Prophylaxe	286, 295		

Vasokonstriktor	112
Verblendschalen/Veneers	210
Verbrennung	**359**, 400
Verhalten	**38, 75**
Verstärkerfolie	100
vertikale Fehlstellungen	**327**, 329, 332, **339**
Verwachsung/Concretio	302
verzögerter Durchbruch	34, 59, 101, 263, 310, 317, 319-321, 393, 413, 425
vesikulobullös	351, 356
Vestibularschild/Mundvorhofplatte	338, 339
Visible Plaque Index (VPI)	259
Vitamin A-Mangel	310
Vitamin D	157
Vitamin D-Stoffwechselprodukt	394
Vitamin D-resistente Rachitis	310, 311, **396**, 397
von Willebrand Erkrankung (Syndrom)	**406**
Vorhersage von Karies	130
Vorhersagewert	179
VSD (Kammerseptum-Defekt)	390, 391

W

Wachsbiß	210
Wachstum	
– abnormales postnatales	**31**
– postnatal	24, 25, 27, 31
– pränatal	**23**-25
Wachstumsstörungen	25, 27, 31, **35**, 62, 91, 94, 333, 402
Wangenbeißen	**357**
Warze/Verruca vulgaris	371
Wasserstoffperoxid (-superoxid)	258, 264
White spot/Initialläsion	193
Windpocken (Varizellen)	**353**
Wiskott-Aldrich Syndrom	400

Wurzel	
– anomalien	**297**, 302
– bildung	**53**, 58, 60, 100, 102, 282, 310, 321
– fraktur	100, 102, 271, **275**-277, **289**, 294, 376, 379
– zement	238, 250, 317, 397
– zementanomalien	**317**
Wurzelglättung (root planing)	260
Wurzelkanalobliteration	277, **282**, **292**, 293, 431
Wurzelresorption (extern/intern)	222-223, 235, **236, 282**, 286, **293**, 340, 371, 376

X

Xylit	128

Z

Zahnalter	26, **30, 62, 72**
Zahnbogenlänge	190
Zähneknirschen	344, 346, 420, 423
(siehe auch Bruxismus)	
Zahnen	317, 324, **325**
Zahnfleischwulst	64
Zahnhölzchen	**261**, 262
Zahnleiste	50, 303
Zahnpasten	262
Zahnputzfrequenz	150
Zahnputzgewohnheiten	150
Zahnsäckchen	51
Zahnseide	130, **152**, 154, 166, **262**, 407
Zahnstein (subgingival)	96, 249, 250, 252, 254, 260, 415
Zahnverfärbung	132, 133, 269, 274, **281,** 282, 290, 292, 311, 312
Zellulitis	361
zellvermittelte Immunität	401
Zementoblasten	54
Zementoblastom	368

zentraler Schmerz	110	Zungenpressen	332, 333, 339
Zerebralparese (lähmung)	423-425	zusätzliches Präventiv-	
Zinkoxideugenol	228, 231	programm	167
Zinkoxideugenolzement	198, 209, 238, 243	Zwangsbiß	327, 329, 343, 344
		Zwillingsbildung	302, 303
Zöliakie	32, 356, **398**, **399**	Zyklosporin A	263, 393, 435
Zucker-Clearance	128	zystische Fibrose/	
zuckerhaltige Medikamente	131, 391, **420**	Mukoviszidose	389, **399,** 400
		Zytostatika	259, 312, 434, 435
Zuckerkonsum	**127**, 128, 139, 154, 158, 162, 398	zytotoxische Medikamente	400, 401, 409, 410